本草验方心悟丛书

本草心悟
——五十年临证经验讲透中药

王绪前

编著

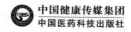
中国健康传媒集团
中国医药科技出版社

内 容 提 要

本书汇集了作者在近五十年临证中，应用本草的实践经验和心得体会。书中讲解了 315 味中药，按照本草认知、药效比较、用药体会栏目编写，突出中药治病的特点，解读药物作用。每一味药物均紧密结合临床，便于读者领会。本书可供中医临床工作者、中医院校师生及中医爱好者参考使用。

图书在版编目（CIP）数据

本草心悟：五十年临证经验讲透中药 / 王绪前编著 . — 北京：中国医药科技出版社，2022.6

（本草验方心悟丛书）

ISBN 978-7-5214-3118-6

Ⅰ . ①本… Ⅱ . ①王… Ⅲ . ①中药学—研究 Ⅳ . ① R28

中国版本图书馆 CIP 数据核字（2022）第 051467 号

美术编辑 陈君杞
版式设计 也 在

出版 **中国健康传媒集团** ｜ 中国医药科技出版社

地址 北京市海淀区文慧园北路甲 22 号

邮编 100082

电话 发行：010-62227427 邮购：010-62236938

网址 www.cmstp.com

规格 880 × 1230 mm $^1/_{32}$

印张 17 $^3/_8$

字数 466 千字

版次 2022 年 6 月第 1 版

印次 2023 年 9 月第 2 次印刷

印刷 北京盛通印刷股份有限公司

经销 全国各地新华书店

书号 ISBN 978-7-5214-3118-6

定价 59.00 元

获取新书信息、投稿、为图书纠错，请扫码联系我们。

前言

吾崇尚岐黄，忝列中医门墙，白日登台授课，闲隙悬壶应诊，暮夜读书笔耕，研读医药典籍，尤重神农濒湖，战战兢兢，如履薄冰，深恐学不博而误人子弟，技不精而祸人性命，如此凡近五十春秋。博涉知病，多诊识脉，屡用达药。

时珍博学多才，余研读《本草纲目》，深感其发前人所未发，虽"上自坟典，下及传奇，凡有相关，靡不备采"，《本草纲目》阐发自己的观点、见解，对于药物的解说恰到好处。作为读者，深感读此书受益匪浅，乃有感于发，著成"本草验方心悟丛书"。

本草使用之历史源远流长，中医药文化亦是中华文化之瑰宝。神农尝百草，"乃始教民播种五谷，相土地宜，燥湿肥墽高下，尝百草之滋味，水泉之甘苦，令民知所辟就。当此之时，一日而遇七十毒"。辟，避开也，不用也，慎用也；就，可用也，常用也，应用也，即告诉人们有可用和无用之物，岁月迁移，认知日臻丰富，药材种类不断增加，药物功效代有发挥，本草著作时时间出，各家学说异彩纷呈。古人有"不为良相，当为良医"之志，是故悠悠千古，名医辈出，而生民赖以立命，羸弱得以延寿，中华民族昌盛。时至今日，西学东渐，文化巨变，中医式微。或羡西医之精细解剖，而蔑中医之脏腑功能；或畏医书之浩如烟海，而难静心以仔细搜求；或言古籍之艰涩难懂，而置案头却终生不读；或秘效方而师门相授，苟非至亲而绝不外传。千古中医，恐有绝学之虞；医界同道，当效杞人之忧。"将升岱岳，非径奚为？欲诣扶桑，无舟莫适。"虽国家扶持，舆论倡导，然学不由径，出不由户，亦难入中医之门。中医之学，无非理法方药。岐黄之径，法当博采兼蓄。理法非吾所长，不敢妄论；方药略有所得，或能言之。故将毕生之经验效方、药物新知条分缕析，和盘托出，希冀开小径于书山，置苇舟于学海，添枝叶于杏林，增滴水于橘井。

中医药大学开设本草课，一直称谓"中药学"，实际上对于中药学的认识、理解、应用来看，命名为"中药学"并不妥，其容易和诸如中药炮制学、中药鉴定学、中药制剂学、中药化学、中药植物学等发生理解上的误会，现在将"中药学"称为"临床中药学"，乃因本门学科主要是从临床的角度来认知和探求药物作用特点的，是从怎样应用药物来论述其作用的，这是切合临床实际的。

吾执教临床中药学近50年，且教学与临床紧密结合，遍读古今本草，潜心研究多年，深知本草精华深邃，而又散见于诸家著述，苟非广征博览，精心研求，实难窥其全貌。乃搜罗百氏，融汇诸家，凡功效新异者，罗列条文，以备考究；持论争议者，验之临床，参以己见；文引典籍者，详明出处，便于查找；词述功效者，简洁文字，便于阅读。故是编也，乃著成此丛书。倘读者将药性烂熟于心，临证遣方用药，自能得心应手。

吾以为，著书立论，既要继承前人之理论与经验，汲取精华，阐明义理，又要阐发观点，拾遗补阙，以期创新，作出中肯的评述。既要有自己的认识、体验，更要有自己的独特见解。有感于此，吾乃结合多年的教学实践、临床用药体验，将本草按照自己的理解、体会、认识、领悟，结合临床，对临床中药学中常用中药有关理论、临床方面的问题，进行了一些归纳、总结，予以发微。鉴于此书篇幅所限，未能录进常用中药之全部。中药是中医用以防病、治病之利器，正确地应用药物指导临床，一直是人们探讨、研究的重点。吾自认为对于临床中药学在知识面方面有一定的深度和广度，在授课中意犹未尽，但又受到个人的知识面、学生的理解力、阅读的本草书籍限制、学术观点意见不一等诸多因素的影响，有些理论问题并没有完全搞清楚，至于结合临床则更是不能自圆其说。

本草学是一门理论与实践结合非常密切的学科，如果没有丰富的临床实践经验、体会，编书就会纸上谈兵，人云亦云，而如果只知开方用药，不能从理论上进行阐发，阅读本草就会如嚼鸡肋。只有理论实践结合，才能使本草发扬光大，永史流传。自古仁人精医道而救人水火，圣贤崇医术以冀脱离病患，然受风寒暑湿侵袭，喜怒忧思罹患，身恙在所难免。以本草祛除邪恶，用医术告别疾苦，皆人之所求，草木良毒各异，若悟其真谛，可远离病痛。明药性之变化，救性命之昏札，医药典籍，卷帙浩繁，博涉本草，广览书典，对于指导临床具有实在意义。本草是验方的基础，验方是治病的利器。吾将多年来临床总结的 65 个经验方集结成册，予以方名，便于读者临床应用。

吾著此丛书，亦希冀能弘扬岐黄之术，拓展临床用药思路。在对每一味药材或每一个验方介绍时，对每一个知识点，力求文字简洁、明了、清晰，以通俗的语言表述该药材或验方的特点，力避语言深奥艰涩。医虽小道而义精，工贱而任重，学问之道，半在读书，半在阅历。余长期从事中医临床，广览本草书籍，若有见地辄笔录之，日积月累，久之乃以成篇。事医者，医必知药，药为医用，通晓医药，方为上医，亦明医，明白之医也。勤能补拙，天道酬勤，知之为知之，不知为不知，故是书每释一药材或验方时，按照统一栏目编写，若引用文献，均详细注明出处，便于读者查找。以科学的态度介绍药物，涉及药材和验方方面的知识性、趣味性，又从可读性、实用性、普及性、科学性出发，兼顾学术性，文字尽量浅显。人之于世，做自己喜欢的事，将自己的临床经验传之于人，也是一种快乐。鉴于此，将毕生经验毫无保留昭示以造福于人，不留遗憾留痕迹，乃吾之愿也！

廊庙之材，盖非一木之枝也；粹白之裘，盖非一狐之皮也。吾教学偶有心得，临床或有体验，夜读时有新知，皆笔之于书，积久而成册，中医药书籍浩如烟海，吾所涉猎的书籍毕竟有限，对药物有一些肤浅的认识，有些纯属个人见解，所谓抛砖引玉也罢，百家争鸣也罢，良莠并存也罢，作为学术问题，有争议才有发展，有争议才有提高，故吾不揣浅陋，妄而著书，奈医药典籍，浩如烟海，管见一二，希冀弘扬神农时珍，然书山难窥全貌，学海无涯，企光大医药，舛讹之处在所难免，若不正之处，亦冀指正是幸。

编者
2021 年 10 月

编写说明

　　本丛书在编写过程中，紧密结合临床，为突出中医药文化、中药临床应用的特点，进行分条编写。

　　《本草心悟——五十年临证经验讲透中药》一书介绍临床常用中药，共载药 315 味。每一味药物按照下列栏目编写。

　　【本草认知】各种版本的中药学教材通常是将功效、应用笼统列举，再对药物的适应证进行笼统介绍。这不便于读者在临床上应用，不能很好地解释药物的特点，也不能表达临床用药的依据。本书将中药功效术语与适应病证连写，即一个功效对应一相应的适应证，这样更利于读者认知药物的特点、作用，更便于指导临床。

　　所谓解悟，《现代汉语词典》解释为"在认识上由不了解到了解"。《辞海》释为"领会、领悟"。针对临床中药学中的一些疑难、有争议的问题，书中有选择性地对于各味药物在使用当中的一些模糊问题，诸如来源、质量、配伍、剂量、禁忌、应用等进行了阐发，并将古今的一些不同认识予以概述。此部分内容文字简洁、明了，不拖泥带水，便于读者熟知。这些观点多是在授课中遇到的问题，或是学生难以掌握、不易理解的知识面，采用分条叙述。若带有争议则表明自己的意见，以其达到"解悟"之目的。为了说明问题，引用了古代一些文献，并进行了逐一查找。对于引用古代文献，有些中药书籍照搬古代文献，多以所谓"古籍摘录""文献摘要""备述""参考资料"等节录之，并不加任何解释，许多文献节录未注明出处，且转引而错误不少，使读者看了不明所以，如坠云中，有的甚至将一些糟粕当精华昭示于人。本书在引用古代文献时，阐明观点，详明出处，便于查找，希冀对读者有所帮助。

【药效比较】将常用中药以相须配伍的方法进行对比鉴别用药，这是临床中正确应用药物的一个重要事项，本书将经常配伍在一起的药物在功效方面进行了比较，并区别其不同要点，以便于临床正确应用此药。

【用药体会】主要介绍作者在临床上应用该药的体会，并发表自己的见解、认识、观点，结合个人经验、心得、意见、看法进行编写，有些带有争议性的问题也予以提示。

《验方心悟——五十年临证效验秘方实录》一书录有作者多年来的经验方 65 个，本书所收载之方大部分散载于作者所编的其他诸书中，并予以方名，便于读者记忆、应用。这部分内容按照【方源】【组成】【方歌】【功效】【主治】【方解】【使用方法】【使用注意】【加减应用】【治疗体会】【病案举例】诸栏目编写。

患者由于受年龄、性别、体质、嗜好、环境诸多因素影响，接受中医药的体验并不一样，有人喜爱汤剂却病，有人习用丸剂图治，有人愿意膏剂调理，有人愿以酒剂享用，各随其便而用之。本书突出实用性、可操作性，所录皆为作者自己所用之经验方，有些经验方经过长期实践、修正，效果良好。

本丛书希冀使学者有所知，用者有所获，习者能受益。

编者
2021 年 10 月

目录

【六画】

二画

丁香　Dīng xiāng《雷公炮炙论》

【本草认知】

1. **香口**　如果将丁香煎煮，有刺鼻感，故一般不入煎剂使用，也不作常用药。若口臭可用其香口除臭。取丁香1~2粒含口中治疗，疗效甚佳。

2. **食用**　丁香香味浓郁，能增进食欲，促进胃液分泌，有利于消化。其还有类似于花椒的麻味。作为食物，主要是用其作配料，尤其是卤菜时加用，可使菜肴散发出浓烈的香味，刺激食欲。

3. **止呃**　丁香为治疗呃逆要药。对慢性胃炎和胃溃疡所致食欲不香、胃脘部闷胀、恶心、时时欲吐者，也有一定的效果，常与白豆蔻等同用。因其可温肾阳，故有催情之效，用于性无能、冷感。

4. **止痛作用**　丁香具有麻醉止痛作用。古方丁桂散中，丁香与肉桂同用，治疗寒湿腰痛、腰膝酸冷，可内服，可外敷。外敷足底涌泉穴可治疗坐骨神经痛。

【药效比较】

1. **丁香、小茴香**　①均能温中、散寒、止呕，用于脾胃虚寒之呕吐、呃逆。由于温散，可以用治脘腹冷痛病证。丁香乃是治疗呃逆的要药，如丁香柿蒂汤。②均能温暖下元，用于阴寒腹痛、疝气疼痛、睾丸肿痛、痛经。二药可以炒热后以布包裹温熨下腹部，有良好的止痛效果。③均能做调味品。二药香气浓郁，卤菜常作调味品用。

丁香温散的作用更强，能温肾助阳。小茴香性质较平和，能行气止痛。

2. 公丁香、母丁香　①均能温中降逆，用于胃中虚寒呕吐、呃逆，为治呃逆要药。②均能温肾助阳，用于肾阳虚之阳痿、阴冷，但临证少用。

公丁香为花蕾，气香力足。母丁香为果实，气味较淡，力不及公丁香。临床以公丁香多用。

【用药体会】通常认为丁香乃是治疗呃逆的主药，但笔者并不喜用此药，主要是香味过重，患者难以接受此药浓烈的味道。丁香有公、母之分，作用相同，公丁香药效迅速，母丁香药力持久，若呃逆可以选用母丁香。

人参　Rén shēn《神农本草经》

【本草认知】

1. 处方用名　人参根据采集、种植、炮制的不同，其名称有多种。

（1）野山参：乃峻补之品，具有大补元气的特点。原生野山参已极少见。

（2）移山参：是野山参移植于田园长大者，补虚作用次于野山参。

（3）林下参：是模拟山参的生长习性和生态环境，人为地将人参的种子撒播到自然的环境里，种子自然发芽，任其在野生环境中自然生长，不移栽、不搭棚、不施肥、不打药、不锄草、不动土，大约10多年后才上山收取的半野生山参，具有和野山参相似的品质，年限越长，价值越高。

（4）园参：为人工种植，是将野生人参移植栽种，逐渐发展为采其种子种植。按制法的不同，园参又可分为4种。①红参：把鲜参洗净，剪去小枝根，蒸2~5小时，取出烘干或晒干。红参偏于温补。②糖参：将洗净的鲜参放在沸水中浸煮至六成熟左右，捞出用竹针在参身周围刺孔，放在盆中，倒入糖浆，浸糖 24 小时后冲去表皮糖浆，再晒干或用火缓缓焙干，作用温和，补益作用不如红参。③白参：用沸水烫煮片刻，然后晒干，作用平和。④参须：即人参之须根，作用较弱。此外因主要产于吉林，又名吉林参。产于朝鲜者名朝鲜参，又名高丽参、别直参。

2. 补气　人参的最大特点是补气，此补气非他药所能及，故有大补元气之谓。取此功效，一般是单用。《神农本草经·上品》记载："补五脏，安精神，定魂魄，止惊悸，除邪气，明目，开心益智。久服，轻身延年。"人参的补益作用非常好，是所有补气药中补益作用最强的，古有神草、千草之灵、百药之长的说法，历来又称其为振危救脱第一要药。大失血者，尤当重用人参补气摄血，此所谓"有形之血不能速生，无形之气所当急固"。

人参作为补益之品具有良好的作用，《丹溪翁传》记载：浦江的郑义士患上了痢疾，一天傍晚忽然昏倒在地，双目上翻，小便失禁，大汗淋漓。朱丹溪诊测他的脉象，脉大且没有规律，就告诉患者家属说：此病因阴虚而阳气又突然丧失所致，是因为病后饮酒，并且行了房事而得，我能治愈他。立即让患者家属熬制了人参膏，而且迅速灸治他的气海穴。一会儿手动了起来，又一会儿嘴唇动了起来。等到人参膏熬成之后，患者服三次就苏醒了。其后服完了数斤人参膏，病就痊愈了。

《本草纲目·卷十二·人参》载：有一个人背部患痈疽，服了托毒药，但脓排出后作呕，发热，六脉沉数有力，就用大量人参膏，加入竹沥饮服，共用了人参十六斤，砍伐竹子一百多竿熬制竹沥而安。后经过十多天，病又复发，疮起有脓，又赶快制作人参膏，用川芎、当归、橘皮作汤，加入竹沥、姜汁饮用。服完三斤后疮溃，调理乃安。如果痈疽溃后，气血俱虚，呕逆不食，就用人参、黄芪、当归、白术等份，煎膏服之，作用非常好。

3. 关于与莱菔子同用　有一种说法，认为用人参时，不宜吃萝卜，或不宜与莱菔子（萝卜子）同用，否则会降低人参的作用。其实这种说法并不妥当，因为人参的补气与莱菔子的行气是两个不同的概念。身体虚弱，又有腹部胀满者，二者同用效果非常好，不存在莱菔子或萝卜降低人参的作用。民间称"十月萝卜小人参"，既然是小人参，何以不能与人参同用呢？其实际上是说十月的萝卜，补益作用几乎可与人参相媲美。萝卜化痰、平喘、止咳作用显著，作蔬菜食用对人体益处颇多，故有"蔬中圣品"之称。

《本草纲目·卷十二·黄芪》条下就有人参配伍萝卜同用的方子："阴虚尿血，人参焙，黄芪盐水炙，等份，为末。用红皮大萝卜一枚，切作四片，以蜜二两，将萝卜逐片蘸炙，令干再炙，勿令焦，以蜜尽为度。每用一片，蘸药食之，仍以盐汤送下，以瘥为度。《三因方》。"《本草纲目·卷十二·人参》条下载："尿血砂淋痛不可忍，黄芪、人参等份，为末。以大萝卜一个，切一指厚大，四五片，蜜二两，淹炙令尽，不令焦，点末食无时，以盐汤下。《永类方》。"

对于此问题，从实践来看，二者并不相反，亦不相恶。有说莱菔子降低人参补气作用，其实人参补气与莱菔子的行气作用并不矛盾。《医学衷中参西录·莱菔子解》云："莱菔子，无论或生或炒，皆能顺气开郁，消胀除满，此乃化气之品，非破气之品，而医者多谓其能破气，不宜多服久服，殊非确当之论。盖凡理气之药，单服久服，未有不伤气者，而莱菔子炒熟为末，每饭后移时服钱许，借以消食顺气，转不伤气，因其能多进饮食，气分自得其养也。若用以除满开郁，而以参、芪、术诸药佐之，虽多服久服，亦何至伤气分乎。"张锡纯强调可以将莱菔子与人参同用。

现代出版的一些中医书或食疗书都说人参、萝卜不能同吃，说二物在一起为"相恶"，这种说法有争议，既然萝卜有"小人参"之称，为什么不能和人参同吃呢？有人说萝卜能行气，人参补气，行气会损伤人参的补气作用，这种说法也有不同的看法，因为中药中许多行气之药常与人参同用，如香砂六君子汤中砂仁、木香、陈皮与人参同用，但并不说这些行气药降低人参的补气作用。人参和萝卜的有效成分并不拮抗，将人参和莱菔子同用，治疗身体虚弱，兼有腹胀、矢气不出，效果非常好。笔者在《中医杂志》上发表的文章也论述了二者不存在相恶之说。人参补的是元气，萝卜消的是胃肠胀气。

4. 气味 "言闻曰人参生用气凉，熟用气温；味甘补阳，微苦补阴。"（《本草纲目·卷十二·人参》）这是说人参具有双重作用。现临床用红参就取其温补，而生晒参性质比较平和。在使用方面，冬季用红参，夏季用生晒参。若人参与西洋参区别应用，则夏季用西洋参，冬季用人参。

5. 应用要点 清代以前的本草书中，临床所使用的多是人参，从清代党参载入本草以后，方剂中使用的人参多以党参代之。所以笔者的一些经验方，也多以党参代人参。但由于党参致胖（可参看笔者另一本著作《验方心悟》党参增重汤），所以笔者对于女性患者需用参者，又多用太子参，因太子参不会导致肥胖。

另外人参是用来治疗虚损病证的，若身体不虚，则不必使用。关于这一点，在古代的许多本草书中多有记载，有人服用人参以后，会兴奋、激动，再就是烦躁、失眠，出现皮疹、高血压，严重者甚至精神错乱。俗语云"无毒不成药"，《医学源流论·卷上·用药如用兵论》云："虽甘草、人参，误用致害，皆毒药之类也。"这是讲若不能正确应用人参，也会像毒药一样导致危害。

6. 服用方法 服用人参进补的人越来越多，由于有的人没弄清楚人参的补益作用，以及自己的身体状况是否适合服用，盲目服用，导致了"滥用人参综合征"，出现人参中毒情况。过服人参会出现"上火"的症状，因误用人参而"误补益疾"的不在少数，所以，使用人参必须结合自身身体状况选用。人参为补药之王，要结合患者的客观情况投补，若有人用人参出现不良反应，应予纠正。有"人参杀人无过，大黄救人无功"的说法，此是以人参、大黄为例，强调用药必须对症。

7. 用法　在应用方面，可以将人参泡服、研末吞服、浸酒饮服、炖服、蒸服。一般不将人参与其他药物一起煎服，因为这样浪费药材。

【药效比较】

人参、灵芝　均能补气安神，用于气血不足，心神失养所致心神不宁、失眠、惊悸、多梦、体倦乏力、食少等证，亦可用于虚劳证，用治气短、神疲。均可单用研末吞服。

人参乃大补元气之品，用于元气虚脱之危重证候，多单用。其大补元气之功无药可代。又能补脾益肺，用于肺脾肾气虚证；生津止渴方面则用于热病气津两伤或气阴两虚之口渴、体倦气短。灵芝补益作用平和，能止咳平喘，用于痰饮证，若形寒咳嗽，痰多咳喘者可以选用。

【用药体会】使用人参以单用为好，也可以熬膏、做成丸剂等。在使用时应防止"滥用人参综合征"。笔者尤其喜将人参用来泡酒应用，这样服用方便，且便于坚持。红参温补作用好，生晒参比较平和，若大补用红参。笔者体会，对于虚损病证，配伍黄芪较单用效果好，因黄芪补益卫表之气，人参补益脏腑之气，古代也是这样用的。红参不能骤然大剂量使用，应循序渐进，防"误补益疾"。

九香虫　Jiǔ xiāng chóng《本草纲目》

【本草认知】

1. 行气　九香虫行气，可以治疗胃脘部气滞胀痛。李时珍云其"主治膈脘滞气""久服益人"。根据现代应用的情况来看，其对于多种胃病，尤以老年萎缩性胃炎、胃肠疼痛、胆绞痛较为常用。《本草纲目·卷三十九·九香虫》介绍其主治："膈脘滞气，脾肾亏损，壮元阳。"又载："治上证，久服益人，四川何卿总兵常服有效。其方：用九香虫一两，半生焙，车前子微炒、陈橘皮各四钱，白术焙五钱，杜仲酥炙八钱。上为末，炼蜜丸梧桐子大。每服一钱五分，以盐白汤或盐酒服，早晚各一服。此方妙在此虫。"强调方中九香虫的作用不可忽视。

2. 用法　九香虫以入丸散剂为佳，《本草新编·卷五》云九香虫："虫中之至佳者。入丸散中，以扶衰弱最宜。但不宜入于汤剂，以其性滑，恐动大便耳。九香虫亦兴阳之物，然外人参、白术、巴戟天、肉苁蓉、破故纸之类，亦未见其大效也。"临床以入丸散剂多用。按照陈士铎的介绍，其性滑，动大便，所以不宜多用。

九香虫无毒，闻臭食香，也有食用九香虫者，但要经过炒制才能吃。先将活虫放入温水盆中，使其不停"打屁"。虫子遭水淹，欲飞不成，欲逃不成，把臭屁放在水里，屁放尽后，虫子也死了。把虫置入铁锅内慢慢翻焙，待焙干冒出油来，香味冒出，再放入佐料食用。因九香虫具有补阳作用，故吃了九香虫后，冬天不怕冷，夜间无夜尿。

【药效比较】

九香虫、丁香　①均能温肾助阳，用于阳痿、腰膝冷痛、尿频，二者可以互相代用。②均能散寒止痛，用于中焦虚寒之脘腹冷痛。

九香虫能理气止痛，用于胸胁、脘腹胀痛。其气香走窜，温通利膈而有行气止痛之功。丁香温中降逆，用于胃寒呕吐、呃逆，为治胃寒呕吐、呃逆之要药。

【用药体会】

九香虫闻起来臭，但炒后具有香味，多用治胃脘疼痛。笔者使用此药，多用其作为辅助药物使用。临床还可以代替丁香使用，九香虫的香味较丁香好闻，不似丁香香味过于浓郁刺鼻，所以治胃病笔者极少选用丁香，而选用九香虫比较合适。

三画

三七 Sān qī《本草纲目》

【本草认知】

1. **药材** 三七首载于《本草纲目·卷十二·三七》中，被誉为"金不换"。《本草纲目拾遗·卷三·昭参》进一步称道："人参补气第一，三七补血第一。味同而功亦等。故人并称曰人参三七，为药品中最珍贵者。"蜚声中外的中成药"云南白药"即以三七为主要原料制成。

三七分春、秋两季采收，以"春七"品质为佳，个大、体重、色好、坚实而不空泡。所谓"三七铜皮铁骨身，皮色灰褐疙瘩形；味苦回甜皮易离，切面木部显花心"，铜皮铁骨是指三七药材表面光亮灰黄似铜色，断面棕黑似铁色，形同铜皮包铁骨，故俗称铜皮铁骨；皮易分指的是其断面有放射状纹里，皮部与木质部易于分离；疙瘩形指的是三七外形的瘤状突起。因为三七的药材特点像猴子的脑袋，所以又有"猴三七"的称谓。

2. **止血** 三七具有很好的止血作用，尤对于瘀血所致出血病证效果尤佳，称为止血要药。其止血不留瘀，对于身体各个部位出血均为首选，单用即有极佳的效果。内服、外用均具有良好的作用。

3. **止痛** 三七的止痛作用很好，善于治疗各种疼痛，如胸痹、头痛、颈椎痛、腰痛、跌打损伤疼痛。笔者体会，此药对于腰椎病变效果良好。《医学衷中参西录·三七解》记载，三七不但是止血要药，也是消肿止痛良药。

4. **消瘀美容** 三七有活血之效，血虚可补，血瘀能行，双向调节，故能调经美容，抗衰防老。①消瘀痕：治疗瘢痕组织、手术后肠粘连者，可用三七研粉，食醋调成膏状，外敷。李时珍曰："此药近时始出，南人军中用为金疮要药，云有奇功。又云凡杖扑伤损，瘀血淋漓者，随即嚼烂，罨之即止，青肿者即消散。若受杖时，先服一二钱，则血不冲心，杖后尤宜服之，产后服亦良。大抵此药气温、味甘微苦，乃阳明、厥阴血分之药，故能治一切血病，与骐麟竭、紫矿相同。"可见，三七既是治疗瘀血要药，亦是预防跌打损伤的要药，其入药之初犹属"军用物资"。由于三七活血作用好，又有化瘀而不伤正的特点，一般将其泡药酒应用效果会更好。②美白：三七被称为"血管的清道夫"，其活血成分具有很强的化瘀功效，能祛瘀生新，促进气血运行，起到祛斑美容的效果，同时补充肌肤营养，祛除皮肤瑕疵和色素斑点，焕发皮肤神采，达到美白皮肤的作用。

5. 补益　三七乃是五加科植物，从植物的来源来看，五加科的植物多有补虚作用，而三七也有治疗虚损的作用，可以用治诸如体虚引起的疲倦、乏力、精神不振等，一般将其泡药酒应用效果会更好。那么三七的补益作用到底是补益何种虚损呢？笔者认为三七的补益作用是补气。何以云补气呢？现代药理研究认为，三七所含有的一种成分为皂苷，而人参所含皂苷就主要是其补气之功的物质来源。临床上一些冠心病患者出现的气短、乏力、胸闷，服用三七之后，就能得到缓解，这既与其活血作用有关，也与其补气作用有关。现代很多中老年人饱受高血压、高血脂、高血糖、高血尿酸的困扰，如果将三七、丹参、西洋参等量研粉后，每天各取 5g 冲服，对于年龄较大人群的身心健康很有益处。笔者临床常这样用。人上了年纪，身体或多或少都有点虚象，如果适时用点三七，可以达到强身健体的作用。有人服用三七后出现头昏现象，这不是药不对症，而是瞑眩反应。《尚书·说命篇》曰："若药不瞑眩，厥疾弗瘳。"也就是说患者服药后不起瞑眩即病不愈。瞑眩反应是中药鼓动人体阳气以修复机体的一个过程。

【用药体会】笔者认为三七具有补益作用，可以治疗虚损病证，同时促进血液运行，特别适合老年人应用。三七止痛作用好，凡头痛、颈肩腰腿疼痛、风湿痹痛，选用三七最为适宜。而用其治疗脱发，乃是因为笔者认为血瘀会导致气血运行不畅，发为血之余，活血即能促进头发的生长，故而选用三七。笔者认为此药为止血要药、止痛妙药和生发良药。

三棱　Sān léng《本草拾遗》

【本草认知】

1.炮制　根据临床需要，三棱炮制有4种方法。①生三棱：除去杂质，将大小分开，浸泡六七成透时，捞出，闷润至内外湿度一致，直接切薄片，干燥。生三棱行气化滞力强，多用于食积腹胀等证。②醋三棱：将其用醋拌匀，浸一宿，润透至米醋被吸尽，置锅内用文火加热，炒至色变深，微带焦斑。三棱醋炙后入血分，增强破血散结和止痛作用，多用于血瘀经闭、积聚等证。③麸炒三棱：取麦麸置锅内，炒至冒烟时，加入三棱片，炒至黄色。麸炒三棱偏于消食。④酒麸制三棱：是将麦麸先置锅内炒热，入三棱再加酒闷，炒至黄色，筛去麦麸。

2.作用　三棱能破血中之气，为肝经血分药，既能治疗气分病变，也能治疗血分病变。《本草纲目·卷十四·荆三棱》曰："三棱能破气散结，故能治诸病，其功可近于香附而力峻，故难久服。"其实三棱的作用远远强于香附。《医学衷中参西录·三棱解》云："三棱气味俱淡……为化瘀血之要药。以治男子痃癖，女子癥瘕，月闭不通，性非猛烈而建功甚速。其行气之力，又能治心腹疼痛、胁下胀疼，一切血凝气滞之证。若与参、术、芪诸药并用，大能开胃进食，调血和血。若细核二药之区别，化血之力三棱优于莪术，理气之力莪术优于三棱。"张锡纯的论述是对的，临床也正是如此应用的。三棱从血药则治血，从气药则治气。癥瘕积聚结块，未有不由血瘀、气结、食停所致，因三棱对此均能治疗，故能治一切凝结停滞有形之坚积也。三棱破血作用很强，但若配伍黄芪之后，就不会损耗正气。

【药效比较】

1. 莪术、三棱　①均能破血行气，用于气滞血瘀之癥瘕积聚。现抗肿瘤，多将二药配伍应用。相比较而言，三棱长于破血，莪术偏于破气。②均能消积止痛，用于食积之脘腹胀痛。在治疗脾胃病方面，尤其是胃胀突出时加用，可以开胃化食，帮助消化。现认为莪术擅长治疗胃癌，能改善病证，增进食欲，促进病情稳定，并能明显减轻疼痛。

2. 三棱、青皮　①均能消积止痛，用于食积气滞之脘腹胀痛，作用较强，可以配伍使用。此作用青皮多用。②均能破气，用于气滞血瘀之癥瘕积聚。

三棱破气作用强于青皮，主要是活血化瘀。青皮破气主要是疏肝解郁，所以肝经气滞病变多用。

【用药体会】三棱为破气破血之品。植物药中，一般将三棱、莪术作为破血猛药，用于气滞血瘀重症。根据临床使用来看，二药配伍作用加强。因醋制可以缓解其峻猛之性，临床多用醋三棱、醋莪术。三棱在治疗癌症方面不及莪术多用。笔者多喜将二药同用。

干姜　*Gān jiāng*《神农本草经》

【本草认知】

1. **干姜解半夏毒**　生姜具有良好的解半夏、南星、鱼蟹之毒的作用，这在历代的本草书中均有记载，但是干姜是否能解半夏之毒呢？从张仲景的方子中可以看出，其用半夏之时，多同时配伍有姜，包括生姜、干姜、姜汁，如半夏泻心汤等就是将干姜、半夏同用的，既然生姜可以解半夏毒，那么干姜也应该可以解半夏毒。虽然本草书中未记载干姜解半夏毒，但笔者认为，在无生姜的情况下，也可以选用干姜。

2. 治病部位　干姜主要是治疗脾寒病证，诸如腹痛、泄泻。虽然泄泻病证属于人体下部病证，但一般不云干姜走下，而云治疗部位重在中焦。

【药效比较】

1. 干姜、附子　①均大辛大热，能温里散寒止痛，治疗虚寒病证，多同用。如干姜附子汤治疗伤寒"下之后，复发汗，昼日烦躁不得眠，夜而安静，不渴、不呕，无表证，脉沉微，身无大热者"。二药为祛寒要药，亦用于脏寒胸腹冷痛、肢冷、便溏，如附子理中汤、温脾汤。干姜偏于温暖中焦，附子偏于温暖下焦。②均能回阳救逆，尤宜于阴寒内盛之四肢厥逆、脉微欲绝、下利清谷，常同用以加强作用，如四逆汤、回阳救急汤。所谓"附子无干姜不热，得甘草则性缓，得桂则补命门"。二药相须并用，干姜能增强附子回阳救逆的作用；且附子有毒，配伍干姜后，干姜能减低附子毒性。故附子用于亡阳证，常与干姜配伍。俗谓其有斩将夺关之功，临床的确如此，对于阴寒内盛病证，用之恰当，有起死回生之效。

干姜尚能温肺化饮。附子尚能温肾壮阳。

2. 干姜、细辛　①均能温里散寒止痛，用于里寒病证。干姜辛热燥烈，用于脾胃虚寒所致的胃脘疼痛、泄泻等，为治脾寒要药。细辛气盛味烈，芳香走窜，温肺亦发散风寒，用于外感风寒以及阳虚外感病证。干姜散寒力量更强。二者止痛，主要用于风湿痹痛、牙痛、头痛等。②均能温肺化饮，用于肺寒咳喘、痰多清稀、形寒背冷等，多同用，如小青龙汤、苓甘五味姜辛汤。临床同时使用二药，多用治饮停所致喘咳。

干姜尚能回阳救逆。细辛尚能宣通鼻窍，祛风止痛。其有通窍作用，配伍皂荚为通关散，用于痰盛关窍阻闭，如中风、痰厥、癫痫、喉闭等；也可以其研末入鼻取嚏，治疗胃肠痉挛疼痛。

3. 干姜、黄连　均可以治疗呕吐，虽药性相反，但可以配伍同用，如半夏泻心汤中以干姜之辛热与黄连、黄芩之苦寒配伍以治疗心下痞满、脘腹疼痛、呕吐。干姜、黄连配伍同用多取其辛开苦降，如生姜泻心汤、甘草泻心汤、黄连汤。临床可以结合寒热的程度取舍二药的剂量。

干姜尚能温肺化饮，温中散寒，回阳救逆。黄连尚能清热燥湿，泻火解毒。

【用药体会】应用半夏泻心汤中的关键是干姜、黄连的剂量问题，先师熊魁梧认为应用半夏泻心汤治疗寒热错杂时，要掌握好剂量。其关键的辨证是舌苔的黄白相间，只要一见到这种舌苔，加之胃脘部不适就可以选用。方中此二药的剂量要灵活取舍，若黄苔多则黄连的量重于干姜，若白苔多则干姜的量应重于黄连，否则就会发生辨证正确而用药错误。干姜、附子配伍同用并不限于回阳救逆，对于虚寒病证寒邪重者同用较之单用效果明显。附子能通行十二经，追复散失欲绝之元阳，因干姜可以降低附子的毒性，所以多同用。干姜主治脾寒证，对此笔者将其作为首选之品。

土荆皮　Tǔ jīng pí《本草纲目拾遗》

【本草认知】

1. 作用　土荆皮的毒性较强，其止痒，对于多种瘙痒均有较好的效果，只宜外用，多制成酊剂或醇浸出物。其对多种致病真菌有不同程度的抗菌作用。治体癣、手癣、足癣、头癣，可用土荆皮酊，或用土荆皮与白酒浸7天滤过加入樟脑，溶解后，涂擦局部。痔疮肿痛、大便脱肛等，可用土荆皮煎水熏洗。土荆皮有毒，切勿入口。

2. 副作用　若误服土荆皮会产生不良反应，可致呕吐、腹泻、便血、头晕、烦躁不安、大汗淋漓、面色苍白。其对胃肠道有较强刺激，不可口服，只可外用。误服中毒后立即催吐，洗胃，导泻，输液，或大量饮用浓茶或绿豆汤。

【药效比较】

土荆皮、苦楝皮　均能杀虫止痒，用于各种癣疾，可以煎水外洗、外泡。土荆皮只宜外用，以治疗湿疹瘙痒多用。苦楝皮能驱杀蛔虫，用于蛔虫证。其杀虫力强，可以作为内服药使用，但因为极苦，也以外用为主。

【用药体会】土荆皮为治疗疥癣的药物，作用强，传统将其制成酊剂使用。笔者使用此药，喜将其煎水外洗局部以达到止痒作用。笔者临床体会，此药止痒作用好。

土茯苓　Tǔ fú líng《滇南本草》

【本草认知】

1. 出处　在《本草纲目》之前，已有本草书籍记载了土茯苓，如《本草拾遗·卷三》所载之"草禹余粮"、《本草图经·卷十一》所载之"刺猪苓"即土茯苓。记载较详细的是《滇南本草》，故有书籍载此药出自《滇南本草》。李时珍则认为其出自《本草纲目》。现多认为出自《滇南本草》。因李时珍未看到《滇南本草》，故云出自《本草纲目》。

2. 除湿　土茯苓所治湿毒，包括小便湿浊之毒，也包括湿浊在皮肤的湿痒、湿疮、湿疹等。此药的特点是祛除湿邪以达到止痒作用。

3. 忌茶　在应用土茯苓时，可以泡水代茶饮。临床可单用土茯苓，但需要大剂量使用。根据李时珍的记载，服用土茯苓不能同时饮茶，否则会导致呃逆。

4. 用量　土茯苓作用平和，可以治疗因湿热导致的诸如小便不畅、尿涩、头痛、痛风，但祛湿作用并不强，临床上需大剂量使用方能见到效果，若常规剂量往往效果并不明显。通常应在30g以上，亦有认为可以用100g以上者。

5. **治疗痛风** 痛风多属湿热毒邪停着经隧，导致的骨节肿痛，应予搜剔湿热毒邪，使湿祛毒消。土茯苓善祛湿毒，所以对于此病，笔者常首选之，并大剂量使用。一般需配伍清热凉血、解毒通络之药应用。

6. **止头痛** 以土茯苓治疗头痛，文献多有记载。如缪希雍《先醒斋医学广笔记·卷三·杂症》载"头风神方"，方名后自注："沈观颐中丞传自一道人，子仆妇患此，痛甚欲自缢，服二剂，数年不发。"药用："土茯苓忌铁，四两，金银花三钱，蔓荆子一钱，玄参八分，防风一钱，明天麻一钱，辛夷花五分，川芎五分，黑豆四十九粒，灯心二十根，芽茶五钱，河水、井水各一盅半，煎一盅服。治半边头痛。属火证者用之妙。"凡湿热蕴结，浊邪蒙蔽清窍所致头痛，痛势稍剧，祛风通络难缓其势者，以其口干苦，必有湿热痰结，可选用土茯苓。

7. **除湿毒** 土茯苓配伍萆薢、薏苡仁可以降尿酸，在饮食控制的情况下，久服可消痛风石。三药均有淡渗利湿、通利关节、祛风除湿之功，用于湿毒郁结之关节肿痛，亦用治肾病蛋白尿、血尿。土茯苓配忍冬藤、连翘、白薇可治红斑狼疮。四味药皆能清热解毒，配伍应用具有搜风通络、解毒利湿的作用，并有很好的拮抗激素不良反应的作用。

【**药效比较**】

土茯苓、白鲜皮 均能清热解毒、除湿，用于湿疹、湿疮、皮肤瘙痒、痈肿疮毒、淋浊带下，尤以治疗皮肤瘙痒作用较好，可以内服与煎水外用并用。由于土茯苓为治梅毒之专药，而梅毒又有瘙痒的表现，所以尤其是下部病变多用。

土茯苓为治梅毒之要药，且能解汞毒。白鲜皮长于祛风止痒，可治疗湿热黄疸和湿热痹证。

【**用药体会**】临床使用土茯苓，笔者认为需要大剂量方能取效，多在30g以上。因其作用较为平和，利湿作用不强，解毒作用也不强，量小则达不到祛邪作用。治小便浑浊，配伍萆薢后应用，作用增强。凡小便浑浊、不畅，以及湿浊明显者，土茯苓乃是治疗要药。

土鳖虫　Tǔ biē chóng《神农本草经》

【本草认知】

1. 药名　土鳖虫最早记载于《神农本草经·中品》，原名䗪虫，又名土鳖，因其形体像鳖而得名。土鳖虫的形状为扁圆形，别名也称地乌龟。《伤寒论》中大黄䗪虫丸也用䗪虫的名称。在4、5、6版《中药学》中用的是䗪虫的名称，从7版《中药学》后用的是土鳖虫，2020年版《中国药典》用的也是土鳖虫，也称地鳖虫。

2. 活血　土鳖虫的活血作用相对较强，故称此药乃破血之品。张仲景大黄䗪虫丸、鳖甲煎丸、下瘀血汤、土瓜根散四方，均以其破瘀血。《长沙药解·卷二·䗪虫》谓："善化瘀血，最补损伤。《金匮》鳖甲煎丸方在鳖甲。用之治病疟日久，结为癥瘕；大黄䗪虫丸方在大黄，用之治虚劳腹满，内有干血；下瘀血汤方在大黄，用之治产后腹痛，内有瘀血；土瓜根散方在土瓜根，用之治经水不利，少腹满痛，以其消癥而破瘀也。"土鳖虫主要作用部位是肝经。《神农本草经疏·卷二十一·䗪虫》云："乃足厥阴经药也。夫血者，身中之真阴也，灌溉百骸，周流经络者也。血若凝滞，则经络不通，阴阳之用互乖，而寒热洗洗生焉。咸寒能入血软坚，故主心腹血积，癥瘕血闭诸证。血和而营卫通畅，寒热自除，经脉调匀，月事时至而令妇人生子也，又治疟母为必用之药。"所以若瘀血重症可以选用此药。老年人前列腺肥大，导致小便不利，是因为尿道受压致排尿不畅，土鳖虫化瘀散结，促使瘀阻消除，进而达到通畅小便的作用。

3. 治疗跌打损伤　土鳖虫最擅长治疗跌打损伤，《神农本草经疏·卷二十一》云䗪虫"治跌仆损伤，续筋骨有奇效"。其接骨作用佳，以单味药研末吞服即有疗效。临床治疗跌打损伤，常用䗪虫配伍续断、自然铜、苏木、血竭、骨碎补诸药同用。

【药效比较】

土鳖虫、大黄　均能活血，用于瘀血积久，五劳虚极所致形体消瘦、腹满不能饮食、肌肤甲错、两目黯黑、癥瘕积聚，如大黄䗪虫丸；亦用于跌打损伤。鳖甲煎丸也是将二药配伍同用的。土鳖虫活血作用更甚。

土鳖虫为续筋接骨常用药物。大黄尚能通便导滞，清热解毒，泻火凉血，清利湿热，止血。

【用药体会】土鳖虫活血作用较强，擅长治疗跌打损伤，其接骨作用佳，可以单味药研末吞服。中医认为，介类潜阳，虫类搜风，就是说虫药多有入络搜剔之功，有血者走血，无血者走气，飞者可升，走者能降，故治疗有形之癥瘕包块，非虫药不能奏功，土鳖虫对此乃是常用之品。由于腹部肿瘤多与血瘀有关，所以也常用土鳖虫治疗肿瘤。临床上笔者尤喜用土鳖治疗瘀血病证。骨折根据部位不同用药也有区别，四肢骨折伤损以活血为主，胸腹部位骨折以理气为主。所以治疗骨折损伤，土鳖更长于四肢病变。若闭经、月经延期因血瘀者，土鳖虫亦为常选之品。土鳖虫虽为破血之品，但较水蛭平和。

附：第1至8版《中药学》教材出版信息

版本	书名	编著者	出版社	出版时间
1版	中药学讲义	成都中医学院	人民卫生出版社	1960
2版	中药学讲义	成都中医学院	上海科学技术出版社	1964
3版	中药学	成都中医学院	上海人民出版社	1977
4版	中药学	成都中医学院	上海科学技术出版社	1978
5版	中药学	凌一揆	上海科学技术出版社	1984
6版	中药学	雷载权	上海科学技术出版社	1995

版本	书名	编著者	出版社	出版时间
7版	中药学	高学敏	中国中医药出版社	2002
8版	中药学	高学敏	中国中医药出版社	2007

大枣 Dà zǎo《神农本草经》

【本草认知】

1. 药材 《本草纲目·卷二十九·枣》记载，大枣入药须用青州（今山东一带）及晋地所产者为良。大枣在采收时拣尽杂质晒干或烘干至皮软再行晒干，或先用水煮一滚，使果肉柔软而皮未皱缩时即捞起，晒干。大枣以枣色深紫、油润、肉厚、肥美细腻、皮薄、纹细、饱满、形大、核小、味甜者为佳。有"五谷加大枣，胜过灵芝妙"的说法。

2. 美容 谚语云："若要皮肤好，煮粥加大枣。"意思是说其具有美容作用。从古代的本草书籍记载来看，大枣的确具有此作用，是养生美容妙品。民间有"一日吃三枣，终生不显老"的说法。大枣能益气健脾，促进气血生化，气血充足则面色红润，皮肤润泽，肌肉结实。长期服用大枣可以治疗面色不荣，皮肤干枯，形体消瘦。其对痤疮、雀斑、口角炎等影响面部美容的疾病有一定的作用。所以说大枣具有美容、嫩肤作用。

3. 治心痛 大枣有强心作用，所以又有人认为炙甘草汤中的主药是大枣而非甘草。从临床来看，大枣的确可以治疗心悸怔忡等病证。《本草纲目·卷二十九·枣》载一谚语："一个乌梅二个枣，七枚杏仁一处捣，男酒女醋齐送下，不害心痛直到老。"此方现用来治疗胃痛。也有人认为此处所说的"心痛"就是真正的心痛，所以现也用于心慌气短、心胸部疼痛的病证。

4. 抗过敏 现认为大枣具有抗过敏的作用，可用于一些过敏性疾病，可用酒浸大枣、酒枣同食的方法试治。临床上若治疗过敏性疾病可选加大枣。

5. 治疗脏躁　大枣养血，为治疗脏躁的要药。《普济本事方·卷九·甘麦大枣汤》载："乡里有一妇人数欠伸，无故悲泣不止，或谓之有祟，祈禳请祷备至，终不应。予忽忆《金匮》有一症云：妇人脏燥悲伤欲哭，像如神灵所作，数欠伸者，甘麦大枣汤。予急令治此药，尽剂而愈。古人识病治方，种种妙绝如此，试而后知。"《妇人大全良方·卷十五·妊娠脏燥悲伤方论》云："乡先生程虎卿内人黄氏，妊娠四五个月，遇昼则惨戚，悲伤泪下，数欠，如有所凭，医与巫者兼治，皆无益……管先生伯周说记忆先人曾说，此一证名曰脏躁悲伤，非大枣汤不愈。虎卿借方看之甚喜，对证笑而治，药一投而愈矣。"这也是讲用大枣治疗血虚所致病证。若心血暗耗导致神不守舍，可选用大枣。

6. 保护脾胃　大枣的主要作用部位在脾胃，"枣为脾之果，脾病宜食之"。大枣具有保护脾胃的作用，有"梨益齿而损脾，枣益脾而损齿"一说。

7. 抗癌　现代研究发现，大枣具有较强的抗癌作用，能抑制癌细胞的增殖。肿瘤患者在应用其他抗肿瘤措施治疗的同时，可以每日服大枣数个或吃一些由大枣制成的食品，既有抗肿瘤作用，又能益气养血，增强体质，缓解放疗、化疗的副作用。《本草纲目·卷二十九·枣》中就有用大枣治疗反胃呕吐（相当于胃癌）的记载：大枣一枚去核，用斑蝥一只去头翅，入大枣内，煨熟去蝥，空腹食之，以白开水下良。此方以大枣配有毒的斑蝥，一方面取大枣补益脾胃、益气养血，另一方面可以缓解毒药峻猛酷烈之性，缓缓发生效力，减少毒药对胃肠道的刺激。

8. 关于食用　大枣是营养丰富的滋补果品，同时具有美容作用。民间谚语赞曰："天天吃大枣，青春永不老。""日日吃三枣，一辈不见老。""若要皮肤好，粥里加红枣。""日吃几个枣，医生不用找。"民间还有把枣子作为吉祥物，认为是家族兴旺的象征，当男女新婚时，女子要吃枣子，意即早生贵子，子似枣，多而繁，甜而美。

大枣补脾胃作用很好，既可作为药物也可作为食物应用，主治虚损病证。大枣入药还有黑枣、南枣、红枣、蜜枣等，其中以黑枣、南枣养血补中力胜，红枣性温，补养力较弱，作药用多用红枣。

【药效比较】

大枣、生姜　配伍使用能调和营卫，如桂枝汤。方中生姜祛风散寒，大枣补益脾胃，姜、枣同用，"专行脾之津液而和营卫"（《伤寒明理论·卷四》）。《伤寒论》中多姜、枣同用，这是因为大枣味甘色赤，生姜味辛色黄，二物同用，甘辛温补脾胃，有相互增进疗效的作用。其实在古方中二药同用的方子很多，如射干麻黄汤、小柴胡汤、吴茱萸汤、小建中汤、黄芪桂枝五物汤、大柴胡汤等，但均不云调和营卫。笔者将大学教材《方剂学》中所记载的配伍应用药物进行归纳，发现大枣、生姜是配伍应用最多的一组药物。二药配伍能调和脾胃、调和营卫、调理气血、调理阴阳，常可收到事半功倍的效果。由于药店不备生姜，有时会忽视生姜的作用，其实生姜除了止呕作用极佳外，温胃作用也很好。所以在家庭中，笔者常嘱咐将生姜、大枣煎水饮服，对于胃寒、胃虚病证有良好的缓解作用。

大枣能补益气血，调理脾胃，养血安神，调和药性。生姜能发散表邪，温胃止呕，解毒。

【用药体会】大枣是营养丰富的滋补果品，同时具有美容作用。其补脾胃作用好，既可作为药物也可作为食物应用，主治虚损病证。而与生姜同用，乃是汉代张仲景传下来的宝贵经验。大枣在缓解其他药物毒性方面，具有良好的作用，历来医家在应用剧毒药物时，常以大枣来解毒。治过敏性疾病，笔者常将其配伍仙鹤草同用。

大黄 Dà huáng《神农本草经》

【本草认知】

1. 药材　大黄横断面呈黄棕色，微有油性，髓部中有紫褐色星点，紧密排列成圈环状，并有黄色或棕红色的弯曲线纹，亦称"锦纹"。由于其泻下力强，作用峻快，"定祸乱而致太平"，俗称"将军"，以产于四川者为良，又名川军。开处方时往往用"锦纹""川军"的名称，主要是因为人们熟知大黄的作用，避免患者不喜欢大黄泻下，应用另外的名称可以减少患者的担忧。无论哪种大黄，均以外表黄棕色、锦纹及星点明显、体重、质坚实、有油性、气清香、味苦而不涩、嚼之发黏者为佳。大黄药用历史悠久，中医历代对大黄都非常重视，张景岳将其与附子列为"乱世之良将"，二者同人参、熟地又称为"药中之四雄"。

2. 用法　①泡服：用沸水浸渍。因大黄苦寒，厚重沉降，入煎剂易直趋肠胃而成泄下之势，因此用沸水浸泡，以取其气之轻扬，使其利于清无形之热，而不泻有形之邪，如大黄黄连泻心汤、附子泻心汤。②同煎：非急下证，一般多用。因为大黄久煎则泻下力缓，正如柯琴所说："生者气锐而先行，熟者气钝而和缓。"(《伤寒来苏集·伤寒论注·卷三·大承气汤》)如大黄牡丹汤、大黄附子汤等。③后下：若取药物峻下热结者，多予以后下，因后下作用峻猛。如大承气汤后下就取其峻下之功，荡涤积滞、泻热通便。④生用：生大黄泻下力强，故欲攻下者宜生用。⑤久煎：泻下力减弱。⑥酒炙：泻下力较弱，活血作用好，宜于瘀血证。⑦炭剂：大黄炭多用于出血证。大黄既是气分药，又是血分药，止血不留瘀，应用广泛。

《本草图经·卷八》记载："姚僧坦初仕梁，武帝因发热欲服大黄。僧坦曰：大黄乃是快药。至尊年高，不可轻用。帝弗从，几至委顿。元帝常有心腹疾。诸医咸谓宜用平药，可渐宣通。僧坦曰：脉洪而实，此有宿妨，非用大黄无差理，帝从而遂愈。"这是讲用大黄要根据个体情况，灵活采用。当用则用，不当用断不可用，关键是要辨证。梁武帝因高龄，不能用大黄攻下，而梁元帝因患有宿疾，体质好，用大黄攻下而愈。在具体应用中，可以采取水煎服（先下、后下）、泡服、研末服等用法。

3. **止血** 大黄入血分，凉血止血，用于血热妄行之吐血、衄血、咯血，如《金匮要略》泻心汤中大黄与黄连、黄芩同用以治血热出血。其止血作用较迅速，因此在表述大黄的功效时可以说具有止血作用。

4. **具有泻下和收敛的双重作用** 需注意，大黄内含蒽醌类物质，这是可以促使通便的主要物质，因此大黄可用于大便不通，但同时大黄又含有鞣质，这是一种具有收敛作用的物质。因此当服用大黄以后，开始具有通便作用，而紧接着大黄所含的鞣质渐渐发挥作用，导致继发性便秘。所以习惯性肠燥便秘者不要选用大黄。寒结便秘也可用大黄，但多配伍温性之品，去性取用，如温脾汤。

5. **上病下治** 大黄的主要作用是通导大便，但也可用治人体上部病证，以热毒病证多用。这是取上病下治之义，亦即"扬汤止沸，不若釜底抽薪"之法。临床上治上部火热证如目赤肿痛、口舌生疮等，加用大黄后，往往效果会更好。如牛黄上清丸、牛黄清心丸、牛黄解毒片等方中就配伍有大黄，主治人体上部病证。

6. **治疗痢疾** 中医有"无积不成痢"之说，痢疾者体内有积滞，故治疗痢疾应祛除垢滞，而大黄能泻下通便、祛除积滞，以其治疗痢疾是取通因通用之法。一般治疗痢疾初起较多用，若久痢则不宜选用。

7. **腹痛的处理** 应用大黄后，部分患者会出现腹痛，这是由于大黄泻下作用造成肠蠕动增强所致。为了避免腹痛，可同时配伍芍药甘草汤缓急止痛，或从小剂量开始，避免突然大剂量。

8. **剂量** 大黄有斩将夺关之功，犁庭扫穴之能，药性峻利，推陈致新，故本草著作一般将其列入祛邪药物。大黄用少量无明显泻下作用，临床上在辨证的基础上，可用于慢性胃炎与消化性溃疡。又由于大黄含有苦味质，小剂量粉剂能促进胃液分泌，可用于食欲不振、消化不良。药理学研究认为，其有健胃助消化作用。张仲景应用大黄，以解毒为主，故用量多较大。所以大黄攻补作用取决于用量的大小，小剂量一般在3g以下，中等剂量（6~12g）有缓泻、逐瘀作用，但若大剂量则攻下作用峻猛。

9. 以通为补　大黄使用范围很广，且药材价格没有人参贵，人们常用其治疗多种疾病，但并不引起人们重视，很少有人对大黄的作用加以赞颂，且即使用大黄治愈了疾病，人们往往也不说大黄有多大功劳，即所谓"人参杀人无过，大黄救人无功"。其实中医认为，"若要长生，肠中常清，若要不死，肠中无屎"，而大黄具有清除肠中毒素的作用，可以达到却病延年之功，即所谓"以通为补"。实际上在临床上，只要药症相符，大黄也补，药不对症，参茸也毒。东晋养生学家葛洪在《抱朴子·内篇·杂应》提出保持肠中常清，无滓滞留，与人体健康乃至长寿有一定关系。肠中清，就是肠应保持清虚状态。六腑以通为用，胃实而肠虚，胃虚而肠实，这是一个不断消化、传导的运动过程。如果由于某种病理因素导致肠中有食物残滓滞留，可引起腹痛腹胀、便秘、纳呆等。长期便秘，粪便中的内毒素被过量吸收，有损健康。肠中保持清虚可获长寿，而少量应用大黄即可保肠中常清。

在不引起泄泻的情况下，应用大黄能改善体质，不论虚证、实证，皆可辨证选用。现也用于高血压、高血脂、高血糖、高血尿酸、高体脂、高血凝、高血黏等，大黄降"七高"越来越引起重视。大黄活血化瘀，流通气血即是补养。临床当中，通比下更重要，下用于急症，通在于调养。所以大黄用得好，可达到健身延年作用，此即大黄以通为补之功。

10. 禁忌证　大黄在使用过程中，要注意掌握其适应证与禁忌证。临床上，精血津液亏虚、表证、虚寒证均禁用大黄。所谓虚则补之，实则泻之，百病皆然。误用大黄，势必会造成津伤血枯。有人服用大黄后，小便变黄，这是大黄的颜色所致，停药后会自动消失。也有的人出现腹痛，这是因为大黄活血，促进肠蠕动所致，停药后也会消失，但要提醒患者，以免造成担忧。

【药效比较】

大黄、栀子　①均能清利湿热，治疗湿热黄疸，常同用，如茵陈蒿汤，二药配伍以后可以加强利湿退黄的作用；亦治疗湿热下注之小便不利，如八正散。大黄清利湿热也用于湿热痢疾之里急后重、下痢脓血等，如芍药汤。栀子以清利三焦为功，凡三焦湿热皆可用之。②均能清热解毒，治疗热毒疮疡，可配伍同用，多研末外用。③均能清热泻火，治胸膈热聚、身热口渴、面赤唇焦、胸膈烦热、口舌生疮等，常同用，如凉膈散。④均能止血，以炒炭用为好，用于血热妄行之吐血、衄血、咯血。《金匮要略》之泻心汤将大黄与黄连、黄芩同用，止血作用较迅速。现代研究表明，大黄能缩短出血时间，作用确切，见效快。其可促进血小板的黏附和聚集，有利于血栓形成，收缩损伤的局部血管，降低毛细血管通透性，达到止血的作用。栀子具有凉血作用，李时珍《本草纲目·卷三十六·栀子》载："治吐血、衄血、血痢、下血、血淋，损伤瘀血，及伤寒劳复，热厥头痛，疝气，汤火伤。"即可以其治疗多个部位的出血病证。笔者认为栀子具有直接的止血之功。

大黄以泻下为主，尚能活血化瘀。栀子以清利三焦为功，又为气血两清之品。

【用药体会】大黄的功效较多，一般中药书中对其功效归纳比较乱，且难以记忆。笔者将其功效总结为两清（清热解毒、清利湿热）、两泻（泻下攻积、泻火凉血）、一活血（活血化瘀）兼止血。大黄通便只是其中之一的作用，但通便又是其主要特点。大黄不仅可以通大便，也可以利小便，且作用明显，《药性论》载其"利水肿，利大小肠"。笔者认为茵陈蒿汤、八正散中所用大黄就是取其利尿之功，也云利湿。也就是说大黄具有通利二便的作用，但以通大便为主。大黄利湿、通便，使用范围广，常用其治疗多种疾病。其可清除肠中毒素，利尿退黄以排毒，但有生用、制用之别。笔者治上部病变也常选用此药，即所谓上病下治。

大蓟 Dà jì《名医别录》

【本草认知】

1. 止血　大蓟的凉血止血作用稍广泛一些，但不及小蓟多用。大蓟以治上部出血为宜，可以用治吐血、鼻衄。将大蓟鲜根洗净，捣碎，加水煎服即可。

2. 散瘀　现有些中药书中云大蓟、小蓟具有散瘀作用，但从临床应用来看，一般是不用大蓟、小蓟来散瘀的。《医学衷中参西录·鲜小蓟根解》云小蓟"活血解毒"，应视为一家之言，不可宗其说。

3. 解毒　大蓟清热解毒，治疗漆疮、汤火烫伤、疔疖、疮疡、红肿疼痛，可用大蓟新鲜根，冷开水洗净后捣烂，外敷。大蓟的解毒作用并不强。

【药效比较】

大戟、大蓟　①外用均能消肿止痛，用于热毒壅滞所致的痈肿疮毒，可以鲜品捣烂外敷。大蓟作用平和，多用。②均能利水。大戟乃是峻下逐水之品，作用强烈，用于胸水、腹水重症，如十枣汤。因其下泻力强，有攻逐二便作用，但易损正气，非元气充实者，不可轻用。大蓟利尿，可治疗小便不利。

大戟乃是有毒之品，内服应慎重。大蓟乃是凉血止血之品，以治疗出血病证为主要特点。二者读音相同，不可混用。

【用药体会】大蓟止血，偏重于治人体上部出血。其止血作用不强，多只作辅助药物使用。因有解毒之效，若阴部瘙痒可用其煎水外泡。其止血作用既可以生用，也可以炒炭用。

大血藤　　Dà xuè téng《本草图经》

【本草认知】

1.活血　大血藤的活血作用很平和，只用于瘀血轻证，主要是治疗肠痈。根据临床应用来看，治肠痈可以配伍紫花地丁、当归、大黄等同用，大血藤剂量可以大一些。临床不将大血藤作为活血主药使用。由于具有活血作用，现也用治胸痹心痛病证。现代研究表明，大血藤可以扩张冠状动脉，增加冠脉流量，提高耐缺氧能力，防止血栓形成。

2.通络　中药中带有"藤"字的药物多能通经活络，主要用治风湿筋骨疼痛，也用治经闭、痛经。大血藤即具有此作用。因其性寒，治风湿腰腿痛较少应用。若血虚经闭，可用大血藤配伍益母草、香附等同用。具有"藤"字的中药有大血藤、鸡血藤、忍冬藤、天仙藤、络石藤、常春藤、夜交藤、海风藤、青风藤、丁公藤、雷公藤等，这些药物均能祛除风湿。藤类药物除雷公藤、丁公藤作用猛烈外，其余药性多较平和。治疗风湿病证适当选用藤类药物有利于通经活络。只有钩藤是例外，不能通络。

【药效比较】

大血藤、鱼腥草　均能清热解毒、消痈肿，用于疮毒痈肿。大血藤善治肠痈，鱼腥草善治肺痈。

大血藤还能活血止痛，祛风通络。鱼腥草还可治肺热咳嗽，又能利尿通淋。

【用药体会】
大血藤活血通络作用平和，治风湿痹痛不作为首选，但在消除体内痈肿方面，尤其是治疗肠痈将其作为常用之品，一般剂量要稍大一些。

大青叶　*Dà qīng yè*《名医别录》

【本草认知】

1. 治疗表证　大青叶的苦寒之性较重，因其凉血作用较好，故主要用于血热病证。临床上也有用其治疗温病初起者，也就是能够治疗表证，但在功效表述方面不能云其解表。这是因为大青叶主要还是治疗血分病证，凉血消斑才是大青叶的主要功效。

2. 治疗黄疸　《本草纲目》载有大青叶主黄疸之说，从临床来看，只有在热毒较盛的情况下才选用大青叶治疗黄疸。现认为，大青叶具有抗病毒作用，虽可以治疗黄疸，但一般不将其作为常用或首选之品。而与之同出一物的板蓝根则多用于黄疸，现亦云其抗病毒。

3. 治病部位　《本草正义·卷三》曰："蓝草（即大青叶），味苦气寒，清热解毒之上品，专主温邪热病，实热蕴结，及痈疡肿毒诸症。可以服食，可以外敷，其用甚广……苦寒之物，其性多燥，苟有热盛津枯之病，苦寒在所顾忌，而蓝之鲜者，大寒胜热而不燥，尤为清火队中驯良品也。"这是说大青叶清热解毒作用强，且"可以服食"。但笔者认为，此药一般是不服食的，因为其味很苦，容易伤阴。《本草正·隰草·蓝叶》记载："治天行瘟疫，热毒发狂，风热斑疹，痈疡肿痛，除烦渴，止鼻衄，吐血，杀疳蚀，金疮箭毒。凡以热兼毒者，皆宜捣汁用之。"就是说可以用其治疗全身热毒病证。

【药效比较】

大青叶、板蓝根、青黛　均能清热解毒、凉血消斑，三者大体同出一源，功效亦相近，既走气分，又入血分，用于热入气分之高热烦渴、神昏及热邪内陷血分之热毒发斑；亦用于热毒亢盛所致的咽喉肿痛、口疮、丹毒、疮疡痈疖肿痛等。

大青叶为菘蓝叶，偏于散，凉血消斑力强，为治血分热毒要药。其主清心胃毒热，善治温热病，凉血作用强于板蓝根。板蓝根为菘蓝或马蓝的根，解毒利咽效著，对各个部位的热毒证均有良好的解毒作用。现常用于感冒、肝病引起的各种不适，善治头面诸毒、痄腮，为治咽痛要药。青黛为马蓝、蓼蓝或菘蓝的茎叶经加工制得的粉末，清肝定惊功胜，用于肝火犯肺，痰中带血的咳血证，如黛蛤散；也用于暑热惊痫，惊风抽搐。因难溶于水，多入丸、散剂，不入煎剂，或可外用。现发现青黛对于白血病有一定作用，用治白血病热邪偏盛者。

【用药体会】大青叶苦寒之性较重，虽与板蓝根作用相似，但远不及板蓝根多用。笔者临床使用此药，比较慎重，因太苦，患者难以接受，在需要使用大青叶时，也多以板蓝根代之。大青叶的凉血作用强于板蓝根，所以血热病证盛者可选用。大青叶外用治疗热毒病证，则不用虑其味苦。

大腹皮　Dà fù pí《开宝本草》

【本草认知】

1. **药材**　大腹皮棕毛状，黄白色或淡棕色，疏松质柔，内果皮硬壳状，黄棕色至棕色，表面光滑，无臭，体轻，质松柔韧，味淡。药材以质坚结不松散、色黄白、丝细者为佳。

2. **安胎与健胃**　《本草汇言·卷十五》云："大腹皮，宽中利气之捷药也。方龙谭曰：主一切冷热之气上攻心腹，消上下水肿之气，四体虚浮，下大肠壅滞之气，二便不利，开关格痰饮之气，阻塞不通，能疏通下泄，为畅达脏腑之剂。按宋人又有安胎之说，然此药既为利气之药，又何以安其胎乎？如气胜而胎不安者，使之气下，则胎自宽矣。又谓此药有健胃之理，夫既为下气之药，又何以益其胃乎？如有余之气壅塞不通，使之气下，则中气自宽，食饮可进矣。若损气，为大腹皮之常性也，元虚气少者，概勿施用……《斗门方》配六君子汤，治中气虚滞而成腹胀者，服之即通，则安胎健胃之理，不外是矣。"根据倪朱谟引用诸家的解释，是取其行气以安胎、健胃。由于槟榔、大腹皮来源于同一植物的果实、果皮，而槟榔作用猛烈，所以临床一般不将大腹皮作为安胎及健胃药应用。

3. 治病部位　大腹皮行气利水，尤以治大腹水肿兼有气滞者为佳。根据其利水作用，也有用其治疗肥胖病证者。

【药效比较】

1. 大腹皮、五加皮　均能利水消肿，用于皮肤水肿、小便不利，可以同用。大腹皮的利水消肿作用强于五加皮。大腹皮主治腹部水肿；五加皮主治脚气浮肿，尤以肾虚水肿多用。

2. 大腹皮、葫芦壳　均能利水消肿，用于水肿、小便不利、脚气肿痛。此二药善治腹部水肿，可以配伍同用。因现代药房多备大腹皮而少有葫芦壳，所以大腹皮多用。大腹皮尚能行气宽中，用于食积气滞湿阻之脘腹胀闷、大便秘结或泻而不爽。

【用药体会】大腹皮主治腹部以及皮肤水肿兼有气滞者。笔者以其治疗肥胖病证者亦有效，因其行气、利水可减轻体重，常配伍茯苓皮、冬瓜皮同用。

小茴香　Xiǎo huí xiāng《药性论》

【本草认知】

1. 治病部位　小茴香所治的病变部位在于肝、胃，对于气滞证一般是作为辅助药物使用。慢性溃疡病患者多面色少光泽、食欲较差，或天冷时发作，或偶有泛酸，临床可适当配伍小茴香使用，有助于溃疡的愈合。若脘腹部胀痛，嗳气或矢气后略为减轻，亦可选用之。

2. 止痛　小茴香止痛，可以外用，如治疗痛经。月经来潮时小腹冷痛，可将小茴香炒热后熨腹，达到止痛的效果。若胃脘、腹部疼痛，也可以将其炒热，用纱布包裹后温熨患部。

3. 食用　小茴香用的是果实，香味很浓，是家庭中烹调菜肴的调味品。其茎叶部分也具有香气，即茴香菜，可以食用。二者所含的主要成分都是茴香油，能刺激胃肠神经血管，促进消化液分泌，增加胃肠蠕动，排除积存的气体。

【药效比较】

小茴香、乌药　均能行气散寒止痛，用于寒凝气滞之脘腹冷痛、少腹冷痛、睾丸疼痛、寒疝、痛经等证，同用加强作用，如天台乌药散。小茴香为治疗疝气疼痛的要药，其温散作用强于乌药。

【用药体会】小茴香香气浓郁，虽具有行气止痛之功，但使用时剂量不宜过大，以防伤阴、耗气。此乃香料，家庭中做卤菜常选用之。

小蓟　Xiǎo jì《名医别录》

【本草认知】

1. 止血部位　小蓟凉血止血，主要用于小便出血，以尿血最为多用。一般不炒炭用。生用凉血作用更好，但止血作用不强。

2. 解毒　小蓟、大蓟能清热解毒，亦能消散痈肿，但作用不强，临床并不多用，只作为辅助药物使用。

3. 食用　小蓟又称刺儿菜，可以炒吃，一般是将其作为野菜食用，因味道不佳，现人们很少食用此菜。

【药效比较】

小蓟、大蓟　①均能凉血止血，广泛用治血热出血诸证，可同用，如十灰散。②均能清热解毒，用于热毒痈肿、疮疡疔疖、漆疮、汤火烫伤。可用冷开水洗净后捣烂，外敷。

大蓟止血作用广泛，故对吐血、咯血及崩漏下血者均宜。小蓟兼能利尿通淋，以治尿血、血淋为佳。二药因性状、功用相似，故大小蓟常合称。

【**用药体会**】小蓟、大蓟既可内服又可以鲜品捣烂外敷。根据传统的用药习惯，以小蓟更为多用，治小便出血，其为首选。笔者认为小蓟配伍白茅根以后，治疗尿血、血淋效果更好。临床使用小蓟剂量应稍大一些，方能发挥作用。

山药　Shān yào《神农本草经》

【本草认知】

1. 处方名　山药以河南怀庆府（清代地名）产者为道地药材，称怀山药。怀山药粉性足，质坚实，颜色白，体粗壮，握之不裂，煮之不烂，蒸之不缩，补益力甚。产于淮河流域者称淮山药，非道地药材。因此处方书写时应写"怀山药"为妥。山药有毛山药和光山药之分，在冬季采挖后，除去外皮及须根，晒干，为毛山药；或选择肥大的山药，置清水中，浸至无干心，闷透，晒干，打光，为光山药。

2. 涩味　本草书中记载山药具有涩味，认为其具有收敛作用，可治疗遗精、滑精。因其收涩，且与莲子、芡实所主治病证相似，而此二药具有涩味的特点，所以说山药具有涩味也是可以的。但从口感来说，山药的涩味并不明显，故本书未云其具有涩味。

3. 关于男山药、女百合的说法　谚语"男山药，女百合"的意思是说男性应多吃山药，而女性应多吃百合。这是因为山药甘平无毒，偏于补气，而男子应以补气为主。山药食之补而不腻，块茎肉质柔滑，营养丰富，常被人们誉为滋补保健佳蔬。其调补而不骤，微香而不燥，常服有白肤健身之益。吃山药可以达到补肾精、固肠胃的作用，对于肾精不足的腰膝酸软、遗精效果很好，故男子可多吃。百合偏于补阴，而女子应以补阴血为主，故虚烦、饮食欠佳、劳热咳嗽、大便不实，用百合效果很好。

4. 生用　《医学衷中参西录·山药解》载："宜用生者煮汁饮

之，不可炒用，以其含蛋白质甚多，炒之则其蛋白质焦枯，服之无效。若作丸散，可轧细蒸熟用之。"张锡纯认为山药宜生用而不宜炒制，其所创立的方剂中所用山药均用生品，如在资生汤后注曰："此方若用炒熟山药，则分毫无效。"现代研究已证实，蛋白质结构在高温条件下容易变形而失去活性。这说明张氏之主张是有科学性的，故临床用山药以生用为好。

5. 山药是以滋阴为主抑或补气为主　山药具有补气与滋阴的作用，那么山药到底偏重于滋阴或是补气，目前仍有争议。六味地黄丸中用山药补阴，参苓白术散中用山药补气。《中药学》将山药编写在补气药中，应是以补气为主。而从《医学衷中参西录》应用来看，主要又是以补阴为主，兼取补气、收涩之功。如薯蓣纳气汤，取山药补肾肺之阴，兼取之收涩；敦复汤重用生山药，滋下焦真阴；加味天水散重用山药大滋真阴，以利小便、暑泄等。对此观点，临床可资参考。

【药效比较】

1. 山药、黄芪　①均具有补气作用，用于脾胃气虚病证，如乏力、泄泻。黄芪补气作用强，山药多作辅助药物。山药补益脾气，可以治疗多种胃病，尤其是对于胃溃疡、十二指肠球部溃疡效果最佳。将山药研末后以水调服，有保护胃黏膜的作用。若服用山药后产生壅气、胀闷，可加用陈皮行气消胀，如参苓白术散。②均治疗消渴，常同用，如《医学衷中参西录》之玉液汤、滋膵饮。消渴病因气虚津不布散，导致口渴引饮、小便频数、身体困倦。黄芪补气升阳，使气旺阳升，促进津液的生成与输布，从而达到生津止渴之效，故可用于脾虚不能布津之消渴。二者配伍具有降低血糖的作用。

黄芪补气升阳，利水消肿，托疮生肌，固表止汗。山药平补肺、脾、肾、三焦。

2. 山药、白术　均能补脾，是治疗脾胃虚弱的常用药物，如食少纳差、泄泻，常同用，如参苓白术散。山药不寒不燥，为平补三焦之品，白术苦温略燥，属健脾要药，二药配伍同用，可加强健脾补脾作用，是治疗脾胃虚弱常用之法。

白术又能健脾燥湿，利水消肿，安胎。山药平补气阴。

【用药体会】笔者通过多年临床，总结了一个诊断上消化道溃疡的方法：若患者舌头正中心有一条前后裂纹者，多提示有溃疡病；若裂纹在舌头中心的前端，可能有胃溃疡的病变；若裂纹在舌头后端，可能有十二指肠球部溃疡的病变。一般在患者背部的敏感穴位也会有相应的表现，若膈俞穴有敏感点，而位于右侧可能是胃溃疡的病变，位于左侧可能是十二指肠球部溃疡。若此处敏感点不明显，在位于 11 胸椎棘突下旁开 1.5cm 部位的脾俞、12 胸椎棘突下旁开 1.5cm 的胃俞穴也会有压痛点。此种情况即可以用山药治疗，将山药研末后用温开水冲服，坚持应用方有效。这是因为山药具有收敛作用，能促进溃疡面的愈合，也可以少佐白及同用。山药药性平和，因其同时也是食物，故临床可以大剂量使用。

山楂 Shān zhā《本草经集注》

【本草认知】

1. 消食　山楂乃是消食要药，主要是消肉食积滞，现也用来减肥瘦身。《本草纲目·卷三十·山楂》载："煮老鸡、硬肉，入山楂数颗即易烂。"表明山楂具有极好的消肉食积滞的作用。

2. 行气　4、5 版《中药学》云山楂活血化瘀，而 6、7 版《中药学》则记载其行气活血，那么山楂是否具有行气作用呢？《医学衷中参西录·山楂解》云："若以甘药佐之，化瘀血而不伤新血，开郁气而不伤正气，其性尤和平也。"若以张锡纯对山楂作用的认知来看，说其"开郁气"，即行气。但从临床来看，一般不将山楂作为行气药应用，而多用于治疗血瘀病证。结合山楂药材颜色来看，山楂主要是活血，作用较平和。

3. **活血**　山楂虽有活血作用，但力量并不强，从临床使用来看，主要是用治女子痛经。《医学衷中参西录》认为，山楂是化瘀血之要药，曰："其化瘀之力，更能蠲除肠中瘀滞，下痢脓血，且兼入气分以开气郁痰结，疗心腹疼痛。"山楂化瘀止痛，尤适用于因瘀血所致月经不通，单用山楂水煎服即可有效。治疗痛经有一个很简单的方法，将山楂、红糖适量，一同装入开水瓶中，以开水浸泡1小时后饮用，治痛经具有良好的效果。张锡纯还喜用山楂煎剂冲蔗糖治疗青春期闭经，并说"屡试屡验"。现认为山楂还能使子宫收缩，可使宫腔血块易于排出，故能促进子宫的复原，止痛。

4. **致呕**　《本草纲目·卷三十·山楂》记载："珍邻家一小儿，因食积黄肿，腹胀如鼓，偶往羊杭树下，取食之至饱，归而大吐痰水，其病遂愈。"如果按照李时珍的记载，生山楂尚可以导致涌吐。此说可作为临证用药参考。现生活中一般不将山楂生吃，主要将其泡水饮用。

5. **减肥**　山楂现作为减肥要药，使用时可将山楂和荷叶泡水代茶饮。山楂可降低血脂，改善血管粥样病变，因而在心血管防治方面有重要意义。山楂的降脂作用体现在脂质的消除，具有调节全身循环的作用。在减肥瘦身方面，要用生山楂。

6. **治痢**　山楂治痢的效果也很好。中医有"无积不成痢"的说法，意思是说，痢疾是因有积滞所致，而治疗积滞要消食导滞。若取山楂治疗痢疾，一般是用焦山楂。因为炒炭后，其炭化部分到达肠道，炭粒表面的活性，能吸附肠中的腐败物质和细菌产生的毒素，减轻这些有害物质对肠壁的刺激，减少肠道的蠕动，因此能达到镇痛的效果，也能达到治疗痢疾的作用。

7. **治疗脱力劳伤**　脱力劳伤是指身体过度劳累后导致的损伤，表现为气短、乏力、精神萎靡。本草书中记载，山楂具有治疗此病的作用。将鲜山楂果洗净破碎，装瓶加入白糖适量，加盖，常摇动，使之均匀，经1~2个月后，以纱布绞榨，过滤去渣即可饮用，每次 1 小杯。但此方法治疗脱力劳伤不及仙鹤草的作用好。

【药效比较】

山楂、木瓜　均能消食，用于肉食积滞所致消化不良。山楂消食作用强于木瓜，为消化油腻肉食积滞之要药。二药同用，可加强消肉食的作用。

山楂尚能活血散瘀。木瓜尚能舒筋活络，化湿和胃。

【用药体会】山楂有几个特点，一是消肉食积滞作用好，单用即有效果。家庭中在烹调肉食食品时，适量加点山楂，会使肉类味道更鲜美，也更易于消化。二是在治疗女子痛经方面，其效果尤好。笔者尤喜用之，一般将生山楂作为首选之品。用其减肥瘦身也可以单独使用。临床上笔者更喜用生山楂，因为生山楂去脂作用好。除用于消食时用炒山楂或焦山楂外，其他情况笔者均用生山楂。

山豆根　Shān dòu gēn《开宝本草》

【本草认知】

1. 苦寒过盛　山豆根的解毒作用强于射干，但味道非常苦，虽能治疗咽喉肿痛，但因为患者不太愿意接受，故临床并不常用。同时由于其寒性太重，易伤脾胃。

2. 抗癌　《神农本草经疏·卷十一》记载山豆根"入散乳毒药中，能消乳岩"。乳岩相当于乳腺癌。现代研究认为，山豆根具有抗癌作用，可以治疗多种癌症。但因其太苦，不作常用药。

3. 治疗心律失常　心律失常最多见于病毒性心肌炎。山豆根有稳定心律的作用，治心律失常，多与旱莲草同用。

【药效比较】

玄参、山豆根　均能清热解毒、利咽消肿，治疗咽喉红肿热痛、咽下困难，可同用。因山豆根苦寒之性较重，不及玄参多用。

玄参尚能清热凉血，养阴生津。山豆根则强于消咽喉肿痛。

【用药体会】山豆根苦寒太甚，容易败胃，使用时剂量不能太大，笔者对于此药的应用向来谨慎。通常所谓山豆根乃是广豆根。北豆根作用与山豆根相似，但有毒，过量服用会损害肝脏。取抗癌作用时多用北豆根。

山茱萸　Shān zhū yú《神农本草经》

【本草认知】

1. 补益肝肾　山茱萸补益肝肾的作用很好，此药的特点是不寒、不热、不燥、不腻，对于肝肾不足所致多种病证均有良好的效果。山茱萸平补肝肾，但偏重于补肾；阴阳皆补，但偏重于补阳。由于有此特点，山茱萸对于虚损病证使用尤多，用治遗精遗尿、不育不孕，作用很好。

2. 收敛　山茱萸收敛，可以用治汗证、血证。其虽收敛但并不敛邪，如六味地黄丸即用之。

3. 去核　山茱萸可以治疗遗精、滑精。传统认为在使用山茱萸时要去核，因核有滑精作用，故去核可杜此弊。因其只用果肉，故又名山萸肉。

4. 治疗小便异常　古方中用山茱萸治疗小便白浊，乃是取其补益肝肾之功。现临床将其配伍石韦，用治虚实夹杂之慢性肾炎蛋白尿，有摄精泄浊、开和互济之妙。

【药效比较】

1. 山茱萸、吴茱萸　药名相似，但科属形态、功效主治却完全不同。茱萸是指红的意思。吴茱萸有小毒，因产于吴地（今江浙一带）质量最好，因而得名。吴茱萸温中散寒、降逆止呕，一是用于中焦虚寒所致胃痛、腹痛、腹泻、呕吐；二是用于脾肾虚寒所致久泻、五更泻等，如四神丸，有助阳之功；三是用于宫寒而经行腹痛，如温经汤，有温经之功；四是用于肝寒犯胃所致头痛、呕吐涎沫，如吴茱萸汤，有暖肝之功；五是用于肝气郁滞之胁痛、疝痛，有疏肝之功；六是用于胃逆呕吐、吞酸。吴茱萸研末以醋调外敷两足心（涌泉穴）对虚火上炎之牙龈溃烂，肝阳上亢之头痛亦有效，尤其是对于口疮效果好，所以李时珍说用吴茱萸外敷涌泉穴"移夜便愈"。若外敷肚脐眼对于泄泻也有效。山茱萸补益肝肾、收敛固涩，用于肝肾两亏之腰膝酸软、头昏耳鸣，如六味地黄丸。其为平补阴阳之要药，既广泛用于遗精、滑精、自汗、盗汗等，又用于元气欲脱，大汗淋漓之证。因其收敛，亦用于崩漏。

吴茱萸温暖肝肾又降胃逆。山茱萸滋补肝肾又能收敛。

2.山茱萸、五味子　①均能固肾涩精，用于肾虚遗精、滑精、遗尿、尿频。山茱萸补益肝肾作用很好，乃平补阴阳之品。此药的特点是药性平和，阴阳皆补，偏重于补肾、补阳，如六味地黄丸、金匮肾气丸。五味子补益作用不及山茱萸多用。②均能收敛止汗，用于体虚自汗、盗汗。山茱萸固脱，用于大汗不止、体虚欲脱证，其虽收敛但并不敛邪。五味子较山茱萸收敛作用强，治汗证多用。

山茱萸补益肝肾，补阴又补阳，乃平补阴阳之品。五味子敛肺滋肾，且能涩肠止泻、生津止渴、敛肺止咳，并略有补气之功。

3.山茱萸、酸枣仁　①均能止汗，用于自汗、盗汗。山茱萸通过收敛作用达到治疗目的。②均能补益，但补益的脏腑不同，山茱萸补益肝肾，酸枣仁补益心肝。

酸枣仁安神作用好，乃安神要药。山茱萸乃平补阴阳之品，还能收敛。

【用药体会】山茱萸为补益肝肾的常用之品，可治疗小便白浊，现临床作为治疗遗精、滑精要药，但要去核。此药的特点是平补阴阳，但略偏于补阳。山茱萸乃平补之药，凡肾虚多将其作为首选。治汗证，笔者尤喜用之。

山慈菇 Shān cí gū《本草拾遗》

【本草认知】

1. **药材** 山慈菇的来源比较复杂，为兰科植物杜鹃兰（毛慈菇）、独蒜兰或云南独蒜兰（冰球子）的假球茎。其具有很好的清热解毒作用，尤其善治痈肿疔毒、瘰疬结核，内服、外敷均可。光慈菇（老鸦瓣，丽江山慈菇）也作山慈菇使用。

2. **解毒** 山慈菇具有良好的解毒散结、消肿抗癌作用，广泛用治乳腺癌、宫颈癌、食道癌、肺癌、胃癌、皮肤癌等多种癌症。王璆《是斋百一选方·卷十七·第二十五门》记载一方"神仙解毒万病丸"，此方一名太乙紫金丹，一名玉枢丹，具有解诸毒、疗诸疮、利关节、治百病、起死回生等诸多作用。凡居家远出，行兵动众，不可无此。此方药用文蛤三两（即五倍子，原方剂量），红芽大戟一两半，山慈菇二两，续随子一两，压去油，麝香三分。将前三味焙干为细末，入麝香、续随子研令匀，以糯米粥为丸。

上方在《外科正宗·卷二》也有记载，名太乙紫金丹，内治由湿温时邪引起的神昏胸闷、呕恶泄泻，及小儿痰壅惊闭；外治痈疽疔疮、肿核结毒等证。方中以山慈姑为主，取其清热解毒、消痈散结的作用。山慈菇解毒作用好，凡一切热毒病证均可以选用。

3. **治疗痛风** 光慈菇可治疗痛风证，其所含秋水仙碱对痛风急性发作有特别显著的治疗效果。

4. **抗癌** 山慈菇能治疗癥瘕痞块，现常用治食道肿瘤，对其他部位的肿瘤也有作用。其还能抑制瘢痕增殖。

5. **毒性** 有人认为山慈菇有小毒，但从临床来看，其毒性不大，故一般不作为有毒之品看待。

【**用药体会**】山慈菇具有抗癌作用，尤其是对于食道癌、胃癌较为常用。笔者认为取抗癌之功，应大剂量使用，通常在 15g 以上，甚至用到 50g。若平时吞咽不利，也是可以使用山慈菇的。

千年健　Qiān nián jiàn《本草纲目拾遗》

【本草认知】

1. 作用　千年健具有较好的强壮筋骨的作用，一般以下肢病证多用，尤宜于风湿痹痛、下肢拘挛麻木、筋骨痿软无力。《本草纲目拾遗·卷五》载："风气老人最宜食此药。"其性质较为平和，强壮作用类似于五加皮，二药同用，可以加强作用。《本草正义·卷二》认为其"宣通经络，祛风逐痹，颇有应验"。

2. 用量　有报道服用千年健组成的复方会出现恶心、呕吐、眩晕、全身抽搐、不省人事、大小便失禁、角弓反张、呼吸困难。笔者经多年的临床实践，使用大剂量千年健并未发现不良反应。笔者临床体会，千年健的作用平和，临床使用是安全的。

【药效比较】

千年健、寻骨风　均能祛除风湿，用于风湿痹痛、肢体筋脉拘挛。

千年健多用于下肢拘挛麻木，腰膝冷痛。其有强壮筋骨作用，宜用于身体虚弱病证。寻骨风通络止痛，用于全身肢体麻木、筋骨不利。其能搜寻骨节间风湿，尤其善于治疗骨节间疼痛、麻木病证。寻骨风为马兜铃的根，含有马兜铃酸，不能大量或长期使用。

【用药体会】千年健在强壮筋骨方面作用不强，对于腰脚病变较为多用。笔者尤其喜用其来治疗腰腿疼痛，配伍五加皮后作用更好一些。其性质平和，一般不会因服用以后出现上火的现象。对于风湿痹痛、筋骨无力、行走困难，具有较好的疗效。

川乌　　Chuān wū《神农本草经》

【本草认知】

1. **止痛**　川乌逐寒湿，散寒止痛作用很强，主要用于风湿痹痛重证，通常谓之治疗寒痹要药。尤其是善于祛除骨节间寒湿，用治风湿性关节炎而以寒邪偏盛，冷感明显者。有"川乌草乌，入骨祛风"的说法。

2. **麻醉作用**　4版《中药学》将川乌作为麻醉药编写，且有学者认为三国时期华佗所用麻沸散主要用的就是川乌、草乌，清代的一些麻醉止痛方中也以川乌为主药。从临床观察来看，其的确具有麻醉的特点。由于川乌毒性较大，现已不作为麻醉药使用。

3. **服法**　服用乌头、附子，宜冷服，这是因为其为大热之品，取热因寒用。阴寒在下，虚阳上浮，治之以寒，则阴气益甚而病增；治之以热，则格拒而不纳，热药冷饮，冷体既消，热性便发挥出来，此乃是反治之法。

4. **减毒**　川乌有大毒，为安全起见，需要减毒。因川乌之毒性成分乌头碱不耐高热，所以久煎能降低毒性。

5. **解毒**　临床若用乌头后导致中毒，出现如舌、四肢或全身发麻，恶心呕吐，烦躁不安，甚或昏迷，皮肤苍白，心慌气短等，可久煎或配伍蜂蜜降低毒性。《金匮要略》中载有"乌头煎"一方，就是将乌头大者五枚"以水三升，煮取一升，去滓。内蜜二升。煎令水气尽。取二升。强人服七合。弱人服五合。不瘥，明日更服。不可一日再服"。其中的蜂蜜既可以制乌头之毒，又可以延长药效。乌头汤用乌头与麻黄、芍药、黄芪、甘草、蜂蜜同煎，用治多种疼痛病证，其中的蜂蜜也可以降低乌头的毒性。所以临床若遇乌头中毒可用蜂蜜解。为了安全起见，平时使用乌头时，可以加用蜂蜜。

【药效比较】

川乌、附子　附子用的是乌头子根的加工品，二者均能散寒止痛，用于寒痹疼痛。二者止痛力强，乃治寒痹要药。

乌头祛除风湿作用更强，毒性大于附子。附子回阳救逆，为回阳救逆第一品药，又可补火壮阳，用于命门火衰证。其可上助心阳、中温脾阳、下补肾阳。

【用药体会】川乌毒性大，为保证安全用药，内服时必须制用。外用时，笔者常大剂量使用，并未见副作用。笔者体会，止痛时以生用作用好，也可以与半夏同用，虽违反了十八反的用药原则，但外用是安全的。

川芎　Chuān xiōng《神农本草经》

【本草认知】

1. 治疗瘀血　川芎乃是治疗瘀血的要药，凡身体各部位所致瘀血病证均可使用。其特点是上达巅顶，下及血海，内入脏腑，外走皮毛，旁开四肢，辛温行散，直入病所，走而不守，一往直前。所以凡是有瘀血者，此药为首选。川芎活血祛瘀兼能行气，为血中之气药，主治血瘀所致多种病证，如胸胁刺痛、跌打肿痛、闭经痛经、月经不调、风湿痹痛、寒痹痉挛、痈疽疮疡以及产后瘀阻腹痛等病证。

2. 止头痛　川芎的止痛部位很广泛，全身各个部位疼痛均可选用，以治疗头痛最为常用，无论风寒、风热、风湿、血瘀、血虚，均将其作为首选。对于治疗血虚头痛，金元时期的张元素认为其为"血虚头痛之圣药也"。所以前人总结有"头痛不离川芎"之说。现有人认为川芎具有麻醉大脑的作用，故能止头痛。

川芎治疗头痛在部位上要与其他药进行区别。白芷主治阳明经部位的前额痛；葛根主治太阳经部位的后头痛；羌活主治整个头部的疼痛，以头重、头痛如裂、太阳经部位的后头痛多用；苍术主治太阴经头重痛；藁本主治厥阴经部位的巅顶痛；细辛、独活主治少阴经头痛连齿；蔓荆子主治太阳穴头痛；吴茱萸主治厥阴经头痛；川芎、柴胡主治少阳经头痛之偏头痛，川芎作用强，性偏温，而柴胡作用较弱，性偏寒。

3. **量大致暴亡** 《梦溪笔谈·卷十八·技艺》载："余一族子，旧服芎藭。医郑叔熊见之云：'芎藭不可久服，多令人暴死。'后族子果无疾而卒。又余姻家朝士张子通之妻，因病脑风，服芎藭甚久，亦一旦暴亡。皆余目见者。"对此案例，寇宗奭发表感慨，云："此盖单服耳，若单服既久，则走散真气，即使他药佐使，又不久服，中病便已，则乌能至此也。"（《本草衍义·卷八》）《本草求真·卷三》也认为其"气味走窜，能泄真气，单服久服，令人暴亡"。所以应用川芎时剂量不能太大。现代研究认为，川芎量大后会导致脑血管突然破裂，出现中风而死亡。上述医家的经验值得借鉴。有人认为川芎可用于肝阳上亢所致头痛，由于其升散，结合古代的用药经验，对此应持慎重态度。

4. **安神** 张仲景的酸枣仁汤具有很好的安神作用，有人认为方中的川芎具有安神之功，也有人认为其并不能安神。从临床应用来看，虽然酸枣仁汤中配伍有川芎，但一般不认为其有直接的安神作用。其所以用川芎者，是取其活血行气兼解郁与化瘀之功。

5. **升降特性** 川芎可治身体各个部位病变，以治上部病变为主，如头痛，兼治下部病变，如治妇科病证。从升浮作用来看，其特点是能升能降，但偏于升。

【药效比较】

川芎、威灵仙 均能祛风止痛，且止痛作用好，行散之力优，可用于全身风湿痹痛。从治风湿痹痛来看，二药均治行痹。

川芎活血化瘀，用于气滞血瘀所致病证。威灵仙祛除风湿，用治全身各个部位所致风湿疼痛。其通行作用好，性猛善走，行而不住，乃治风湿要药，亦治骨鲠咽喉。

【用药体会】川芎辛温走窜，行散力量强，可以治疗全身任何一处疾患，笔者尤喜用此药治疗风湿痹痛。治现代医学所说的颈椎病、腰椎病，川芎为首选，且配伍延胡索后，止痛作用增强。根据前人的认识，此药剂量不能使用过大，一般应限制在12g以内，以免导致不测。

川贝母　Chuān bèi mǔ《神农本草经》

【本草认知】

1. 药材　川贝因产于四川者乃道地药材而得名。以粒小均匀，色洁白，粉性足者为佳。治热咳，其为首选。浙贝母药材形体较大，故称大贝母。通常口语里讲的贝母指的是川贝母，又称尖贝母。

2. 作用　川贝母的止咳作用很好，一般称此药乃止咳要药，虽以治疗热咳为主，但也可用于其他原因导致的咳嗽。川贝母价格相对而言较贵，所以临床应用时一般是将其研末冲服。在止咳化痰润肺方面，无论痰多痰少均可选用，但尤以热痰、燥痰、肺虚劳嗽久嗽、痰少咽燥、痰中带血等最为对证。临床上许多止咳方均以川贝命名，如川贝止咳露、川贝清肺膏、川贝枇杷膏等。因其药性和缓，气味不浓，故小儿与年老体弱患者久服亦不伤胃。但其清火散结之力则不及浙贝母。

【药效比较】

1. 贝母、半夏　①均能止咳化痰，用于咳嗽。二药一润一燥，相反相成。贝母乃是治疗咳嗽的要药，因清化热痰，用于热痰、燥痰。通常止咳多用川贝母。半夏用于湿痰咳嗽。二药配伍，灵活取舍剂量，可以治疗多种咳嗽。二者也用于痫证，如定痫丸。②均能散结消肿，用于痈疽肿毒病证。

贝母功专在肺，以润肺止咳为主。半夏功在脾肺，尚能燥湿、降逆止呕、消痞散结。

2. 贝母、知母　均能清热润肺止咳，用于咳嗽、肺痨，如二母散；也用于因气虚咳久气喘者，如人参蛤蚧散。知母清肺胃气分实热，贝母清润而化痰，二药同用，主要是治疗燥咳，如咽喉干燥、发痒。若燥咳可单用川贝研末，以水冲服，每次 2g 左右。

贝母清热散结。知母滋阴润燥。

【用药体会】川贝母乃治疗咳嗽要药，临床一般将其研粉单用即有良好的疗效。此药虽可以入煎剂，但一般不提倡入煎剂。若治疗燥咳，可以取梨子去核，将川贝粉置于梨膛中，入适量冰糖蒸后吃梨，饮汤。在止咳药中，川贝母作用佳，但由于受价格因素的影响，亦可以浙贝母代替使用。浙贝母乃苦寒之品，若肺燥咳久而不愈者，还是应选用川贝母。

川楝子　Chuān liàn zǐ《神农本草经》

【本草认知】

1. 药名　川楝子用的是楝树的果实，以川楝树者为佳，故名。通常情况下，马的脖子下常常挂一个小铃铛，而川楝子种子成熟时呈金黄色，好像马脖子下的铃铛，故又名金铃子。

2. 行气作用　川楝子主要作用部位是肝，因其行气，故云其有疏肝作用。但在疏肝方面用之并不多，主要是由于此药很苦。因炒后可减轻其苦寒之性，故临床所用川楝子多为炒制。

3. 杀虫　川楝子外用可治疗癣疮，内服可以治疗蛔虫证。癣疮和蛔虫病证都属于"虫"的范畴，故川楝子的杀虫范围较广。

【药效比较】

川楝子、荔枝核　均有理气止痛作用，用于气机不利的病证，以肝郁病证多用。二者行气散结，可治疗疝气、睾丸肿痛等。

川楝子性寒，有解郁作用，所以肝气郁结者多用。荔枝核性温，可治胃脘疼痛等。

【用药体会】川楝子苦寒之性较重，以其行气解郁虽有作用，但笔者认为其太苦，不喜用之。将其外用治疗癣疾虽作用弱于苦楝皮，但可以代之。川楝子外用治疗皮肤瘙痒效果良好。

女贞子　Nǚ zhēn zǐ《神农本草经》

【本草认知】

1. 安五脏　女贞子的作用非常平和，《神农本草经·上品》云："补中，安五脏，养精神，除百疾。久服肥健，轻身不老。"虽云安五脏，但从现代临床应用来看，女贞子主要是用于肝肾不足的病证，更多的是治疗肾的病变。这与女贞子的药材形态有关。中医有似形治形之说，就是说药材的形态像某个脏腑的形态，就治疗这个形体的病变，一般不用于其他脏腑病变。

2. 补阴　中药书籍将女贞子编在补阴药中，但不直接说其具有补阴作用，而多云其具有补益肝肾之功，这是因为其补阴力作用不强。

3. 补血　《本草蒙筌·卷四》载："黑发黑须，强筋强力，安五脏，补中气，除百病，养精神。多服补血去风。"《本草述·卷二十四》也说："女贞实固入血海，益血而和气以上荣。"以上均认为女贞子具有补血作用。现代在论述此药作用时多云补益肝肾，虽然"补益肝肾"一词有补益肝肾精血、补益肝肾阴阳、补益肝肾阴精的不同表述，但是因为女贞子的作用平和，所以目前对其作用并不强调是补阴为主或是补血、补精为主。从临床来看，一般不将女贞子作为补血药使用。

【药效比较】

1. 女贞子、沙苑子　①均能补益肝肾，用于肝肾亏损之腰膝酸软等。②均能明目，用于目暗不明、视力减退。沙苑子取养肝之功，女贞子取清肝之效。

女贞子偏于补阴，沙苑子偏于补阳。笔者在临床上使用二药，一般剂量多较大。这是因为二药性质平和，补而不腻，适于久服。对于阴阳两虚而又不需大补者用之比较合适。

2. 女贞子、枸杞子　①均具有补益作用，主要是治疗肝肾阴虚病证，如头晕、耳鸣、腰膝酸软、腿足乏力。枸杞子亦能补血、补阳，兼能补气，其能坚筋骨、轻身不老、耐寒暑，为滋补调养和抗衰老的良药，滋补力胜于女贞子。②均能明目，主要用于肝血不足之目眩、视物昏花、目暗不明等。枸杞子乃是明目的要药。单纯从补益作用来说，女贞子偏于补阴，而枸杞子则重在补血。

【用药体会】女贞子为比较平和的补益肝肾之品，笔者治疗诸如脱发、白发，常选用此药内服。在治疗肝肾虚损病证时，将其熬膏服用效果更好。

马勃　Mǎ bó《名医别录》

【本草认知】

1. 利咽　马勃在利咽方面并不常用，主要是因为其药材为粉末状，不便于服用。临床多与射干、牛蒡子等配伍同用。

2. 止血机制　马勃具有止血作用，对于其作用机制，多数教材中记载是凉血止血，还有认为是收敛止血。笔者认为马勃的止血机制既非凉血止血，亦非收敛止血，而是清热止血。清热止血主要针对气分热邪而言，凉血止血主要针对血分热邪而言，笔者认为二者作用机制并不相同，不能将清热止血与凉血止血混为一谈。其实内服马勃止血作用并不强。

【药效比较】

射干、山豆根、马勃　均能清热解毒、利咽消肿，用于咽喉肿痛、咳嗽失音。射干利咽作用极好，为治疗咽喉肿痛的要药。山豆根的解毒作用强于射干，但味极苦，因患者不太愿意接受，且寒性太重，不常用。马勃利咽，善治风热所致咽喉肿痛，但少用。解毒方面，山豆根作用强，射干次之，马勃更次。

射干降气消痰。山豆根清热散肿，现用其治疗癌症。马勃质轻，能止血，用于外伤出血证。

【用药体会】在治疗咽喉肿痛方面，因山豆根极苦，容易伤脾胃，而马勃不便于应用，故笔者更喜用射干而少用山豆根、马勃。马勃的药材为粉末状，质轻而宣散，不便于服用，如入煎剂需包煎。其利咽解毒作用不强，临床少用，但其外用止血作用很好，且使用方便。

马齿苋　Mǎ chǐ xiàn《本草经集注》

【本草认知】

1. 治痢　马齿苋的主要作用是治疗痢疾，因其有止血作用，故对赤白痢疾的治疗效果尤好。以新鲜者效果较佳。谚云："来年腊月水止泻，当时马齿苋治痢。"说的就是其治痢的作用。

2. 减肥作用　《本草图经·卷十七》云马齿苋"能肥肠，令人不思食"，即是说具有减肥作用。研究发现马齿苋中营养丰富，但含热量极少，可作为减肥食品。其对预防和治疗肥胖等病有作用，但不作为主要药物。有"吃了马齿苋，到老无病患"之说。

3. 治痈　马齿苋对于痈肿疮毒、蚊虫咬伤有良效。《本草图经·卷十七》云："武在西川，自苦胫疮痋痒不可堪，百医无效。及到京城，呼供奉石濛等数人，疗治无益，有厅吏上此方（指马齿苋方），用之便瘥。"这是说马齿苋具有良好的解毒作用。按照此记载，如遇到疮疡久不愈合、蚊虫咬伤、化脓性疾病也可将马齿苋捣烂外敷，达到消肿止痛的作用。对于暑令疖肿、乳痈、丹毒、肛周脓肿、黄水疮、臁疮、湿疹、接触性皮炎所致局部肿痛，可用马齿苋外敷或取汁外涂，亦可将其内服。对于因湿热下注所致淋证、带下，作用亦佳。

4. 食用　马齿苋有多种吃法，可凉拌、煎炒、煮汤，还可以用马齿苋煮粥、做包子、煎鸡蛋饼。新鲜的马齿苋幼嫩多汁，除去须根，洗净后用沸水焯 1~2 分钟，沥去水分即可食用。马齿苋既是野菜，又是药物，是被医药界和食品界公认为"药食同源"的植物，以新鲜者效果较佳。由于马齿苋可做蔬菜食用，即使大量应用也很安全。

5. 治疗带状疱疹　马齿苋清热解毒，将其内服或外用，治疗带状疱疹作用明显，可缓解疼痛，促进痊愈。临床治疗时，可以取马齿苋煎水饮服，或者将鲜马齿苋捣烂，加花生油调成糊状，敷于患处，干后再涂，直至痊愈。

【药效比较】

白头翁、马齿苋　①均能清热解毒，用于热毒疮疡。白头翁此作用不强，临床上也少有将其用来治疗痈肿者。马齿苋治痈肿疮毒可外敷或取汁外涂，或内服。②均能凉血止痢，用于湿热痢疾和热毒血痢，下利脓血、里急后重，为治痢疾的常用药物。白头翁为治疗多种痢疾的要药，如白头翁汤，尤为治疗休息痢的要药，可单用较大剂量。

白头翁凉血止痢功优，既治热毒之赤痢脓血，亦治休息痢。马齿苋主治湿热毒痢，又可用于痈肿疔疮、丹毒，但力量较弱。马齿苋亦为食物。

【用药体会】马齿苋耐旱也耐涝，生存力强，喜欢土壤肥沃、阳光充足的地方，在田野、菜园、路边，或房前屋后，只要向阳，都可以长得非常葱茏。药店的马齿苋是干品，治疗痢疾，可单用本品煎服。在家庭中，用新鲜的马齿苋与粳米同煮后食用，治疗血痢就有良好效果。将马齿苋作为菜肴使用，可以预防胃肠道传染病。

四画

王不留行　*Wáng bù liú xíng*《神农本草经》

【本草认知】

1. **特点**　王不留行的药材为种子，又称留行子。其性甚急，走而不守，下行而不上行，凡病逆而上冲者用之可降。王不留行宜暂用而不宜久服，是因其具有善行的特点。笔者体会其通淋作用极佳。现临床上贴耳穴所用的就是王不留行。

2. **通乳**　王不留行治疗产妇缺乳效果极佳。《本草纲目·卷十六·王不留行》载："王不留行能走血分，乃阳明冲任之药，俗有'穿山甲，王不留，妇人服了乳长流'之语，可见其性行而不住也。"王不留行通过行血通经，实现催乳的作用，和穿山甲合用，可增强疗效。又有谚语云："产后乳少听真言，山甲留行不用煎，研细为末甜酒服，畅通乳道如涌泉。"《本草纲目》除记载单用穿山甲的涌泉散外，还有一方是用王不留行配伍穿山甲、龙骨、瞿麦、麦冬等份为末，用热酒送服，再服猪蹄羹，也名涌泉散（见《本草纲目·卷十六·王不留行》），可用治乳痈。产妇乳汁的有无和多少，与多种因素有关，王不留行对气血阻滞经络引起的乳汁少有效，而对于其他原因引起的缺乳，应辨证选药。如由产妇身体虚弱造成缺乳，应从补肝肾入手；由营养不良造成缺乳，应从调理脾胃着手。

3. **通淋**　王不留行通淋作用极佳。所谓淋证，按照中医的分类有多种，如热淋、石淋、血淋、砂淋、膏淋等。现代医学所云的前列腺炎就相当于淋证的范畴，可以选用王不留行。《针灸资生经·卷三·淋癃》记载："予壮年寓学，忽有遗沥之患，因阅方书，见有用五倍子末酒调服者，服之而愈。药若相投，岂在多品，而亦无事于灸也，故附着于此。若欲治淋疾，则有王不留行子神效，彭侍郎以治张道士，服三粒愈。(见《既效方》)有妇人患淋，卧病久之，服诸药愈甚，其夫入夜来告急，予令取此花叶十余叶，令研细煎服，翌朝再来，云病已减八分，再与数叶煎服，即愈。一名剪金花，一名金盏银台。"

前一则医案是说，因遗尿采用五倍子收敛固涩，很快治愈。后一则医案是讲一妇人患淋证卧床很久，服了各种药物均没有效果。其死去的丈夫夜间托梦给医生，医生按照所介绍的方子来治疗淋证，用王不留行的叶子十多片，煎汤，让妇人服下，第二天清早，家人即来告诉医生，病情已经减轻百分之八十。再服病就好了。这则医案虽带有神秘色彩，但用王不留行治疗淋证确是极佳选择。王不留行是治疗小便异常的主要药物，在《本草纲目·卷十六·王不留行》中记载有"利小便"的作用，其善于利水通淋，现尤多用治尿道感染、结石，有显著疗效。

4.通经　王不留行在通经方面，可用于两个方面病证，一是治疗痛经，取活血通经之功，并且力量较强；二是治疗经络阻滞的痹证，但由于性平，一般不作为治疗痹证的主药。

【药效比较】

1.王不留行、冬葵子　①均能通淋，用于小便淋沥不尽、排尿困难。《汤液本草·卷上·十剂》云："滑可以去着，冬葵子、榆白皮之属是也。"所谓滑可去着，即是指用润滑通利的药物治疗体内病邪留滞的方法。冬葵子可以治疗石淋，尿中夹砂石、尿时疼痛或腰痛难忍、尿色黄赤而浑浊。《金匮要略》葵子茯苓散用治"妊娠有水气，身重，小便不利，洒淅恶寒，起即头眩"，也是取其通利作用。②均能通乳汁，用于产后乳汁少或乳汁不通的病证，可以同用。王不留行通淋、通乳作用强。

冬葵子的作用即"三通"，通淋、通乳、通便，而以通淋作用最佳。王不留行的功效亦是"三通"，即通淋、通乳、通经，通经即能活血化瘀、消痈。

2.王不留行、路路通　①均能通经下乳，用于乳汁不下、乳痈肿痛。王不留行作用较强。②均能通利小便，用于小便不利。王不留行作用较强。

王不留行能活血通经，用于血瘀经闭、痛经；通淋作用较好，用于多种淋证。路路通能祛除风湿，用于风湿痹痛。

【用药体会】笔者体会王不留行通淋作用极佳，对尿道阻滞所致小便不利、淋沥涩痛，如热淋、血淋、石淋，作用很好，单用不及配伍作用好，尤其是治疗小便不利，配伍冬葵子、牛膝后通淋作用加强。现尤多用治前列腺炎，对尿路结石，如膀胱结石、输尿管结石、肾结石亦有非常好的效果。植物药中，以王不留行通淋作用最佳。

天冬　Tiān dōng《神农本草经》

【本草认知】

1. 止咳祛痰　本草书中记载天冬能止咳、祛痰，如《本草蒙筌·卷一·麦门冬》云："天、麦门冬，并入手太阴经，而能驱烦解渴，止咳消痰，功用似同，实亦有偏胜也。麦门冬兼行手少阴心，每每清心降火，使肺不犯于贼邪，故止咳立效；天门冬复走足少阴肾，屡屡滋肾助元，令肺得全其母气，故消痰殊功。"并云："痰之标在脾，痰之本在肾。又曰，半夏惟能治痰之标，不能治痰之本。以是观之，则天门冬惟能治痰之本，不能治痰之标，非但与麦门冬殊，亦与半夏异也。"强调了天冬祛痰作用。不过因为天冬非常滋腻，用天冬祛痰，不能过量、过久。

2. 强壮作用　天冬具有强壮作用，《神农本草经·上品》记载天冬具有"久服轻身，益气延年"之效，《千金翼方·卷二》亦云："养肌肤，益气力。""久服轻身，益气，延年不饥。"《日华子本草·草部》云："镇心，润五脏，益皮肤，悦颜色，补五劳七伤。"以上均讲到天冬具有较好的补虚强壮作用。根据现代应用的情况来看，天冬主要还是用于阴虚病证。

【药效比较】

麦冬、天冬　①均能滋阴润肺止咳，用于肺燥、阴伤咳嗽，干咳少痰等证，常配合使用，如二冬膏、《医学心悟》之月华丸。②均能清肺热，用于肺热咳嗽等。③均能生津润燥，濡润大肠，用于肠燥便秘，天冬的作用强于麦冬。④均能补虚，用于阴虚病证，如用于肝肾不足导致的阴虚火旺之石斛夜光丸中即配伍有此二药。

麦冬最大的特点是清胃热、养胃阴，乃治疗胃阴伤要药。另有补心气一说，作用于上、中二焦病变。天冬则擅长清肾热，其性滋腻，主要作用于上、下二焦病变，清火与润燥之力强于麦冬。

【用药体会】天冬补益肺肾之阴，用于阴伤较重的病证。但药性滋腻，容易碍脾，所以笔者使用此药，向来剂量不大，以防损伤脾胃。《医方集解·卷一·补养之剂》所载治疗气阴两伤的三才汤，由天冬、地黄、人参组成。此方具有养阴益气、润肺止咳之功，疗效显著，但较为滋腻，为防止腻胃，可以加用行气之品。

天麻　Tiān má《神农本草经》

【本草认知】

1.祛风　天麻乃是治疗风证的要药，主要是治疗内风证。《神农本草经》将其列为上品，以肥厚、个大、色黄白、呈半透明状、质坚实为好。

2.补虚　天麻可以治疗虚损病证，《神农本草经·上品》记载："久服益气力，长阴，肥健，轻身，增年。"所以古人认为天麻乃是养生上药，对于虚损病证可以选用，尤其是治疗眩晕，效果极佳，被视为要药。在民间有用其作食疗治疗眩晕者，可以将天麻与鸡炖吃。要注意的是，一定要先将鸡炖烂，在吃之前再将天麻放入鸡汤中，略炖 5 分钟后就可以食用。这是因为鸡很难炖烂，需要长时间炖，而天麻只需要炖几分钟就可以了。因天麻的有效成分遇高温极易挥发，不宜久煮，否则必将损失天麻的有效成分，降低效果。也可以将天麻研末吞服或用煎好的药汁服。有认为天麻以补益肝肾为主。治疗高血压、头痛，可以将天麻适量泡水服。现有用其治疗老年性痴呆者。

3. **治疗头痛**　谚语云"经常头痛，天麻有用"，天麻可以治疗多种头痛。①肝阳上亢头痛：《本经逢原·卷一》谓："肝虚不足，风从内生者，天麻、芎䓖补之。诸风掉眩，眼黑头眩，风虚内作，非天麻不治。"《本草正义·卷一》云："天麻之质，厚重坚实，而明净光润，富于脂液，故能平静镇定，养液以息内风，故有定风草之名，能治虚风，岂同诳语。今恒以治血虚眩晕，及儿童热痰风惊，皆有捷效。"②外感头痛：临床治疗外感头痛，首当祛风。天麻祛风作用好，若头痛、面红目赤，即可选用。③颈椎病引起的头痛：颈椎病骨质增生可压迫血管导致供血不足，血压升高而出现头痛。天麻有降压作用，常用于此种头痛。④痰浊头痛：半夏白术天麻汤为治疗痰浊头痛之方，方中选用天麻通经络，进而达到止痛作用。

【药效比较】

1. **天麻、钩藤**　①均能平降肝阳，用于肝阳上亢所致头痛、眩晕之证。天麻为治疗眩晕要药。②均能息风止痉，用于肝风内动所致惊痫抽搐、半身不遂、肢体震颤，如天麻钩藤饮、小儿回春丹。

钩藤息风，对于小儿夜啼具有良好的作用，配伍蝉蜕同用效果更好。天麻乃是治疗风证的要药，主要是治疗内风证。

2. **菊花、天麻**　均能平抑肝阳，用于肝阳上亢所致的眩晕、头痛、烦躁易怒，常配伍同用。

菊花能疏散风热、清肝明目、清热解毒，用于外感风热、目赤肿痛、热毒痈肿，为明目要药。天麻息风止痉、祛风通络，用于肝风内动之惊痫抽搐和风湿痹痛。

【用药体会】天麻尤宜用于眩晕，效果极好。笔者认为此药治疗脱发效果尤佳，因为头居于高巅之上，唯风可达，而天麻乃是治疗风证要药，具有良好的祛风作用，故脱发、白发可选用此药。一般祛风药多具燥性，但天麻甘润不燥，为临床常用之品。笔者也常用天麻治疗颈椎病伴随有手指发麻者。若高血压、头痛，可以将天麻适量泡水服。现也有用其治疗老年性痴呆者。

天花粉　Tiān huā fěn《神农本草经》

【本草认知】

1. **药名**　天花粉用的是栝楼的根，因为在唐宋时代多将其加水研磨过滤澄粉后入药，故名。从目前的使用来看，一般是不将其研磨的，称栝楼根则更为准确些。天花粉以色洁白、粉性足、质细嫩、体肥满者为佳；色棕、纤维多者为次。其以河南产量大、质量优。天花粉不宜与乌头类药材同用。

2. **抗早孕**　天花粉通月水，治胞衣不下。以栝楼根堕胎最早载于《太平圣惠方·卷七十七·桂心散方》，云："治妊娠，母因疾病，胎不能安，可下之。桂心散方：桂心一两，栝蒌二两，牛膝二两去苗，瞿麦一两，当归一两，上件药，捣筛为散，每服四钱，以水一中盏，煎至六分，去滓，每于食前温服。"在中国人的传统文化中，堕胎一般被视为是不道德的，或是非法的，故医药典籍中少有关于天花粉堕胎的记录。大量的临床研究发现，天花粉具有引产的作用，用于抗早孕，治疗宫外孕、死胎、葡萄胎、绒毛膜上皮癌等，有一定的疗效。故孕妇不提倡使用此药。

3. **活血**　古今大量方剂均应用天花粉治疗跌打损伤，以达到消散瘀血的作用，如复元活血汤、仙方活命饮等，故笔者认为天花粉具有良好的活血作用。根据古代本草记载，再结合临床治疗作用的归纳、总结，天花粉具有活血作用。《日华子本草·草部》

载："排脓，消肿毒，生肌长肉，消仆损瘀血。"这就是说天花粉可活血化瘀。此药有促进排脓作用，治外科疮疡，效果较好。谚语云"打在地下滚，要用天花粉"，即是谓天花粉能治跌打损伤。临床上，凡疮疡肿毒、乳痈发背、痔疮、跌打损伤均可用之。现有认为天花粉蛋白可以抗击艾滋病毒。

4. 治渴　天花粉可以治疗各种口渴病证。《本草汇言·卷六》云："退五脏郁热，如心火盛而舌干口燥，肺火盛而咽肿喉痹，脾火盛而口舌齿肿，痰火盛而咳嗽不宁。若肝火之胁胀走注，肾火之骨蒸烦热，或痈疽已溃未溃，而热毒不散，或五疸身目俱黄，而小水若淋若涩，是皆火热郁结所致，惟此剂能开郁结，降痰火，并能治之。""其性甘寒，善能治渴，从补药而治虚渴，从凉药而治火渴，从气药而治郁渴，从血药而治烦渴，乃治渴之要药也。"若据此而言，天花粉可以治疗多个部位的热邪病证。笔者认为，天花粉主要还是治疗肺热、胃热病证。治糖尿病重用天花粉，能缓解三多（食多、饮多、尿多）的症状。如《医学衷中参西录》玉液汤中就配有天花粉，取其生津止渴之功。

5. 化痰　《本经逢原·卷二》说栝楼根（天花粉）"降膈上热痰"，意思是说具有化痰的作用。其性寒，与化痰之瓜蒌同出一物，可以用治燥热伤肺之热痰，痰黏稠不易咯出、口渴、面赤，不过临床不作为首选药。对于"痰饮色白清稀者，皆当忌用"。

【药效比较】

1. 天花粉、知母　①均能清热，用于肺热咳嗽。知母清热力强。②均能生津止渴，治疗胃燥，口渴引饮。知母因味苦，较天花粉在生津方面要少用。生津并不同于养阴，生津指的是治疗气分病证，诸如口干、口渴、消渴；养阴则是治疗阴分病证。治疗津伤口渴，二药均可选用，而治疗阴伤病证则选用知母。类似的葛根也是生津不养阴。

天花粉尚能活血排脓。知母尚能清泻肾火，滋阴。

2. 天花粉、芦根　①均能清热生津止渴，治疗胃热口干口渴，如润燥止渴的玉液汤中即选用了天花粉。天花粉退五脏郁热，可以治疗各种口渴病证，乃治渴之要药。芦根多作辅助药物使用。②均能清肺热，治疗肺热咳嗽、痰稠、口干之证。对于风热咳嗽也可以选用，如桑菊饮中就含有芦根。天花粉清肺热、润燥，可以治疗燥痰咳嗽。天花粉清热力弱于芦根，生津力胜于芦根，如沙参麦冬汤配有本品。③均能消痈。芦根主要是治疗肺痈，属于内痈的范畴，如治肺痈吐脓痰的苇茎汤（注：古方所用苇茎，现临床多改用芦根）。天花粉主要是治疗痈肿疮疖，作用较好，如仙方活命饮。其还有促进排脓的作用。

芦根消内痈，尚能利尿、止呕。天花粉消外痈，能活血，特点是未成脓者使之消散，已成脓者使之溃破。

【用药体会】天花粉有美容作用，在古代的本草书中即有记载，如《新修本草·卷八》载栝楼根（天花粉）能"悦泽人面""作粉如作葛粉法，洁白美好"。笔者体验，如面部晦暗、皮肤颜色不白，或者面部长有痘疮、脓包者，可用天花粉研末后用鸡蛋清调和，擦于面上约 30 分钟，如觉得皮肤太紧可缩短为 10~15 分钟，之后用温水清洗。此方具有清热消肿的作用，适用于暗疮红肿或经常面部长疮疖者。作内服药可以配伍冬瓜仁、薏苡仁等同用。笔者常用天花粉治疗痤疮、面色晦暗等，美白作用好。

天竺黄 Tiān zhú huáng《蜀本草》

【本草认知】

1.药名　天竺黄用的是竹的分泌液干燥后的块状物，是竹笋或竹子被昆虫咬断纤维后，竹茎将地下吸收的水分、养料上输时不能上达，液体就流到了竹子的节间，久之液体干燥，凝结成固体状物质，此即是天竺黄。也有云此药为"天竹黄"者，如 6 版《中药学》；也有本草书籍用"竹黄"的名称，如《本经逢原》。

今从《中国药典》，使用"天竺黄"一名。

2. 作用　天竺黄的化痰作用较强，主要治疗广义之痰，如痰阻心经之惊风、癫痫、神志异常等。对于呼吸道所致之痰，用之较少。

3. 竹类药物的应用区别　竹类入药者有多种。①竹叶：为苦竹或淡竹的新鲜叶片（但不是淡竹叶）。甘、淡，微寒。清热除烦，清心利尿。嫩而有力者良，鲜品效佳。其清香透心，微苦清热，气味俱清，且生于竹身中半以上，故治疗上焦疾患。其轻能解上，甘能缓脾，凉能入心，寒能疗热，总属清利之品。竹叶清心气，使心经热邪分解，又味淡利窍，利小水，以泻南方之火。②竹叶卷心：甘、淡，寒。清心除烦，用于温热病神昏谵语、心火上炎之口舌生疮等证，如清宫汤。③竹茹：为淡竹去掉绿色层后所剩下的纤维，亦称竹二青。甘，微寒。清热化痰，清胃止呕。竹茹可通上彻下，透表及里，虽与竹叶同本，但气寒而滑，能清热化痰，除肺胃之热，直降肺胃之逆气以令下行。因邪客肺胃而致烦渴不宁、膈噎呕逆、恶阻呕吐等，以肺胃之热论，当服此为治。《金匮要略·妇人产后病脉证治》中治疗产后中虚，烦乱呕逆，用竹皮大丸，竹皮即竹茹。妇人产后育儿哺乳，乳汁所去为多，中焦虚乏，上不能入心化血，下不足以安胃和气，故胆热必犯其胃，其热亦甚，用竹茹凉胆以清其源。《本草思辨录·卷四》中称："竹青而中空，与胆为清净之府、无出无入相似。"竹茹为治少阳腑热之药。④竹沥：为新鲜淡竹经火烤而沥出的汁液，亦称竹油。甘，大寒。滑而流利，走窍逐痰，清热豁痰，定惊透络。竹沥者，即竹中之水，行中有节，直达中空。竹之液，犹如人身之血，极能补阴。阴之不足，由火烁所成，竹沥长于清火，补阴亦由清火而致。《神农本草经》治筋急，专取竹沥之润以濡之，尤以因风火燥热而有痰者最宜，为治中风要药。《神农本草经疏·卷十三》云："凡中风之证，莫不由于阴虚火旺，煎熬津液，结而成痰，壅塞气道，不得升降，热极生风，以致猝然

天竺黄

057

僵仆，或偏痹不仁。此药能遍走经络，搜剔一切痰结，兼之甘寒能益阴而除热，痰热既祛则气道通利，经脉流转，外证自除矣。"《药鉴·卷二·竹沥》中称："气寒，味苦辛平，痰家之要药也。必用姜汁佐之，方行经络。故痰在四肢者，非竹沥不能开。痰在皮里膜外者，非加姜汁不能除。痰在胸间者，当用竹沥，风痰亦用。能治热痰，又能养血清热，有痰厥不省人事几死者，得竹沥灌之立醒。"⑤天竺黄：亦名天竹黄，为青竹因病在节间生成的块状物。其气味功用与竹沥大同小异，甘，寒。清热化痰、息风定惊，为逐痰开窍定惊之妙品。天竺黄清心，泻少阴之火，热清而惊自平，且无寒滑之患。

【药效比较】

天竺黄、胆南星　均能清热化痰，用于痰热咳嗽，也用于热病神昏、中风癫痫。如小儿回春丹中即配伍二药，治疗小儿急惊风之神昏惊厥。

天竺黄清心定惊作用好。胆南星是用牛胆汁充分浸拌后的加工品，清肝作用好，可息风止痉，用于中风、眩晕、惊风、痫证。

【用药体会】天竺黄用的是竹的分泌液干燥后的块状物，其化痰作用较强，主要治疗广义之痰，如痰阻心经、痰迷心窍的病证。对于热痰病证，也可选用。

天南星　Tiān nán xīng《神农本草经》

【本草认知】

1. 化痰　天南星善治痰阻经络的病证，为祛除风痰之专药。风痰，多指痰扰肝经的病证，多眩晕、头风、眼目昏花。若风痰者，痰多青而多泡，故天南星所治之痰多为青色。从对"痰"的认知来看，天南星主治广义之痰，而半夏主治狭义之痰。呼吸道所现之痰多为狭义的痰，而通常所云经络之痰，多为广义的痰。

2. 治疣　天南星本为化痰药，善治痰核。《本草纲目·卷十七·虎掌天南星》附方中载有治疗疣子的方法，即将天南星研末后以醋调涂敷。疣子乃是发于手背、头面皮肤上的一种赘生物，大如豆子，小如黍米，民间也称瘊子，现代医学称为寻常疣。天南星对此作用较好。

3. 抗癌　现临床屡有报道云天南星抗癌，用治食道癌、肺癌、子宫颈癌。在古代的本草书中亦有云其破坚积的记载，故对于癌肿可以选用。有认为若取其抗癌以生用为佳，但由于生用毒性较大，使用时要注意掌握好尺度。生南星可治疗子宫颈癌，这是因天南星生用有强烈的刺激作用，能使病变部位黏膜轻度溃烂，甚至部分坏死脱落。治疗时可以采取阴道局部用药的方法，将生南星制成栓剂或棒剂，放入阴道患处，直达癌部。对于癌肿骨转移，其有止痛作用。

【药效比较】

1. 半夏、天南星　①均能燥湿化痰，常同用，如导痰汤。半夏善治痰滞脾胃的湿痰，天南星善治痰阻经络的风痰。从作用力量来说，天南星力强。但半夏多用。②均能消肿止痛，治疗痈肿疮毒。生半夏外用，将其研末，以鸡蛋清调后外敷鸡眼，效果明显。因能散结消肿，故具止痛的特点。天南星作用更强。

半夏降逆止呕、消痞散结，主治脾胃湿痰。天南星祛风止痉，主治经络中风痰。

2. 天南星、胆南星　①均能息风止痉，用于中风、半身不遂、癫痫、惊风、头风眩晕。②均能化痰，用于痰证。天南星用于寒痰、湿痰，亦为治风痰眩晕要药。胆南星用于热痰、燥痰。③外用均能散结消肿，用于痈疽肿痛，可研末，以醋调外敷。

【用药体会】天南星在化痰方面作用较强，以治疗风痰为主，尤其是治中经络之风痰为首选，但毒性也较大。其辛燥而烈，与半夏略同，而毒则过之。笔者使用此药，尤多用治顽痰。由于胆南星能清热化痰，所以热痰病证将胆南星作为首选之药。笔者临床体会，天南星外用治疗诸如乳腺增生、皮下囊肿效果明显。治疗肿瘤方面，笔者亦常选用之。

木瓜 Mù guā《名医别录》

【本草认知】

1. 药材　木瓜药材以个大、皮皱、紫红色者为佳。《本草图经·卷十六》说木瓜"今处处有之，而宣城者为佳"，因此木瓜亦称宣木瓜。木瓜果芳香馥郁，若将刚刚从树上摘下来的成熟木瓜藏于大衣柜、木箱中，只要一开启，一股清香扑鼻而来。也有将它置于房中案几床头旁，既可供观赏玩味，又能吸嗅。其馥香之味，沁人心脾，舒心健身。多吃木瓜可延年益寿，其所含酵素近似人体生长激素，可令人保持青春。

2. 治疗风湿痹痛　《医说·卷六》引《名医录》"附船愈脚气痛"记载："顾安中，广德军人久患脚气，筋急腿肿，行履不得，因至湖州附船，中有一袋物，为腿酸痛，遂将腿搁袋上，微觉不痛，及筋宽而不急，乃问梢人袋中何物，应曰宣瓜，自此脚气顿愈。"这是说有一个叫顾安中的人久患脚气，因乘船偶然将脚搭在装有木瓜的袋子上，感觉疼痛减轻，筋急缓解，自此知道木瓜具有祛除风湿痹痛的作用，尤善治腿足痉挛肿痛。后常用木瓜治疗此疾。《普济本事方·卷一》记载：有患者筋急项强不可转侧，每天自午后发作，黄昏时好转。许叔微认为这种病一定是先从足起，予宣木瓜、没药、乳香，三天后痊愈。

3. 抑尿　木瓜味酸，而酸味具有收敛的特点，作为食物不能多吃，作为药物，量也不能太大。《卫生宝鉴·卷二·酸多食之令人癃》记载："太保刘仲晦使引进史柔明来曰：近一两月，作伴数人，皆有淋疾，是气运使然，是水土耶？予思之，此间别无所患，此疾独公所有之，殆非运气水土使然。继问柔明近来公多食甚物，曰：宣使赐木瓜百余对，遂多蜜煎之。每客至以此待食，日三五次，予曰：淋由此也。《内经》曰：酸多食之令人癃。可与太保言之，夺饮则已。一日。太保见予问曰：酸味致淋。其理安在？予曰：小便主气。《针经》云：酸入于胃，其气涩以收。上之两焦，弗能出入也。不出则留胃中，胃中和温则下注膀胱之胞。胞薄以懦，得酸则缩绻，约而不通，水道不行，故癃而涩，乃作淋也。又曰：阴之所生，本在五味。阴之五宫，伤在五味。五味口嗜而欲食之，必自裁制，勿使过焉。五味过则皆能伤其正，岂止酸味耶？太保叹曰：凡为人子不可不知医。信哉！"

这是说有人患淋证，仔细查找原因，乃是因为一二个月以来，每天吃木瓜，而木瓜味酸，酸主收敛，约束小便不出，故导致小便癃涩而成淋证。所以生活中一次性不能食用太多木瓜，否则会导致小便淋涩。

《本草备要·卷三》记载："木瓜乃酸涩之品，世用治水肿腹胀误矣。有大僚舟过金陵，爱其芬馥，购数百颗置之舟中，举舟人皆病溺不得出，医以通利药罔效，迎予视之，闻四面皆木瓜香，笑谓诸人曰：撒去此物，溺即出矣，不必用药也。于是尽投江中，顷之，溺皆如旧。"这是讲木瓜具有收涩之性，放置船上，导致船上多人不得小便，后撤去木瓜，众人小便皆通利。此说虽存疑，但木瓜收敛作用不可忽视。据此分析，木瓜有抑尿的特点，若下元虚损，小便频数、夜尿多者，可以选用木瓜，但若小便淋涩断不可食用木瓜。

4. 化湿　木瓜具有很好的化湿作用，用于湿浊阻滞中焦的病证。《本草纲目·卷三十七·木瓜》云："木瓜所主霍乱吐利转筋，脚气，皆脾胃病，非肝病也。"从中药的化湿作用来看，其主要作用部位就是脾胃。木瓜可缓解痉挛疼痛，对腓肠肌痉挛有明显的治疗作用。那么对于木瓜到底是以治疗脾胃病变还是治疗肝经病变为主就存在争议了。李时珍认为"皆脾胃病，非肝病"，而《中药学》云主治肝病。木瓜化湿，再结合其清气、和胃作用，主要针对的是脾胃病变，且脾主四肢。故笔者认为李时珍的观点是正确的，木瓜重在治疗脾胃病变，并非肝经病变。木瓜有缓和胃肠平滑肌和四肢肌肉痉挛的功效，尤对腓肠肌作用明显。

5. 消食　木瓜含有一种消化酶，作为果品食用，能消化蛋白质，助消化。消化不良和患胃病的患者，吃木瓜有益。木瓜主要是消肉食，其所含酵素，不仅可分解蛋白质、糖类，更可分解脂肪，去除赘肉，促进新陈代谢，及时把多余脂肪排出体外，从而达到减肥的目的。木瓜有万寿果之称，顾名思义，多吃可延年益寿。至于原因，古书并没有明言，笔者认为，与其内含酵素有关。

6. 丰胸　现有认为木瓜能丰胸，但从木瓜传统应用来看，木瓜并不能丰胸。有种说法将木瓜比作年纪较大的女性胸部，以致于以讹传讹。木瓜有催乳作用，产妇可以食之。

【药效比较】

木瓜、葛根　①均能止泻，治疗泄泻，可以同用。葛根升阳止泻，可鼓舞脾胃清阳之气上升，用于脾虚泄泻，也用治湿热痢疾。木瓜具有很好的化湿作用，用于湿浊阻滞中焦的病证。②均可以止渴，治疗口干口渴。葛根具有直接的生津止渴作用，用于热病口渴，或阴液不足以及气阴两虚之口渴。木瓜则通过化湿，使湿浊得运而达到止渴作用。

木瓜尚能舒筋活络。葛根尚能疏散风热，升阳举陷。

【用药体会】5、6、7版《中药学》在记载木瓜时并没有明确谈到其可以祛风湿，甚至2020年版的《中国药典》也无此记载，只云"舒筋活络"。笔者从事治疗风湿疼痛病证多年，体会其祛风湿作用并不强，加之其具有酸味，并不利于风湿痹痛病证，所以笔者治疗风湿痹证一般不选用木瓜。有人认为与配伍有很大关系，需加用温通之品，但实际上木瓜主要还是治疗湿浊病证。另外以木瓜煎汤洗发，可增加头发的光泽。用木瓜汁擦在皮肤的溃疡上，可以使溃疡加速愈合。

本草心悟

062

木香　Mù xiāng《神农本草经》

【本草认知】

1.治病部位　木香的行气作用较好，其香气浓，善走脾胃，主治脾胃、大肠病证。从临床来看，木香也善治肝胆病变，如胁痛、口苦、黄疸。也有认为木香统治一身上下内外诸气者。《本草汇言·卷二》云：“《本草》言治气之总药，和胃气，通心气，降肺气，疏肝气，快脾气，暖肾气，消积气，温寒气，顺逆气，达表气，通里气，管统一身上下内外诸气，独推其功。然性味香燥而猛，如肺虚有热者，血枯脉躁者，阴虚火上冲者，心胃痛属火者，元气虚脱者，诸病有伏热者，慎勿轻犯。”因此现代临床用木香治疗全身各种气滞病证。

2.治柿、蟹同食致呕吐　《是斋百一选方·卷十七》载：“治食蟹反恶，陈正卿云，顷年与一承局同航船承局者，为舟中人言，尝为官司差往昌国，见白蟹不论钱，因买百金得数十枚，痛饮大嚼，且食红柿，至夜忽大吐，继之以血，昏不识人，病垂殆，同邸有知其故者，忧之，忽一道人云，惟木香可解，但深夜无此药，偶有（木香饼子）一贴，试用之，病人口已噤，遂调药灌，即渐渐苏，吐定而愈！”螃蟹乃是大寒之品，木香性温，可以减轻螃蟹的寒气；柿子味涩，木香行气以除胀，故可以木香解因食用螃蟹、柿子后导致的呕吐、腹痛、大泻。另外木香还可以解蕈毒中毒。

【药效比较】

木香、黄连　配伍应用治疗痢疾，即香连丸。方中黄连清热燥湿，木香行气止痛，二药配伍具有清热燥湿、行气化滞之功，用于湿热痢疾，下痢赤白如鱼脑、腹痛不堪忍、日夜无节度、里急后重；也治肠胃虚弱，冷热不调、泄泻烦渴、米谷不化、腹胀肠鸣、胁肋胀满，不思饮食等。其中取木香行气则后重自除。凡治疗痢疾，应适当配伍行气之品，以木香最多应用。

【用药体会】临床使用木香剂量不能过大，因为木香虽行气，但同时也耗气。根据先师熊魁梧的经验，用木香时剂量限制在 6g 以内。熊师曾治 1 例胃溃疡患者，前医投以香砂六君子汤，并无效果，后延熊师诊之，仍投以香砂六君子汤竟有奇效，患者不解，笔者等学生亦不解，乃求教于师。师云，诸医皆以木香行气，而不知亦耗气耳，若妄用之，剂量偏大，非但无效，反致疼痛更甚。胃溃疡者，病程多长，木香量大，非行气实乃耗气耳，气耗则疼痛更重，由此形成恶性循环，故切不可急功近利。熊师有时又将香砂六君子汤中木香改为香附，因香附不耗气之故。在治疗月经疾病时，老师的经验一般也只用 6g。因此笔者在临床中严格遵循老师的用药经验，控制木香的用量。

木贼　　Mù zéi《嘉祐本草》

【本草认知】

1. 作用　木贼为治疗眼疾常用药物，但并不被人们所重视。《本草纲目·卷十五·木贼》云木贼："与麻黄同形同性，故亦能发汗解肌，升散火郁风湿，治眼目诸血疾也。"指的是木贼与麻黄同形同性。

2. 治疗痔疮　木贼可以外用，治疗脱肛历年不愈。将其烧存性，为末，掺肛门上。

【药效比较】

木贼、菊花　①均能疏散风热，发汗作用较平和，可以治疗风热感冒。菊花清热作用不强，但因为具有甘味，口感好，乃是治疗外感表证的常用药物，而木贼在临床上极少用于外感表证。②均能清肝明目。从临床应用来看，菊花乃是明目要药。而木贼作用也很好，《本草求真·卷四》云其"为去翳明目要剂"，所以对于眼科疾患也为常用之品。二药配伍同用作用加强。

菊花尚能清热解毒，平抑肝阳。

【用药体会】古代本草认为木贼能治疗汗斑、粉渣，即是说具有美容作用。通过多年的临床实践，笔者认为木贼的确能美容。从现代应用来看，木贼对于面部疾患如扁平疣、痤疮、蝴蝶斑、眼眶发黑有较好的治疗作用，配伍香附、板蓝根、薏苡仁后作用更好。笔者尤喜用之。因其走上，祛风，现认为有抗病毒作用。

木通　Mù tōng《神农本草经》

【本草认知】

1. **药材**　目前使用的木通有几种。①木通：为木通科植物木通、三叶木通或白木通的藤茎。②川木通：为毛茛科植物小木通或绣球藤的藤茎，无毒。又名淮木通、白木通、油木通、山木通、土木通、花木通、白花木通、小木通。川木通可代木通使用。③关木通：为马兜铃科植物东北马兜铃的干燥藤茎，又名马木通、东北木通、苦木通。主产于东北等省。性味苦，寒。现发现此药有毒，损害肾脏，过量易致肾功能衰竭，不能作木通使用。

木通苦寒之性较重，通淋作用也较强，但现代临床并不常用，其主要是因为关木通含有马兜铃酸这种毒性成分。研究证明，马兜铃酸有致癌危险。

2. **作用**　木通的作用可用"三通"进行总结，即通淋、通经、通乳。①通淋，治疗各种淋证，主要表现为小便淋沥不尽，有疼痛感、热感，八正散中以木通配伍萹蓄、瞿麦、车前子、滑石等同用，治疗湿热下注所致的小便疼痛、难以排出。②通经，治疗月经不通、经闭和经络阻滞的肢体关节疼痛。但由于风湿痹痛多为寒证，而木通寒性很重，所以临床极少用其治疗痹证。又由于此药很苦，口感差，故很少使用。③通乳，治疗产后乳汁少的病证。但由于木通很苦，性寒，而产后的妇女应采用温补之品，所以此作用也少用。木通最常用的作用是通淋，若因心火上炎又有小便异常者可选用川木通。

3.减毒　有认为炮附子对关木通具有减毒的作用，将关木通、炮附子（6∶1）共煎后，炮附子可制约关木通的毒性。另一方面，附子有毒，选用炮附子应先煎久煎，并将关木通与附子配伍以减毒。关木通和炮附子在一定的配伍比例范围内，可相互减毒。附子的减毒效应与配伍木通量呈正相关，且附子配伍木通后生物碱含量明显下降。

【药效比较】

1.木通、泽泻　均能清热利水通淋，用于热病小便不利和湿热淋证。

木通作用强，苦寒之性重，偏清心与小肠之火，故疗君火病变宜木通。其又能通经下乳，通利血脉。泽泻甘寒，宜疗相火病变，专利肾与膀胱之湿。

2.路路通、木通　①均能通经下乳，用于月经量少、不畅或经闭，乳汁不通，乳房胀痛，或乳少之证。木通作用强，但临床一般不用木通通乳，因为其苦寒，容易伤阳气，而产后宜温。②均能利水消肿，用于水肿胀满、小便不利。木通可以通淋，善治淋证。③均能祛除风湿，用于风湿痹痛、麻木拘挛，以及中风后半身不遂。路路通作用较平和。二药的功效可用"三通"进行总结，即通乳汁、通小便、通经络，同时也能通血脉。

路路通作用平和，临床多用。木通清泻心火，其特点是上清心经火热，下利膀胱湿热，使心火、湿热下行从小便而出。由于苦寒之性太重，现少用。

【用药体会】木通有川木通、关木通之分，均味苦，由于川木通无毒，而关木通有毒，所以临床不用关木通。笔者临床不喜用木通，若用导赤散、八正散、龙胆泻肝汤诸方时，笔者多将其中的木通改为路路通。偶尔短暂用之，但用量亦少。

木蝴蝶　Mù hú dié《滇南本草》

【本草认知】

1. 利咽　木蝴蝶主要作用是利咽，治疗声音嘶哑，一般是将其单独泡水服。从泡的水来看，木蝴蝶有一股清香味。若需要经常用嗓子的人，如演员、教师，可将木蝴蝶直接泡水饮用，以润肺开音，保护嗓子。

2. 疏肝　木蝴蝶的疏肝作用很弱，临床极少将其作为疏肝药使用，但配合香附、柴胡后疏肝作用加强。当情绪比较低落时就可以用木蝴蝶泡水饮用。

【药效比较】

木蝴蝶、青果　均能利咽，为治疗声音嘶哑常用之品，可直接泡水饮服。因木蝴蝶口感更好一些，更多用。青果可生津，若津伤导致咽喉不利则多用。

木蝴蝶能疏肝和胃，但作用平和。青果能解毒，软化鱼骨。

【用药体会】笔者在临床上尤其喜欢用木蝴蝶治疗声音嘶哑，一般是单独应用。若平时讲话多，伤气，导致不愿意讲话，可以将木蝴蝶与西洋参交替应用，既能提气，又能防止声音嘶哑。笔者认为木蝴蝶治疗声音嘶哑较胖大海要常用，主要是当胖大海泡发后，不太好饮用，且泡的水液难看。玉蝴蝶尚能促进新陈代谢，有效消脂，以达到瘦身效果。由于玉蝴蝶的颜色是白的，故有认为玉蝴蝶可以美白肌肤，用于肌肤颜色较暗，但需要加大剂量，并坚持应用。

木鳖子　Mù biē zǐ《开宝本草》

【本草认知】

1. **药材**　木鳖子也名木蟹，毒性很强，须炮制使用。生品除去杂质，洗净，晒干，用时连壳打碎，或去壳取仁。①炒制：取木鳖子，除去外壳，取净仁，用清炒法炒焦，以青烟尽，白烟初起为度，取出，放冷，用时研碎。②煨制：将净木鳖子放入炒热的净木材炭中，用慢火炒至外壳干裂有响声，外皮呈焦黄色时，去净硬壳，取出晾凉，捣碎。③烫制：取净仁与砂拌炒，用文火炒至老黄色，取出，去砂，研细。

2. **作用**　木鳖子有大毒，作内服药时，不能过量食用。本草书中记载其治一切诸毒，外用可治疗痈肿、疔疮、瘰疬、痔疮、无名肿毒、癣疮、风湿痹痛、筋脉拘挛，效果很好。木鳖子和鸡蛋一起用，可以抑制其毒性。古代本草记载不宜与猪肉同用。将其研碎外用，还可以治疗瘀血病证。

3. **用法**　可以将木鳖子去壳取仁，一次1粒，内服治疗腰腿疼痛。一般多作外用药，如治疗牛皮癣、干癣、秃疮等，将木鳖子去外壳，蘸醋磨取药汁，用棉花或毛笔蘸涂患处，每日或隔日1次。治肛门痔痛，《本草纲目·卷十八·木鳖子》介绍："孙用和《秘宝方》用木鳖仁三枚，砂盆擂如泥，入百沸汤一碗，乘热先熏后洗，日用三次，仍涂少许。《频湖集简方》：用木鳖仁带润者，雌雄各五个，乳细作七丸，碗覆湿处，勿令干。每次用一丸，唾化开，贴痔上，其痛即止，一夜一丸自消也。江夏铁佛寺蔡和尚病此，痛不可忍，有人传此而愈。用治数人皆有效。"

【药效比较】

木鳖子、番木鳖（马钱子）　①均有毒，且毒性大，药材外形有些相似。马钱子原名番木鳖，因乃是外来药物，而外来药物多用"番、胡、西"字以区别于原产于中国的药材，故马钱子也可书写番木鳖，《中国药典》以"马钱子"为正名。内服药必须书写制马钱子、制番木鳖。木鳖子因外形像螃蟹，又名木蟹。②均能消肿散结止痛，用于痈疽无名肿痛、疮疡肿毒、跌打损伤、骨折肿痛、乳痈、瘰疬。因有毒，不作为常用之品。外用较安全，取以毒攻毒之意。③均能通经络，用于风湿痹痛、筋脉拘挛。番木鳖通经络作用强，用治风湿顽痹，麻木拘挛。其善搜筋骨间风湿，开通经络，透达关节，止痛力强。④剂量特殊。番木鳖毒性大于木鳖子，因毒性剧烈，用量不宜过大。木鳖子常用剂量 0.6~1.2g，多入丸散用；外用适量，研末，用油或醋调涂患处。马钱子常用剂量 0.3~0.6g，炮制后入丸散用；外用适量，研末调敷调涂。赤芍可降低马钱子毒性。

【用药体会】现临床有将单味木鳖子仁嚼服，以治疗腰腿疼痛者，有良好的效果，尤其是对于腰椎间盘突出症作用明显。但一次一般只用 1 粒，且服用后有通气的特点。

五加皮　Wǔ jiā pí《神农本草经》

【本草认知】

1. 酒剂加用五加皮　五加皮除作为煎剂使用外，常常将其泡酒服用以治疗风湿痹证。风病饮酒能生痰火，《明医杂著·卷四·风症》云："酒温行气活血，故饮少觉好，但湿热之味生痰助火，实能增病。又此等病多有因酒后毛窍开、气血热，因为寒风凉气所袭而成，惟五加皮一味浸酒，日逐服数杯，于此病有益。诸药浸酒，惟五加皮与酒相合，且味美。煮酒时入五加皮于内，泥之满月后可服。"这是认为，酒能生痰，但在制作酒剂时，若加用五加皮后，所制作的酒剂不生痰，也更好饮用，因此酒剂中一般需加用五加皮。根据此记载，笔者在给患者用药酒方的时候，一般是加用五加皮的。但由于五加皮味苦，在使用中剂量不宜过大，以免影响口感。若在酒中同时加用甜药以后，如熟地、枸杞、黄精等，此酒会越喝越甜。

2. 回乳　有认为五加皮具有回乳的特性，其作用较谷芽、麦芽强，因此对于哺乳期妇女不宜使用。不过临床一般不用五加皮回乳。

3. 药材　五加皮有南、北之分，南五加皮为五加科植物细柱五加的根皮，是五加皮的正品。通常所说的五加皮指的是南五加皮。北五加皮为萝摩科植物杠柳的根皮，《中国药典》命名为香加皮。二者均能祛风湿，强筋骨，利水。然南五加皮长于祛风湿，补肝肾，强筋骨；北五加皮长于利水消肿，有一定毒性，不能过量使用。通常处方中所用五加皮为南五加皮。五加皮的补益作用好，所以有"宁得一把五加，金玉再多不拿"的说法。

【药效比较】

五加皮、香加皮　①均能祛除风湿、强壮筋骨，用于风湿痹痛，肢体关节疼痛。五加皮祛除风湿、补益肝肾、强壮筋骨作用较好，以肝肾不足所致筋骨疼痛多用。②均能利水消肿，用于水肿，小便不利，取以皮达皮之效。

五加皮多用于肾脏功能失常导致的水肿。香加皮有毒，习称"北五加皮"，有强心利尿作用，多用于心脏功能不好而引起的水肿病证。

【用药体会】笔者认为五加皮的两大作用（祛风湿、补肝肾）均强于桑寄生，尤其是对于腰腿疼痛效果良好，笔者尤喜用之。笔者也常使用五加皮泡酒治疗体虚病证。

五味子　Wǔ wèi zǐ《神农本草经》

【本草认知】

1. 药名　五味子分北五味子和南五味子，一般认为北五味子作用更好，其粒大、肉厚、味浓、光泽油润。《本草纲目·卷十八·五味子》曰："五味今有南北之分，南产者色红，北产者色黑，入滋补药必用北产者乃良。"中医认为药物的味道有五种，即辛甘酸苦咸，而五味子具有这五种味道，故名。

2. **收敛**　五味子的主要作用就是收敛，其特点是能治疗各种滑脱病证，包括汗、尿、精、便、带，如自汗、盗汗、遗尿、尿频、遗精、滑精、久泻、久痢、带下过多等，也就是说，除了出血证外，均可以选用，收敛范围很广。古方中将其作为治疗汗证、滑精、泻痢的主药。对于五味子功效（敛肺、涩肠止泻、固精止遗、固表止汗）的表述，可用收敛固涩简言之。张仲景用五味子治疗咳喘多同时配伍干姜同用，一开一阖，互相牵制，正好符合肺的生理功能，如小青龙汤、苓甘五味姜辛汤。

3. **关于降转氨酶**　现有中药书籍记载，五味子具有治疗肝功能异常而降低转氨酶的作用。此说法要灵活地看，如果患者因为体虚导致转氨酶升高，又不夹有湿邪者，是可以选用的，而如果夹有湿邪者断不可使用，以免湿邪羁留，导致湿邪久久不退。对于肝病因体虚且不夹湿热者可取其补虚。关于这一点，早在《神农本草经·上品》中就有记载，认为其能补不足。

4. **补气**　《神农本草经》载五味子"主益气，咳逆上气，劳伤羸瘦，补不足"，4版《中药学》将五味子编在补气药中，也认为其具有补气作用。从五味子所治疗的病证来看，其确实是具有补气之功的，不过补气作用不强。现代中药书籍中多不明确记载其补气作用，但结合古方的应用来看，确实是可以补气的，如天王补心丹、生脉饮中就配伍有此药。笔者认为五味子补气，治疗气虚病证时，可以选用。《抱朴子·卷十一·仙药》云："移门子服五味子十六年，色如玉女，入水不沾，入火不灼也。"即是说坚持服用五味子，具有美容养颜作用。

5. **治不育不孕**　《神农本草经》载五味子"强阴，益男子精"。亦有用五味子治疗男子阳痿、女子阴冷者，如五子衍宗丸中配伍五味子治疗不育证。五味子既有收敛固涩精关的作用，同时又有补肾、促进肾精生成的作用，所以对于不育不孕可以选用。

6. 安神　五味子补气安神，主要治疗因为体虚导致的失眠，在古代的方药中应用的例子很多，如天王补心丹。治其他原因所导致的失眠，在选用五味子时，可根据情况酌配药物应用。

【用药体会】五味子生津止渴作用好，但由于酸味重，一般不宜量大。笔者治疗体虚病者，若现口干口渴，多选用之。治糖尿病，将五味子、乌梅配伍同用能缓解口干的症状。在治疗体虚失眠方面，笔者尤喜用之。临床上五味子配伍麻黄，一开一阖，正与肺的呼吸功能吻合，小剂量使用即有良好效果。

五倍子　Wǔ bèi zǐ《本草拾遗》

【本草认知】

1. 收敛作用　五倍子的收敛作用广泛，凡汗、血、尿、精、便、带，因虚损所致病证均可选用。如果用功效术语进行表述，那么五倍子的作用就是敛肺止咳、收敛止汗、涩肠止泻、固精止遗、收敛止血、收敛止带、收湿敛疮，但如此一来，就将五倍子的功效复杂化了，所以笔者只用了一个功效术语概括其全部。五倍子的收敛作用不及五味子强，故内科病证方面五倍子较少用。

2. 染发　五倍子有染发致黑发的作用，《本草求真·卷二》载"染须皂物最妙"，所谓皂物就是染黑物体的意思。古代的用法是将五倍子研末，加入茶叶等待长出白霜后晒干，用来洗发，不过此法现少用。现也用五倍子研末煎水洗头，以促使头发变黑者。

【药效比较】

1. 五倍子、五味子　①均能敛肺止咳，用于肺虚久咳不止。五味子作用强，乃临床常用之收敛止咳药，如九仙散。五倍子于敛肺之中又有清肺降火的作用，宜用于肺热痰嗽及咳嗽咯血者。②均能收敛止汗，用于自汗、盗汗。五味子多用，可单用研末醋调敷肚脐眼。③均能涩精止遗，用于遗精、滑精、久泻不止。五味子多内服使用，五倍子可外用敷肚脐眼。

五倍子尚能敛肺降火，止血。五味子尚能益气生津，滋肾，固表止汗，宁心安神。

2. 五倍子、乌梅　①均能敛肺止咳，用于久咳。②均能涩肠止泻，用于久泻、久痢。③均能止血，用于体虚出血证。

五倍子收敛作用强，适应证广，还能敛汗涩精、敛疮收湿等。乌梅敛肺且能生津，安蛔是其特点。

【用药体会】笔者认为将五倍子外敷肚脐眼可以治疗多种滑脱病证，如遗尿、尿频、遗精、滑精、久泻、自汗、盗汗等。对于滑脱病证，除内服以外，采用外用的方法来治疗，效果也很好。笔者在临床上对于此病，一般结合外用之法以提高疗效。如治疗小儿遗尿、口疮病证，使用五倍子时，将其研成细粉，以食醋调成糊状，外敷肚脐眼，有良好的效果。小儿皮肤细嫩，可以在外用的部位先抹点麻油以防对皮肤产生刺激，再贴上外用药。小儿外用药物时，外敷时间不能太长，以免损伤皮肤。应用方法：将五倍子研粉后，用醋调成糊状，覆盖于肚脐眼上，外面再用不透气的胶布等覆盖，以利于药物向体内渗透。一般是晚上用，第二天清晨去掉。

太子参　Tài zǐ shēn《中国药用植物志》

【本草认知】

1. 药材　太子参又叫孩儿参、童参，顾名思义，就是多用于小儿病证。《本草从新·卷一·草部》云太子参："虽其细却短紧结实，其力不下大参。"据《本草从新》《本草纲目拾遗》《饮片新参》等书载，太子参原指五加科植物人参之小者，与现代所用的不是同一植物。现代所用太子参为石竹科植物异叶假繁缕的块根，已有近百年的人工栽培历史。

2. 补益作用　补气的参类药（人参、党参、西洋参、太子参）以太子参作用最平和，同时也不会使人长胖，故笔者治疗气虚病证将太子参作为首选之品。与同样具有补气生津作用的人参、党参、西洋参相比，太子参更适合慢性病患者长期服用，且副作用也比上述参类小得多。如果脾胃虚弱之人初用补剂，服用其他参品恐药力过猛，改用太子参则大可放心。若在夏季服用补药，恐天气炎热夹杂药力引动内火，可选择清补扶正的太子参，则不会有此弊害。气阴不足而又血压偏高之人使用太子参不仅可以改善症状，而且没有人参升高血压的弊端。壮年患者服用太子参不用担心引发上火，小儿患者服用太子参不会有引发早熟之嫌。综上，太子参堪称难得的清补佳品。由于太子参的作用与西洋参相似，一般情况下可将太子参代替西洋参使用。

太子参是补气药中的清补之品，具有益气不升提、生津不助湿、扶正不恋邪、补虚不峻猛的特点，补气作用虽比人参、党参弱，但生津之力却很好，因此常用其代替人参使用，用于某些确需补虚而又不宜服人参的病证。太子参特别适合儿童气阴两虚之证，儿童消瘦、身体虚弱时，太子参药力缓和，可替代人参进补。太子参常用于病后食疗补养，可单用水煎，每次 15g，效果显著，也可与鸭肉、鸡肉、山药共炖汤食用，还可与粳米煮粥常服。在夏季，天热饮食减少，可用太子参、乌梅各 15g，加适量白糖，水煎代茶饮，既可补虚，又可生津解渴，老幼皆宜。中药书籍认为太子参具有健脾的作用，而中药健脾者主要是用于脾虚、脾湿证，但太子参并不具有祛湿的作用，故笔者在表述太子参的功效时未云其健脾。

【药效比较】

1. 太子参、西洋参　均能补气又补阴，用于气阴两伤的病证。临床上可以太子参代替西洋参使用。太子参作用平和，一般多用于小儿，而西洋参则为峻补之品。

2. 太子参、党参　均能补气。太子参作用平和，尤多用于小儿患者，党参补气作用强于太子参。党参通过补气能生血，可用于气血两虚的病证。

【用药体会】古方中所用人参，多用党参代替，但笔者临床实践发现，党参具有致胖的作用，故气虚不甚者，多以太子参代替人参。太子参补气力量不强，多用于小儿患者。若气虚者可以直接用其泡水饮服。

车前子　　Chē qián zǐ《神农本草经》

【本草认知】

1. 治疗淋证　车前子具有良好的利尿通淋作用，可以治疗多种淋证，但主要是治疗热淋。车前子功用似泽泻，但泽泻专去肾之邪水，车前子则兼去脾之积湿。

2. 治疗泄泻　车前子在治疗泄泻方面很常用，取其利小便、实大便之效，就是使后阴的水湿从前阴排出，这种作用称为"开支河"，就好像洪水泛滥，将主干道的水从另一支河道泄洪，以减轻主河道的压力，故古今治疗泄泻的方中多配伍有车前子，并有"治泻不利小便，非其治也"的说法，尤以治湿盛引起的水泻为宜。《景岳全书·卷二十四·泄泻》曰："泄泻之病，多见小水不利，水谷分则泻自止，故曰：治泻不利小水，非其治也。"《本草纲目·卷十六·车前》载："止暑湿泻痢。"就是说治夏季所致泄泻，车前子为常用之品。

《苏沈良方·卷四·暴下方》载："欧阳文忠公，常得暴下，国医不能愈。夫人云：市人有此药，三文一帖，甚效。公曰：吾辈脏腑，与市人不同，不可服。夫人使以国医药杂进之，一服而愈。公召卖药者厚遗之，求其方，久之乃肯传。但用车前子一味为末，米饮下二钱匕。云此药，利水道而不动气，水道利则清浊分，谷脏自止矣。"意思是说，欧阳修患暴泻不已，御医不能治好此病，欧阳修的妻子见丈夫病重，心中非常焦急。她听说有一家小药店，专卖三文钱一帖的止泻药，非常有效。她把这消息告诉丈夫，建议也买点来试试。欧阳修听罢摇头，不以为然地说："吾辈的脏腑与市井小民不相同，岂可服用那种低贱的草药。"夫人即暗中行事，悄悄派人去买回药，冒充太医局送来的新药。刚服药一帖，其病便霍然而愈。夫人见药到病除，这才吐露了实情。欧阳修立即派人把药店主人请来，厚赠钱财，向卖药人求其方，久之乃告知只有车前子一味，研为细末，每次用米汤冲服二钱。因车前子能通小便、利水道，水道利则清浊分，清浊分则泻自止矣。欧阳修听了频频点头，并称赞其医术高明。

用车前子炒研为末，米饮下，是取其分消之法，将后阴的水湿从前阴排出，大便自然就干了。车前子治暑泻虽药味简单，然医理深奥，且药源广泛，价格低廉，药效速捷，如辨证用药配伍他方，更相得益彰，为治暑泻的一味良药。根据临床应用来看，现治疗泄泻，将车前子作为首选之品。

3. 益肾种子　本草书中记载，车前子能益肾种子，强阴益精。五子衍宗丸中配伍有本品，用治不孕、不育证，方中菟丝子、覆盆子偏于助阳，五味子偏于涩精，枸杞子乃为阴柔之品，用车前子利小便，寓补而兼泄、寓闭而兼利，使精窍通、水窍开、精神健，达到益肾种子之效。对于五子衍宗丸中所用车前子，有认为乃是通过补虚之功，达到治疗目的，对此笔者认为不能这样解释，因为车前子主要还是利尿。《神农本草经百种录·上品》云车前子："凡多子之药皆属肾，故古方用入补肾药中。盖肾者，人之子宫也。车前多子，亦肾经之药。然以其质滑而气薄，不能全补，则为肾腑膀胱之药。膀胱乃肾气输泄之道路也。"此解释是从以泻为补的角度进行阐述的。

【药效比较】

1. 车前子、车前草　①均甘，寒，利尿通淋，用于湿热所致的小便不利、淋沥涩痛、白带过多。②均能清肝明目，用于目赤肿痛或眼目昏花。③均能化痰止咳，用于热痰所致的咳嗽、痰多之证。

车前子渗湿止泻，用于小便不利之水泻，以及脾虚湿盛泄泻、暑湿泄泻。此乃取其利小便以实大便，即所谓治泻不利小便，非其治也。总之，车前子降泄滑利，泌清浊，通淋闭，化痰浊，除湿热之功较好。车前草清热解毒，用于热毒疮肿、湿热腹泻、痢疾，以及血热所致之衄血、尿血等。车前子以清利为功，车前草以清解为用。

2. 车前子、泽泻　均能利水消肿、清泄湿热，用于水肿胀满、小便淋痛以及暑热泄泻。二者皆取利小便而实大便之功，可同用，如济生肾气丸。

车前子入肾以强阴，用于肾亏无子者，如五子衍宗丸，尚能清肺化痰、清肝明目、渗湿止泻。泽泻入肾以泻相火，阴虚火旺证多用之，如六味地黄丸。

【用药体会】车前子具有良好的利尿通淋作用，可以治疗多种淋证，但主要是治疗热淋。其虽利尿，但作用较平和，功用似泽泻。相比于滑石，笔者更喜用车前子，主要是因为滑石呈粉末状，煎出的汤液浑浊，患者不太适应。沈金鳌《妇科玉尺·卷一》"治男女求嗣方"云："惯遗精者，去车前，以莲子代之。"认为五子衍宗丸中的车前子可以莲子代之，使益肾涩精。笔者常以莲子代车前子治疗不育不孕症。

瓦楞子　Wǎ lèng zǐ《本草备要》

【本草认知】

1. 活血　瓦楞子可以治疗癥瘕痞块，多认为同时能消痰软坚，据此认为具有活血化瘀的作用，现用治肝脾肿大及消化道肿瘤等。如《本经逢原·卷四·魁蛤壳》云瓦楞子："其壳煅灰，则有消血块、散痰积、治积年胃脘瘀血疼痛之功。与鳖甲、虻虫同为消疟母之味。"此处所谓疟母就相当于肝脾肿大。《本草求真·卷七》也认为："此与鳖甲、虻虫同为一类，皆能消癥除积。但虻虫其性最迅，此与鳖甲其性稍缓耳。"瓦楞子虽有活血作用，但力量不强，临床不作为治疗瘀血的常用药。

2. 祛痰 《日用本草》认为瓦楞子"消痰之功最大，凡痰隔病用之"。其实瓦楞子多用于广义之痰，即瘿瘤、瘰疬，一般不用于呼吸道之痰。

3. 外用 将煅瓦楞子研成细末，加冰片少许，用香油调匀，涂患处，可以治疗烧烫伤、皮肤刀伤及冻疮溃疡、外伤出血。

4. 炮制 瓦楞子入药需煅用。将瓦楞子放锅内，上盖一口稍小的锅，缝隙处用黄泥封严，不使漏气，上面锅底贴一白纸并压以重物，煅至所贴白纸变黄；亦可将瓦楞子放坩埚内或其他器皿中，在无烟的炉火中煅至红透，取出晾凉，碾碎即可。《日华子本草·虫鱼部》认为瓦楞子"烧过醋淬。醋丸服，治一切血气、冷气、癥癖"。现取净瓦楞子置适宜容器内，于无烟的炉火中，煅至酥脆，取出放凉，碾碎。

【药效比较】

瓦楞子、海蛤壳 ①均能消痰软坚，用于瘰疬、痰核，尤宜于痰稠病证。古代本草认为瓦楞子消痰之功最大。②均能制酸止痛，用于胃痛泛酸。瓦楞子多用。瓦楞子亦能化瘀散结。

【用药体会】瓦楞子的制酸止痛作用很好，凡治胃痛泛酸、胃中嘈杂皆为首选之品。笔者体会，其制酸作用强于他药，如牡蛎、乌贼骨、海蛤壳、珍珠母等。对于胃痛泛酸、吞酸、吐酸，笔者常将其作为首选之品，临床习用，一般需要 20g 以上的剂量。

水蛭 Shuǐ zhì《神农本草经》

【本草认知】

1. 活血机制 水蛭在内陆淡水水域内生长繁殖，其破血作用较莪术更强，主要用于瘀血重证。《神农本草经·下品》谓水蛭"主逐恶血，瘀血，月闭，破血瘕积聚，无子，利水道"，抵当汤、大黄蟅虫丸等均用之。从活血作用来看，一般动物药具有活血作用，且多较植物药要强。

2. 炮制　现临床所用水蛭，是用砂炒后入醋炮制成干制品后入药的。但张锡纯认为水蛭"最宜生用，甚忌火煅"。张锡纯的认识并不正确，因炒后可以祛除水蛭的腥味，改变其外观形体，既便于服用，也便于患者在感官上、感情上能够接受此药，同时有效成分更易被人体吸收。

3. 剂量　古今本草书籍均记载水蛭峻猛有毒，故《中药学》将其剂量定为 1.5~3g，2020 年《中国药典》定为 1~3g。世人多畏之不用或用量轻微，且均经过焙制后使用，意在祛其毒性和降低其副作用，以防止损伤正气。现代研究认为，水蛭经过焙制后活血化瘀的作用减轻。结合临床来看，使用水蛭剂量可以适当加大。如张仲景的抵挡汤方中所用水蛭达"三十个"，大黄蟅虫丸中水蛭用到"百枚"，可见其使用剂量之大。

4. 治疗病证　水蛭活血而不伤血，可以用其治疗多种病证。①血管瘤：血凝瘀积之血管瘤，若迁延日久，邪深入络，胶结不散，以水蛭通瘀。②心包积液：治水与血结之小便不利、全身肿胀，可配伍水蛭应用。③男性精液不液化证：病因颇多，可单予水蛭粉吞服。④脑部肿瘤：治痰火瘀毒结聚脑部之肿瘤，可用水蛭活血消瘀。⑤痛风性关节炎：此病多系湿浊瘀毒停着经隧所致，水蛭对此疗效尤良。

5. 祛杀水蛭法　《本草纲目·卷五·浸蓝水》载："蓝水、染布水，皆取蓝及石灰能杀虫解毒之义。昔有人因醉饮田中水，误吞水蛭，胸腹胀痛，面黄，遍医不效。因宿店中渴甚，误饮此水，大泻数行，平明视之，水蛭无数，其病顿愈也。"浸蓝水辛、苦、寒，无毒，可除热、解毒、杀虫。李时珍曰："治误吞水蛭成积，胀痛黄瘦，饮之取下则愈。"就是说浸蓝水可以驱杀水蛭。

《本草纲目·卷四十·水蛭》载："昔有途行饮水，及食水菜，误吞水蛭入腹，生子为害，啖咂脏血，肠痛黄瘦者。惟以田泥或擂黄土水饮数升，则必尽下出也。盖蛭在人腹，忽得土气而下尔。或以牛、羊热血一二升，同猪脂饮之，亦下也。"这也是讲驱杀水蛭的方法。

【药效比较】

水蛭、土鳖虫　均属虫类药，有毒，可破血消癥，用于血滞经闭、腹中肿块蓄血、癥瘕积聚。二者作用峻猛，多用于瘀血重证，常同用，如大黄䗪虫丸。

水蛭破血作用较土鳖虫更强，主要用于瘀血重证，如抵当汤、大黄䗪虫丸等。《医学衷中参西录·水蛭解》赞此药"破瘀血而不伤新血……破瘀血者乃此物之良能……纯系水之精华生成……于气分丝毫无损，且服后腹不觉疼，并不觉开破，而瘀血默消于无形，真良药也"，对其评价甚高。吴鞠通的化癥回生丹选用了水蛭，此方的特点是"无微不入，无坚不破……久病坚结不散者，非此不可"。(《温病条辨·秋燥·化癥回生丹》)据此可用水蛭治疗腹部癥瘕积聚、子宫肌瘤、卵巢囊肿等疾患。土鳖虫的活血作用虽弱于水蛭，但仍为破血之品，大黄䗪虫丸、鳖甲煎丸、下瘀血汤、土瓜根散四方，均以其破瘀血。

水蛭药力峻猛，功专力强。土鳖虫性略缓和，兼可续筋接骨。

【用药体会】水蛭尤对于凝血功能过强所致瘀血效果好。在实践中，人们发现被水蛭叮咬以后会导致局部出血不止，这是因为水蛭所含水蛭素是一种抗凝血蛋白质，其破坏了血小板的作用，影响了凝血机制而导致出血。根据其破坏凝血机制的特点，笔者常用此药治疗中风后遗症引起的半身不遂、肢体麻木、活动不利。水蛭既可以入煎剂，也可以研末装入胶囊后内服。水蛭也可以治疗因输卵管炎性阻塞导致输卵管不通的病证。

水牛角　Shuǐ niú jiǎo《名医别录》

【本草认知】

1. **药材**　水牛角色黑褐，质坚硬，剖面纹细而不显，气腥，形状弯曲呈弧形，根部方形或略呈三角形，中空，一侧表面有多数平行的凹纹，角端尖锐。一般多用其角尖部。

2. **用法**　水牛角质地坚硬，一般镑片或粗粉煎服，15~30g，大剂量60~120g，宜先煎3小时以上；研末，每次3~10g。现多用水牛角浓缩粉冲服，每次1.5~3g，每日2次。《本草从新·卷十六·牛》载："老病及自死之牛，服之损人。"所以临床所用水牛角，应是宰杀的无病之水牛角，有光泽、透亮。若晦暗，当为病死者。

3. **心有灵犀**　唐·李商隐《无题》诗云："身无彩凤双飞翼，心有灵犀一点通。"意思是说，两人的心像灵异的犀角一样，息息相通，比喻恋爱着的男女双方心心相印。现多比喻双方对彼此的心思都能心领神会。

灵犀，即犀牛角。古时人们认为犀牛乃灵异之兽，感应灵敏，故称灵犀。角中有白纹如线，直通两头，用来比喻心领神会，感情共鸣，两心相通，彼此能心心相印，故常说"心有灵犀一点通"。

在治疗急性热病的重要方剂里，都离不开犀角，如中医习称"三宝"的安宫牛黄丸、紫雪丹、至宝丹。传统用来治疗神志昏迷等危急重症的方剂中都配有犀角，因此古代医药学家对其评价甚高，历代本草著作对其作用皆有记载。

古代，犀牛在我国南方如两广、云南、贵州、四川都有分布，如宋代《本草图经·卷十三》云犀角："今出南海者为上，黔、蜀者次之。"《本草纲目·卷五十一·犀》说："犀出西番、南番、滇南、交州诸处。"但现时犀牛在我国已绝迹。

现世界上犀牛主要分布两地，犀牛角也随之分为两种，即生活在东南亚所产的犀牛角称暹罗角，主要在印度、泰国、尼泊尔、缅甸、马来西亚、印度尼西亚；生活在非洲所产的犀牛角称为广角（因从广州进口，故名）。由于犀角的数量已越来越少，1993 年国家规定，禁止使用犀角入药。为了有效地解决犀角的药源，近年来常用水牛角代替犀角。水牛角与犀角所含成分基本一致，作用也相同，亦能清热解毒、凉血，用治温热病效果极好，但用量一般是犀角的 10 倍以上。

【药效比较】

水牛角、紫草　均能清热解毒、凉血，用于温热病血热毒盛，身发斑疹，色紫黑而不红活。因水牛角可代犀角使用，泻火作用强，现较多用。

水牛角能定惊止痉，用于温病高热、神昏谵语、惊风、抽搐、癫狂。紫草能活血透疹，用于水火烫伤、麻疹不透、湿疹，擅治多种体表病变。

【用药体会】水牛角药材坚硬，药店多将其镑片，由于其口感不佳，可装入胶囊使用。笔者多用其治疗肝病以及血热病证。

牛膝　Niú xī《神农本草经》

【本草认知】

1. 药材　牛膝既是祛邪之药，可活血化瘀、利尿通淋，又是扶正之品，可补益肝肾、强壮筋骨。其补益作用主要是用于腰膝疼痛等。牛膝分为怀牛膝、川牛膝、土牛膝。通常所说的牛膝指的是前二种，其中怀牛膝补益肝肾作用好，川牛膝活血化瘀作用好，且下行之功更著。现也有认为牛膝就是怀牛膝者，如 2015 年版《中国药典》所载牛膝即是指怀牛膝。怀牛膝主产河南，川牛膝主产四川、云南等地。牛膝、川牛膝现作为两种不同药材分别使用。

2. 下行作用　最早提出牛膝具有下行作用的是朱震亨,《本草衍义补遗》云:"牛膝能引诸药下行。"所以筋骨疼痛在下者,宜加用之。牛膝最大的特点是下行作用,包括引热、引火、引药、引血下行。①引热、引火下行,主要是治疗人体上部的火热病证,尤对于口舌生疮、咽喉肿痛等上部火热证常用。②引药下行,主要是能够引导其他药物更好地发挥潜降作用,治疗诸如上部的头痛、眩晕等;同时也能增强其他药物的作用,尤其是治疗肝阳上亢病证常选用牛膝,如镇肝息风汤中就配伍有牛膝。据此,高血压常选用之。治脑部疾患,现将其作为常用之品。③引血下行,主要是治疗人体上部的血热病证,如吐血、衄血、咯血、牙龈出血等,玉女煎中配伍有牛膝。古代有一治乳蛾(扁桃体肿大)的方子,用新鲜的牛膝根取汁,加入人乳汁滴入鼻孔,不一会儿痰涎从口鼻流出即愈,如无人乳汁加醋亦可。此即是取牛膝的下行作用。

3. 无牛膝不过膝　牛膝性善下行,有无牛膝不过膝的说法,意思是说,凡治疗膝关节以下的病变,不配伍牛膝,其治疗效果就差。现临床上凡膝以下的病证将牛膝作为首选。治腰腿痛者,牛膝为必用之品。

4. 补益作用　《神农本草经·上品》载牛膝"久服轻身耐老",也就是说其具有补益作用。通常云其补益肝肾,而并非是填精补髓。李时珍认为牛膝"得酒则能补肝肾",加之其又是活血药物,所以也可以理解为以通为补,通利是主要的,补益是次要的。

5. 回乳　临床用药发现,牛膝具有回乳的作用。其主要是因为牛膝能引导正常的气血下行,故可导致乳汁分泌减少。若要回乳者,可以用牛膝单味水煎服,一般每日 15g 左右。因此哺乳期妇女不宜使用牛膝。

6. 通淋涩　牛膝乃是治疗淋证要药。《本草纲目·卷十六·牛膝》载:"按:陈日华《经验方》云:方夷吾所编《集要方》,予刻之临汀。后在鄂渚,得九江守王南强书云:老人久苦淋疾，百药不效。偶见临汀《集要方》中用牛膝者，服之而愈。又叶朝议亲人患血淋，流下小便在盆内凝如蒟蒻，久而有变如鼠形，但无足尔，百治不效。一村医用牛膝煎浓汁，日饮五服，名地髓汤。虽未即愈，而血色渐淡，久乃复旧。后十年病又作，服之又瘥。因检本草，见《肘后方》治小便不利茎中痛欲死，用牛膝并叶，以酒煮服之。今再拈出，表其神功。又按：杨士瀛《直指方》云：小便淋痛，或尿血，或沙石胀痛。用川牛膝一两，水二盏，煎一盏，温服。一妇患此十年，服之得效。杜牛膝亦可，或入麝香、乳香尤良。"这都是讲若属淋证，用其他药物不效，或淋证反复发作者，用牛膝取效。

【药效比较】

牛膝、五加皮　均能补益肝肾、强壮筋骨，用于肾虚病证。治腰腿疼痛，同用效果更好。牛膝以活血化瘀为主，五加皮以补益肝肾为主。

牛膝尚能引火下行、利尿通淋，乃是治淋要药。五加皮补肾，利水消肿。

【用药体会】牛膝既是祛邪之品，同时也是补益之药。治腰腿疼痛，笔者喜将怀牛膝、川牛膝同用，这是因为川牛膝以活血见长，下行作用好，怀牛膝具补益作用，同用加强下行作用。由于高血压常伴随头昏头痛，且牛膝能降压，所以对于眩晕病证有较好的效果，笔者常喜用之。

牛蒡子　Niú bàng zǐ《名医别录》

【本草认知】

1. **解表**　牛蒡子辛苦而寒，主要有透发与清泄两种功效，既能疏散风热，又能清解热毒。但其透发的力量较弱，并无明显的发汗作用，故用于外感风热或透发麻疹时，须与薄荷等同用，方能收到透发之效。《本草经疏·卷九》认为其"为散风，除热，解毒之要药"；"用以治瘾疹，痘疮，尤获奇验"。

2. **解毒** 牛蒡子的清热解毒作用尤宜于头面部热毒病证，其有升散作用，用于头面部热毒证取火郁发之之意。凡疰腮肿痛、疮痈肿毒、咽喉肿痛等，均可以选用牛蒡子。笔者治疗痤疮、扁平疣等面部疾患时，将其作为常用之品。

3. **通便** 《中药学》中多不载牛蒡子具有通便的作用，而事实上牛蒡子乃是种子又富含油脂，性多滑利，具有濡润大肠的作用，能润肠通便。《中药学》中在介绍牛蒡子时，于"使用注意"条云："本品能滑肠，气虚便溏者忌用。"此实乃牛蒡子的通便作用，古代本草书中也有如此记载。临床验证，牛蒡子通便作用颇佳，且并无明显副作用。用其通便，有"提壶揭盖"之妙，适用于各种热毒肠燥便秘。牛蒡子不同于大黄、芒硝等攻下之品，泻下作用比较平和，便质多稀软，水样便少见，在辨证论治基础上加用牛蒡子能取得明显效果。笔者认为将牛蒡子的润肠通便作用当作使用注意处理并不妥当，故笔者在表达牛蒡子的作用时，直接云其润肠通便。由于"润肠通便"这一术语多指的是甘味药物，而牛蒡子乃是苦寒之品，所以对此也可以说成是"滑肠通便"。

4. **升浮特性** 明末贾所学《药品化义·卷九》云："牛蒡子能升能降，力解热毒……味苦能清火，带辛能疏风，主治上部风痰，面目浮肿，咽喉不利，诸毒热壅，马刀瘰疬，颈项痰核，血热痘疮，时行疹子，皮肤瘾疹，凡肺经郁火，肺经风热，悉宜用此。"若据此而论，云其升，则主疏散，云其降，则主通便，具有能升能降之性，但以升为主。

5. **治鼾症** 打鼾是目前较难治疗的疾病，临床报道将牛蒡子、苎麻根、生甘草水煎，用浓缩液以75% 乙醇沉淀，回收乙醇后含漱药液可治疗鼾症，此法可供临床选用。笔者治疗鼾症多选用牛蒡子，可参看《验方心悟》葶苈止鼾汤。

【药效比较】

牛蒡子、杏仁　①均能润肠通便，二者富含油脂，用于肠燥便秘。又能宣能降，然作用不同。牛蒡子宣肺以疏散风热，降泄以滑肠；杏仁宣肺以止咳平喘，降泄以润肠通便。②均能宣畅肺气，用于肺气不宣之咳嗽。杏仁还能平喘。

牛蒡子能清热解毒，宣肺透疹，利咽。杏仁能止咳平喘。

【用药体会】牛蒡子解表，可治疗外感咳嗽。此外，笔者认为，其主要作用是解表兼能解毒，用于头面部疾患。治咽喉肿痛，将牛蒡子作为常用之品。

升麻　Shēng má《神农本草经》

【本草认知】

1. 升提作用　升麻的主要特点是升提，指的是升阳气，主治气虚下陷病证。鉴于此，如果肝阳上亢者不宜使用，以免导致阳升风动。升麻的升举阳气作用与柴胡相似，故二药常相须为用，并多配补气药党参、黄芪以升阳举陷。根据其升提作用，将升麻与黄芪、地榆同用治疗妇科出血，效果良好。

升麻升提作用好，能引脾胃清阳之气上升，故补中益气汤中配伍有升麻以升提中气，主治气虚下陷病证，如胃下垂、肾下垂、子宫脱垂等。在升提药中，以升麻作用最强，故凡欲升提者，升麻乃首选之品。如配伍柴胡和益气之品，升提作用更强，作用会更好。临床以升麻配伍枳实是取欲升先降的作用。

2. 升阴　通常所云升麻的升提作用指的是升阳，但也有认为可以升阴，并认为对于肝肾阴亏，虚火上炎所致的口腔糜烂、牙痛、咽喉肿痛，配伍养阴药有升提阴津作用。此说虽有一定道理，但古今均未得到医界认同，故以不说升阴为好。

3. 解毒　升麻在解毒方面和牛蒡子作用相似，皆取"火郁发之"之意，善治头面部疾患，但牛蒡子的解毒作用更多用，升麻升举作用更强。升麻清热解毒，治胃火亢盛所致牙龈腐烂、口舌生疮及咽喉肿痛，临床常与石膏、黄连等配伍；治热病高热、身发斑疹以及疮疡肿痛，又可配金银花、连翘、赤芍、当归等同用。《神农本草经·上品》载其"解百毒"，所以古代本草记载解药毒、虫毒、蛊毒等，不过现临床较少使用。

张仲景以升麻入药共有三方，即①《伤寒论》356条："伤寒六七日，大下后，寸脉沉而迟，手足厥逆，下部脉不至，咽喉不利，吐脓血，泄利不止者，为难治，麻黄升麻汤主之。"②《金匮要略》升麻鳖甲汤治阳毒"面赤斑斑如锦文，咽喉痛，唾脓血"。③《金匮要略》升麻鳖甲汤去雄黄、蜀椒，治阴毒"面目青，身痛如被杖，咽喉痛"。张仲景所论"厥阴病上热下寒之证"和"阴阳毒"均为感受疫疠之毒而发，用升麻符合《神农本草经》"解百毒"之说。

4. **解表** 升麻发表力弱，一般表证较少应用。因其可透疹，故多用于麻疹透发不畅，常与葛根配合应用。

5. **代犀角** 犀角现临床已禁用，而以水牛角代之。宋·朱肱《类证活人书·卷十八·犀角地黄汤》载："犀角地黄汤。治伤寒及温病，应发汗而不发汗，内有瘀血，鼻衄吐衄，面黄、大便黑，此方主消化瘀血，兼治疮疹出得太盛，以此解之。芍药三分，生地黄半斤，牡丹去心，一两，犀角一两屑，如无，以升麻代之。"这里谈到用犀角时，可用升麻替代。此说可供临床参考用药。

【药效比较】

升麻、柴胡 ①均能解表，用于外感风热的病证。但升麻用之很少。柴胡因退热作用好，乃是常用之品，对于风寒病证也可以配伍使用。②均能升举阳气，升麻作用更强，同用以增强作用，多配伍益气之品，如补中益气汤。现临床上使用补中益气汤时，多同时配伍枳实、茺蔚子，其升提力量会更强，取欲升先降之意。

升麻尚能清热解毒，透疹。柴胡尚能疏肝解郁。

【用药体会】笔者体会升麻退热作用不强，虽可以治疗热毒病证，但主要是治疗上部病变，取火郁发之之义。一般剂量不能太大，尤其是阳亢患者，使用时应小心谨慎。所以古代本草书中就有告诫痰壅气上有汗者勿用升麻。笔者一般用 6g 左右，但对于气虚下陷的病证可稍大剂量。取升麻治疗面部疮疡时，若少佐沉降药物，有相反相成之妙。蛋白尿、血尿是慢性肾病的两大症状，常选用六味地黄丸加味，配伍固涩之品，如金樱子、仙鹤草等，效果常不佳，但若在固涩药中加入升麻治疗蛋白尿和血尿，疗效明显提高。

丹参 Dān shēn《神农本草经》

【本草认知】

1. 一味丹参散，功同四物汤　丹参因颜色为紫色，又名紫丹参，主要是通过活血作用达到治疗瘀血的目的。《本草纲目·卷十二·丹参》载："丹参色赤味苦，气平而降，阴中之阳也。入手少阴、厥阴之经，心与包络血分药也。按《妇人明理论》云：四物汤治妇人病，不问产前产后，经水多少，皆可通用，惟一味丹参散，主治与之相同。盖丹参能破宿血，补新血，安生胎，落死胎，止崩中带下，调经脉，其功大类当归、地黄、芎䓖、芍药故也。"这是说丹参有类似于四物汤的作用。后人有"一味丹参，功同四物"之说。

《本草求真·卷七》云丹参："书载能入心包络破瘀一语，已尽丹参功效矣。然有论其可以生新安胎，调经除烦，养血定志，及一切风痹，崩带癥瘕，目赤疝痛，疮疥肿痛等症……总皆由其瘀去，以见病无不除，非真能以生新安胎，养神定志也。"《本草汇言·卷一》云："丹参，善治血分，去滞生新，调经顺脉之药也。""故《明理论》以丹参一物，而有四物之功，补血生血，功过归、地，调血敛血，力堪芍药，逐瘀生新，性倍芎䓖，妇人诸病，不论胎前产后，皆可常用，而时医每用每效，此良方也。"

概言之，丹参是通过活血，达到祛除瘀血以生新血的目的，即"以通为补"，其本身并无直接的补益作用。而四物汤是具有直接的补血作用，二者作用机制并不相同。

四物汤首载于《和剂局方·卷九》，能补血调血。其补血兼活血，可用于多种血瘀、血虚病证，如贫血、月经不调、不孕症、皮肤干燥症、产前产后诸症。朱丹溪根据不同的病情提出四物汤治疗月经病的 27 种加减法，和胎前诸疾的 11 种增损法。王好古详细论述了四物汤治妇产科疾病的 45 种化裁法。明代武之望的《济阴纲目·调经门》广泛地收集、研究、整理了前人的经验和资料，增加了更多的四物汤加减法，其内容包括经、带、胎、产、杂五大门类，还特别指出四时应用四物汤的化裁法。因此应认识到丹参专主祛邪，与四物汤之功用，冰炭相反，二者机制不同。

2. 养血　所谓"丹参养血"是对血阻瘀滞、新血不生而言。瘀血既祛，新血可生，即"祛瘀以生新"之理。丹参主要用于血瘀、血热所致病证，不仅妇科广为应用，其他因"瘀"所致的疾病也广泛应用，如月经不调、经闭、痛经、癥瘕积聚、胸腹刺痛、心烦不眠、疮疡肿毒等。

对于丹参养血之说，历代医家多持不同看法。如针对《名医别录·中品》丹参条下所言："养血，去心腹痼疾、结气，腰脊强，脚痹，除风邪留热，久服利人。"《本草正义·卷一》云："丹参专入血分，其功在于活血行血，内之达脏腑而化瘀滞，故积聚消而癥瘕破，外之利关节而通脉络，则腰膝健而痹着行……然走窜有余，必非补养之品。"并指正"《别录》所谓养血，皆言其积滞既去，而正气自伸之意，亦以通为补耳"，"以通为补"此说堪称至理。

3. 补气　《神农本草经·上品》载丹参"益气"，有医家认为此说有道理（《神农本草经贯通》），并认为其"有补性""补血生血，功过归、地；调血敛血，力堪芍药；逐瘀生新，性倍芎䓖"。笔者认为，上述观点欠妥，丹参不能作为补血药来使用，更不能说作用甚于当归、熟地。

4. 安神　对于丹参的安神作用，一般解释有2种。①丹参具有直接的安神之功，如天王补心丹中配伍有此药。②丹参通过清热凉血，清除血分中热邪，使热邪不扰乱心神而达到安神之功。那么丹参的安神作用到底属于哪一种作用机制呢？笔者认为丹参的安神作用应该是后一种情况，因为丹参所谓的清热除烦就是用治神志病变的。

【药效比较】

1. 丹参、川芎　均能活血化瘀、调经止痛，用于瘀血所致的痛经、月经不调病证，及跌打损伤。《医学心悟·卷三》之益母胜金丹（熟地、当归、白芍、川芎、牛膝、白术、香附、丹参、茺蔚子、益母草）（注：该书卷五之益母胜金丹与此方组成略有不同）即配伍有二药。川芎活血作用强于丹参，且止痛作用好。丹参主要用于心脑血管因瘀血所致的疾病，川芎有行气作用，同用加强疗效。笔者认为丹参治疗心血管疾病作用更好一些。使用丹参可以加大剂量，而川芎则不能使用大剂量，否则有令人暴亡之虑。

丹参凉血消痈，清心除烦。川芎祛风止痛。

2. 丹参、牡丹皮　①均能活血，治疗因瘀血导致的癥瘕积聚，现用于肝脾肿大、包块、痈肿。②均能凉血，治疗血热病证作用佳。如清营汤中配伍丹参清营、血分热，犀角地黄汤中用丹皮治疗热扰心营之出血病证。③均能消痈，用于痈肿。丹皮主治内痈，丹参主治外痈。

丹参偏活血调经止痛，又能清心除烦。丹皮能退虚热，炒炭止血。

3. 丹参、郁金　①均能活血化瘀，用于瘀血所致跌打损伤、癥瘕等。②均能清心凉血，用于血热神昏，常配伍应用。在凉血方面，丹参较郁金更多用。③均能调经止痛，用于痛经、经闭、产后瘀阻腹痛。治疗妇科疾患，郁金较丹参多用。郁金对于血瘀兼有气郁的病证多用，是因郁金具有疏肝解郁之效。二药在调经止痛方面可以同用。笔者体会郁金作用佳，治疗诸如痛经、月经不调、闭经，笔者多将其作为首选，且治疗倒经尤为郁金之特长。

丹参除烦，亦能消痈。郁金行气解郁，利疸退黄。

【用药体会】笔者认为丹皮活血作用较丹参要强，所以古今治疗癥瘕病证更多选用丹皮，二药同用加强活血作用。现临床应用丹参则更多用其治疗心脑血管疾病。使用丹参，剂量可以稍大一些。

乌药　Wū yào《本草拾遗》

【本草认知】

1. 治病部位　乌药行气止痛，可以治疗多个部位病变，对于胸腹胀满，气逆不顺之疼痛，用之最宜。《本草求真·卷四》云："凡一切病之属于气逆而见胸腹不快者，皆宜用此。"认为其治"逆邪横胸，无处不达，故用以为胸腹逆邪要药耳"。《本草述·卷二十二》更盛赞其"实有理其气之元，致其气之用者……于达阳之中而有和阴之妙"，并谓"香附血中行气，乌药气中和血"。乌药对于客寒冷痛、胸腹胀满，或肾经虚寒之小便滑数者，用之最为适宜。本品有顺气之功，其上入肺、中走脾、下通膀胱与肾，凡属胸、腹、阴部气滞病变者，均可选用。

2. 缩尿　乌药温肾缩尿，可以治疗遗尿、尿频，常配伍益智仁、山药同用，即缩泉丸。其治疗小便异常以肾阳不足导致膀胱虚冷者为宜。若小便次数多，笔者一般多选用乌药，因为其温性不强，且不燥。

【药效比较】

木香、乌药　均能行气，用于气滞所致的多部位疼痛，如胸痛、腹痛、胃痛、疝气疼痛、睾丸疼痛，可以同用，如天台乌药散、五磨饮子。

木香芳香温通，行气作用强于乌药，脾胃气滞多用。乌药行气作用范围广，亦能温肾散寒。

【用药体会】乌药的行气作用较广，可以治疗多个部位病变。然笔者认为其主要还是治疗下腹部病变，兼治肺部气滞。治气滞病证，配伍香附、枳实、木香以后作用加强，尤多用于妇科气滞病证。从临床来看，乌药的行气作用强于香附。黄宫绣云乌药："功与木香、香附同为一类。但木香苦温，入脾爽滞，每于食积则宜。香附辛苦，入肝、胆二经开郁散结，每于忧郁则妙；此则逆邪横胸，无处不达，故用以为胸腹逆邪要药耳。"所以乌药除治疗下部气滞以外，也能治疗胸部气滞，即上、中、下三焦气滞病证皆可应用。笔者尤其喜用乌药行气止痛，治疗胸腹部位的疼痛病证。治疗妇科月经不调，笔者也多将其作为首选。结合前人的经验，笔者亦常选用乌药治疗泌尿道结石，主要是取其行气解痉之功，但需要剂量大一些。

乌梅　Wū méi《神农本草经》

【本草认知】

1. 药材　乌梅是在夏季果实近成熟时采收，低温烘干后闷至色变黑而成。乌梅以个大、核小、肉厚、柔润、外皮乌黑色、不破裂露核、味极酸者为佳品。另有一种乌梅，是用青梅以盐汁渍之，日晒夜渍，经 10 日制成。

2. 安蛔　张仲景所创立的乌梅丸既有杀虫又有安定蛔虫的作用，然单味乌梅并不能杀死蛔虫。由于蛔虫的特点是得酸则安、得苦则下、得辛则伏，故而常配辛味的花椒杀灭蛔虫、苦味的黄连制约蛔虫、酸味的乌梅安定蛔虫，因此一般不云乌梅杀蛔虫，而只云安蛔。胆道蛔虫会引起胆绞痛，比较简单的方法是服用酸梅汁。若在病急乏药之时，取酸梅汁用开水冲服，或以乌梅15g煎浓汁，饮后片刻，蛔虫得酸则安而痛止。

3. **治疗疮疡**　乌梅治疗疮疡的效果非常好，《本草纲目·卷二十九·梅》记载："按：杨起《简便方》云：起臂生一疽，脓溃百日方愈，中有恶肉突起，如蚕豆大，月余不消，医治不效。因阅本草得此方，试之，一日夜去其大半，再上一日而平。乃知世有奇方如此，遂留心搜刻诸方，始基于此方也。"乌梅的收敛作用很好，在使用时一般是将其制成炭剂，研末外用。

4. **治唾**　若唾液过多，古方中常用乌梅配伍大枣同用。从临床来看，以乌梅治疗唾液过多，具有一定的效果，一般是用于体虚而胃有热者。此外，若虚寒证则多用益智仁，湿浊阻滞者则多用佩兰。

5. **关于治疗心痛**　《本草纲目·卷二十九·大枣》中有一谚语"一个乌梅二个枣，七枚杏仁一处捣，男酒女醋齐送下，不害心痛直到老"。这里所谓心痛，乃指卒急心疼。谚语中用乌梅、大枣、杏仁研碎，用酒或醋送服，验之临床是有效的。现认为此方可以治疗冠心病疼痛。大枣配伍乌梅、杏仁同用，还可以治疗胃病，如胃炎，或胃酸少导致的病证。传统强调男性用酒、女性用醋服用，其实无论男女均可以用酒或醋送服上述药物。

6. **减肥**　清代章穆所著《调疾饮食辨·卷一·梅汁》有"梅能消肉"一说，即是说梅能减肥。他认为"脾主肌肉，故外消肌肉者，必内伤脾胃"，而梅子"蚀脾胃"，所以有如此之说。不过现临床少有用其减肥者。此说可供参考。

7. **治痢**　《本草纲目·卷二十九·梅》载："曾鲁公痢血百余日，国医不能疗。陈应之用盐水梅肉一枚研烂，合腊茶，入醋服之，一啜而安。大丞梁庄肃公亦痢血，应之用乌梅、胡黄连、灶下土等份为末，茶调服，亦效。盖血得酸则敛，得寒则止，得苦则涩故也。其蚀恶疮弩肉，虽是酸收，却有物理之妙。"所以治疗慢性痢疾，痢下赤白，久不愈者，可以用乌梅治之。一般取乌梅治痢、治泻，以乌梅炭为好。

【药效比较】

五味子、乌梅 ①均具收敛作用，用于体虚滑脱病证，包括汗、尿、精、便、带，如自汗、盗汗、遗尿、尿频、遗精、滑精、久泻、久痢、带下过多等。②均能生津止渴，用于津伤口渴、虚热消渴。参麦饮中就配伍有五味子止渴。乌梅生津止渴作用较好，也可用于胃阴不足病证，如胃口不开，不思饮食或食而无味、口干乏津。二药对消渴、烦热口渴效果很好。

五味子的收敛作用较乌梅要广，又能益气安神、滋肾涩精，略能补气。乌梅能安蛔止痛，止血。

【用药体会】乌梅在生津止渴方面尤多使用，现生活中所制作的酸梅汤，就是以乌梅作为主要食材，可达到生津止渴的作用。因此临床上见到口干、口渴常选用之。乌梅具有很好的抗过敏作用，但需要大剂量的使用。治过敏性疾病，笔者常选用之。

乌梢蛇 Wū shāo shé《药性论》

【本草认知】

1.祛风 相对而言，乌梢蛇的祛风作用虽不及蕲蛇强，但对于风湿痹痛也为常用之品。可将其入煎剂，也可入丸散剂。乌梢蛇的货源充足，价格便宜，故用之较多。

2.治疗皮肤瘙痒证 乌梢蛇的祛风作用好，而瘙痒与"风"关系密切，所以为治疗瘙痒常用药。

【药效比较】

1.蕲蛇、金钱白花蛇、乌梢蛇 皆走窜，通络止痉、祛风止痒。其特点是善行而无处不到，外达皮肤，内通经络，透骨搜风，凡内外风毒壅滞之证皆宜，可用于风湿痹病之顽痹、中风、风疹瘙痒、恶疮、疥癣、急慢惊风、破伤风等，尤以病久邪深之风湿作用最好。三者的作用基本相似，但以金钱白花蛇作用最强，蕲蛇次之，乌梢蛇又次。①蕲蛇为大白花蛇（五步蛇）的干燥全体，传统以湖北蕲春县所产者为道地药材。②金钱白花蛇又名银环蛇，为银环蛇的幼蛇干燥全体。③乌梢蛇性平无毒，力较缓。

2. 乌梢蛇、蝉蜕　①均能祛风止痉，用于肝风内动，如惊厥、抽搐，乌梢蛇作用强。②均能止痒，二药通过祛风而能止痒，用于皮肤瘙痒。

乌梢蛇祛除内风，尤善治疗风湿痹痛，以顽固性痹痛作用好。蝉蜕还能祛除外风，用于外感表证；也能退翳明目、透疹、利咽开音。

3. 蝉蜕、蛇蜕　①均能祛风止痉，用于惊风痉厥。②均能退翳明目，用于翳障，视物昏花。③均能止痒，用于皮肤瘙痒。

蝉蜕疏散风热、透疹、利咽开音，乃开音要药。蛇蜕解毒，用于痈疽疔毒、瘰疬等。

【用药体会】瘙痒与"风"有密切的关系，所以治疗瘙痒常选用祛风的蛇类药。乌梢蛇为临床常用之品，其祛风作用虽不及蕲蛇、金钱白花蛇强，但也是治疗风湿痹痛常用之品。可以将其入煎剂，也可以入丸散剂。由于蛇的祛风作用好，也常用其泡酒饮服。一般泡酒时用 45° 左右白酒，以能淹过蛇体为度，浸泡半个月后可以饮用。每日服 10ml，1 日 2 次。要注意的是，若用活体蛇泡酒时，一定要将整个蛇体淹没透，尤其是用毒蛇泡酒时，饮用前注意仔细检查毒蛇是否已死，以防发生意外。

火麻仁　Huǒ má rén《神农本草经》

【本草认知】

1. 药性　麻仁具有滋养性，对于体虚便秘可以选用，尤其是对于习惯性便秘效果良好，所以有滋养补虚、润肠通便之说。在使用过程中，凡是使用通便药，应结合体质、病程选用，不可太大剂量，虽然麻仁作用平和也不宜多用。《神农本草经·上品》记载了"麻蒉（bēn）"，有的也写成"麻蒉（fén）"，言其"多食，令人见鬼狂走"。麻蒉就是大麻的雌花序和幼果，多食会产生幻觉。麻仁是桑科植物大麻的种仁。要说明的是，现临床使用的麻仁一般被认为是无毒的。

2. 补益作用　《神农本草经·上品》记载麻仁"补中益气，肥健不老"，后世医家也多有论述麻仁具有补益之功。从现代临床来看，多不将麻仁作补益药看待，因为此药毕竟是通便之品，只是通便的作用较平和而已。

3. 利水　《名医别录·上品》载其"逐水，利小便"。但从临床来看，现一般不将麻仁作为利水药使用。

【用药体会】笔者认为麻仁具有良好的润肠通便作用，但麻仁丸却不能用于习惯性肠燥便秘。这是因为方中大黄具有泻下和收敛的双重作用，有的人服用麻仁丸后，不但不能通便，反而导致大便更加秘结。笔者的临床体会，对于肠燥便秘的患者，不要轻易服用麻仁丸，但可以使用麻仁。

巴戟天　Bā jǐ tiān《神农本草经》

【本草认知】

1. 作用　巴戟天无燥性，作用温和，凡肾阳虚病证均可以选用。其壮阳作用不及淫阳藿强，但二药配伍以后作用加强。根据其补肾作用，可用于肾虚所致的腰腿无力，现也用于支气管哮喘。有认为将巴戟天配伍山茱萸同用后，可以代替醋酸可的松治疗肾病。

2. 去心　巴戟天应该去心使用，因为其木质心是非药用部分，如不去心，令人烦躁。传统的去心方法是将巴戟天投入煮沸的甘草水中，煮至透心时，捞出，趁热抽出木心，干燥。

3. 祛风　《神农本草经·上品》载巴戟天"主大风邪气"，其后的本草书也云其治疗头面游风、风气诸疾，如《本草纲目》《本经逢原》。而《本草求真·卷一》则云："凡腰膝疼痛，风气脚气水肿等证，服之更为有益。"现用巴戟天祛风，主要是用治风湿痹痛，极少用其治疗其他风疾。

4. **解酒** 《本草衍义·卷七》载："有人嗜酒，日须五七杯，后患脚气甚危，或教以巴戟天半两，糯米同炒，米微转色，不用米，大黄一两，锉、炒，同为末，熟蜜为丸，温水服五七十丸，仍禁酒，遂愈。"这是讲用巴戟天可以解酒，并能治疗因饮酒导致脚气的病证。此说可供临床参考。

【药效比较】

巴戟天、五加皮　①均能祛除风湿，用于风湿痹痛。②均能强壮筋骨，用于肾虚腰腿疼痛。

巴戟天偏于温补肾阳，为治疗阳痿常用之品。五加皮虽亦能温阳，但以强壮筋骨为主，亦能利水消肿。

【用药体会】巴戟天温补肾阳作用平和，配伍淫羊藿后作用加强，若阳痿者，二药配伍应用较单用效果好。治疗风湿痹痛，下肢冷痛常选用巴戟天，尤宜于老年患者。

五画

玉竹　Yù zhú《神农本草经》

【本草认知】

1. 作用　玉竹的作用和黄精、山药有些相似。相对山药而言，玉竹养阴作用稍强；相对黄精而言，玉竹益气滋补作用稍弱，清热作用稍强。玉竹不滋腻，所以也用于感冒病证。其养阴作用的部位在肺胃。玉竹作用平和，久服不会伤害脾胃，《本草新编·卷三》云："葳蕤性纯，其功甚缓，不能救一时之急，必须多服始妙。用之于汤剂之中，冀目前之速效难矣。"即是讲玉竹的作用平和。

2. 治疗中风病证　《神农本草经·上品》载玉竹"主中风暴热，不能动摇"，意思是说玉竹能治疗中风肢体不遂。《本草新编·卷三》亦载："中风之症，葳蕤与人参并服，必无瘫废之忧。"但现代临床极少以其治疗中风后遗症。

【药效比较】

1. 玉竹、石斛　均能清热养胃、滋阴生津，用于热病伤津，虚热不退或胃阴不足，舌干口渴。

石斛长于中下焦部位，主治胃和肾的病变，乃治疗胃阴伤之要药。鲜石斛清热生津力较好，干石斛滋阴作用较好。玉竹长于中上焦部位，主治胃肺的病变。其柔润不滋腻，滋阴不敛邪，养胃不腻膈。

2. 麦冬、玉竹　均能清热，养肺胃之阴，生津止渴，用于肺热咳嗽、胃热干渴等证。

麦冬清热及养阴力均强于玉竹，尚能清心热而除烦，润肠燥而通便。玉竹补而不腻，养阴不敛邪，阴虚外感可用。

【用药体会】《神农本草经》记载玉竹"久服，去面黑皯，好

颜色，润泽，轻身不老"。结合临床应用来看，玉竹确有美容作用。常服玉竹可抗衰老，延年益寿。玉竹养肺胃之阴，除燥热，补而不腻。

玉米须　Yù mǐ xū《滇南本草》

【本草认知】

1. 减肥　玉米须具有减肥作用，既可以单用，也可以配伍应用。其作用较平和，淡而无味，患者容易接受。若减肥，取玉米须 30g，开水冲泡代茶饮，常饮有效。笔者常用其治疗肥胖病，并且大剂量使用无副作用。如果夏季吃玉米，可以将玉米与玉米须一起煮，饮用此汤水，有泻热的作用，可去体内的湿热之气。

2. 消蛋白尿　玉米须可用于急慢性肾炎、水肿、膀胱及尿路结石，但作用较弱，也正因如此，故需大剂量使用。以其治疗慢性肾炎，可改善肾功能，消退或减轻浮肿、消除尿蛋白，连续服用无毒性和副作用。可用玉米须洗净煎服。将鲜玉米须、白茅根各 30g，先煮 20 分钟后去渣，加入薏苡仁、大米各 50g，煮成粥食用，可清热除湿、利尿退肿。若蛋白尿者，可用玉米须 50g，薏苡仁、黄芪各 30g，水煎服。

3. 消肿　玉米须具有利尿的作用，且作用平和，治疗水肿、小便不利，可单味大剂量应用。若肾病水肿，可将玉米须直接以开水泡服，每次 50g 以上。因显效慢，需要坚持应用方能达到效果。

【药效比较】

1. 冬瓜皮、玉米须　均能利水消肿，治疗皮肤水肿，冬瓜皮作用稍强一些。若水肿轻证可以将二药泡水饮服。

2. 玉米须、茯苓皮　均能利水消肿。玉米须作用平和，多只做辅助药物使用；茯苓皮利水作用强，尤善治皮肤水肿。二药通过利水可达到减肥瘦身的作用。

玉米须又能利湿退黄，用于湿热黄疸。

【用药体会】玉米须像一绺绺蓬松的胡须，初生时为淡绿色、黄绿色，授粉之后渐成棕红色，其柔软细腻，在阳光下泛出透亮的光泽。玉米须药源广泛，易收易得，不失为一味价廉物美的良药。其口感清甜滑嫩，泡水饮服，甜丝丝、清爽爽，清热祛燥，作用平和，可减肥、消除蛋白尿、利胆，还能降压、降糖，治疗诸如黄疸、水肿、小便淋沥、胆囊炎、胆石症、高血压、糖尿病等。笔者使用玉米须，一般是大剂量使用，也常嘱咐患者自行搜集玉米须泡水饮服。笔者治疗肥胖病多选用此药。

甘松 Gān sōng《本草拾遗》

【本草认知】

1. **醒脾** 甘松为醒脾开胃要药，凡思虑伤脾或脾胃虚寒之食欲不振、饮食无味、食多腹胀、倦怠气短，多用。《本草纲目·卷十四·甘松香》曰："甘松芳香能开脾郁，少加入脾胃药中，甚醒脾气。"《本草汇言·卷二》云："甘松，李时珍：醒脾畅胃之药也。《开宝》方主心腹卒痛，散满下气，皆取温香行散之意。其气芳香，入脾胃药中，大有扶脾顺气，开胃消食之功。入八珍散、三合粉中，治老人脾虚不食、久泻虚脱。温而不热，香而不燥，甘而不滞，至和至美，脾之阳分用药也，与山柰合用更善。"甘松在治疗脾胃气滞方面乃是常用之药。其行气止痛，消除胃痛、胸腹胀满效果尤佳。

2. **除湿拔毒** 甘松辛香行散，甘缓解毒，外用有收湿拔毒之功，善治脚趾痒痛、潮湿灼热、水疱糜烂等。李时珍曰："治脚气膝浮，煎汤淋洗。"以其煎汤洗足，能除湿拔毒。根据临床应用来看，配荷叶相须为用，则除湿作用增强。

【药效比较】

甘松、香附 均能行气止痛，用于气滞之脘腹胀痛等。治疗胃脘气滞疼痛可以同用。

甘松醒脾作用好，用于脾伤胸闷不舒、不思饮食，外用除湿拔毒。香附疏肝解郁作用好，尤能调经止痛，用于肝郁气滞之月经不调、痛经、乳房胀痛，为妇科调经要药。

【用药体会】甘松是一味醒脾药物，尤对于中焦气滞病证较为多用。笔者对于脾胃功能不佳，食少纳差、脘腹胀满者，多喜将甘松配伍佛手同用。此二药的功效有相似之处，同用作用更好一些。

甘草　Gān cǎo《神农本草经》

【本草认知】

1. 朝中国老，药中甘草　甘草在所有中药中是使用频率最高的，以味甘而得名。中医有"朝中国老，药中甘草"的说法，意思是说甘草就像国老一样，是一种近乎完美、作用好、使用广泛的药物。主要是因其有调和诸药的作用，故称"国老"。《本草正·山草部》云："其味至甘，得中和之性，有调补之功，故毒药得之解其毒，刚药得之和其性，表药得之助其升，下药得之缓其速。助参芪成气虚之功，人所知也；助熟地疗阴虚之危，谁其晓焉。祛邪热，坚筋骨，健脾胃，长肌肉。随气药入气，随血药入血，无往不可，故称国老。惟中满者勿加，恐其作胀；速下者勿入，恐其缓功，不可不知也。"这是对甘草的作用及配伍的表述，临床上配伍甘草的原因即宗此说。所以甘草的特点是热药得之缓其热，寒药得之缓其寒，攻下药用之缓其泻，峻猛药用之缓其烈，寒热相杂者，使之得平。

甘草俗称"国老"，能安和草石而解诸毒。《汤液本草·卷中》曰："附子理中用甘草，恐其僭上也；调胃承气用甘草，恐其速下也。二药用之非和也，皆缓也。小柴胡汤有柴胡、黄芩之寒，人参、半夏之温，其中用甘草者，则有调和之意。中不满而用甘为之补，中满者用甘为之泄，此升降浮沉也。""盖甘之味有升降浮沉，可上可下，可外可内，有和有缓，有补有泄，居中之道尽矣。"就是说，甘草随所配伍之药，治疗多种病证。

所谓"十方九草，离不了甘草"，甘草使用频率高的原因，大致与下列因素有关。①具有矫味作用：因其含有甜味素，味道甜，口感好，患者容易接受。②具有解毒作用：甘草所含的甘草酸在体内可水解生成甘草次酸和葡萄糖醛酸，甘草次酸具有糖皮质激素的作用，能增强肝脏的解毒作用。③缓和药性：能缓解和降低方中其他药物的毒性、副作用，达到安全用药的目的。④增强疗效：甘草能增强方中其他药物的疗效，具有协同作用。

2. 药材　商品药材分粉甘草（即去皮甘草）和带皮甘草，粉甘草以外表平坦、淡黄色、纤维性、有纵皱纹者为佳；带皮甘草以外皮细紧、有皱沟、红棕色、质坚实、粉性足、断面黄白色者为佳。入药，粉甘草较带皮甘草为优。甘草梢主要用于小便不利的病证。生甘草多用于清热解毒，缓急止痛；炙甘草多用于补益中气。甘草对食物中毒的解毒机制，一是直接吸附胃内毒物而解毒；二是甘草在肝内可分解出葡萄糖醛酸，后者能与毒物结合变为无毒物排出体外；三是甘草可加速毒物的代谢。若巴豆、乌头中毒，多用甘草解之，入腹即定，加大豆，其效更奇。旅行之人，常带数寸甘草随身备用。若含甘草，食物而不吐者，是无毒也。甘草多作使药使用，处方中都将甘草"压轴"，也就是说，当中医开处方时，一般是将甘草放在最后。

3. 十八反中用甘草　古代记载的十八反中有甘草不能与甘遂、大戟、芫花、海藻同用的说法。事实的确如此，同用会导致呕吐、腹痛等不良反应。

4. 炮制　甘草的炮制方法不同，作用不同。①生甘草：原药除去杂质及芦头，粗细分档，洗净，润透，切成厚约 3mm 顶头片，干燥。《名医别录·上品》载："生河西积沙山及上郡，二月、八月除日采根，暴干，十日成。"即是说对甘草的炮制方法是晒干。②蜜炙甘草：先将蜂蜜置于锅中炼去水分，投入甘草片，用文火拌炒至棕黄色、不黏手为度，使蜂蜜黏附于甘草后，冷却入药。或者将蜂蜜加适量水稀释后，与甘草拌匀，吸尽蜜水，于锅中拌炒，取出放凉。甘草片每100kg，用炼蜜25kg。《伤寒论》载方113首，含甘草的方剂70首，其中有68首方剂用炙甘草。近年来有人对传统的加水蜜炙甘草的方法进行改进，采用黄酒代替水来稀释蜂蜜，炙用，这样更耐贮存。③炒甘草：炒甘草者，为暴干的甘草，不加辅料直接炒制焦黄而成，取出放凉。因炮制而兼有火热之性，去其凉而得其燥，虽有燥性仍可以甘缓之，以温补中，最能顾护脾胃，使汤药入口而胃气不伤。炒用仅去其寒凉之性，无碍胃留湿之患。

5. **解药毒**　甘草可以解多种药物之毒。①解乌头类中毒，此类药物有川乌、草乌、附子、天雄、雪上一枝蒿等，含乌头类生物碱，对心脏毒性大。若用药过量、煎煮不当、配伍或制剂不当及个体差异，极易造成中毒，可用甘草、绿豆煎汤饮用。②解洋地黄类药物中毒，此类药物有夹竹桃、万年青等，可用甘草、绿豆煎汤饮用。③解蟾酥及含蟾酥制品的中成药中毒，如六神丸等，可用甘草、绿豆煎汤饮用。④解马钱子及含马钱子中成药中毒，可用甘草、蜂蜜、绿豆配伍。⑤解细辛中毒，可用甘草与半边莲、茶叶配伍。⑥解蜈蚣中毒，可用甘草与凤尾草、金银花配伍。⑦解天南星中毒，可用甘草与生姜、防风配伍。⑧解朱砂等含汞药物及制剂，或雄黄等含砷药物中毒，可用甘草与绿豆配伍。⑨解生首乌泻下不止之毒，可用甘草水煎服。总之，甘草除了不解甘遂、大戟、芫花之毒外，凡药毒均可以用之。但也有认为甘草能解甘遂中毒，需将其与绿豆、荷叶、鱼腥草配伍应用。《本草纲目·四十八卷·鹧鸪》记载："（时珍曰）按《南唐书》云：丞相冯延已，苦脑痛不已。太医吴廷绍曰：公多食山鸡、鹧鸪，其毒发也。投以甘草汤而愈。此物多食乌头、半夏苗，故以此解其毒尔。"这是说冯延已喜吃山鸡、鹧鸪，导致脑痛不已，是因山鸡、鹧鸪喜吃乌头、半夏苗，导致其间接中毒，而甘草可以解乌头、半夏毒，故用甘草汤治愈其脑痛。

6. 缓和药性，调和诸药 甘草具有缓和药性、调和百药的作用，即是说甘草具有解毒和祛除药物副作用的特点。如甘草与大黄、芒硝、甘遂同用，能缓和攻下之力；与附子、干姜同用，能缓和干姜、附子热性，以防温燥太过；与石膏、知母同用，能缓其寒性，以防寒凉伤胃；与干姜、黄连共用，有协调寒热药的作用。用甘草汁制远志能减其燥性，缓和药性；甘草汁制吴茱萸能降低其毒性和燥性；用甘草、白矾、石灰等辅料炮制半夏，可降低或消除其毒性。总之，甘草调和药性为临床常用之法。

7. 治阴不痿 《本草纲目·卷十二·甘草》主治中引用了甄权的一段论述，载有"令人阴不痿"之说，阴痿即阳痿。《经史政类大观本草·卷六》《重修政和经史证类备急本草·卷六》则谓甘草"令人阴痿"，并无"不"字。由此一来，就出现了两种截然相反的意见。那么甘草到底是治疗阳痿还是导致阳痿呢？结合临床来看，甘草应该是"令人阴痿"。现代药理研究表明，甘草含有雌性激素，会使性欲减退。所以现在认为《本草纲目》在收载甄权的论述时，因笔误出现错误。

8. 甘草梢 甘草梢为甘草根的末梢部分或细根。甘草梢的名称出自《珍珠囊》。现代药房中一般不再另分甘草梢，但古代医家认为甘草梢与甘草的作用有区别，如《医学启源·卷下·药用根梢法》认为："病在中焦用身，上焦用根，下焦用梢。经云根升梢降。"书中又载："梢子，去肾茎之痛，胸中积热，非梢子不能除，去皮，碎用。"朱丹溪也认为，欲达下焦，须用甘草梢子。《本草备要·卷一》云："茎止茎中痛，淋浊证用之。"《本草正义·卷一》云："梢是最细之尾，其性下达故也。"医家均认为甘草梢利水通淋而止痛，可用于淋病尿痛。所以甘草、甘草梢两者是同药而异功。

【药效比较】

甘草、大枣 ①均能补脾益气，用于脾胃气虚，气短乏力，可以配伍同用，如小建中汤。在具体使用中，甘草较大枣多用。②均能调和药性，缓解某些药物的峻烈之性、毒性和副作用，并保护正气。如甘草与大黄、芒硝配伍之调胃承气汤，就取其缓和攻下之力；与干姜、附子同用之四逆汤，用其以防温燥太过等。大枣也可以缓解药物猛烈之性，如葶苈大枣泻肺汤。因为甘草不能与甘遂、大戟、芫花同用，所以十枣汤用大枣来缓和药性。

甘草尚能清热解毒，祛痰止咳，缓急止痛。大枣尚能养血安神。

【用药体会】《汤液本草·卷中·甘草》云"甘者令人中满""中满者勿食甘"。然《本草备要·卷一》记载"甘草得茯苓，则不资满而反泄满"，所以四君子汤将此二药配伍同用。

甘草因其性缓味甘，确有生湿助满之嫌，对于寒湿壅滞中焦而胃脘部胀满者不宜使用。古有云，中满不食甘，乏酸毋多甜。因甘草甘甜会助胃酸增多而嘈杂吐酸更重，尤其是蜜炙甘草要慎重使用，否则，轻者碍掣他药，滞留邪气，重者实邪不祛，久则伤正。但也没有必要完全忌讳不用，临证酌情加减，还能获得奇效。先师熊魁梧的经验是用生甘草不超过 6g，用炙甘草不超过10g，但在炙甘草汤中除外。这是老先生几十年的经验用药。笔者受老师指导，使用甘草也限制在 6g 左右。

甘遂 Gān suí《神农本草经》

【本草认知】

1. 泻下 甘遂泻下作用极强，故称为峻下之品。因为其有效成分不溶于水，所以一般是不入煎剂的。《本草新编·卷四》云甘遂"破癥坚积聚如神，退面目浮肿，祛胸中水结，尤能利水。此物逐水湿而功缓，牵牛逐水湿而功速，二味相配，则缓者不缓，而速者不速矣"。其实甘遂泻下逐水力量很强，且强于牵牛子，陈士铎所论是不对的。

2. 逐痰　张锡纯认为甘遂"为下水之圣药。痰亦水也，其行痰之力，亦百倍于他药"。(《医学衷中参西录·荡痰加甘遂汤》)所以说甘遂可以祛痰，如果是痰涎很重者，可以选用甘遂。张锡纯常以其治疗癫狂。

3. 副作用　从传统的用药来看，内服时使用甘遂剂量不能过大。因其可能会导致剧烈腹痛、水样便，及恶心、呕吐、头痛、头晕、心悸等多种症状，故使用时要严格控制剂量。

4. 治疗癫痫　甘遂具有逐痰涎的作用。古方记载，用新鲜的猪心剖开，将甘遂末 5g 入猪心内，再入少许朱砂，约 1g，蒸熟猪心，或纸裹猪心煨熟，食用猪心，大便下恶物为效，不下再服。

【用药体会】将甘遂外用，如敷肚脐，既有很好的利水作用，也不会出现明显的副作用；若外敷肺俞穴，可治疗咳喘，取冬病夏治法，亦无明显的副作用。因此外用是安全的。笔者多将甘遂等峻下药同用外敷，治疗肝硬化腹水效果明显。

艾叶　Ài yè《名医别录》

【本草认知】

1. 药材　艾，又名艾蒿，以李时珍家乡所产蕲艾最著名。其茎、叶都含有挥发性芳香油，可驱蚊蝇、虫蚁，净化空气。艾叶以陈久者为佳，故又名陈艾。艾叶用于治病已有 2000 多年的历史，早在战国时期的《五十二病方》中就载有艾叶的用法，后在历代本草中均有记载。更有不少地方栽培种植，家家收藏艾叶。孟子曰："七年之病，求三年之艾。"可见艾叶的药用价值。

端，即事物之初始，是初之意。午，十二地支之一。农历以地支纪月，至五月为午，因此称五月为午月。"午"与"五"同音，端午即初五。原意为每月初五日，据认为唐玄宗八月五日生，有人为了讨好皇帝，避"五"字讳，此后，"端五"改为"端午"。端午后来特指五月初五。农历五月，气温升高，天气暑热，病原繁殖，容易患病，人们挂艾叶、悬菖蒲、佩香囊、喝雄黄酒，意在避毒、祛邪、防病、健身、安度暑日。所以艾叶有辟邪的特点。

2.**温经** 艾叶具有温经作用，此处所云经，包括女子的月经及经络。治疗经脉阻滞，一般是将艾叶做成艾条、艾炷外用，使热气内注，达到散寒作用。灸法用药就是以艾叶为主要原料制成的。艾灸的作用机制，是通过艾条、艾炷在燃烧过程中，产生热效应，传递到经络系统，以作用于人体五脏六腑、四肢百骸。因为艾叶具有温行气血的作用，可以将其做成艾叶枕，用来预防和治疗颈椎病、感冒、面神经麻痹等。艾叶具有保暖，促进血液循环的作用，冬天用艾叶煎水泡脚好处颇多。因寒从脚起，睡前泡脚，对脚凉怕冷非常有用。具体用法是将艾叶与其他散寒的药物配伍在一起，用大火煮开，待温度适宜后泡半个小时就可以了。寒冬时节，体质较弱和患有慢性病者，采用中药泡脚，既保健又祛寒。

3.**止血** 从止血作用来看，艾叶主要是治疗妇科出血病证，如月经过多、崩漏。虽然性温，但也可用于热性病证，如四生丸以之配伍生地、生侧柏叶、生荷叶治疗热证出血。传统用其止血多炒炭用，四生丸中用生品为特例。

4.**止痒** 艾叶具有止痒作用，但现代中药书籍中云其止痒者很少，多在古代的书中有此记载。古代楚国地区有端午节将艾叶、菖蒲悬挂在门口的习俗，就是取其辟秽作用。当艾叶久置后，可用其煎汤水洗来止痒。将其捣成绒状，垫于鞋内，可预防脚气、足癣、冻疮等。有"家有三年艾，郎中不用来"的说法。

5.**毒性** 《中药学》云艾叶有毒，但对于此毒伤害部位，并没有说明。从传统使用及古代文献记载来看，艾叶在应用中是安全的。笔者认为，艾叶乃是无毒之品。《本草纲目·卷十五·艾》

载："苦，微温，无毒。"未载其有毒。

6. 名称　艾叶名称不同，作用也有区别。①鲜艾叶：系采摘新鲜、去枝梗的艾叶为药用。鲜者性较平和，治疗血热出血之证可配合凉血止血药同用，收止血宁络之功。②艾叶炭：系将艾叶炒至外黑，取"血见黑则止"之意。炒炭后止血作用加强。③陈艾叶：系放置陈久的艾叶，一般放置时间在3年以上。陈艾叶作用更佳。④全艾：系将艾叶连茎割取，切成小段者。外用熏洗剂多用之。⑤艾绒：系取晒干之净艾叶，拣去硬茎及叶柄，除杂，捣碎如绒入药者。常用以制作艾条、艾炷。⑥炒艾叶：系艾叶或艾绒放入锅内清炒至微焦入药者。炒制后性由温转热，温经散寒之力增强。⑦醋艾叶：系艾叶或艾绒用米醋喷炒或拌炒者。醋制可抑制燥性，增强收敛、止痛作用。⑧端午艾（五月艾）：系端午节时采收的艾叶。五月艾叶质量较佳，可禳毒气。⑨蕲艾：系湖北蕲春所产艾叶，被誉为道地药材。李时珍认为蕲艾作用最好。⑩祁艾：产于河北安国（古称祁州）的艾叶。⑪北艾（伏道艾）：系河南汤阴伏道所产艾叶。宋朝时，以此地所产艾叶为佳，现较少用此名称。⑫宛艾：系产于河南南阳的艾叶。⑬湘艾：系湖南湘西所产艾叶。⑭海艾：系浙江宁波及鄞州区所产艾叶。宋朝时认为，此地所产艾叶佳。

【药效比较】

艾叶、肉桂　①均能温暖下焦气血，用于虚寒腹痛、宫寒冷痛，可以同用。肉桂温暖下焦作用更强。②均能散寒止痛，用于寒凝月经不调、痛经。艾叶尚可用艾灸使热气内注，温煦气血，透达经络。

艾叶能温经止血、安胎、祛湿止痒，外用煎水洗，可治皮肤瘙痒。因其辛香，可用其辟秽。肉桂大辛大热，补火壮阳，温经通脉，引火归原，鼓舞气血生长。

【用药体会】 临床上出血病证以热邪多见，所以清热止血药和凉血止血药多用，而温经止血药物不多。艾叶虽能温经止血，有时也用于热性病证，如四生丸。艾叶有一特点，就是可以用其驱蚊，若夏季蚊子叮咬，可以将其置放在室内，或者做成香包，驱蚊效果良好。

石韦　Shí wéi《神农本草经》

【本草认知】

1. 通淋　《神农本草经·中品》载石韦"治劳热邪气，五癃闭不通，利小便水道"。从临床应用来看，石韦乃是治疗多种淋证的主药，如石淋、热淋、气淋，尤为治疗血淋的要药，单用即有效。根据其止血作用，也用治崩中漏下，研末服。虽然具有清肺止咳作用，但并不多用。

2. 关于消瘀　《长沙药解·卷四》云石韦："清金泄热，利水开癃。《金匮》鳖甲煎丸，方在鳖甲，用之治疟日久，结为癥瘕，以其泻水而消瘀也。"在此黄元御认为石韦通过泻水有消瘀的作用。但从临床来看，石韦主要是治疗小便异常，而鳖甲煎丸是用鳖甲、桃仁、丹皮等活血药治疗癥瘕，并非石韦的作用。

3. 去毛　石韦用其叶，而叶片背面有毛，根据古今文献记载，石韦入药均需刷去叶背毛茸。现代药理研究表明，叶背毛茸与石韦所含化学成分一致。并且在水煎时，毛茸不易脱落，不会引起咳嗽，故现临床并不强调去毛。

【药效比较】

石韦、海金沙　均能利水通淋，用于热淋、血淋、石淋等证，为治疗淋证要药。

石韦乃治血淋、尿血要药，尚能清肺止咳、凉血止血。海金沙乃治石淋要药。从通淋的力度来看，海金沙作用强于石韦。

【用药体会】石韦乃是治疗淋证要药，由于具有止血之功，尤以血淋、尿血多用。治疗尿血，可以配伍小蓟、白茅根。笔者常用石韦配伍白茅根同用。

石斛　*Shí hú*《神农本草经》

【本草认知】

1. **作用部位**　石斛主要是治疗胃和肾的病变，一般称此药是治疗胃阴伤的要药。由于胃阴虚与脾阴虚在表现形式上相似，均主要表现为不思食、口干不欲饮、手足心热等，故现认为石斛也可用治脾阴虚证。一般而言，养阴之品比较滋腻，但石斛并不滋腻，且配伍麦冬以后能加强养阴作用。

2. **药材**　传统认为石斛以霍山石斛为佳，主产于安徽霍山。《本草正义·卷七》云："古人惟以色黄如金，茎壮如钗者为贵。"并认为以"川产最良"。实际上以安徽霍山石斛最佳，其性不甚寒，不会导致碍胃凝脾之弊，对于虚人，胃阴不足尤为适宜。

3. **解暑**　《本草纲目拾遗·卷三》载石斛具有解暑之功，但由于暑多夹湿，而石斛为养阴之品，故并不适用。虽然《温热经纬》清暑益气汤中载有本品，但有认为其主要作用并非解暑，而是清热。若暑热兼有口渴多饮、发热、少汗可以配伍选用，但暑夹湿者则不宜。

4. **铁皮石斛**　因表皮呈铁绿色而得名，以安徽霍山石斛最佳。将其扭成螺旋状或弹簧状，晒干后称为耳环石斛，又名枫斗、铁皮风斗。按照《中国药典》的介绍，以金钗石斛为最好，但霍山石斛才是道地药材。

【药效比较】

石斛、天冬　①均能清热滋阴补肾，用于阴虚内热以及视物昏花、复视，如石斛夜光丸。天冬滋腻之性尤胜。②均能养胃阴，用于胃阴虚所致口干口渴、胃中嘈杂。

天冬润肺作用好，长于上、下焦病变；石斛益胃作用好，长于中、下焦病变。天冬养阴作用强于石斛，虽均可以治疗胃阴虚病证，但石斛多用。

【用药体会】石斛为滋养胃阴之药，但养阴作用并不强，一般将其作为平和的养阴药使用。虽能养肾阴，但临床少用。石斛养阴并不滋腻，此乃其特点。笔者认为此药较麦冬力量弱，多只用于轻微的胃阴伤者。

石膏 Shí gāo《神农本草经》

【本草认知】

1. **解肌** 石膏的解肌作用应该是两方面的，一是可以用来缓解肌肉拘急，治疗四肢肌肉麻木，甚至风动抽搐。现代研究认为，石膏有减轻骨骼肌兴奋性的作用。《金匮要略》风引汤中所用石膏即是此作用。二是用其来解除热邪，实际上就是退热作用。要说明的是，在《中药学》中多云桂枝、葛根解肌，实际上这是解表作用，与石膏的解肌概念是不同的。《神农本草经疏·卷四·石膏》云："辛能解肌，甘能缓热，大寒而兼辛甘则能除大热，故《本经》主中风寒热，热则生风故也。邪火上冲，则心下有逆气及惊喘。阳明之邪热甚，则口干舌焦不能息，邪热结于腹中，则腹中坚痛。邪热不散，则神昏谵语，同乎邪鬼。肌解热散汗出，则诸证自退矣。"所以石膏解肌实际是清阳明经之热。

2. **配伍** 石膏配伍知母以后退热作用加强，有"石膏无知母不寒"之说，所以从张仲景所创立的白虎汤应用二药之后，后来的退热方中多是将其同用的。现代研究认为，二药配伍以后，其钙的溶解度显著增大，血钙浓度升高，可增强镇静消炎作用。临床上石膏配伍天花粉等清热药后，清热作用不及配知母强。

3. **煅石膏** 生石膏主要用来清除气分热邪过盛，而煅石膏则用来治疗湿疹、湿疮、湿毒、烧烫伤等。《中药学》中均说煅石膏外用收敛生肌，而根据中药基本理论，具有酸、涩味的药物才能收敛生肌，显然，说煅石膏的生肌作用为"收敛"，与药性理论不符。如果云其收敛，应该具备涩或酸味。所以笔者认为，将煅石膏与生石膏笼统地编在一起不妥，故将煅石膏作为附药处理。

生石膏煅用以后，大寒之性大减，《中药学》中说石膏大寒，略为笼统，其实煅石膏是不能说大寒的。如果按照煅石膏在临床上的应用情况来看，煅石膏的性味为甘、涩、寒。

4. **药性** 到目前为止，关于石膏的药性仍有分歧。《神农本草经》记载为"微寒"，《本草纲目》亦如此载之。石膏大寒之说，首载于《名医别录·中品》，云："甘，大寒。"后世受此影响，加之白虎汤主治大热、大渴、大汗、脉洪大，所以多认为石膏乃是大寒之品。但是张仲景又用白虎加人参汤治疗"伤寒无大热，口燥渴，心烦，背微恶寒者"。（《伤寒论》169条）有认为此条文治疗实热证，但也有认为是治疗无大热者。此外，治疗虚热的竹叶石膏汤，及治疗"妇人乳中虚，烦乱呕逆，安中益气"的竹皮大丸均不是治疗大寒证的。所以张锡纯认为"石膏之性非大寒，乃微寒也"。此说可供临床参考用药。

【药效比较】

石膏、麻黄 二药药性不同，同用可以发汗解表、清热除烦，治疗外感风寒病证，如大青龙汤。麻黄性温，石膏性寒，二药相伍是一种特殊的配伍方法，为去性取用法，即用石膏的寒性抑制麻黄的温性，而只取麻黄的发汗、平喘作用。二者也同用于风水水肿，如越婢汤。方中取麻黄利水消肿，以石膏牵制麻黄的温散之性，需根据寒热的多少来灵活决定二者的剂量。

石膏尚能清热泻火。麻黄尚能发汗解表，利水消肿，散寒通滞。

【用药体会】现代出版的中药书籍多记载石膏应先煎，而张仲景的白虎汤、白虎加人参汤、白虎加桂枝汤方中所用石膏均是不先煎的，根据临床来看，现在用石膏也多是不先煎的，笔者也认为石膏不必强调先煎。根据张仲景的用法，只需要将其打碎，而现临床上多是将石膏打成粉末状，有效成分已能溶解出来。同时也有认为，若温度升高，溶解度反而变小，故可以不先煎。石膏虽用于热证，但通过不同配伍也可用于寒证。笔者认为，石膏寒性较重，容易伤阳，故对于阳虚、胃寒者应用持慎重态度。

石决明　Shí jué míng《名医别录》

【本草认知】

1.**解酒酸**　古代酿造的酒由于工艺技术方面的原因，酒有酸味。《本草纲目·卷四十六·石决明》介绍了一个解白酒出现酸味的办法，即用石决明不拘多少，以火炼过，研为细末，将酒荡热，以石决明末搅入酒内，盖一会儿，其酒味即不酸。现代所饮用的酒，酿造工艺先进，不会出现酸味，所以也就不需要用石决明来除酸味。但是在一些乡村仍有酿造酒的作坊，若酒味不纯就可以加用石决明来制酒酸。

2.**退虚热**　古代本草如《海药本草·卷五》记载石决明有治疗"骨蒸劳极"的作用，也就是说具有退虚热的作用，可以治疗虚热不退的病证。但从临床应用来看，很少将其用于虚热病证。

【药效比较】

石决明、决明子　均能清肝明目，略能养阴，用于肝热目赤肿痛、翳障、视力减退和视力模糊等证，为疗目疾要药。因能明目才有决明之说。

决明子亦称草决明，偏清泻肝火而明目，润肠通便，常用治肝经实火之目赤肿痛、肠燥便秘。因富含油脂，能滑肠，现常用其治疗肥胖病。石决明质重沉降，平肝潜阳、明目，可用于血虚肝热之羞明、目暗、青盲；肝阳上亢之头晕目眩、烦躁易怒、头痛等，乃平肝、镇肝要药。其能凉肝镇肝、滋养肝阴，故无论实证、虚证之目疾或阳亢证均可应用。

【用药体会】石决明主要是治疗阳亢证和视物昏花。《医学衷

中参西录·石决明解》说其"善治脑中充血作痛作眩晕，因此证多系肝气，肝火夹血上冲也"。据此，石决明亦可作为治疗肝阳上亢所致高血压的主要药物，以降血压。同时石决明具有很好的明目作用，治视物昏花、头昏脑涨，笔者常选用之。

石菖蒲　　Shí chāng pú《神农本草经》

【本草认知】

1. 药材　菖蒲全株芳香，分九节菖蒲、石菖蒲和水菖蒲，可作香料，驱蚊虫，茎、叶可入药。通常作药用的是石菖蒲，以九节者为良。《本草纲目·卷十九·菖蒲》载："菖蒲者，水草之精英，神仙之灵药。"历代本草多以"菖蒲"为名载于本草书中，至《本草蒙筌》才将"石菖蒲"列为药材正名。对《神农本草经》所载菖蒲"生池泽""一名昌阳"进行考证，有认为当系水菖蒲（别名泥菖蒲、白菖蒲）的可能性大，但之后的《名医别录》《本草经集注》所载均为细根的石菖蒲。后世认为大根的水菖蒲质量较次，加之古代文献中还认为水菖蒲不可久服，而石菖蒲可以久服，所以石菖蒲的药用地位逐渐被确定下来，用于临床并延续至今。《臞（qú）仙神隐书》载："石菖蒲置一盆于几上，夜间观书，则收烟无害目之患。或置星露之下，至旦取叶尖露水洗目，大能明视，久则白昼见星。端午日以酒服，尤妙。"这是对石菖蒲功效的赞誉。古时用油灯照明，有烟，夜读时常在油灯下放置一盆菖蒲，即是因菖蒲具有吸附空气中微尘的功能，可免灯烟熏眼之苦。用石菖蒲叶尖露水洗眼睛可提高视力。

2. 通九窍　《神农本草经·上品》载石菖蒲"开心孔，补五脏，通九窍，明耳目，出声音"，这是讲其治疗九窍的病证。石菖蒲"通九窍"，上可达眼、耳、口、鼻七窍，下可至前后二阴，药性平和无毒，人体中无处不到、无窍不通，可治疗多种病证。①用于心窍闭塞所致神昏、癫痫，如菖蒲郁金汤治疗痰热蒙蔽，高热、神昏谵语；《医学心悟·卷四》之安神定志丸（茯苓、茯神、人参、远志、石菖蒲、龙齿）用于治疗湿浊蒙蔽清窍，健忘、耳鸣、嗜睡。②用于肾窍闭塞所致耳鸣耳聋，凡耳窍不通，加用石菖蒲作用明显。临床体会，可以与郁金同用。现也有用其治疗链霉素中毒所致神经性耳聋者。③用于肺窍闭塞所致鼻塞不通、咽喉不利、声音嘶哑，及鼻塞不闻香臭。④用于大肠不利所致水谷不纳、里急后重等，如《医学心悟·卷三》之开噤散（人参、黄连、石菖蒲、丹参、石莲子、茯苓、陈皮、陈米、冬瓜仁，荷叶蒂）。⑤用于膀胱不利所致小便浑浊、膏淋，现用其治疗乳糜尿。上述所治病证中，尤以治疗声音嘶哑作用好。根据应用来看，其祛痰化浊，用于痰湿或阻于气道，或瘀于心络，或蒙闭心包，或着于鼻道，或黏于咽喉，或塞于耳窍，或痹于肢体经络，或滞于胃肠诸疾等，应用广泛。传统认为菖蒲以九节者为佳，故有九节菖蒲之谓，现代临床将石菖蒲、九节菖蒲分别应用。

3. **辟秽**　石菖蒲具有芳香之性，据此可以治疗湿浊为患的病证。在古代楚国有端午节将石菖蒲与艾叶悬挂门前以辟秽的习俗，且一直沿袭至今。其配伍佩兰芳香化浊作用更好，可祛避邪疫。夏、秋之夜，燃菖蒲、艾叶，驱蚊灭虫的习俗也保持至今。为什么要将菖蒲悬挂在门口呢？古人认为，菖蒲为天中五瑞之首，象征祛除不祥的宝剑，其叶片呈剑型，插在门口可以避邪，所以方士们称它为"水剑"，后来的风俗则引申为"蒲剑"。石菖蒲可以斩千邪，悬于床户，用以却鬼。

4. **益志**　"益志"在有的本草书中也作"益智"，以其治疗老年性痴呆，或增强记忆力。《神农本草经》云："久服轻身，不忘、不迷或延年。"这里讲的不忘就是增强记忆力，不迷就是不迷惑，头脑清晰。从临床来看，石菖蒲是治疗记忆力减退的常用药。人参、远志亦能益志，可以配伍应用。

5. **治疗牛皮癣**　石菖蒲外用有止痒之效。若治疗手癣，可取石菖蒲 30g，放置盆内加水适量，煎煮 15 分钟左右，然后加入 50ml 食用醋，煮沸，晾至温后泡患处，每日 2 次，每次 15~20 分钟，洗后用干毛巾拭干或晾干，连续应用。轻者 7 天可明显缓解症状。

【药效比较】

1.石菖蒲、远志　①均能安神，用于心神不宁、健忘，也用于痰扰心神之健忘证。二药所治病证基本相似，常同用，如安神定志丸。②均能开窍，用于心窍闭塞病证。

石菖蒲能开心孔、利九窍，为治心肾不交要药，也是治疗痰证所致神志异常常用之药，如菖蒲郁金汤、清心温胆汤，又能醒神、化湿和胃。远志能通肾气上达于心，强志益志。其治痰有两个特点，其一用于痰留于肺所致咳嗽，咯痰不爽；其二用于痰阻心窍所致神志错乱、恍惚、惊痫等。尚能消散痈肿。

2.石菖蒲、蝉蜕　均能开音，为治疗声音嘶哑的要药。石菖蒲对于痰阻清窍而发音不出作用较好。蝉蜕能宣肺，有利于肺气的通畅，故为治疗音哑的要药。

石菖蒲尚能开窍醒神，化湿和胃，宁神益志。蝉蜕尚能疏散风热，祛风止痉，退翳明目，安神。

【用药体会】石菖蒲治耳鸣，是因能开窍，宜于清窍闭塞证。菖蒲能利九窍，故除用于耳鸣以外，也用于心窍闭塞之神志昏乱，癫狂、痴呆，后阴病变之噤口痢，前阴病变之小便不利以及目暗等。前人认为菖蒲有九节者良。

笔者认为石菖蒲是治失音的要药，因其开窍祛痰，可通九窍、明耳目、出声音，"凡寒饮闭塞，肺气不宣，则令人音暗，菖蒲能逐饮宣窍，而声自开"。（《本草正义·卷五》）此药专治金实不鸣之失音，配伍蝉蜕作用更佳，笔者临床上多将二药配伍同用以加强作用。石菖蒲、茵陈均化湿，不同之处在于，石菖蒲偏于通，使败痰腐湿从人体孔窍排出；而茵陈偏于清，通过清利肝胆之枢，牵一发而动脏腑，降浊升清，洁源清流。

龙骨　Lóng gǔ《神农本草经》

【本草认知】

1.收涩作用　龙骨具有收敛作用，主要是治疗体虚滑脱的病证，从临床应用来看，多用治遗精、滑精，如金锁固精丸。根据其收敛作用，有认为其可以止血，治疗尿血、肠风下血等，不过从使用来看，一般不将其作为止血主药使用。

2.安神　龙骨最大的特点是安神，可以治疗烦躁失眠病证，常与牡蛎配伍同用，以加强作用。由于其重可镇怯、涩可固脱，故张仲景用龙骨治惊狂，烦躁。

3.关于治痰　《医学衷中参西录·龙骨解》云："其性又善利痰，治肺中痰饮咳嗽，咳逆上气。"而临床却极少有用其治疗痰证者。因其具有收敛作用，云治痰只供临床参考。

【药效比较】

龙骨、龙齿　均能重镇安神，但龙齿作用强于龙骨。龙齿主要用于惊痫癫狂、心悸烦热、失眠多梦，其功擅镇心安神，治实证为主，若心气不足，以致心悸怔忡、梦寐不宁则多用。龙骨尚能收敛固涩，平肝潜阳。

【用药体会】龙骨应用的历史较久，《伤寒论》中便有多首方剂用到了龙骨。其平肝作用较好，但由于具有收敛固涩作用，笔者对于颈椎病、腰椎病及湿热病等，常慎用此药。因其质重，若应用时，剂量一般较大。

龙葵　Lóng kuí《新修本草》

【本草认知】

1.抗癌　现临床上主要用龙葵治多种癌肿，如肝癌、胃癌、食道癌，可配伍白花蛇舌草、菝葜等。临床上龙葵单用多治疗癌性胸腹水，也常与其他抗癌药配伍治疗多种肿瘤。

2. 用法　《本草正义·卷四》云龙葵："可服可敷，以清热通利为用，故并治跌仆血瘀，尤为外科退热消肿之良品也。"龙葵外敷可治疮痈，并对湿疹有止痒效果。

3. 治疗多睡　《本草纲目·卷十六·龙葵》记载："食之解劳少睡，去虚热肿。"意思是说，若平时多睡，用此药可以解除时时欲睡的现象。其特点正好与安神药物相对应，睡不着者用安神药，多睡则用龙葵。本品作为避倦防睡药，有一定疗效。此说可以供临床选用。

【药效比较】

1. 龙葵、蒲公英　①皆能清热解毒，用于疮疡痈肿。蒲公英更多用，乃是治疗痈疮要药。②均能利湿，用于小便不利。此作用也以蒲公英多用。

龙葵能活血化瘀、止咳祛痰，善治瘰疬结核。蒲公英兼能通乳，用治乳痈效尤佳；对于湿热黄疸，热淋亦常用之。

2. 龙葵、山慈菇　①均能清热解毒，用于疔疮痈肿及癌肿，同用可增强作用。龙葵散结消肿之功较山慈菇为弱。②均能止咳祛痰，用于咳嗽痰多，均不多用。

龙葵能活血散瘀，利水消肿。山慈菇散结作用好，常用治肿瘤肿块。

【用药体会】龙葵目前在临床上主要用治癌肿。笔者习惯上多将山慈菇、龙葵配伍使用以增强抗癌作用。剂量一般不要太大，以免伤胃。

龙胆草　Lóng dǎn cǎo《神农本草经》

【本草认知】

1. 药名　此药首载于《神农本草经·上品》，为"龙胆"，《本草纲目·卷十三·龙胆》也以"龙胆"作为正名，4、5、6版《中药学》则以"龙胆草"为正名，而7、8版《中药学》及《中国药典》又以"龙胆"为名。笔者所以用"龙胆草"者，是因为4、5、6版《中药学》影响深远，30余年来人们多习惯说成"龙胆草"，故本书中采用了习惯语言表达。

2. 苦味　龙胆草的苦味尤为突出，苦能燥湿，主要用治肝胆湿热疾患。龙胆草外用，因能燥湿也有很好的止痒作用。龙胆草药性沉降，虽为清利下焦及肝胆湿热之要药，然因其味甚苦，过量则易败胃，不可过量或久服。

3. 配伍应用　龙胆草为治肝胆湿热内蕴所致黄疸的常用药，可与茵陈、大黄、栀子同用；治湿热下注，阴肿阴痒，可与苦参、车前子、黄柏等同用；治湿热带下，白带色黄腥臭，可与白芷、黄柏、蛇床子等同用；治湿疹，可与苦参、地肤子配伍，煎汁外洗；治肝经热盛，热极生风，高热惊厥、手足抽搐，可与牛黄、钩藤等配伍同用；治肝火炽盛，胁痛、头痛、口苦、目赤、耳聋，常与柴胡、黄芩、栀子等同用。

4. 健胃　张锡纯认为少量龙胆草能健胃，云："能补益胃中酸汁，消化饮食。凡胃热气逆、胃汁短少、不能食者，服之可以开胃进食。"（《医学衷中参西录·龙胆草解》）对于此说，要灵活地看，若龙胆草剂量过大恐不能健胃，反有伤阴之弊，对胃肠道有刺激作用，并可出现头痛、头晕、乏力、神倦、面红、心率减慢。因此应用龙胆草剂量不宜过大，时间不宜太久。

5. 治疗黄疸　以龙胆草治疗黄疸病证，必须是湿热黄疸。《本草新编·卷三》云："龙胆草，味苦涩，气大寒，阴也，无毒。其功专于利水消湿，除黄疸，其余治目、止痢、退热、却肿，皆推广之言也。但此种过于分利，未免耗气败血，水去血又去，湿消气又消，初起之水湿黄疸用之，不得不亟；久病之水湿黄疸用之，不可不缓。正未可全恃之为利水神丹，消湿除痹之灵药也。或谓龙胆草治湿热尤利，瘅病正湿热之病也，然用龙胆草以治黄疸，多有不效者，何也？黄疸实不止湿热之一种也，有不热又成黄病者。龙胆草所能治也，龙胆草泻湿热，不能泻不热之湿也。"也就是说龙胆草只能治疗湿热黄疸，不能治疗寒湿黄疸。现多用其治疗湿热型黄疸性肝炎。又有"家有龙胆草，湿热吓得跑"的说法。

【药效比较】

1.龙胆草、黄柏　均能清热燥湿，用于下焦湿热病证，如湿热黄疸、带下、阴囊肿痛、阴痒以及小便淋浊；也用于肝经热盛，热邪不退，抽搐，可同用，如当归龙荟丸。

龙胆草亦用于肝经湿热郁火所致目赤肿痛、耳聋耳肿等证，如龙胆泻肝汤。黄柏清热燥湿，以下焦湿热所致带下、下痢、足膝肿痛、黄疸多用，如治带下之易黄汤、足膝肿痛之二妙散。

2.龙胆草、夏枯草　均能清肝热，用于肝热目赤肿痛、头痛、口苦。龙胆草苦寒之性重，清热作用也更强，如龙胆泻肝汤。龙胆草主要用于实证；夏枯草也可用于虚证，古代有认为夏枯草具有补血的作用。

龙胆草清热燥湿作用强。夏枯草清热散结作用好。

【用药体会】龙胆草清热，对于火热病证可以选用。笔者认为其止牙痛的效果也很好。虽清热作用强，但由于大苦大寒，容易败胃、损阳，一般使用时剂量不能太大。若下部瘙痒病证，也可以外用。

龙眼肉　Lóng yǎn ròu《神农本草经》

【本草认知】

1.药材　龙眼以福建莆田产者最良，果实呈赤色或紫红色，有圆球形的果壳，果肉如绛丸大，内含果浆。其果肉在鲜时是乳白色、半透明饱含水分的肉质，色泽晶莹，鲜嫩爽口，味甜如蜜；果肉干后变成暗褐色，质柔韧，性质平和，滋补作用好。

龙眼肉乃补血益心之佳果，益脾长寿长智之要药，营养丰富，是珍贵的滋养强化剂。果实除鲜食外，还可制成罐头、酒、膏、酱等，亦可加工成桂园干肉等。龙眼肉以片大、肉厚、质细软、色棕黄、半透明、味浓甜者为佳。

2. **补益作用**　龙眼肉主治因心脾虚损，气血不足所致心悸、失眠、多梦、健忘，是一味性质平和的滋补良药，单用就有效。若因年老体弱，大病之后，身体虚弱，吃龙眼肉有非常好的作用。其对病后体虚，脑力衰退以及产后均为调补佳品。《本草纲目·卷三十一·龙眼》曰："食品以荔枝为贵，而资益则龙眼为良。盖荔枝性热，而龙眼性和平也。"

龙眼补益心脾，治病而无壅气之弊，其性甘温，类于大枣、荔枝，但补虚力却胜之。民间常用龙眼作为补剂的配料，炖鸡或羊肉时，放入一些桂圆肉，显得别有风味。谚云："心虚气不足，桂圆煨米粥。""龙眼树下长寿叟，阿翁一夜发变乌。"足以说明龙眼的价值。

3. **食用方法**　《随息居饮食谱·果食类·龙眼》介绍了一种食用龙眼肉的方法，取去壳龙眼肉"每肉一两，入白洋糖一钱，素体多火者，再入西洋参片如糖之数。碗口幂以丝棉一层，日日于饭锅上蒸之，蒸到百次。凡衰羸老弱，别无痰火，便滑之病者，每以开水瀹服一匙，大补气血，力胜参、芪。产妇临盆服之尤妙"，并谓乃"果中神品"。按照王孟英介绍的方法：取去壳龙眼肉 500g，放入瓷碗中加白糖 50g（以此比例），盖好，放饭上面蒸，放凉，于下次蒸饭时再蒸，如此反复蒸，达 100 次，至色泽变黑，即可装瓶备用。服用时可稍加白糖，每次 10g，每日 1 次。本品力胜人参、黄芪，俗称代参膏，用于气血亏虚的衰羸老弱患者。此方对产妇临盆，服之尤妙。

【药效比较】

龙眼肉、大枣　①均能补益心脾，用于心脾两虚，疲乏无力、头昏、食少、羸瘦、健忘等。②均能养血安神，用于气血两虚，失眠健忘、惊悸怔忡。治疗虚损方面，可以配伍同用，如归脾汤。

龙眼肉的补益作用强。大枣能调和药性，用于缓和诸药峻烈之性，使攻邪而不致于伤正。

【用药体会】龙眼肉在临床上作为补益药物使用，以补血为主，凡血虚病证视为要药。其入汤剂不如膏剂补益作用强。若老年人也可配伍入酒剂，既能改善口感，又有良好的滋补作用，只是每天不能饮酒过多。根据王孟英的认识，以食品蒸吃更好。

北沙参　Běi shā shēn《本草汇言》

【本草认知】

1. 出处　现代出版的中药书籍均云北沙参出自于《本草汇言》，但该书是将两种沙参同时论述的，只是在"集方"中引用了两张用北沙参的方子，其中1首为："治一切阴虚火炎，似虚似实，逆气不降，清气不升，为烦为渴，为咳为嗽，为胀为满不食。用真北沙参五钱，水煎服。"由此说北沙参出自《本草汇言》，尚待考证。

2. 反藜芦　十八反歌诀中有"诸参辛芍叛藜芦"一说，但对此存在争议。按照十八味药物数目来看，诸参应该指的是人参、苦参、丹参、沙参4种。此处所谓沙参指的是南沙参，因为南沙参从《神农本草经》就已经开始使用，十八反歌诀源于金元时期，而北沙参是从清代以后才开始使用的，显然原本十八反中并不包括北沙参。因《中国药典》云"反藜芦"，故本书亦说反藜芦。而实际上，因为藜芦有大毒，同时具有剧烈的涌吐作用，所以二药不可能配合在一起使用。

3. 作用　北沙参主要作用于肺，可以用补肺阴、清肺热、润肺燥来总结其功效，这三者最重要的是补肺阴。因肺阴伤又主要表现为肺热、燥热咳嗽，故北沙参可用于止咳。笔者认为其止咳不用于喘证，临床也极少有用北沙参治疗喘证的。北沙参还可养胃阴、清胃热、润胃燥，由此又引申出益胃生津。

【药效比较】

北沙参、天花粉　均能清肺热、生津止渴，用于肺热津伤之口干口渴，如沙参麦冬汤。

北沙参益胃养阴，善治胃阴伤病证，特点是养阴又生津。天花粉清热作用较强，生津不养阴，又能活血排脓。

【用药体会】北沙参为养阴之品，可用于肺胃阴伤病证。其养阴作用平和，但因为使用历史较晚，在古方中应用较少。凡肺胃阴伤证，笔者均将其作为常用之品。此药特点是不滋腻、不敛邪、不碍胃，较麦冬药性要平和。

生姜　Shēng jiāng《名医别录》

【本草认知】

1. 为呕家圣药　生姜解表，谚语云："一把糯米煮成汤，七个葱头七片姜，熬熟对入半杯醋，伤风感冒很平康。"但其力量较弱，一般不作为解表首选药。在临床上其主要作为止呕药物使用，《备急千金要方·卷十六·呕吐哕逆》有"呕家圣药"之说，因此历来用其治疗多种呕吐，无论寒热虚实所致呕吐均可选用。在家庭中也可用其食疗来治疗和预防呕吐，尤其对于胃寒证效果良好。若晕车、晕船的人外出旅游，在出发之前口嚼生姜服下，或在肚脐上贴一片姜，或在乘坐车船时把姜放在鼻下嗅闻，均能消除或减轻晕车、晕船的症状。此外，也可以将生姜切片后敷在内关穴上，一般是男左女右。谚语云："出门带块姜，时时保安康。""冬天一碗姜糖汤，祛风祛寒赛仙方。""冬有生姜，不怕风霜。""家里备姜，小病不慌。"

2. 调和营卫　生姜走表，大枣和营，同用可以达到调和营卫的作用。单用生姜不能说其调和营卫，只有将生姜、大枣同用以后才能达到调和营卫之功，其机制与桂枝配伍白芍以调和营卫相似。清·周岩《本草思辨录·卷三·大枣》条云："生姜味辛色黄，由阳明入卫。大枣味甘色赤，由太阴入营。其能入营，由于甘中有辛，惟甘守之用多，得生姜乃不至过守。生姜辛通之用多，得大枣乃不至过通。二物并用，所以为和营卫之主剂。"此即是对二者的作用机制进行了表述。

3. 活血与美容　古代本草记载生姜有活血作用，如《本草拾遗·卷八》载"破血"、《医学入门·卷二》载"以其能破血逐瘀"，据此可以达到美容的作用。对于生姜的美容功效，古人已经有一些认识和了解。在明代董宿辑录，方贤续补的《奇效良方·卷二十一》中载有一首"容颜不老方"，云："一斤生姜半斤蜜，二两白盐三两草，丁香沉香各半两，四两茴香一处捣，煎也好，点也好，修合此药胜如宝，每日清晨饮一杯，一世容颜长不老。"该方以生姜为主药，每日清晨服用，有防衰老葆青春的奇特功效，可明显减轻老年斑。也可将姜切碎，拌上精盐，辣椒油等调料，经常食用。现代研究和分析认为，其可以扩张血管，使血液循环加速，让血液充分到达皮肤，使人容光焕发。但现临床并不将生姜作为活血药使用，生姜主要还是治疗气分病证。《东坡杂记》记载："予昔监郡钱塘，游净慈寺，众中有僧号聪药王，年八十余，面色红润，目光迥然。"问其健康长寿的奥秘，答道："服生姜四十年，故不老云。"

4. 治脱发　用姜汁抹搽患处，可以有效地治疗脱发，特别是斑秃。取新鲜生姜，在白酒内浸泡2天，用浸制的生姜蘸药液搽患处，每天3次，每次1~3分钟，连续使用，对治疗斑秃有较好的疗效。

5. 治冻疮　生姜温散，在夏季用鲜姜片搽手、脚、耳朵等易患冻疮的地方，可以防止冬天生冻疮。

6. 治痢　古方及民间均有用姜治痢的说法，即所谓姜茶治痢，是用生姜、茶叶煎服或直接泡水服，不问痢之赤白，通用之。可供临床参考。

7.**解毒作用** 生姜解毒，并不限于鱼蟹、半夏之毒，根据古代本草记载，其还能解禽兽、虫、草木诸毒。《本草纲目·卷二十六·生姜》在记载生姜时，"附方"中即载能解多种毒。

【药效比较】

生姜、紫苏 ①均能解表，用于外感风寒所致恶寒发热、头痛身痛，为平和的解表药。生姜作用更平和，若突遇风寒、淋雨，也可以单用生姜泡水饮服。②均能解毒，用于鱼蟹中毒所致恶心呕吐、腹痛、腹泻等身体不适的病证。传统多用紫苏，如《金匮要略·禽兽鱼虫禁忌》载："食蟹中毒治之方：紫苏：煮汁饮之三升。紫苏子捣汁饮之，亦良。"紫苏、生姜也作为食物应用，一则可辟腥调味；二则芳香醒脾开胃；三则可解其毒，即防治食入这类食物引起的恶心呕吐、腹痛腹泻、皮疹等。生姜更多用。③均能止呕。从临床应用来看，生姜止呕作用强，孙思邈谓其"呕家圣药"。生姜对于各种呕吐均可以使用，无论寒热虚实，内伤外感；而紫苏多用于气滞所致的呕吐病证。

生姜发散力弱，只宜于风寒感冒轻证。其为解鱼蟹中毒的常用药物和食物，亦可解半夏、南星之毒。此外，生姜尤能温中止呕，为呕家圣药。紫苏发散力胜于生姜，弱于麻黄、桂枝，虽可解鱼蟹毒，但不常用。紫苏还可行气安胎。

【用药体会】生姜解表作用弱，可解半夏、南星之毒，且生姜汁也能解半夏、南星之毒。生姜最大的特点是止呕，虽云温胃止呕，但其实对于多种呕吐均适宜。平时生活中多吃生姜有强身健体作用。若虚寒胃痛，笔者常嘱咐患者自己用生姜、红糖煎水饮服，有效；若寒盛痛经，乃嘱咐患者用生姜温熨腹部及八髎穴，有效。

生地黄　Shēng dì huáng《神农本草经》

【本草认知】

1. **药材**　生地黄简称生地。药店的生地为干生地，又名生地、生地黄、干地黄等。怀生地产于河南新乡、焦作一带（旧时怀庆府），以其品质最优，产量最大。若根茎肥大体重者，品质较优，称大生地；若药材个体细小如根者，品质稍次，又称小生地，细生地。而新鲜者称鲜地黄、鲜生地，以块根肥大、味甜者为佳。临床若用鲜品时量加倍，或以鲜品捣汁入药。鲜生地作用与干地黄相似，但滋阴之力稍逊，清热生津之力较强。

2. **止血**　生地具有止血作用，早在古代本草书中就有记载，如《名医别录·上品》载："主治妇人崩中血不止，及产后血上薄心、闷绝，伤身、胎动、下血，胎不落，堕坠，踠（wǎn）折，瘀血，留血，衄鼻，吐血，皆捣饮之。"从临床应用来看，生地主要用于血热所致出血病证。取止血作用时，以炒炭应用为佳。《医说·卷四·鼻衄吐血》引用《信效方》载："予在汝州时，因出验尸，有保正赵温者，不诣尸所。问之，即云：衄血已数斗，昏困欲绝，予使人扶掖以来，鼻血如檐溜，平日所记治衄数方，旋合药治之，血势猛，皆冲出。予谓治血者，莫如地黄。试遣人四散，寻生地黄，得十余斤，不暇取汁，因使生吃，渐及三四斤，又以其滓塞鼻，须臾血定。又癸未岁，予姊病吐血，有医者教取生地黄自然汁煮服之，日服数升，三日而愈。有一婢，病经血半年不通，见釜中余汁，以为弃去可惜，辄饮数杯，寻即通利。地黄治血，其功如此。地黄，但用新布拭净，捣汁，勿用水洗。"这里介绍的前两个病例就是讲用生地止血，并且效果很好，后一个病例是讲生地具有通经的作用。上述 3 个病例都是单用 1 味生地达到治疗效果的，临床可以参考。现有的中药书中不载生地止血，实为缺憾。

3. 补血　张元素《医学启源·卷下》云生地能"凉血补血，补肾水真阴不足"。但李时珍不同意此观点，云："其熟地黄乃后人复蒸晒者。诸家本草皆指干地黄为熟地黄，虽主治证同，而凉血补血之功稍异。"（《本草纲目·卷十六·地黄》）意思是说生地不补血。从临床来看，生地一般不作为补血药，熟地黄才是补血之品。

4. 活血　《神农本草经·上品》有干地黄"逐血痹""除痹"的记载，故有人认为生地为活血药。古方中用生地治疗四肢拘挛，一般多同时配伍通经活络药物，故不能理解为生地有除痹之功。至于《神农本草经》所云"主折跌绝筋，伤中"，是讲用治跌打损伤病证，现临床少用。《本草纲目·卷十六·地黄》记载："打扑损伤，骨碎及筋伤烂，用生地黄熬膏裹之。以竹简编夹急缚，勿令转动。一日一夕，可十易之，则瘥。《类说》云：许元公过桥堕马，右臂臼脱，左右急按入臼中，昏迷不知痛苦。急召田录事视之，曰：尚可救。乃以药封肿处，中夜方苏，达旦痛止，痛处已白。日日换贴，其瘀肿移至肩背，乃以药下去黑血三升而愈。"这是用生地外用治疗跌打损伤。《备急千金要方》也记载以其治损伤打扑瘀血在腹者。古方中有此认识，可供临床参考。

5. 治疗心悸　《伤寒论》炙甘草汤主治"脉结代，心动悸"，方中以生地剂量最大（1斤），因此对于方中的主药到底是炙甘草，还是生地，抑或是大枣，有不同的看法。有认为此方主药是生地，则治疗心悸应该是生地。临床现有用其治疗病毒性心肌炎致心律失常者，如表现为心悸怔忡，则重用生地。此说可供临床参考用药。另外《金匮要略》中，以百合地黄汤治疗百合病，方中即含有生地。百合病是一种心肺阴虚，兼有内热的情志病，心悸症状应该是客观存在的。所以笔者认为，治疗心悸可选用生地。

6. 养阴的变通用法　生地养阴作用好，临床上若因用激素以后，出现一些不良反应，重用生地有较好的效果；也可配合知母用于因激素所导致的体内功能紊乱的病证。

7. 与发散药同用　生地具有养阴作用，一般外感表证是不宜选用的，但在治疗某些外感表证时，经过配伍又可以选用。如九味羌活汤可治外感风寒湿邪，内有蕴热证，方中以辛燥之羌活、细辛、苍术、白芷、川芎等，配伍生地应用，如此，生地能制约诸药之燥性，而燥药又能防止生地滋腻，使其发表而不伤津。《外台秘要》之葱白七味饮为养血解表之剂，方中用生地养血滋阴，以葱白等解除表邪，也是将生地与解表药同用。

8. 补肾填精　生地能补肾，舌质红是生地的适应证之一。使用生地可重用，不仅能够明显改善症状，而且对尿蛋白的消除有非常明显的效果。黄芪培土利水，芡实补肾固精，生地养阴填精，三味相伍培补脾肾，标本兼治，治疗肾病蛋白尿，疗效甚佳。若服生地偶有便溏，可减生地用量，酌加山药、葛根即可。

【药效比较】

生地、知母　①均能清退热邪，用于虚热病证，常同用，如青蒿鳖甲汤。特点是既治虚热，也治实热。知母偏治实热，生地偏治虚热。②均能滋阴润燥，用于阴伤病证。生地养阴作用好。

生地主入血分，为清热凉血要药，又能滋阴生津，炒炭可以止血。知母专入气分，以泻火为主，既能泻肺胃之火，又能泻肾火。

【用药体会】生地味甘，口感佳，在清退虚热方面常用，但由于其滋腻，使用时剂量不能太大，以免泥膈。此药为凉血要药，故治血分有热为首选之品，如清营汤、犀角地黄汤。生地的特点是"内专凉血滋阴，外润皮肤荣泽"（《本经逢原·卷二》)，对于皮肤干燥等可以加大剂量使用。至于用生地活血，古代本草虽有记载，但笔者用之极为谨慎。

代赭石　Dài zhě shí《神农本草经》

【本草认知】

1. 降逆　代赭石的作用可以用一个"降"字来概括，其降肝能平肝潜阳，用治肝阳上亢所致烦躁易怒病证；降肺能平喘，用于肺气上逆所致喘息；降胃能止呕，用于胃气上逆所致呕吐、呃逆等。其降逆的作用较强。传统应用以降胃气上逆最多用。

2. 清热止血　代赭石具有止血作用，传统认为其机制是凉血止血，笔者则认为应该是清热止血。从其所治疗的病证来看，如肺气上逆之喘息、胃气上逆之呕吐，均为气分病证，因此所治出血病证也应该是气分证，故云作用为清热止血。

3. 用法　《本草纲目·卷十·代赭石》曰："今人惟煅赤以醋淬三次或七次，研，水飞过用，取其相制，并为肝经血分引用也。"这是说临床使用代赭石要煅用，但亦有认为若煅用之复用醋淬，能伤肺。张锡纯也认为："若煅用之即无斯效，煅之复以醋淬之，尤非所宜。"（《医学衷中参西录·赭石解》）现代临床用的是生品。过去认为代赭石要大剂量使用，但现代认为"因含微量砷，故不宜长期服用"（6版《中药学》）。

【药效比较】

1. 代赭石、旋覆花　①均能降逆止呕，用于胃气上逆所致嗳气不舒、呃逆、呕吐，常同用，如旋覆代赭汤。代赭石降逆作用更强。②均能平喘。旋覆花消痰平喘，用于痰涎壅盛气逆及痰饮蓄结所致之咳喘痰多证，尤以痰结胸痞，唾如胶漆为宜。古代本草认为旋覆花除水，并非其能利尿，乃是消痰之功，即能消痰水。

代赭石尚能平肝潜阳，清热止血。旋覆花尚能降肺胃之气逆。

2. 代赭石、磁石　①均能平肝潜阳，用于肝阳上亢病证，如烦躁易怒等，可同用。代赭石在平降肝阳方面更多用，如镇肝息风汤。②均能降逆平喘，用于气逆喘息之证。

代赭石的特点是降肺气平喘，用于肺气上逆所致喘息。磁石为纳气平喘之品，侧重于肾不纳气所致喘息病证，亦能镇惊安神、聪耳明目。

3. 代赭石、石决明　均能平肝潜阳，用于肝阳上亢病证。代赭石宜于肝火、肝阳亢盛者；石决明宜于肝阴虚而致阳亢者，或虚中夹实之阳亢者。

代赭石尚能清热止血，也能降肺胃逆气以平喘。石决明尚能清肝明目。

【用药体会】历代将旋覆花、代赭石作为治疗多种呕吐的常用对药，《伤寒论》中就有用其治疗呕吐病证的记载，且以痰浊呕吐更多用，二者配伍后作用加强。由于代赭石乃矿物药，质重沉降，煎出来的汤液颜色不耐看，故不及植物药物应用多。临床一般常用旋覆花配伍半夏、陈皮等同用，同样可以达到降逆止呕的作用。笔者治疗肝阳上亢病证，多喜用石决明而少用代赭石，这主要是因为代赭石煎出的汤液漆黑，患者难以接受，且石决明的平肝作用也很好，对于头痛、眩晕、急躁易怒作用明显。

仙茅　Xiān máo《海药本草》

【本草认知】

1. 解毒　仙茅有毒，《医说·卷六·中毒·中仙茅附子毒》记载："郑长卿资政说，少时随父太宰官怀州，一将官服仙茅遇毒，舌胀出口，渐大与肩齐，善医环视，不能治。一医独曰：尚可救，少缓无及矣。取小刀劙（lí）其舌，随破随合，劙至百数，始有血一点许。医喜曰：无害也。舌应时消缩小。即命煮大黄朴消数碗，连服之，并以药末掺舌上，遂愈。"

这是说一人中仙茅毒，舌胀出口，以大黄、朴硝煎服，同时用药末涂抹于舌上，病就痊愈了。《本草纲目·卷十二·仙茅》曰：

"此皆火盛性淫之人过服仙茅之害也。"《本草新编·卷三》载："中仙茅毒者，含大黄一片即解，不须多用大黄也。此种药近人最喜用之，以《本草》载其能助阳也。"此即言用大黄来解除仙茅毒，仙茅性温助阳，大黄性寒故可解毒。此说可供参考。

2. 应用指征　仙茅温性较强，诸本草书中均载其为热性，只适宜于虚寒性病证。《本草正义·卷一》说："世有妄谈温补，盛称仙灵脾、仙茅等物之功效者，皆惑于方士之谬说，如唐人喜服乳石、寨石自戕生命之类，宜援左道惑众之例，诛之无赦可也。"《梦溪笔谈·卷九》载："夏文庄性豪侈，禀赋异于人，才睡，即身冷而僵，一如逝者；既觉，须令人温之，良久方能动。人有见其陆行，两车相连，载一物巍然，问之，乃绵账也，以数千两绵为之。常服仙茅、钟乳、硫黄，莫知纪极。晨朝每食钟乳粥。有小吏窃食之，遂发疽，几不可救。"这是讲夏文庄体质阴寒内盛，睡后身冷如死人，须长服仙茅等温补之品。有个小官吏，素体阳盛，偷吃了钟乳粥，结果发疽，几乎不可救治。说明非虚寒者不宜乱吃。李时珍认为仙茅"性热，补三焦命门之药"（《本草纲目·卷十二·仙茅》）。《神农本草经疏·卷十一》云："仙茅味辛，气大热，其为毒可知矣。虽能补命门，益阳道，助筋骨，除风痹，然而病因不同，寒热迥别，施之一误，祸如反掌。"由于其大热，所以说其有毒。在使用方面，仙茅较淫羊藿、巴戟天要少用，即此道理。

【药效比较】

淫羊藿、巴戟天、仙茅　①均能补肾壮阳，可以配伍同用。淫羊藿有很好的壮阳作用，主治性功能低下的病证，尤其是治疗阳痿，作用较好。巴戟天无燥性，作用温和，大凡肾阳虚病证均可以选用。其壮阳作用不及淫阳藿强，但二药配伍以后作用加强。因其补肾，可用于肾虚所致腰腿无力，现也用于支气管哮喘。仙茅的作用主要是壮阳，用于阳虚重证，能秘精，尤宜于早泄者，若相火过旺则不宜使用。淫羊藿助阳力强于巴戟天，弱于仙茅。②均能祛除风湿，用于风湿痹痛、四肢麻木、拘挛疼痛、筋骨冷痛痿弱，以下肢多用。淫羊藿作用较好。

淫羊藿性燥不润，能走四肢，治四肢拘挛麻木之风湿痹痛偏于寒湿者。巴戟天质柔润，性较缓和，温而不燥，补而不滞，强筋骨功效佳。其助阳力较温和，专走下焦，治腰膝疼痛力量相对较弱。仙茅性猛有毒，温散力强，治疗寒湿重证。若将淫羊藿、巴戟天、仙茅三药同用，治疗性功能障碍，作用增强。古代文献记载，虽十斤钟乳石不及一斤仙茅。

【用药体会】仙茅在温肾壮阳方面作用较强，并认为有人参一样的作用。由于有毒，剂量一般不宜太大。笔者尤喜将淫羊藿、巴戟天、仙茅三药同用，以治疗性功能障碍的病证，尤对于早泄者作用好。

仙鹤草　Xiān hè cǎo《神农本草经》

【本草认知】

1. 药材　仙鹤草也称龙芽草、狼牙草，为蔷薇科多年生草本植物。我国南北皆产，多生长在山野、荒坡、路旁，既为药，也是食用野蔬，具有较高的药用和食用价值。仙鹤草除可煮汤食用外，还可清炒。把其嫩茎叶洗净，入沸水中焯一下，捞出挤干水，再入热油锅内，加适量作料，稍炒即可食用。

2. 止血部位　仙鹤草收敛止血，可用于多部位的出血病证，如吐血、咯血、尿血、便血、崩漏和赤痢等证。但止血作用不及白及强。仙鹤草可单独使用，也可对症配伍，效果更佳。因其止血，现亦用于血小板减少的病证。

3. 治疗脱力劳伤　仙鹤草补虚，为治疗脱力劳伤的要药，又名脱力草。所谓脱力劳伤，指的是当身体不能承受某种重力导致的身体受伤，出现疲倦乏力、精神萎靡、面色苍白，虽经休息，一时仍不能恢复。将仙鹤草与红枣炖吃，加入适量红糖搅匀，吃枣喝汤，可调气血，治劳伤、贫血、精力委顿、乏力等，还能提高抗病能力。从其治疗脱力劳伤来看，仙鹤草有强壮之功，可治疗气血虚弱之眩晕；若配黄芪、大枣，可治疗血小板减少性紫癜、过敏性紫癜，其效颇佳。

4. **降糖**　虽然古代文献中没有关于仙鹤草治疗消渴病的记载，但现代药理研究表明，仙鹤草可以降低血糖，用治糖尿病。临床可以配伍玄参、苍术同用。

5. **治痢**　仙鹤草具有收敛作用，可用于久泻久痢，主要是治疗虚寒性的痢疾。同时因略具补益作用，若体虚导致腹泻日久，也常用之。要说明的是，若湿热导致的病证则不宜选用，如用之应配伍祛湿之品。

【**药效比较**】

白及、仙鹤草　①均能收敛止血，用于体内、外多种出血证。白及的止血作用佳，主要用于肺胃出血证，如咳血、吐血。白及在止血方面可以单用，一般是研末内服。仙鹤草止血的部位较广，药性缓和。②均能补肺，治疗肺虚病证，尤其是肺痨咳嗽，亦治肺痿。

白及尚能收敛生肌。仙鹤草尚能消积、止痢、杀虫。

【**用药体会**】本草书籍中记载仙鹤草的功效颇多，然现主要用其止血，尤对于妇科出血病证多用。现认为仙鹤草具有抗过敏作用，所以对于一些过敏性疾病如鼻炎也常用，可配伍诸如防风、蝉蜕、僵蚕、徐长卿等。仙鹤草有补益作用，配伍大枣作用加强，笔者常将二药同用以提高疗效。

白及　Bái jí《神农本草经》

【**本草认知**】

1. **止血**　白及的止血作用极佳，主要用于肺胃出血证，如咳血、吐血。在止血方面可单用，一般是研末内服。根据研究，白及粉在服用时以凉开水调服作用较好，寒凉药性能收缩血管，有利于止血。

2.补肺　历代本草书中多记载白及有补肺作用。从临床应用来看，白及的确可以治疗肺虚的病证，尤其是肺痨咳嗽。在古代本草书中亦云其治疗肺痿病证。肺痿是肺脏的一种慢性病证，大多由久病伤肺，导致肺叶痿败所致，以咳吐浊唾涎沫为特征。现所云肺结核、慢性气管炎、肺纤维化、肺不张、矽肺等均可见肺痿的征象，因此白及通过补肺也可治疗上述病证。

3.收敛生肌　《中药学》云白及"消肿生肌"，而乳香、没药的功效也云"消肿生肌"，显然二者作用机制不同，将此两种不同的作用用同样的术语表达，容易误导读者，故笔者在此用了"收敛生肌"。

4.治疗乳糜尿　乳糜尿属中医膏淋、尿浊等范畴，以小便浑浊不清、白如米泔水而排尿时并无疼痛为其特征。本证初起多属实证，以湿热为多，病久累及脾肾，由实转虚，治宜培补脾肾、固摄下元。以白及治疗乳糜尿，无论虚实，皆可随症伍用，此乃新用法。

5.治疗溃疡　由于白及具有收敛作用，临床可用于痈肿恶疮、败疽、消化性溃疡、糜烂性胃炎、溃疡性结肠炎等疾病。笔者尤其喜用其治疗诸如现在所云的慢性胃炎、消化性溃疡，可配伍黄芪、炒白术、生晒参或党参、茯苓、炒白芍、瓦楞子、乌贼骨等同用。慢性胃炎、消化性溃疡患者，局部病变之充血水肿糜烂，类于外科痈肿疮疡，根据《神农本草经·下品》所载白及"主痈肿，恶疮，败疽，伤阴，死肌"的认识，可以其为主药。

【药效比较】

白及、赤石脂　①均能收敛止血，用于出血病证。白及善治肺胃出血，赤石脂善治前后阴出血。②均能收敛生肌，用于疮疡病证。

白及止血作用强，能收敛，外用善治疮疖痈肿、手足皲裂、水火烫伤。赤石脂涩肠止泻，善治久泻久痢；外用善治疮疡久溃不敛，湿疹，湿疮。

【用药体会】笔者治肺胃出血病证，一般将白及作为首选。其生肌作用好，治疮疡肿毒、溃疡久不收口，未成脓者能使之消散，已成脓者可使之生肌，略有补性，效果良好；而对于胃肠道溃疡病证，可促进病变愈合，具有良效；若研粉以油调涂，又可治手足皲裂、水火烫伤、肛裂证。

白术　Bái zhú《神农本草经》

【本草认知】

1. 健脾　白术乃健脾要药。凡健脾之品，一般有祛湿之功，故白术同时也能利水，常作为治疗水湿内停的药物。在健脾方面，炒后应用效果更好。目前白术的炒法有土炒、砂炒、麸炒、清炒，以麸炒最佳，但因为成本相对较高，现多提倡土炒。白术健脾，可用治多种病证，《医学启源·卷下·药类法象》云："其用有九：温中一也。去脾胃中湿二也。除脾胃热三也。强脾胃、进饮食四也。和脾胃，生津液五也。主肌热六也。治四肢困倦，目不欲开，怠惰嗜卧，不思饮食七也。止渴八也。安胎九也。"所述病证均以健脾为功。

2. 治疗便秘　白术治疗便秘，在古代很多本草书中均有记载，现临床也屡有报道。生白术具有通便的作用，需要大剂量使用才能发挥作用，治疗脾虚便秘效果尤佳。因此白术既治泄泻，也治便秘。

用白术治疗便秘是仲景法，出自桂枝附子去桂加白术汤，用于水湿便秘。《伤寒论》179 条："伤寒八九日，风湿相搏，身体疼烦，不能自转侧，不呕，不渴，脉浮虚而涩者，桂枝附子汤主之。若其人大便硬，小便自利者，去桂加白术汤主之。"历代注家对此解释不一，矛盾重重。而分歧点恰恰在于为什么大便硬、小便自利还要去桂加白术。现代临床和药理实验已证实，白术具有通便作用。《本草思辨录·卷一》指出："去桂加术，则小便节而本有之津液不随之而亡……谁谓白术之加，不足以濡大便哉？"其意思是说，加健脾益气之白术，使之复行运化之职，可濡润肠道而大便自通。

自古至今，许多人对白术通便之效避而不用，认为白术性燥，以之通便岂不愈燥愈秘！此乃不明白术通便之妙理所在。魏龙骧认为："重用白术，运化脾阳，实为治本之图。"此言可谓一语中的，阐明了仲景对大便硬反用白术之妙。《伤寒论》《金匮要略》含白术诸方，为取通便作用，均以生品入药。而白术炮制品的使用，基本上是从唐宋开始的，故原方白术未注明用法，当属生用。白术常用量一般为50g左右。《本草正义·卷一》言白术"能振动脾阳，而又疏通经络，然又最富脂膏，故虽苦温能燥，而亦滋津液，且以气胜者，流行迅利，本能致津液通气也"，解释了白术治疗便秘的机理。

3. 治疗便溏　泄泻之本，无不由于脾胃，故以脾虚泄泻最为多见。临床以白术为治疗泄泻、便溏的主药。便溏有几种情况：①大便始终为稀便，可以选用白术。②大便先干后溏，表现为大便次数不多、纳食一般。若饮食过多则致脘腹胀满加甚，干便排除后即现便溏，又总有未排尽之意，虽努力登圊，并无多便，排便后稍感腹部轻松，应选用白术。余某，女，45岁。自述便秘长达10年，无腹痛。大便4日一行，便干且极难排出，便秘久则腹胀，需服荸荠汁等方能排便，若服其余通便药效果反而不佳。仔细询问病史得知：大便先干后溏，干便排出后，大便即不成形，便后有明显不尽之感，而频繁登厕又无便可解，长期按便秘治疗无效。此次已4日未行大便，舌质淡，苔薄白而微滑，右脉关部滑象明显。辨证为脾虚泄泻。拟健运脾胃，行气止泻。方以太子参、茯苓、莱菔子、炙甘草、槟榔各20g，白术60g，陈皮15g，木香10g，2剂，水煎服。药后即解大便1次，2日后又解 1 次，仍先干后溏不成形，矢气多，但无腹痛。原方太子参易党参 15g，白术 70g，2 剂，水煎服。后以参苓白术散调理而愈。③大便时干时溏，伴有腹痛腹胀，转矢气则舒，受饮食、情绪、环境等因素影响，若大便干时，排便通畅，若大便溏时，排便不畅，且有不尽之感，虽努力登圊但并无大便排出，对于此种情况也宜选用白术。吴某，女，49 岁。自述大便干燥难解多年，伴下腹胀满不适，精神疲倦，食纳极差，少气懒言，四肢困倦，面色苍白。经仔细询问病史，大便乃时干时溏，他医皆作大便干治疗，但效果不佳。现下肢微肿，以下午为甚，时时欲睡，但难以入眠，舌质淡苔薄白，脉虚弱。辨证为脾虚泄泻。方以党参、黄芪各 20g，白术、茯神、当归、合欢皮各 15g，陈皮、川芎、炙甘草各 10g，夜交藤、酸枣仁各 30g，7 剂，水煎服。再诊大便渐正常，后以四君子汤加味调理而愈。④大便先溏后干，也可以选用白术。取其治疗便溏一般应炒用。所以临床上见到便溏常将白术作为首选之药。尤其是大便时干时溏、大便先干后溏，容易误诊为便秘，由此则南辕北辙。现代的一些书籍多笼统的对脾虚便溏所致的大便异常说"便溏"，而事实上以上的四种便溏情况都可能出现，临床应予注意。

4. 治疗腰痛　以白术治疗腰痛，源于《金匮要略·五脏风寒积聚病》甘草干姜茯苓白术汤治"肾著之病，其人身体重，腰中冷，如坐水中……腰以下冷痛，腰重如带五千钱"，方中以白术利腰腹气血、通水道。王旭高《医学刍言·腰痛》云："陈修园治腰痛久不愈，用白术一两为主……据云神效。"也就是说，治疗腰痛，可以重用白术。

【药效比较】

1. 黄芪、白术　①均能补益脾气，用于脾气虚弱所致倦怠乏力、食少纳差、便溏，常同用，如补中益气汤。黄芪补气作用强于白术。②均能止汗，用于肺气虚所致表虚自汗或因表虚容易感受风邪者，常同用，如玉屏风散。固表皆取其补益卫外阳气而止汗，黄芪力胜。③均能利水消肿，用于气虚水肿，小便不利。在具体应用方面稍有区别，白术利水以脾虚水泛，水湿停滞之痰饮水肿为宜；黄芪善走肌表，利水，善治皮肤水肿。现发现黄芪具有消除蛋白尿的作用。若全身性的浮肿，或有些人虽无明显的浮肿，但肌肉松软，体型肥胖，犹如浮肿貌，常自觉身体沉重，活动不灵活，关节重痛，可选用黄芪。

黄芪补气力胜于白术，以气虚下陷者为宜，又能升阳举陷、托疮生肌。白术补脾亦能健脾，以脾虚湿阻中州为宜，又能燥湿、安胎。

2. 白术、苍术　①均能健脾祛湿，用于脾虚湿盛之食少、脘痞呕恶、腹痛胀满、泄泻、水肿以及带下等，如参苓白术散（用白术）、平胃散（用苍术）、完带汤（二术同用）。②均能用于风湿痹痛，但虚而湿重者用白术，实而寒湿甚者用苍术。白术最大的特点乃健脾。《本草衍义补遗·苍术》云："苍术治上、中、下湿疾，皆可用之。"苍术主治风寒湿痹，山岚瘴气，皮肤水肿。若湿在上焦，蒙蔽清窍，头痛如裹，以此散寒除湿，如九味羌活汤；湿在中焦，阻滞运化，导致泄泻，以此健运脾胃，如平胃散；湿在下部，足膝痿软，以此同黄柏治痿，能令足膝有力，如二妙散。

白术尚能固表止汗、补气、利水消肿、安胎。临床应用，凡欲补脾则用白术，凡欲健脾多用苍术。苍术尚能解表发汗、明目、祛风湿，也能芳香化湿。

3. 白术、枳实　均能消食，二药配伍治疗心下坚大如盘、边如旋盘，为水饮所作，如枳术汤。因枳实苦泄沉降，行气化痰，白术健脾燥湿，同用使补而不滞，可治疗脾虚胃滞，胸膈痞闷，如枳术丸。二药同用，具有良好的消食导滞的作用，同时还有防止壅气的特点。历代将其配伍同用，可防补而不滞。

白术以补气健脾为主。枳实以行气化痰为主。

【用药体会】笔者体会，用白术治疗便秘，宜生用，临床可用白术 60~80g，配伍应用，水煎服；若药后无肠鸣、矢气、稀便及排便次数增加，也可研粉生用，每次 10g，每日 3 次，温水送服。若治疗便秘，白术必须重用、生用才能见到效果，不但能通便，还能健脾。许多人应用大黄、芒硝、番泻叶等攻下之药治疗便秘，短期可能起作用，但到后来疗效减退，而且会损伤脾胃。但白术不同，大剂量应用，不但能通便，还能健脾，对脾胃没有损伤。笔者曾治疗一位自述长期患便秘的女性患者，多年来一直应用麻仁丸，甚至大承气汤治疗而无效，笔者采用大剂量生白术 60~80g，并配伍于健脾药中，治愈。

白术补脾益气，一切脾胃虚损之证皆可以白术补益之。脾土旺则清气上升，浊气糟粕自然下输。若对慢性疾病无从下手之际，总以健脾为主。《神农本草经·上品》载其"久服轻身延年"，笔者体会，当病机复杂，虚实兼夹，措手无计之时，以健脾益气之法缓缓图治，往往取得良好疗效。对于老人、产妇、虚弱患者长期便秘，努挣不下，痛苦不堪，重用生白术至 30g 以上，能够使得清气升，浊秘下，神清气爽。重用生白术生津液而濡肠，其中妙处，不熟学深思，焉能探得？天下无神奇之法，只有平淡之法，平淡之极，乃为神奇。

白芷 Bái zhǐ《神农本草经》

【本草认知】

1. 治疗阳明经头痛　白芷最大的特点就是治疗前额头痛，乃是治疗阳明经头痛要药。可以单用其治疗前额疼痛，名都梁丸。若配伍川芎、羌活、细辛等药，相须为用，疗效更佳。《世医得效方·卷十》之四川丸，由川乌、川白芷、川细辛、川芎共同组成，用淡茶送服，主治头痛如破，疗效可靠。从临床使用来看，白芷并不仅限于治疗前额疼痛，对于其他部位的头痛也可选用。《本草求真·卷三》云白芷："气温力厚，通窍行表，为足阳明经祛风散湿主药。故能治阳明一切头面诸疾，如头目昏痛，眉棱骨痛，暨牙龈骨痛，面黑瘢疵者是也。"由于白芷入阳明经，故为前额及眉棱骨痛之专药。白芷对于阳明经之牙痛亦有效，属风寒者可配细辛，风热者可配黄芩，疗效可靠。

2. 燥湿　根据中药药性理论，苦味具有燥湿之功，但白芷并不具备苦味，却在表述白芷功效时，说其燥湿。从药性理论分析，除了苦味可以燥湿以外，某些祛风的药物也是可以燥湿的。中医有"风胜湿"（见《素问·阴阳应象大论篇》《素问·五运行大论篇》）的说法，就是某些具有祛风作用的药物能治疗湿邪病证。白芷之所以燥湿，就是因为其能祛风，以风能胜湿之故。临床可用白芷治疗湿邪为患的病证，如带下、湿痒。

3. 活血　白芷在治疗疮疡方面，特点是脓未成者可以使之消散，脓已成者可以使之溃破。按照古代医家解释，这是因为白芷具有活血化瘀的作用，如《神农本草经·中品》谓主"血闭"，唐·甄权《药性论》谓主"心腹血刺痛"，（《本草纲目·卷十四·白芷》）（注：《药性论》又名《药性本草》，原书矢，本书所引《药性论》均引自《本草纲目》）《日华子本草·草部》谓其"破宿血"，所以说白芷具有活血作用是有依据的。但现代临床一般不将其作为活血药看待。

白芷为治疗疮疡之要药，如《世医得效方·卷十九·疮肿科》收录危氏"秘传十方"，加用白芷者竟有六方之多，治疗疮疡要方仙方活命饮中也用到了白芷。白芷外用可治肿疡，如乳痈，将其打粉外敷即有效。

4. 美白　中医认为人的皮肤悦泽与否和脏腑功能有密切关系，如果脏腑病变，气血不和则皮肤粗糙、面部生斑。根据中医取象比类（注：《本草纲目·卷三十一·荔枝》云"述类象形"）的说法，白芷色白，有保健美白作用。古方中许多治疗诸如黄褐斑、痤疮、雀斑等的方剂中均配伍有白芷，如《神农本草经·中品》载其"润泽"，前述《本草求真》云其治"面黑瘢疵"。笔者常用其治疗此类疾病，确有效果。白芷美白，适用于皮肤粗糙、萎黄、黄褐斑、色素沉着等。《神农本草经·中品》有白芷"可作面脂"的记载。将白芷、山药、茯苓、珍珠层粉、蛋清、黄瓜混合均匀，做面膜敷面，具有很明显的美白作用。

5. 止血　有些本草书籍记载白芷可以止血，但由于白芷乃是行散之品，又有"活血"之功，若治疗出血病证应持谨慎态度。笔者认为白芷不能止血。

6. 止胁痛、周身肉痛　白芷治胁痛，见于《名医别录·中品》，云主治"两胁满"，惜后世用之较少。若肝气郁滞导致两胁胀满疼痛，可在疏肝解郁的基础上加用白芷。若外受风袭所致周身肌肉酸疼，因白芷有祛风止痛之功，亦可加用，如九味羌活汤中选用之。

【药效比较】

白芷、羌活　①均能解表，用于风寒表证，可配伍同用。如九味羌活汤，治疗外感风寒湿邪所导致的肌表无汗、四肢酸痛。羌活解表较白芷多用。白芷具有芳香气味，据此可化湿，化湿要方藿香正气散中配有白芷。②均能止痛，具有良好的治疗头痛的作用。在部位上二者有所区别，羌活主治太阳经头痛，其疼痛性质较重，有云治疗头痛如裂的说法；白芷主治阳明经头痛，即前额疼痛，但又并不限于前额疼痛。

白芷尚能宣通鼻窍，燥湿止带，活血排脓。羌活尚能祛风胜湿。

【用药体会】笔者认为白芷美容的作用较好，在古代本草书中即有记载。其在治疗疮疡方面，特点是脓未成者可使之消散，脓已成者可使之溃破，促使肌肉生长，为外科要药。白芷具有活血化瘀的作用，如仙方活命饮就配伍此药，因此在前面的功效表述中，直接云其具有活血化瘀的作用。白芷主治前额痛。笔者体会，白芷、羌活配伍同用，治疗头痛兼有湿邪者，疗效显著。

白矾　Bái fán《神农本草经》

【本草认知】

1. **解毒**　白矾具有解毒作用，古代本草书中记载可以解砒毒、蛇虫毒。现代研究表明，可能与抑制各种细菌有一定的关系。白矾含有硫酸铝钾，应用过多会对身体产生不良反应，不宜多用、久用。食品中的油炸食物加用明矾后会使食物疏松、脆嫩，但所含硫酸铝钾有害，故不能多食。

2. **治疗鼻息肉**　《名医别录·上品》记载白矾可以治疗"鼻中息肉"，一般是外用，以白矾研末后塞入鼻中。

3. **治疗手脚多汗症**　手掌多汗可影响写字、绘画和精细手工的制作。足底多汗，汗液不能很快蒸发，导致表皮浸渍变白，趾间更明显，久之会产生刺激性异味。手脚多汗多由脾胃功能失调所致，多见于情绪波动幅度较大的青年人。可用明矾 15g，鲜白萝卜片 600g，加水 2500ml，煎 30~40 分钟，去渣取汁，待温度适宜时，浸泡手足 20 分钟，每日 2 次。

【用药体会】白矾配伍郁金可以治疗癫痫，主要是取其祛痰之功，如白金丸。笔者使用白矾，主要用枯矾。枯矾是白矾经过煅后，去掉水分所得。其外用止痒、燥湿作用好，若皮肤瘙痒、流水，将适量枯矾撒布患处效果甚佳。

白果　Bái guǒ《日用本草》

【本草认知】

1. **食用**　银杏的种子除去淡黄色的外种皮后，为坚硬的白色种壳（中种皮），其可食部分为种仁。种仁胚乳肉质，呈绿色。果种鲜嫩，生食熟食均可，生食味清香、肉脆，但内种皮难剥，吃多易中毒，因此生食很少，熟食较多。白果以粒大，壳色黄白，种仁饱满，断面色淡黄者为佳。

2. 作用　白果最擅治疗咳嗽喘息，尤以久病体虚咳喘多用，其所含的毒性成分经水解后产生氢氰酸，有缓解支气管痉挛的作用。此药对于结核菌有抑制作用，可以治疗肺结核。从食疗方面来说，可以将其与食物炖吃。

3. 治带下　《本草纲目·卷三十·银杏》有一治带方，治："赤白带下，下元虚惫。白果、莲肉、江米（即糯米）各五钱，胡椒一钱半，为末。用乌骨鸡一只，去肠盛药，瓦器煮烂，空心食之。"此方补气固涩之力，颇为显著。白果上敛肺气而平喘咳，下涩湿浊而祛痰湿。现临床将白果作为常用的治疗带下的药物，寒湿、湿热带下均可以配伍应用。白果既有药用价值、食用价值，也有经济价值。

4. 毒性　白果有毒，其毒性以色绿的胚最毒，内含氢氰酸毒素，小儿如吃 7~15 粒，可导致中毒死亡。白果炒熟后毒性减低，但也不能过多食用。《本草纲目·卷三十·银杏》引用李延飞《三元延寿书》云："白果食满千个者死。""昔有饥者，同以白果代饭食饱，次日皆死也。"本品的毒性成分能溶于水，加热可使毒性减弱。白果中毒多在食用 1~12 小时内出现症状，主要表现为呕吐、昏迷、嗜睡、恐惧、惊厥、神志呆钝、体温升高、呼吸困难、面色青紫，少数患者还可出现瘫痪，年龄越小，中毒可能性越大。若发现白果中毒，可急用蛋清内服，或用生甘草 60g 水煎服，亦可用麝香 0.3g 温开水调服。

【药效比较】

白果、杏仁　均能平喘，用于喘咳痰多气逆等证，常同用，如定喘汤。白果亦名银杏，收敛肺气以定痰喘，治肺热痰喘气促，可配伍应用。杏仁不仅能平喘，且善止咳，宣肺又能降肺，乃是治疗咳喘的要药。

白果收敛，用治带下，外用可杀虫。杏仁能润肠通便。

【用药体会】白果多用治体虚咳喘、前阴病变。笔者治疗咳喘时，若患者病程时间长，喜将白果、杏仁配伍同用，但杏仁平喘作用更佳。在治疗带下方面，因有收敛作用，对于虚寒带下作用较好，但使用时间不宜过长。

白前　　Bái qián《名医别录》

【本草认知】

1. 药材　白前与白薇外形相似，然白前为止咳祛痰药，白薇乃清退虚热药，二者功用迥异，须予区别。其简易鉴别法是：折断面中空者为白前，俗称鹅管白前；折断面实心者为白薇，俗称实白薇。白前饮片多切段，表面黄白色、黄棕色，或灰绿色、灰黄色，段面中空，节明显，蜜炙白前，色泽加深。在药性方面，白前较白薇稍温。

2. 作用　白前的止咳作用比较平和，对于寒热虚实病证均可以应用。有本草书籍记载白前能够治疗喘证，但在临床上却是极少用其治喘的，因此云白前治疗咳嗽比较恰当。若肺气壅实，痰多而咳嗽不爽，气逆，无论偏寒、偏热，随证配伍均可使用。临床上白前常配伍百部同用，如止嗽散。白前泄肺降气，化痰止嗽，为治肺家咳嗽要药，善治肺气壅实有痰；百部润肺化痰止咳，治疗咳嗽，无论新久、寒热，均可配伍选用。二者伍用，润降相合，其化痰止咳之功更著，用于外感咳嗽日久不已，胸闷气喘、痰多不爽以及肺痨咳嗽等。

【药效比较】

1. 白前、旋覆花　均能降气化痰，用于痰多咳嗽证。

白前性质平和，不论寒证、热证所致咳嗽经适当配伍均可使用，如止嗽散。旋覆花性下降，也能用治喘证；又能降逆止呕，用于痰壅气逆所致胸膈痞实诸证。

2. 前胡、白前　均能降气化痰，用于多种咳嗽喘气病证，但偏于止咳。二药作用平和，虽可治喘，但不多用。

前胡性偏寒，降中有升，能升能降，既宣散风热，又降泄肺气而化痰。白前性偏温，只降不升，为治疗咳嗽常用药。

【用药体会】白前止咳作用不强，临床多只作为辅助药物使用。因作用平和，多应用于小儿咳嗽。其化痰作用也不强，若寒热病证不显，笔者常选用之。

白蔹　Bái liǎn《神农本草经》

【本草认知】

1. **解毒**　白蔹用于热毒病证，如由热毒所致疮疡，久不收口者，可选用之。其特点是初起能消，溃后能敛，内服外敷均可。还可用治水火烫伤。

2. **美容**　白蔹色白质细，有美容作用，一些美容方中常加用之。常以其消肿、敛疮及治各种皮肤病。

3. **收敛**　白蔹具有收敛作用，其命名即源于此。根据药性理论分析，其应该具有酸味或涩味，而考古代本草，多不云具有此味。

【用药体会】白蔹具有清热解毒作用，但解毒作用不强，又由于有收敛特点，所以热毒疮疡并不将其作为首选之药。但对于疮疡久不愈者，使用白蔹则具有较好的效果。

白薇　Bái wēi《神农本草经》

【本草认知】

1. **退虚热**　白薇退虚热作用较好，临床广为用之。①可用于阴虚外感病证，多与养阴、透解之药同用，如《通俗伤寒论》之加减葳蕤汤（玉竹、生葱白、桔梗、白薇、豆豉、薄荷、炙甘草、红枣）。②可用于热病后余热未清，肺热较重者。③可用于肺热咳嗽或咳嗽痰中带血为主症者。

2. 用于妇科证　白薇主治妇科虚热病证。《金匮要略》记载："妇人乳中虚，烦乱呕逆，安中益气，竹皮大丸主之。生竹茹二分，石膏二分，桂枝一分，甘草七分，白薇一分。上五味，末之，枣肉和丸弹子大。以饮服一丸，日三夜二服。有热者，倍白薇，烦喘者加柏实一分。"尤在泾对此方的分析颇为中肯，云："妇人乳中虚，烦乱，呕逆者，乳子之时，气虚火胜，内乱而上逆也。竹茹、石膏甘寒清胃；桂枝、甘草辛甘化气；白薇性寒入阳明，治狂惑邪气，故曰安中益气。"(《金匮要略心典·卷下·妇人产后病脉证治》)文中所谓"乳中虚"，现多指产后病证，故一般云白薇治疗虚热证，实则偏于治产后虚热。

3. 止血　《名医别录·中品》载："疗伤中淋露，下水气，利阴气。"这是说白薇具有利尿通淋作用。《神农本草经疏·卷八》释曰："《别录》疗伤中淋露者，女子荣气不足则血热，血热故伤中，淋露之候显矣。除热益阴，则血自凉，荣气调和，而前症自瘳也。"据此白薇又具有治疗热淋、血淋的作用。治疗血淋者，应具有止血作用，所以李时珍认为其还能治疗"金疮出血"。在后世的本草书中有用白薇治疗因为肺部疾患导致的出血病证的记载，如《本草新编·卷三》云："用之于补阴之中，则能杀劳瘵之虫也。"也就说若肺痨导致的咳血证可以用白薇。不过白薇的主要作用还是清退虚热。

【药效比较】

白薇、白蔹　均能清热解毒，用于疮疡肿毒、咽喉肿痛等，但作用不强，一般作为辅助药物使用。但清热之中亦有区别。白薇入血分，清退虚热，利尿通淋，对热入营血，身热不退以及产后虚热烦乱不安、阴虚内热皆可选用，其具透解之性，特别对某些原因不明的低热有效；亦治热淋，血淋等。白蔹消散痈肿，用于疮痈肿毒，未成脓可消，已成脓可拔，脓已尽可敛，既可内服，亦可外用，总以清解心胃二经火毒为功，反乌头。

【用药体会】笔者认为白薇是清退虚热的良药，白薇对某些原因不明的低热有效。所谓原因不明指的是有些低热病证从辨证的角度来看，分不清到底是哪一种类型的低热，此时选用白薇就非常合适。理论上讲，中医辨证应该辨明病变部位、所在脏腑、寒热虚实，而实际上临床有些病证并不能辨别清楚。若虚热病证有此种情况，可以选用白薇。根据本草书籍记载，白薇善治妇科虚热病证。笔者临床尤喜应用之。白薇治疗虚烦失眠，与栀子相类似，但无栀子泄下之弊，略有养阴之功是其特色。

白头翁　Bái tóu wēng《神农本草经》

【本草认知】

1. 治痢　白头翁为治疗多种痢疾的要药，《伤寒论》中就用其治疗痢疾。若热痢下重此药为首选，亦为治疗休息痢的要药，单用较大剂量即有效。白头翁汤以本品配合黄连、黄柏、秦皮而成，临床上既可用治阿米巴痢疾，也可用治细菌性痢疾，从中医来讲，主要是治疗湿热痢、血痢。现代医学所云阿米巴痢疾类似于中医所说的慢性痢疾，据此认为白头翁治疗阿米巴肝脓肿也是有效的。

2. 治疮痈　白头翁清热解毒，用于治疗疮疡，但此作用不强，临床上也少有将其用来治疗痈肿者。若用，多配伍清热解毒之品同用。

3. 活血　《神农本草经·下品》载白头翁"治温疟狂易，癥瘕积聚，瘿气逐血，止痛疗金疮"。由于其"逐血"，治疗癥瘕积聚，所以有书籍记载白头翁能"活血消癥止痛"（见《神农本草经理论与实践》)，而验之于临床，瘀血病证并不选用此药。录此以供参考。上文《神农本草经》所云"温疟"指的是先发热，后恶寒的一种疟疾。

【用药体会】白头翁主要作用是通过清热解毒治疗湿热痢疾、脓毒血痢，但较黄连用之要少，在解毒方面作用也不及黄连强。

笔者认为虽张仲景以白头翁汤为治疗痢疾的主药，但还是以黄连作用佳。

白芍药　Bái sháo yào《神农本草经》

【本草认知】

1. 止痛　白芍具有止痛作用，但单用作用不强，多配伍甘草以加强作用，如张仲景的芍药甘草汤，就是一首止痛要方。白芍补血柔肝敛阴以止痛，用于肝郁胁肋疼痛、胃脘疼痛。临床上挛急疼痛多选用白芍，如治疗妊娠腹痛的当归芍药散，治疗湿热痢疾的芍药汤，治疗肝郁血虚脾弱证的逍遥散和治疗脾虚肝旺泄泻的痛泻要方等方剂中皆用其缓急止痛。

2. 补血　4版《中药学》将白芍编在平肝药中，但自5版《中药学》后将其编在补血药中，对此存有争议。《中药学》认为白芍具有养血作用，但现也有认为白芍不具备养血之功，理由是白芍养血的概念比较模糊，与补血、生血、补益精血的概念不同，在《神农本草经》《本草纲目》等重要本草著作中，论述补血者极少。《本草纲目·卷十四·芍药》载芍药条下的16个附方中，主治为血分病证的方剂有6个，即"衄血不止""衄血咯血""崩中下血""经水不止""血崩带下""金疮血出"，却没有一个附方是治疗血虚的。《中药学》中，虽然将白芍归类在补血药中，但该药的临床应用是：①用于月经不调。②用于肝气不和证。③用于肝阳亢盛证。以上均没有用其养血补血。四物汤是补血养血的代表方剂，其中当归、熟地是补血药，有认为白芍在此方中非养血者。

对此，笔者考察了本草文献，古代并非没有白芍养血的记载，如成无己云"白补而赤泻"、张元素云"白补赤散"、王好古云主"肝血不足"（均引自《本草纲目·卷十四·芍药》），此处所谓"补"，到底补的什么呢？气血阴阳四者，显然是补血，非补气、补阳、补阴。所以结合古代医家认识，白芍应该就是补血，只是白芍补血作用并不强而已。其功效弱于当归、熟地黄，常同用，如四物汤。一般认为，肝血虚应选用白芍，心血虚应选用当归，而肾血虚应选用熟地黄。关于"肾血虚"的提法，在《本草纲目》中曾有记载，现一般多说成肝肾精血亏虚，熟地黄所谓"填精益髓"也是针对此而言。而从临床选药来看，一般对于肝肾精血亏虚是不首选白芍的，白芍只针对肝血虚病证，而非肝肾精血亏虚病证。

3. 利小便 《神农本草经·中品》中载有芍药"利小便"，虽《中药学》不如此载，但芍药确有利小便之功。如真武汤以白芍与茯苓相配，利水渗湿，导水邪从小便而出；治疗气血亏虚之劳淋的黄芪当归散（《医宗金鉴·卷四十八·小便频数不禁淋沥》）（黄芪、当归、人参、白术、白芍、甘草、猪脬），以白芍与黄芪、当归、人参等配伍，除以之养血补虚外，亦有取其通利小便之意。《本经逢原·卷二·赤芍》云："其治血痹，利小便之功，赤白皆得应用，要在配合之神，乃著奇绩耳。"在《医学衷中参西录·芍药解》中，记载了用白芍治小便不利的案例，张锡纯云："善滋阴养血，退热除烦，能收敛上焦浮越之热下行自小便泻出，为阴虚有热小便不利者之要药。"芍药条下共载7例病案，竟有4例小便不利用芍药治愈。如"一妇人年三十余许，因阴虚小便不利，积成水肿甚剧，大便亦旬日不通。一老医投以八正散不效，友人高××为出方，用生白芍六两，煎汤两大碗，再用生阿胶二两融化其中，俾病患尽量饮之，老医甚为骇疑，高××力主服之，尽剂而二便皆通，肿亦顿消。后老医与愚睹面为述其事，且问此等药何以能治此等病？答曰：此必阴虚不能化阳，以致二便闭塞，白芍善利小便，阿胶能滑大便，二药并用又大能滋补真阴，使阴分充足以化其下焦偏盛之阳，则二便自能利也"。又案，"子××，治一水肿证，其人年六旬，二便皆不通利，心中满闷，时或烦躁，知其阴虚积有内热，又兼气分不舒也。投以生白芍三两，橘红、柴胡各三钱，一剂二便皆通。继服滋阴理气少加利小便之药痊愈"。此说可供临床参考用药。张锡纯创立的治淋浊诸方，如理血汤、膏淋汤、气淋汤、劳淋汤、砂淋汤、寒淋汤、毒淋汤，以及寒通汤、宣解汤、济阴汤均是取白芍利小便之用。其治疗多种淋证均选用白芍，说明白芍利小便有临床意义。

【药效比较】

1. 白芍、当归　①均能补血，用于血虚所致的头痛目眩、心悸及月经不调、痛经等，多同用，如四物汤、圣愈汤（生地黄、熟地黄、川芎、人参、当归、黄芪）。当归补血作用强于白芍。白芍用于肝血虚病证，当归用于心血虚病证。②均能止痛，但机理不一。白芍柔肝止痛作用好，能缓和因肝气不舒或肝气乘脾所致的脘腹疼痛或胸胁作痛、手足拘挛等，如芍药甘草汤、柴胡疏肝散，是治疗胃脘疼痛的要药。

白芍尚能平抑肝阳，敛阴止汗。当归尚能活血化瘀止痛，润肠通便。

2. 白芍、甘草　配伍使用能缓急止痛，用于脘腹疼痛。二药配伍，酸甘化阴，肝脾同治，缓解拘挛的作用加强，可以用治拘急病证。凡肝血虚不能柔养筋脉引起的急迫疼痛、四肢肌肉痉挛、抽搐，均可选用，如芍药甘草汤。尤以缓解小腿腓肠肌痉挛、疼痛，疗效显著。

白芍尚能柔肝止痛，平抑肝阳，敛阴止汗，养血。甘草尚能补气，清热解毒，润肺止咳，调和药性。

【用药体会】 根据古代医家用药经验，桂枝、白芍药等量配伍应用，可达调和营卫之功，但剂量改变，作用亦改变，如小建中汤芍药的量倍于桂枝，而有建立中气的作用。笔者体会，一般情况下，临床上若白芍、桂枝二药同用，白芍用量应略大于桂枝，方可牵制桂枝辛散，也防止动血现象。笔者认为，赤、白芍药配伍应用时，白芍药的用量应略大一些，这样白芍药可以牵制赤芍的行散作用。白芍药、延胡索均为止痛要药，二药配伍同用，对于胃脘疼痛作用尤好。

白芍若与柴胡相伍可扬长避短，白芍酸寒收敛，可敛津液而护营血，收阳气而泄邪热，养血以柔肝，缓急而止痛；柴胡疏肝解郁，和解少阳。二者配伍以白芍之酸敛，制柴胡之辛散，一敛一散，共达柔肝疏肝之效。笔者常将此对药用于肝病疼痛。白芍与醋柴胡按照 2：1 的比例配伍有明显镇痛作用。

白芍、赤芍皆能止痛，可用治疼痛病证。但白芍长于养血柔肝、缓急止痛，主治肝阴不足，血虚肝旺，肝气不舒所致的胁肋疼痛、脘腹四肢拘挛作痛；而赤芍则长于活血祛瘀止痛，主治血滞诸痛证，因又能清热凉血，故血热瘀滞者尤为适宜。

一般认为，在功效方面，白芍长于养血调经、敛阴止汗、平抑肝阳；赤芍则长于清热凉血、活血散瘀、清泄肝火。在应用方面，白芍主治血虚阴亏，肝阳偏亢诸证，赤芍主治血热、血瘀、肝火所致诸证。为便于记忆，现将白芍的功效总结为缓肝、泄肝、滋肝、敛肝、补肝阴 5 个特点。

白芥子　Bái jiè zǐ《名医别录》

【本草认知】

1. 药名　白芥子的药材用的是十字花科白芥或芥的成熟种子。在 4、5、6、7 版《中药学》中用的是"白芥子"的名称，而 2010 年、2015 年、2020 年版《中国药典》用的是"芥子"的名称。《中药学》阅读面广，影响大，切合临床，故医生在开处方时，仍然习用白芥子的名称，而少用"芥子"。

2. 祛皮里膜外之痰　俗有白芥子祛皮里膜外之痰的说法，也就是能祛除广义之痰，可以治疗皮下和胁下的痰核、痰包及痰浊病证，其状如粟、如块，皮色不变，且多无疼痛感觉，唯局部酸麻不适。白芥子对于痰注关节及肌肤之关节疼痛，肢体不利有良好的效果。同时其也是治疗狭义之痰的常用药，如三子养亲汤。在外用方面，外敷肺俞穴能治疗咳喘病证。古代本草记载白芥子能搜剔内外痰结及胸膈寒痰、冷涎壅塞者；也用于阴疽流注，关节肿痛、肢体麻木，如阳和汤。此外，白芥子又能治疗痹证疼痛，《本草纲目·卷二十六·白芥》认为其可治"痹木脚气，筋骨腰节诸痛"。若关节疼痛、肿胀，即可以选用白芥子。

【药效比较】

1. 白芥子、莱菔子　均能降气化痰，用于痰涎壅滞所致咳嗽气喘、胸胁胀满等，如三子养亲汤。在化痰方面有所区别，白芥子利气豁痰，尤以皮里膜外之痰为宜，亦可与其他药研末贴于肺俞、心俞穴以治哮喘，取其辛温气锐，行善走散；莱菔子主治呼吸道之痰，若生用则升，升则涌吐风痰，可除上焦气闷不舒之中风痰涌，炒用则降，如三子养亲汤中莱菔子多炒用。

白芥子为治疗皮里膜外之痰的要药，故为治疗皮下痰核首选之品。莱菔子为降气要药，凡下腹部气胀者，其效尤佳。

2. 白芥子、天南星　均能化痰、散结消肿，用于痰阻病证。

白芥子利气通络、温肺散寒，善祛皮里膜外之痰，用于寒痰壅肺，咳喘胸闷、痰多难咯；也用于寒痰阻滞经络之关节不利、肢体麻木、骨节肿痛；还可将其外用，治疗皮肤、皮下的痰核或痰包病证。天南星善祛风痰，用治痰壅于头面部所致眩晕等，尚能燥湿、止痉。

【用药体会】白芥子是治疗广义之痰的常用药。外敷肺俞穴能治疗咳喘病证，也可以治疗痰注经络的病证，但是若外用时间过久，又会导致皮肤起疱。笔者体会，如果外用致皮肤起疱后流水，作用反而更好，各个部位的骨质增生、关节炎性肿胀均可以选用。

白豆蔻 Bái dòu kòu《名医别录》

【本草认知】

1.治口臭 白豆蔻气味芳香，能行气开郁、化湿和胃，具有良好的香口除臭作用。临床上产生口臭的原因主要与湿浊关系密切，因此笔者认为无论何种原因所致口臭，选用白豆蔻都是可以的。

2.用量 白豆蔻属于芳香之品，因含有挥发油，既不宜久煎，也不宜用量过大，量大则易耗气。从临床使用来看，限制在10g以下为宜。

3.食用 白豆蔻味道辛香，可用其做香料以增进食欲感，但由于味香，一般使用的量不能太大。白豆蔻作为芳香健胃的调料，在做菜肴时，宜将其研为极细末，调入即可。

【药效比较】

1.白豆蔻、砂仁 ①均能温中止呕，用于脾胃虚寒所致的呕吐病证，可以同用，也可以互相代用。在止呕方面，白豆蔻较砂仁多用，如甘露消毒丹、三仁汤。②均能行气化湿，主治湿阻中焦，脾胃气滞病证，如脘腹胀痛、食少纳差，临床可以互相代用。砂仁行气作用强于白豆蔻，如香砂六君子汤；白豆蔻化湿作用强于砂仁，如三仁汤。二药的特点是性温而不燥，行气而不猛，芳香而不烈，调中而不伤胃。③均具有芳香气味，具有良好的香口除臭作用。

白豆蔻偏于止呕、化湿，主治中、上二焦病变。砂仁偏于安胎、止泻，主治中、下二焦病变。

2.白豆蔻、藿香 ①均能芳香化湿，用于湿浊阻滞中焦所致脘腹胀满、食欲不振、倦怠乏力等。②均能行气止呕，用于气滞湿阻所致恶心呕吐、泄泻等。

白豆蔻温中作用好，用于中焦虚寒所致脘腹冷痛。藿香化浊作用好，用于湿浊阻滞病证，如藿香正气散；同时兼能解表，用于外感表证。若水土不服者更多用藿香，如藿香正气散。

【用药体会】白豆蔻乃是芳香化湿常用之药，对于湿阻气机的病证效果良好，侧重于中、上焦病变，尤善止呕。使用此药，一般量不能太大，以免耗气。笔者使用此药，一般限制在 6g 以内。在收藏白豆蔻时，种子不要打破，这样其香气内藏，临用之时捶破，香气散发，化湿作用更好。一旦将其打破，要尽快使用，否则药气散失，疗效会减弱。白豆蔻只宜生用。

白茅根　　Bái máo gēn《神农本草经》

【本草认知】

1.止血部位　白茅根凉血止血，主要用于治疗尿血，可以大剂量使用，一般不受剂量限制。笔者尤其喜用此药治疗尿血，用量在 30g 以上。

2.生津止渴　白茅根可用于津伤口渴病证，现临床上主要用其治疗消渴病证。既可以入煎剂，也可以煎汤代茶饮，以鲜茅根为好。

【药效比较】

白茅根、芦根　①均能利尿，作用平和，用于水肿、小便不利、淋涩疼痛。白茅根利尿之功胜于芦根，可以大剂量使用。夏天如有小便灼热涩痛、尿少、尿黄赤时，也可用芦根、白茅根煎服，有良效。夏季户外劳动者，应用此方作饮料有防病作用。②均能清热，上清肺热、中清胃热、下利膀胱，导热以下行，味甘不泥膈，生津不敛邪，性寒不伤胃，利下不伤阴，但清肺胃之热只作辅助药物使用。芦根偏于走气分，清热之功胜于茅根，兼有宣透之力。白茅根偏于走血分，以凉血止血为主，用于多种血热出血证，如衄血、尿血等，偏治尿血。③均能止呕，用于胃热呕吐、烦渴及肺热咳嗽等证。此作用以芦根作用强于茅根。④均能生津，可用于津伤病证，作用不强。

　　白茅根偏于走血分，以凉血止血为主，善治尿血。芦根偏走气分，以清泻肺热为主，可治肺痈。

　　【用药体会】笔者尤其喜用白茅根治疗尿血，用量在30g以上，并多配小蓟同用。多将芦根、茅根大剂量使用以生津止渴，无副作用。若肺热病证，可将二药配伍同用，煎水代茶饮，如消渴病。《中药学》记载白茅根时，云止血需要炒炭用，而临床上实际是不炒炭的。笔者认为用白茅根止血不需要炒炭，因为其生用具有生津作用，出血患者同时也会导致津伤，而炒炭以后不能生津，故以生用为佳。

白扁豆　Bái biǎn dòu《名医别录》

【本草认知】

1. 作用　扁豆以饱满、色白者为佳，故又称白扁豆。其作用平和，作药用者用的是成熟种子，作食用者用的是未成熟带有夹壳的嫩扁豆。在补脾、健脾方面多作为辅助药物使用。若小儿患者，可以单用此药研末后内服。可以炒后食用，也可将其种子与米同煮食用，能开胃健脾，促进食欲，同时也可治疗泄泻等。

　　扁豆补气之力虽不及人参、白术、黄芪等药，但补中寓行，补而不滞。夏天多吃些扁豆，有调和脏腑、益气健脾、消暑化湿之功，可用于脾虚湿滞所致的食少、腹满、便溏或泄泻、舌苔厚腻等，还可用于脾虚湿浊下注所致的白带过多等证。

2. 美容　白扁豆有洁面润肤的功效，古今均用其做面膜，以祛斑增白，可作为美容药物使用。中药中具有白字的药物多有美容效果，白扁豆是其中之一。

3. 扁豆花　能解暑化湿，多用于夏天感冒，也可用治暑湿发热、泄泻、下痢等证。夏季可以直接用其泡水饮服。从化湿作用来说，扁豆花的作用较扁豆要好，所以暑湿病证常选用扁豆花。

笔者体会，治小儿暑湿病证，应用扁豆花有较好的疗效。

【药效比较】

1. 扁豆、山药　均为补脾之品，用于脾胃虚弱之食欲不振、倦怠乏力、泄泻、带下等，参苓白术散中将此配伍同用。二药的特点是不寒不燥，为平补之品。

山药平补阴阳，略具涩性，补脾胃、益肺肾，兼能收敛固精，俗谓乃平补肺、脾、肾、三焦之品。扁豆补益之力不及山药，能除湿解暑。

2. 扁豆、香薷　①均能化湿和中，用于夏月外感于寒，内伤于湿所致发热恶寒、无汗头痛、头重身倦、腹痛吐泻，常同用，如香薷饮。化湿方面香薷作用强。扁豆健运脾土，和中作用胜于香薷，略具益气之功。②均能解暑，同用作用加强。扁豆健脾化湿而消暑，香薷利湿祛浊而消暑。通常祛暑之品多为凉性或寒性之药，香薷性温乃是解阴暑之品。

扁豆尚能健脾益气。香薷尚能发散解表、利水消肿。

【用药体会】扁豆补脾、健脾，多作为辅助药物使用。白扁豆有祛斑增白作用，可作为美容药物使用。因扁豆同时也是食品，所以可大剂量使用。笔者曾治疗1例3岁的男童，连续发热2个月，用多种中西药均不能退热，服用三物香薷饮，使热退尽。

白蚤休　Bái zǎo xiū《神农本草经》

【本草认知】

1. 关于药名　《神农本草经·下品》称本品为蚤休。《中药学》用重楼作为正名，2005年、2010年、2015年、2020年版《中国药典》用的也是"重楼"。因为拳参的别名也称为重楼，二者很容易混淆。因颜色偏白，为了和拳参（紫参、红蚤休）进行区别，将蚤休称为白蚤休，拳参称为红蚤休。但白蚤休、红蚤休的异名都称草河车、重楼，容易导致用药错误。为了便于区别，可以用《神农本草经》所载之名，即蚤休以及白蚤休，或用七叶一枝花，不宜用"重楼"这一名称。

白蚤休何以又名七叶一枝花呢？从药物的生长来看，其"生于深山阴湿之地，一茎独上，茎当叶心。叶绿色似芍药，凡二三层，每一层七叶"（李时珍语），故名，也有6片、8片、9片叶子的。又因其有两层，又名重楼。

2. **解毒** 白蚤休可用治多种毒证，尤其是在治疗毒蛇咬伤方面，被视为要药。《本草纲目·卷十七·蚤休》载谚语云："七叶一枝花，深山是我家，痈疽如遇者，一似手拈拿。"意思是说蚤休治疗疮痈肿毒，好似手提东西一样见效。《新修本草·卷十一》载，将其"摩醋疗痈肿，敷蛇毒，有效"。若作为内服药使用，主要用于热毒病证；外用可将其捣碎以醋调敷。民间常用于流行性腮腺炎、扁桃体炎、咽喉肿痛、乳腺炎、跌损伤痛等。又有谚语云："七叶一枝花，深山是我家，男的治疮疖，女的治奶花；是疮不是疮，采用蚤休解毒汤。""七叶一枝花，百病一把抓。""屋有七叶一枝花，毒蛇不敢进我家。"现常用七叶一枝花治疗神经性皮炎、慢性气管炎、蛇虫咬伤等。

3. **消肿** 《中药学》中有蚤休消肿止痛的说法，仔细分析，消肿止痛所云表述不清，此种说法涉及多种作用，如活血消肿止痛、行气消肿止痛、散结消肿止痛、软坚消肿止痛等。根据蚤休的作用，云其活血止痛较妥。

【药效比较】

白蚤休、金银花 ①均能清热解毒，用于热毒疮疡。金银花有外透作用，而白蚤休无此特点。白蚤休为治疗毒蛇咬伤的要药。②均能凉血，用于血热证，金银花多用。

白蚤休凉肝定惊，用于惊风抽搐证，亦能活血。金银花能疏散风热。

【用药体会】笔者认为白蚤休具有美白作用，尤其对痤疮引起的皮肤黯而无光泽常选用之。如果因痤疮导致痘印明显，亦可以选用。若色素沉着，可以用白蚤休配伍紫草、凌霄花、天花粉、僵蚕、冬瓜子等同用。对于热毒病证，笔者将白蚤休作为常用之药，但因其药价偏贵，临床尚需结合患者的客观情况选用。

白鲜皮　Bái xiān pí《神农本草经》

【本草认知】

1. 治疗黄疸　白鲜皮治疗黄疸效果尤佳。《本草纲目·卷十三·白鲜》记载，白鲜皮"为诸黄风痹要药，世医止施之疮科，浅矣"。李时珍批评人们只知道用白鲜皮治疗疮疡，而不知道用其治疗黄疸病证。据此，凡黄疸宜将其作为首选，尤其是对于黄疸久久不退者，效果极佳。

2. 治疗瘙痒　白鲜皮治疗瘙痒效果良好，主要是针对湿热病证而言。除了作为内服药应用外；在外用方面，可以煎水外洗，既可止痒，又可防治皮肤感染。

3. 美白　通过多年的实践，笔者认为白鲜皮具有美白作用，可以治疗面色黯、面无光泽，一般是配伍增白的药物如天花粉、葛根、冬瓜仁等同用。

【药效比较】

白鲜皮、苦参　①均能清热燥湿，用于湿热病证，尤以皮肤疾病多用，如湿疹、疥疮、脓疱疮、痤疮、癣疾、皮肤瘙痒、荨麻疹等，在治疗湿疹方面效果尤好。湿疹的病因及发病机制相当复杂，涉及体内外多种因素，其临床症状以皮疹损害处渗出潮湿、瘙痒不已为主要表现。此病"湿"是主要因素，常反复发作，奇痒难忍，引起局部红肿糜烂渗血，夜间增剧，二药配合以后能增强燥湿作用，常同用。②均能治疗湿热黄疸，可以同用。白鲜皮治疗黄疸效果尤佳，亦能治疗带下。

白鲜皮尚能解毒，用于风湿热痹。苦参尚能利尿消肿，杀虫。

【用药体会】笔者认为在治疗黄疸方面，白鲜皮应为首选，尤其是对于黄疸久久不退者，效果极佳，若配伍秦艽后作用更好，笔者常将二药同用治疗黄疸病证。白鲜皮的止痒作用很好，如治疗皮肤瘙痒、湿热带下、阴肿阴痒、湿疹湿疮、疥癣等，将其煎水外洗能很快达到止痒之功。使用方法是煎水外洗、外泡、外敷，若皮肤破损者不宜应用。

白花蛇舌草　Bái huā shé shé cǎo《广西中药志》

【本草认知】

1. **解毒作用**　白花蛇舌草药用全草，可清热解毒，治疗痈肿疮毒。其作用与蒲公英、鱼腥草基本相似，均能清热解毒、利湿通淋，治疗热毒、湿热病证，只是适应证方面有所不同。蒲公英偏于消乳痈，鱼腥草偏于消肺痈，而白花蛇舌草偏于消内痈，以肠痈为主。白花蛇舌草是治疗外痈、内痈的常用品，一般是配伍用药，治疗外痈可以将鲜品捣烂后外敷。从解毒方面来看，白花蛇舌草常用治毒蛇咬伤，谚语云："有了白花蛇舌草，不怕长虫咬。""认得白花蛇舌草，桶粗的蛇也能捞。"治毒蛇咬伤，可单用鲜品捣烂绞汁内服或水煎服，渣敷伤口；亦可与半边莲、紫花地丁等同用。

2. **临床新用**　现临床用白花蛇舌草治疗黄疸型肝炎、乙型肝炎以肝经湿热蕴久成毒为主者，症见胁肋胀痛、口苦纳呆、呕恶腹胀、小便短赤，取其清热利湿，疗效明显。现认为其具有退黄降酶的作用。对因湿热所致尿路感染的尿频、尿急、尿痛，在辨证用药的同时使用白花蛇舌草疗效也很明显。对急性扁桃体炎、前列腺肿大、乳腺增生、子宫肌瘤、湿疹、小儿肺炎、阑尾炎等，可单用白花蛇舌草水煎服，或开水冲泡，代茶饮，一般剂量较大。由于有利尿作用，现用其治疗蛋白尿，临床可以配伍续断、黄芪同用。

【药效比较】

白花蛇舌草、蒲公英　均能清热解毒、消痈散结、清利湿热，用于疮疡肿毒、小便不利，二者功用相似。

白花蛇舌草主治癌肿。蒲公英尤善消乳痈。

【用药体会】根据现代的使用情况来看，白花蛇舌草具有抗癌作用，可以治疗多种癌症，如肺癌、肝癌、食道癌、胃癌、膀胱癌、淋巴肉瘤等，配伍半枝莲后作用加强。所以套用一个西医名称，也称白花蛇舌草、半枝莲为"广谱抗癌药"。笔者喜用二药治疗癌肿病证，一般在使用时剂量要偏大。

瓜蒂　Guā dì《神农本草经》

【本草认知】

1. **药材**　甜瓜的药用部分为瓜蒂，中医处方名又称甜瓜蒂、苦丁香。甜瓜蒂和甜瓜的作用恰巧相反，瓜蒂味极苦，有毒，取未成熟者，阴干后供药用，已熟瓜蒂作用较差。古诗云："甘瓜抱苦蒂，美枣生荆棘。"一般认为以青皮瓜蒂为佳。

2. **催吐**　甜瓜蒂为催吐药，能催吐胸膈痰涎、宿食停聚以及致毒食物，因此内服适量能急救食物中毒。早在汉代，张仲景就用瓜蒂、赤小豆为散，以豆豉煎汤，温服，用来催吐痰涎宿食。瓜蒂的催吐作用，主要是因甜瓜蒂中所含苦毒素刺激胃黏膜而引起，内服适量，可引起呕吐。

3. **治疗黄疸**　瓜蒂治疗黄疸病证具有良好的作用，将其研末后吹鼻，鼻子流出黄水，能够达到退黄的目的。这是一种非常特殊的退黄方法，临床治疗各种黄疸均有效。此方最早记载于《备急千金要方·卷六·鼻病》，云："瓜蒂末少许，吹鼻中，亦可绵裹塞鼻中。"《千金翼方·卷十八·黄疸》云："黄疸，目黄不除，瓜丁散方。瓜丁细末，如一豆许，内鼻中，令病人深吸取入，鼻中黄水出，瘥。"用瓜蒂治疗黄疸或无黄疸性传染性肝炎、肝硬化有效，具体方法是：将甜瓜蒂研成细末，取 0.2g，吹入患者一侧鼻孔，不久鼻腔流出黄色液体，过后再用 0.2g 瓜蒂吹入另一侧鼻孔。若身体体质尚好，可以隔日应用 1 次，若身体体质较差，可以隔 2~3 日吹瓜蒂 1 次。每次吹入瓜蒂后，若流出黄水，应清洁鼻腔。此法也用治慢性肝炎，但用量要少一些，间隔时间要长一些。一般慢性肝炎，肝硬化连续应用几次就会收到效果。吸药后鼻腔流出大量黄水，每次可达 100ml 以上。

4. 用治鼻病　瓜蒂研末吹鼻，可促使鼻黏膜分泌，治鼻不闻香臭。香瓜蒂烧存性，研成粉末，亦可与细辛粉同用，取少许吹入鼻中，1 日 3 次，治慢性肥厚性鼻炎和鼻息肉。由于此药极苦，一般不将其作为内服药物使用。当将瓜蒂粉吹入鼻腔后，鼻中会流出黄水，不可以吞下。用瓜蒂后可能会出现头痛，一般停药后消失。

【药效比较】

瓜蒂、常山　均为涌吐药物，瓜蒂的作用更强，常山的作用相对而言较为平和。现临床很少应用涌吐的方法治疗疾病，故二药取其涌吐时少用，但瓜蒂通过外用治疗黄疸具有明显的效果。常山还有截疟的作用。

【用药体会】将瓜蒂外用治疗黄疸效果明显，笔者曾用此法治疗多例患者均见效果。笔者曾治 1 例因乙型肝炎引起全身黄疸的患者，黄疸指数达 1200 单位以上，用各种治疗方法均不见效，后用瓜蒂散吹鼻使黄疸消退。鲜瓜蒂毒性更大，使用干品较妥。以鼻子吸瓜蒂时，患者头部须向前俯，使黄水流出，切勿吞咽，以免引起腹泻。有时会出现头痛、畏寒发热，类似感冒症状，或肝脾疼痛增加，此症状 1 天左右即可自然消失。麝香可解瓜蒂之毒，止呕、兴奋呼吸中枢及血管运动中枢，解除瓜蒂对呼吸循环中枢的麻痹作用，开窍回苏。

瓜蒌皮　Guā lóu pí《神农本草经》

【本草认知】

1. 止咳作用　瓜蒌皮的止咳作用良好，临床上可作为常用药。由于瓜蒌的价格相对较川贝母便宜，所以瓜蒌比贝母多用。《本草衍义补遗》载其"为治嗽之要药"，结合其性能来看，主要还是治疗热痰、燥痰，所以《本草述·卷十一·栝楼》云："若用之于寒痰、湿痰，气虚所结之痰，饮食积聚之痰，皆无益而有害者也。"

2. 治带状疱疹　孙一奎《医旨绪余·下卷·肋痛》载："余弟于六月赴邑，途经受热，且过劳，性多躁暴，忽左胁痛，皮肤上一片红如碗大，发水疱疮三五点，脉七至而弦，夜重于昼，医作肝经郁火治之，以黄连、青皮、香附、川芎、柴胡之类，进一服，其夜痛极，且增热。次早看之，其皮肤上红大如盘，水疱疮又加至三十余粒。医教以白矾研末，并水调敷，仍于前药加青黛、龙胆草进之。其夜痛苦不已，叫号之声，彻于四邻，胁中痛如钩摘之状。次早观之，其红色已及半身矣，水疱疮又增至百数。予心甚不怪，乃载归以询先师黄古潭先生，先生观脉案药方，哂曰：切脉认病则审矣，制药订方则未也。夫用药如用兵，知己知彼，百战百胜。今病势有烧眉之急，叠卵之危，岂可执寻常泻肝之剂正治耶？是谓驱羊搏虎矣。且苦寒之药，愈资其燥，以故病转增剧。水疱疮发于外者，肝郁既久，不得发越，乃侮其所不胜，故皮腠为之溃也。至于自焚则死矣，何惧之甚。为订一方，以大瓜蒌一枚，重一二两者，连皮捣烂，加粉草二钱、红花五分，戌时进药，少顷就得睡，至子丑时方醒，问之已不痛矣。乃索食，予禁止之，恐邪火未尽退也。急煎药渣与之，又睡至天明时，微利一度，复睡至辰时，起视皮肤之红，皆以冰释，而水疱疮亦尽敛矣。后亦不服他药。夫病重三日，饮食不进，呻吟不辍口，一剂而愈，真可谓之神矣。夫瓜蒌味甘寒。经云：泄其肝者，缓其中，且其为物，柔而滑润，于郁不逆，甘缓润下，又如油之洗物，未尝不洁。考之本草，瓜蒌能治插胁之痛，盖为其缓中润燥，以致于流通，故痛自然止矣。"

此案疾病即现代医学所称"带状疱疹"，是由水痘带状疱疹病毒所致，中医称为"蛇串疮""缠腰火丹"等。此病是春秋季常见、多发的皮肤病，表现为局部水疱簇集、灼热、疼痛。孙一奎的先师黄古潭先生独辟蹊径，认为此带状疱疹病因是肝郁燥极，以平淡至极的瓜蒌、红花、甘草寥寥三味治之，收获神效。此方清代医家程国彭收入《医学心悟·卷三》，曰："瓜蒌散，治肝气燥急而胁痛，或有水疱。大瓜蒌（连皮捣烂）一枚，粉甘草二钱，红花七分，水煎服。"其以瓜蒌疏解肝郁，治插胁之痛，缓中润燥以致于流通，故痛自然止。郁火日久，肝气躁急，不得发越，故皮肤起疱，转为胀痛。瓜蒌甘缓而润，润燥开结，荡热涤痰，独擅润肝燥、平肝逆、缓肝急。瓜蒌当用全瓜蒌，即皮、子、瓤全用。

3. 瓜蒌类药材应用区别　①瓜蒌皮：即瓜蒌实的外果皮。可清肺化痰、宽胸散结，用于痰阻气滞，胸阳不振之胸部隐痛，甚则胸痛彻背、喘促短气之胸痹证，如瓜蒌薤白半夏汤；也用于肺热咳嗽，痰稠胶黏不易咯出，及肺痈等，如贝母瓜蒌散、清气化痰丸；亦用于乳痈初起，肿痛而未成脓者。②瓜蒌仁：为瓜蒌实的种仁，质润多油脂。可润燥化痰、润肠通便，用于胸胁痞满，按则疼痛之痰热结胸证；也用于肠燥便秘等证。瓜蒌霜即瓜蒌仁研成粗粉榨去油者，功同瓜蒌仁而力缓。瓜蒌皮、瓜蒌仁均清肺化痰，瓜蒌皮宽胸散结，多用于胸膈以上病变，偏治热痰；瓜蒌仁润肠通便，多用于胸膈以下病变，偏治燥痰。③全瓜蒌：即瓜蒌整个干燥果实，具有皮、仁两者的功效，亦可分开同用于一方。瓜蒌亦名栝蒌，《神农本草经》、张仲景均以整个果实入药，以枚计，上能清肺热以除痰，化痰浊之胶结；中能宽中气以利气，通胸膈之痞塞；下能润大肠以通便，导浊垢之积滞。④天花粉：为栝楼的根。可清热生津、消肿排脓，用于肺胃津伤之口舌干燥、烦渴多饮，如沙参麦冬汤；也用于疮痈肿毒证，痈肿脓未成者可消，脓已成者可溃，如仙方活命饮。根据 2020 年《中国药典》记载，瓜蒌皮、瓜蒌子、栝楼根（天花粉）均反乌头。

【药效比较】

1. 瓜蒌、贝母　①均能化痰，主治肺燥而咯痰不爽、涩而难出，咽喉干燥。常同用，如贝母瓜蒌散，主治热痰、燥痰。贝母止咳作用强。②均能散结，治疗乳痈、肺痈。但所治部位稍有不同，贝母散结用于瘰疬、痈疽肿毒，如消瘰丸；瓜蒌散结多用于结胸，如小陷胸汤。

瓜蒌属清利之品。贝母属清润之品。

2. 瓜蒌、白芥子　均能行气宽胸化痰，用于痰浊阻于胸肺之气机不利，胸痛憋闷等。白芥子既宜治寒痰壅滞之胸胁支满，亦治阴疽漫肿，善治皮里膜外之痰。瓜蒌既宜治痰热互结之胸膈满闷及胸痹、胸痛，亦治阳性疮痈。瓜蒌性寒，白芥子性温，二药配伍，可用于寒热痰多的病证，需根据寒热邪气的程度，灵活取舍二药。笔者认为白芥子祛痰作用较好。

3. 薤白、瓜蒌　均能宽胸散结，用于胸痹胸痛，如瓜蒌薤白半夏汤、瓜蒌薤白白酒汤。薤白温通作用好，用于寒湿痰浊滞于胸中，阳气不得流通所致胸闷疼痛等。通常云薤白乃是治疗胸痹之要药。

薤白上能通胸中之阳气以散结，下能下气以治泻痢后重。瓜蒌皮上能利气、降浊、消肿以散结，下能润燥以治肠燥便秘（瓜蒌仁）。

【用药体会】瓜蒌实包括瓜蒌皮、瓜蒌仁。通常所云瓜蒌主要指的是瓜蒌皮，如《金匮要略》中的瓜蒌薤白白酒汤。中药书籍记载瓜蒌时同时也包括瓜蒌仁在内。瓜蒌在古代的本草书中也写作栝楼。处方书写瓜蒌，一般付给的是瓜蒌皮。如果既用皮，又用仁则需要书写全瓜蒌。笔者认为瓜蒌皮对于胸中气滞病证作用好。治疗肠燥便秘，笔者常用瓜蒌仁。在清化热痰方面，瓜蒌作用好，配伍黄芩后作用加强。

冬瓜皮　Dōng guā pí《开宝本草》

【本草认知】

1. **利水**　冬瓜皮主要用于皮肤水肿。特点是利尿而不伤阴，是比较平和的利尿药。根据笔者在临床上的用药体验，其通过利水可以消除面部的色素沉着，如蝴蝶斑等。其所以利水消肿，取以皮达皮之意。

2. **瘦身**　冬瓜皮通过利尿作用，减轻体内水湿，具有良好的减肥瘦身作用。若肥胖者可以单用此药泡水服，坚持应用有一定效果。治疗肥胖证，笔者是将冬瓜皮作为首选之品使用的。通过临床观察，其利尿并不伤阴，但需大剂量使用。

【药效比较】

薏苡仁、赤小豆、冬瓜皮　均能利水渗湿，用于水湿内停所致水肿，小便不利。

薏苡仁、赤小豆为滋养性利尿消肿药。二者均能清热排脓，用于内痈，如肺痈、肠痈。薏苡仁尤善于消内痈，健脾止泻、舒筋除痹，能补能渗。赤小豆利水消肿作用较薏苡仁为胜，亦用于湿热黄疸；外用清热解毒，使毒热消散而除疮肿。冬瓜皮清解暑热，具有良好的利水消肿作用，为减肥良药。

【用药体会】
笔者临床尤其喜用冬瓜皮治疗肥胖病，剂量一般在30g以上。其有利于排除水饮进而达到瘦身的作用，且作用平和，未发现其副作用。以冬瓜皮配伍茯苓皮、生首乌、泽泻、生山楂、益母草、决明子、荷叶、橘络、虎杖、大腹皮、莱菔子等同用，治疗肥胖证有效，此方主要是取其通利二便以排除体内过多的水湿以及积滞。冬瓜皮具有药用价值，同时也具有保健价值，可降低血糖，坚持用冬瓜皮可使糖尿病患者的"三多"（饮多、食多、尿多）症状得到明显的改善。尤其是在做菜用冬瓜炖汤时，连皮一起炖，可起到保健作用。冬瓜皮也适用于湿热所致小便不利等。

冬葵子　Dōng kuí zǐ《神农本草经》

【本草认知】

1. 作用　冬葵子的作用可以概括为"三通"，即通小便、通大便、通乳汁，而以通淋作用最佳，是治疗小便异常的要药。《汤液本草·卷上·十剂》云："滑可以去着，冬葵子、榆白皮之属是也。"所谓滑可去着，即用润滑通利的药物治疗体内病邪留滞的方法。冬葵子可以治疗石淋，尿中夹砂石、排尿困难，或尿时疼痛，或腰痛难忍、尿色黄赤而浑浊。《金匮要略》葵子茯苓散用治"妊娠有水气，身重，小便不利，洒淅恶寒，起即头眩"，也是取其通利作用。

2. 副作用　冬葵子常规用量使用较安全，但有个别患者服用含冬葵子的汤药后出现复视、精神极度兴奋、幻觉，停药后消失。冬葵子通利作用强，体虚、便溏、津亏者及孕妇不宜使用。

3. 与天葵子作用的区别　天葵子亦称天葵，甘、寒，为植物天葵的根及全草。可清热解毒、消肿散结，用于疮疡、瘰疬等。如五味消毒饮，取其解毒作用而抗癌，以肝癌、乳癌习用。冬葵子利尿通淋、通乳、滑肠，用于小便不利、淋沥涩痛、水肿；也用于妇女乳汁不通，乳房肿痛；亦用于大便不通，因其性滑利使然。

天葵子重在清解。冬葵子重在通利。

【药效比较】

冬葵子、滑石　均能滑利通窍、利尿通淋，用于小便不利、尿道涩痛之证。

冬葵子滑利之性更甚，尤宜于小便不利病证。亦能润肠通便，通乳消肿。滑石寒凉之性更甚，清暑利湿作用好，外用收湿，用于湿疮、湿疹等。

【用药体会】冬葵子具有通小便、通大便、通乳汁的作用，即"三通"，现用于小便不利、淋沥涩痛、水肿等证。临床上治疗小便不畅时，笔者将其作为首选之品。根据笔者的经验体会，冬葵子、王不留行、牛膝同用治疗小便困难，效果尤佳，尤其是对于前列腺炎引起的小便排泄不畅效果良好。

冬虫夏草　Dōng chóng xià cǎo《本草从新》

【本草认知】

1. 作用　冬虫夏草的作用部位主要在肺，用于肺虚病证，以肺痨病证为好，这是因具有止血作用之故。现认为其能调节免疫系统功能，抗肿瘤、抗疲劳和抗心律失常，增强机体耐寒能力和抗病毒能力；扩张支气管；改善肾功能，减轻毒性物质对肾脏的损害；调节造血功能，减轻动脉粥样硬化。

2. 药材　冬虫夏草与天然人参、鹿茸被列为三大滋补品。但冬虫夏草药性温和，对于老、少、病、弱、虚者皆宜，相比其他种类的滋补品，具有更广泛的药用价值。《本草从新·卷一·山草类》载冬虫夏草"甘平保肺，益肾止血，化痰已劳嗽。四川嘉定府所产者最佳"。其既能补肺阴，又能补肾阳，能调节阴阳。由于此药生长的环境比较特殊，采集的季节也特别，故价格昂贵，临床少用。

【药效比较】

蛤蚧、胡桃仁、冬虫夏草　①均能补益肺肾、纳气平喘，用于肺肾两虚之喘咳，对于肾不纳气之虚喘，尤为有效。②均能治疗阳痿，用于肾阳不足所致阳痿遗精，但作用平和，不作为治疗此病的主药。若体虚的情况下，可以选用三药。胡桃仁可以作为食物食用，蛤蚧、冬虫夏草多研末服用。

蛤蚧补益力强，偏补肺气，尤善纳气定喘，为治肺肾虚喘之要药，兼益精血。一般是将其研末装入胶囊后吞服，久咳虚喘亟宜用之。胡桃仁补益力缓，偏助肾阳，温肺寒，兼润肠通便。冬虫夏草平补肺肾阴阳，兼止血化痰，为诸痨虚损调补之要药。

【用药体会】冬虫夏草目前的价格高昂，货源稀少，且其作用有夸大宣传的成分，所以临床极少使用。若应用，将其研末装入胶囊内服较为适宜。

玄参　Xuán shēn《神农本草经》

【本草认知】

1.**药材**　玄参药用其根，主产于我国长江流域等地，冬季茎叶枯萎时采挖。以枝条肥大、皮细而紧、质坚实、肉色乌黑者为佳，故又名黑玄参。生用。

2.**凉血**　玄参凉血作用不及生地强，因此有认为玄参不入血分，并不具备凉血作用，主要还是清气分之热。但根据临床使用情况来看，玄参是可以用治血热证的，只是相对于生地而言，治病部位要浅。如化斑汤（石膏、知母、玄参、生甘草）治疗斑疹，宜用于热邪损伤气血，迫血妄行或血热妄行而现的斑疹，故以石膏、知母清气分之热，玄参清血分之热，以达到气血两清之功。化斑汤即取玄参清热凉血作用。此外，清营汤、清宫汤也配伍有玄参。

3.**软坚散结**　玄参可以治疗瘰疬、痰核、瘿瘤等证，古今本草及临床上均是如此应用。但对玄参的这一治疗作用，古今医家有不同看法。有认为取其散火，如《本草纲目·卷十二·玄参》曰："其消瘰疬亦是散火。"有认为是解毒散结，如《中华临床中药学》云："玄参苦咸微寒，清解毒，化痰散结，用治痰火郁结之瘰疬痰核，多与牡蛎、贝母同用，如《医学心悟》消瘰丸。"

有认为是软坚散结，如《本草备要·卷一》云治"瘰疬结核"是因其"寒散火，咸软坚"。

笔者认为，玄参之所以治瘰疬，是因味咸而能软坚散结，理由如下：①玄参为苦甘咸寒之品，从中药药性理论分析，具有咸味而能散结的药物均称软坚散结，且软坚散结药亦均具有咸味，如海藻、昆布等。②清热散结不同于软坚散结，清热散结是指既清热，又能治疗"结"，如瘰疬、痰核、瘿瘤，这些药物主要有夏枯草、贝母、连翘等。玄参可以清热，也可以说清热散结，但由于其具咸味，与贝母等药有所不同，所以云玄参软坚散结更确切。虽然消瘰丸（牡蛎、玄参、贝母）将三药同用，但所取作用并非相同，因为消瘰丸的适应证并非一定要有热证。③具有散结作用的药物并不一定能治瘰疬、瘿瘤，如瓜蒌清热散结、薤白行气散结。显然玄参具咸味是其特殊之处，也是与其他散结药的主要区别点。用玄参治疗瘰疬、痰核、瘿瘤，如果说是因其能"清热解毒""滋阴解毒"，与玄参的实际作用是不相对应的。结合中药药性理论分析，玄参此功效应为"软坚散结"，类似的药物有海藻、昆布、鳖甲、牡蛎、瓦楞子、海浮石、海蛤壳等。《中药学》中不云玄参软坚散结，笔者认为欠妥。

4. 养阴　玄参养阴作用不及生地强，养阴即壮水，以制浮游无根之火。但玄参泻火解毒力较强，故咽喉肿痛常用玄参，而地黄壮水以制阳光，养阴之力更佳，故六味地黄丸用地黄不用玄参。

5. 治病部位　《汤液本草·卷四》云："无根之火，以玄参为圣药。"李时珍曰："肾水受伤，真阴失守，孤阳无根，发为火病，法宜壮水以制火，故玄参与地黄同功。"（《本草纲目·卷十二·玄参》）这是讲玄参主要治疗肾的病变，但也有医家认为玄参主要还是治肺病，如《玉楸药解·卷一》云："玄参清金补水……清肺与陈皮、杏仁同服，利水合茯苓、泽泻同服。"《医学衷中参西录·玄参》云："玄参：色黑，味甘微苦，性凉多液。

原为清补肾经之药……故又能入肺以清肺家燥热，解毒消火，最宜于肺病结核，肺热咳嗽。"从临床来看，玄参多用治肺的病变，如百合固金汤。玄参一般不作长服的滋补之剂，地黄则功专补肾养阴，可作为久用的滋阴药品。

【药效比较】

1. **生地黄、玄参** ①均能清热凉血，用于温热病热入营血，耗伤阴液之身热口干、烦热、斑疹隐隐、吐血、衄血，以及阴虚内热、口渴多饮、手足心热、盗汗、咽喉肿痛、潮热，常同用，如清营汤、神犀丹。在诸多凉血药中，以生地最常用，这是因为血热病证容易伤阴，而生地具有良好的养阴作用，所以为凉血要药，如犀角地黄汤。玄参清热作用强于生地，而凉血作用弱于生地。②均能养阴生津，用于津伤口渴、消渴病证，常同用，如增液汤。玄参养阴作用不及生地黄强。③均能润肠通便，通过养阴生津的作用，濡运大肠，用于阴液亏虚之肠燥便秘，如增液汤、增液承气汤、新加黄龙汤。单纯从通便来说，生地作用强于玄参。

生地黄滋阴凉血力优，炒炭止血。玄参泻火解毒力强，亦能软坚散结。

2. **玄参、连翘** ①均能清热解毒，用于热毒疮疡肿痛。玄参善解气分、血分之毒。而连翘善于清心热，诸痛痒疮，皆属于心，故连翘为解毒要药，有"疮家圣药"之谓，治疗热毒病证较玄参更多用。②均能散结，用于瘰疬、痰核。玄参因具有咸味而能软坚散结，为治疗瘰疬要药，如消瘰丸。

玄参能清热凉血，养阴生津，软坚。连翘能疏散风热，清心降火，通利小便。

【用药体会】玄参在清热利咽方面作用很好，尤其善治咽喉肿痛。因其具有咸味，能软坚散结，笔者常用其治疗乳腺增生、甲状腺结节，除选用消瘰丸组方外，再配伍散结的药物如八月札、青皮等，效果更好。

半夏　Bàn xià《神农本草经》

【本草认知】

1. 化痰与燥湿　半夏为天南星科植物半夏的干燥块茎，是最常用的化痰药，可以治疗多种痰证，但以治疗湿痰为主，对于寒痰、热痰、燥痰、风痰以及其他广义之痰也常用，故为治痰要药。在临床应用中，半夏常与苦降之药配伍，具有辛开苦降的作用，如半夏泻心汤。临床应用半夏泻心汤时，只要见到黄白相间的舌苔就可以选用。半夏多用生姜、白矾等炮制后使用，如姜半夏、法半夏等。现各版《中药学》中均记载半夏能燥湿化痰，自古便认可半夏治痰之效，验之临床，确实是一味治痰良药。然其治痰之机制却有燥、化之争。

二陈汤是以半夏为君治疗湿痰的主方，源自《太平惠民和剂局方·卷四》，其方义也是燥湿化痰，其中半夏的炮制方法为"汤洗七次"，即用刚烧开的热水烫洗 7 次，以达到减低半夏毒性的作用。而今之半夏多为矾制品，其燥涩之性多来源于白矾，而非半夏本身。矾制半夏在增加了半夏燥涩之性的同时，也降低了其本身的辛味。水行则土自燥，而痰之本，水也。茯苓可以利水，故二陈汤中半夏与茯苓相须为用，利水消痰，以治痰之本也。

《神农本草经·下品》载半夏并无燥湿之说，因为当时半夏的炮制并不用白矾。根据《本草纲目·卷十七·半夏》记载，半夏用白矾炮制始于明代《韩氏医通》（公元 1522 年），曰："痰之病，半夏为主。脾主湿，每恶湿，湿生痰，而寒又生湿。故半夏之辛，燥湿也。然必造而为曲，以生姜自然汁、生白矾汤等份，共和造曲，楮叶包裹，风干，然后入药。风痰，以猪牙皂角煮汁去渣，炼膏如饧，入姜汁。火痰黑色，老痰如胶，以竹沥或荆沥入姜汁。湿痰白色，寒痰清，以老姜煎浓汤，加煅白矾三分之一

（如半夏三两，矾一两），俱造曲如前法。"这是讲经过白矾制后的半夏具有燥湿作用。这也是为什么生半夏不云燥湿的原因。

从药性理论来说，苦能燥湿，而半夏并不具备苦味，何以又云其燥湿呢？在药性理论当中，除了苦能燥湿以外，其实某些辛味药也具备燥湿之功，除半夏外，其他如白芷、草果也是。半夏燥湿作用很强，是治疗湿邪的主药。关于半夏燥湿的机制有两种说法。①以白矾炮制而燥湿：半夏多为矾制品，其燥涩之性多来源于白矾，而非半夏本身。②具有辛味能燥湿：半夏燥湿可用来治疗多个部位的湿证，但以湿阻中焦病证为宜。现有人认为半夏能化痰但不燥湿，可能就涉及炮制、性味方面的不同认识。

2. 治疗失眠　据考证，"半夏"一名，始见于西汉《礼记·月令》，"仲夏之月，鹿角解，蝉始鸣，半夏生……"，仲夏之月即农历五月。半夏入药历史悠久，《五十二病方》《黄帝内经》《神农本草经》中均载之。半夏生长旺盛期在仲夏，古人认为，禀受其气的半夏具有"交通阴阳"的作用，故《黄帝内经》中用半夏治疗失眠以交通阴阳。《灵枢·邪客》半夏秫米汤原名半夏汤："其汤方以流水千里以外者八升，扬之万遍，取其清五升煮之，炊以苇薪火，沸，置秫米一升，治半夏五合，徐炊，令竭为一升半，去其滓，饮汁一小杯，日三，稍益，以知为度。"这是最早记载治疗失眠的方子。此方以半夏、秫米调和阴阳。流水千里，扬之万遍，《金匮要略》称为甘澜水。

用半夏配伍秫米治疗失眠，主要是用于脾胃湿浊阻滞所致者，所谓胃不和则卧不安，以半夏祛痰、秫米和胃，痰消湿除，从而达到使其入睡的作用。以半夏与秫米配伍乃成固定用法，现也有将半夏配伍茯苓、半夏配伍百部、半夏配伍夏枯草同用治疗失眠者。

3. 止呕　以半夏治疗呕吐，效果很好，临床称半夏为止呕要药。张锡纯记载：一英国军医屡屡吐，绝食者久矣。一日本医生和美国医生协力治疗之，呕吐卒不止，已认为患者为不起之人，遂求张锡纯"一决其死生",张用小半夏加茯苓汤(半夏、生姜、茯苓),"一二服后奇效忽显,数日竟回撤消有之康健"。(《医学衷中参西录·半夏解》)半夏对于寒热虚实病证所致呕吐均适宜。根据文献记载,生半夏止呕作用优于制半夏。仲景书中,半夏只注一"洗"字,即洗去泥沙。用生半夏止呕,要注意的是:①单味先煎半小时,至口尝无麻辣感在下其他药。②与生姜一同捣烂,然后入煎。③先少量后加量。

4. 生姜解半夏的毒性　历代的本草书中均认为生姜能解半夏毒。若误食生半夏引起中毒,主要表现为口腔及咽喉部黏膜的烧灼感和麻辣味,胃部不适、恶心及胸前压迫感,急用生姜汁内服,或用生姜水煎服,可缓解。张仲景使用半夏亦多同时配伍生姜、干姜或姜汁。《北梦琐言·卷十》载:"唐崔魏公铉镇渚宫,有富商船居,中夜暴亡。追晓,气犹未绝。邻房有武陵医士梁新闻之,乃与诊视,曰:'此乃食毒也,三两日得非外食耶?'仆夫曰:'主公少出船,亦不食于他人。'梁新曰:'寻常嗜食何物?'仆夫曰:'好食竹鸡,每年不下数百只,近买竹鸡,并将充馔。'梁新曰:'竹鸡吃半夏,必是半夏毒也。'命捣姜掠汁,折齿而灌之,由是方苏。崔魏公闻而异之,召到衙,安慰称奖,资以仆马钱帛入京,致书朝士,声名大振,仕至尚医奉御。"

《本草纲目·卷四十八·鹧鸪》载:"杨立之通判广州,归楚州。因多食鹧鸪,遂病咽喉间生痈,溃而脓血不止,寝食俱废。医者束手。适杨吉老赴郡,邀诊之,曰:但先啖生姜一斤,乃可投药。初食觉甘香,至半斤觉稍宽,尽一斤,觉辛辣,粥食入口,了无滞碍。此鸟好啖半夏,毒发耳,故以姜制之也。"这是讲鹧鸪喜食半夏,而杨立之又喜食鹧鸪,以致于其间接中毒,导致喉间生痈,而生姜长于解半夏之毒,故而达到治疗效果。这种间接致病,又间接用药的方法是很有特点的。

5. 反乌头　十八反中有半夏反乌头的记载,笔者认为这主要是指将其作为内服药应用,而如果将其作为外用药外敷、煎水外洗，并未见不良反应。根据笔者的体会，半夏、乌头可以外用于一方，并且止痛效果良好。古方中也有将其同用的先例，如《仙拈集·卷四》之麻药散、《证治准绳·疡医·卷六》之麻药等。

6.半夏动胎、坠胎　半夏动胎的认识，大约始于金代。但仲景《金匮要略》治妊娠呕吐不止，即用干姜人参半夏丸，《备急千金要方》《外台秘要》，妇科专书《妇人大全良方》《女科准绳》治妊娠呕吐亦用半夏，可见其动胎、坠胎之说有争议。关键在于辨证用药，善于用药。

7.外用　生半夏外用，可以治疗疮痈疖肿。若用于鸡眼，将其研末，以鸡蛋清调后外敷效果明显。《本草纲目·卷十七·半夏》"附方"介绍治疗："痈疽发背（及乳疮。半夏末，鸡子白调，涂之。《肘后方》。）吹奶肿痛（半夏一个，煨研酒服，立愈。一方：以末，随左右嗜鼻效。刘长春《经验方》。）打扑瘀痕（水调半夏末涂之，一宿即没也。《永类钤方》。）"上方中用半夏研末吹鼻治疗乳痈效果极佳，笔者临床试用，立见效。

【药效比较】

陈皮、半夏　①均能燥湿化痰，用于痰湿中阻，肺气不利之咳嗽气逆、痰多清稀，甚则痰逆头眩等，尤以湿痰病证多用，如二陈汤。半夏燥湿化痰作用配伍陈皮后加强，以湿阻中焦病证为宜。根据临床用药来看，应用补药、收涩药多要配伍陈皮以防壅气，使补而不滞。②均能降逆止呕，用于多种呕吐症候，但以痰湿呕吐更为多用，常配伍同用，如橘皮竹茹汤。

陈皮尚能行气止痛，健脾和中。半夏尚能消痞散结，外用散结消肿。

【用药体会】治疗呕吐，有认为生半夏止呕作用更好，疗效优于法半夏，如张仲景书中所用半夏皆系生半夏；有认为生半夏久煮，生者变熟，则无毒性，但生半夏的毒性较大，其毒性成分会麻痹呼吸肌，引起窒息而死亡。笔者曾亲眼见我校一老中医用生半夏6g，煎汤内服治疗一癫痫患者，险些导致该患者死亡，所以临床应用生半夏内服还是应慎重。根据传统用药，法半夏偏于燥湿化痰，姜半夏偏于降逆止呕。临床以法半夏更多用。虽生半夏有毒，内服应慎，但外用之，消肿止痛作用极佳。笔者认为，临床上只要见到"痰"证，即可选用半夏。

半边莲　Bàn biān lián《本草纲目》

【本草认知】

1. 解蛇毒　半边莲最早记载于《本草纲目·卷十六·半边莲》中，云："半边莲，小草也。生阴湿塍（chéng）堑边，就地细梗引蔓，节节而生细叶，秋开小花，淡红紫色，止有半边，如莲花状，故名，又呼急解索。"此外，又载其主治蛇虺（huǐ）伤，既可以内服，也可以外用，为治疗蛇伤要药。临床可以新鲜半边莲捣汁敷用或绞汁服用，亦可配其他解蛇毒药同用。有"家有半边莲，可伴毒蛇眠"的说法。临床需要大剂量的应用。也用于其他毒虫咬伤，如蜂蝎刺伤；将鲜品捣烂外敷，也能治疗疔疮痈肿，所以李时珍又称其"急解索"。

2. 治疗湿热黄疸　半边莲治疗黄疸病证也有良好的作用，其可利尿祛湿退黄，使湿热之邪从小便而解，所谓"治湿不利小便，非其治也"。谚语云："认得半边莲，不怕黄疸与肝炎。"治疗黄疸可以单味药大剂量使用。由于半边莲能利水，所以也可治疗水肿、泄泻。半边莲尚能治疗无名肿毒、乳痈、疮疡、腹泻诸证，这是取其解毒作用。

3. 治病部位　半边莲的利水作用主要是治疗腹部水肿，但力量并不强，不作为治疗水肿的常用药。

4. 抗癌　半边莲有抑制癌细胞增殖的作用，用于多种癌症的治疗。根据现代用法，再结合其利水作用，对于腹部肿瘤可以选用。其特点与白花蛇舌草很相似，均能清热解毒、利湿消肿。半边莲偏于利水，水肿多用，白花蛇舌草更多用治癌症。

【药效比较】

半边莲、半枝莲　①均能清热解毒，用于热毒疮疡。半枝莲作用稍强。②均能利尿消肿，用于湿热小便不利、水肿，作用不强。③均能解蛇毒，用于毒蛇咬伤，可以内服和外用。④均能抗癌，可广泛用于多种癌症。半枝莲抗癌更多用。

半边莲亦治湿疮湿疹。半枝莲尚能活血消肿，用治跌打损伤、瘀滞肿痛等。

【用药体会】半边莲治疗水肿，主要是用于腹部水肿，作用不强。又因为具有抗癌作用，对于腹部肿瘤可以选用。笔者临证一般大剂量使用。

半枝莲　Bàn zhī lián《江苏植物志》

【本草认知】

1. 抗癌　半枝莲药用全草。其可用于治疗肺癌、肝癌、肠癌等多种癌肿，能缓解癌肿所致的疼痛病证，临床配伍白花蛇舌草作用增强，现称此二药为"广谱抗癌药"。治疗癌肿时，也常与藤梨根、白英等配合应用。

2. 解毒　半枝莲的清热解毒作用广泛用于痈肿疮毒，红肿热痛，若用于毒蛇咬伤及疮痈肿毒等证，效果也良好。若毒蛇咬伤可以将半枝莲鲜品捣烂外敷。在治疗肝病方面，可用治肝病所致肝区疼痛，现用于肝炎、肝肿大、肝硬化腹水、癌肿。因为其具有利尿的作用，也用治肾炎。

【药效比较】

半枝莲、白花蛇舌草　①均能清热解毒，用于热毒疮痈肿毒、咽喉肿痛和毒蛇咬伤。白花蛇舌草更多用。②均能抗癌，用于多种癌肿，如肺癌、肝癌、食道癌、胃癌、膀胱癌、淋巴肉瘤等，白花蛇舌草作用强于半枝莲。二药配伍后作用加强，使用时剂量要偏大。③均能利湿通淋，用于湿热所致淋证，小便不利、淋沥涩痛，但作用不强，多作辅助药物使用。

半枝莲能活血化瘀。白花蛇舌草抗癌方面更多用。

【用药体会】半枝莲现临床上主要是用其治疗癌肿，有广谱抗癌药的称谓，一般多与白花蛇舌草配伍同用。笔者使用半枝莲时，剂量要少于白花蛇舌草。半枝莲活血作用不强，多不作常用药使用。

丝瓜络　Sī guā luò《本草纲目》

【本草认知】

1. **通络**　丝瓜络善祛风通络，其特点是：①善通筋络，用于风湿痹痛、筋脉拘挛、肢体麻痹。若患者下肢膝盖以下常年怕冷，可用丝瓜络每天 50g 煮水喝，坚持应用能疏通经络，温暖肢体，促进血液循环，加速新陈代谢。②善通胁络，用于胸胁胀痛，尤其能入肝经，活血通络，常用于气血瘀滞之胸胁胀痛。③善通经络，用于跌打损伤、胸痹等。④善通乳络，用于乳汁不通、乳痈、产后乳少等。因药力平和，多入复方中应用。如果乳汁少，可以将丝瓜与鲫鱼、猪蹄等煨汤。

2. **祛除油污**　丝瓜络的细小纤维是空心管，故对油脂、污垢等有极强的吸附力，用水浸丝瓜络柔软后搽洗可以去污，刷锅洗盘不损害物品表面，清洗干净，无毒、无残留，从古至今都是家庭清洗的极佳用品。

【药效比较】

丝瓜络、橘络　均能行气通络，用于胸胁疼痛、咳嗽，配伍应用作用增强。

丝瓜络能活血，通乳。橘络化痰止咳，对于咳嗽痰多更多用。

【用药体会】丝瓜络通络作用平和，尤其是对于胸胁部位疼痛如咳嗽、胸闷可以选用。笔者使用此药一般剂量比较大，多在30g 以上。其单用效果不明显，所以常配入复方中使用。丝瓜络对于乳腺增生效果良好，但需要大剂量使用。

六画

老鹳草　Lǎo guàn cǎo《救荒本草》

【本草认知】

1.祛风湿　老鹳草性质较平和，在祛风湿方面，对于风湿久羁，痹阻经络，气血凝滞所致筋骨疼痛、痿软、手足痉挛、麻木者，无论寒、热病证均可以使用，以下部病变多用。可以单独用此一药水煎服治疗腰背损伤，同时配伍不同的药物可以治疗多种疾病，如关节炎、胆囊炎、腹水和胃炎等病。

2.止痒　古代本草书中记载老鹳草能治疗诸风皮肤发痒、痘疹疥癞，但作用不强。也有认为其能散诸疮肿毒、退痨热，故云其能清热解毒。《滇南本草·卷一·五叶草》云："祛诸风皮肤发痒，通行十二经络。治筋骨疼痛，痰火痿软，手足筋挛麻木。利小便，泻膀胱积热，攻散诸疮肿毒，退痨热发烧，治风火牙疼、疥癞、痘疹等证。兼解诸痨热，其应如响。敷跌打损伤，能定痛治瘀。"即是对老鹳草治疗疾病的总结和归纳。不过现临床上主要还是用其治疗风湿痹痛。

3.其他作用　治疗泄泻、痢疾，将老鹳草20g、红枣15g，煎浓汁，服用有效。老鹳草退痨除热，若肺结核或不明原因低热者可以选用。

【药效比较】

老鹳草、海风藤　均为祛风湿作用较平和之药，可同用。但老鹳草因为药性略偏寒，有祛湿毒之功。海风藤煎水外泡亦治风湿。

【用药体会】老鹳草在治疗风湿疾病方面，作用较弱，但对于病程时间长者，配伍入祛风湿方中有效，在使用时，用药时间也应长一些。笔者体会，其对于下肢病证作用要好一些。治类风

湿疾病笔者喜用之。

地龙　Dì lóng《神农本草经》

【本草认知】

1. **药材**　地龙俗称蚯蚓、蛐鳝。药用地龙以广东、广西产者为佳，称为广地龙。将地龙挖采收集后，洗净，晒干，再将其用滑石粉炒后才能作药用。其具有浓烈的腥味，炒后腥味明显减轻，且炒后可以改变其形体，在感官上看不出是蚯蚓，容易被患者接受。

2. **平喘**　地龙的作用相对而言较为平和，主要是治疗哮喘和半身不遂。现认为，其治疗哮喘的作用机制与所含的微量砷有关。若小儿哮喘，可以将地龙放入麻油锅中炸枯后，去掉地龙，以麻油炒菜食用，治疗和预防均有效。临床上将麻黄配地龙，一宣一降，顺应肺生理特性的同时，平喘效佳。麻黄宣肺定喘，温化痰涎，缓痉止挛，通行气道，使哮无源；地龙肃降平喘，荡涤痰壅，洁净气管，舒缩华盖，使喘无根。

3. **通络**　地龙通络，主要用于中风后遗症。《医林改错》中的名方补阳还五汤，就配伍有地龙，可治疗中风后遗症所致的半身不遂、口眼歪斜，现临床也用于脑血管堵塞、破裂引起的病证。但地龙的通络作用不强。现认为地龙具有抗溶栓作用，临床上多用于脑血管病的预防及中风后遗症的恢复，可降低血液黏稠度，改善微循环。此外，地龙还能抗肿瘤，抗氧化，降压，解热解痉，增强免疫作用，促进伤口愈合。

【药效比较】

地龙、薏苡仁　①均能清热除痹，用于热痹，也治湿痹。薏苡仁主治湿痹，以肌肉麻木不仁为宜；地龙主治热痹，以关节不利为宜。地龙通络，对于中风后遗症所致肢体不利、半身不遂多用，如补阳还五汤。在通络方面，二药因药性下行，可以用治四肢麻木、疼痛、屈伸不利，然笔者更喜用薏苡仁，主要是因薏苡仁乃药品兼食品，口感好。②均能利尿，用于小便不利，作用平和。

地龙尚能通经活络，清热平喘，息风定惊。薏苡仁尚能清热排脓，健脾渗湿。

【用药体会】治疗哮喘时，可以选用地龙。笔者的用法是将地龙放入麻油锅中炸枯，去掉地龙，再以麻油炒菜食用，对于小儿哮喘有预防和治疗作用。临床使用补阳还五汤时，地龙一般不用太大剂量。

地榆　Dì yú《神农本草经》

【本草认知】

1. **止血部位**　地榆的凉血止血作用部位主要在大肠，尤以治疗便血多用，为治疗便血要药。因地榆含有大量鞣质，有较强的收敛性和收缩血管的作用，可降低血管的通透性。地榆对于崩漏的治疗效果也很好，《本草图经·卷七》云："古断下方多用之。"所以笔者认为地榆善治崩漏。

2. **治疗烧烫伤**　地榆解毒，主要用治烧烫伤，多外用，有"地榆烧成炭，不怕皮烧烂""家中有地榆，不怕烫伤皮"的说法。其单独应用疗效不佳，需要配伍一些清热解毒之品同用，如大黄、虎杖、紫草等。用地榆以麻油泡7天（油应盖过药物），搽涂患处，可使疮面收敛不出水，加速创面愈合；亦可以地榆炭存性，磨粉，用麻油调成软膏，涂于创面，每日数次；也可以将地榆焙干研成极细粉末，用麻油（或菜油）煮沸，然后迅速投入地榆粉，搅拌成糊状，盛于消毒缸内备用，用时将药糊直接涂于创面，形成1层厚厚的药痂，可以预防和控制感染，消除疼痛，促进创面迅速愈合，促进新皮生长。

3. **抗痨**　传统使用地榆，主要是用其止血和解毒。现有学者认为地榆具有抗痨作用，即可治疗结核病。若发于肺者称肺痨，生于颈部者为瘰疬，多因体质虚弱，痨虫传染所致，一般表现为阴虚火旺的征象，如五心烦热、潮热、盗汗。《神农本草经·中品》记载具有"止汗"作用，有认为此处之汗乃是虚热所致，而虚热最常见于痨病。现代研究证明，地榆煎剂对人型结核杆菌有抑制作用。其苦味性寒，对结核所致潮热，尤具卓效。

4. 治疗疮疡 《名医别录·下品》载地榆"止脓血，诸瘘，恶疮，热疮，消酒，除消渴，补绝伤，产后内塞，可作金疮膏"，意思是说其善治热毒疮疡。《本草纲目·卷十二·地榆》引杨士瀛语云："诸疮痛者加地榆，痒者加黄芩。"意思是说，若疮疡而疼痛较重可选用地榆内服或外用。

【药效比较】

地榆、金银花 ①均能清热解毒，用于热毒病证。金银花作用较强。②均能凉血止血，善治后阴出血。金银花宜用炭剂。

地榆敛疮生肌，善治水火烫伤。金银花解毒作用好，凡疮疡痛疖肿毒均可用之。

【用药体会】笔者认为地榆擅长治疗崩漏，具有很好的收敛作用，配伍黄芪同用，则治疗妇科出血作用更好。地榆为治疗皮肤烧烫伤的要药。《本草纲目·卷三十六·五加》甚至记载"宁得一斤地榆，不用明月宝珠"。使用方法是将药物研末后，外撒药粉于病变部位，均匀覆盖创面，创面愈合后继续用药，直至创面皮肤恢复弹性。其中，继续用药是使创面无疤痕愈合的关键，使用时要求不断外撒药粉，以促进结痂。

地肤子　Dì fū zǐ《神农本草经》

【本草认知】

1. 止痒 地肤子止痒，主要用于治疗瘙痒病证，既可内服，又可外用煎水洗，效果良好。

2. 利尿　地肤子的利尿作用不强，但能通淋。古代本草认为其作用与黄柏有些相似，从治疗下焦病证来看，也的确是这样。虞抟在《医学正传·卷六·淋闭》中载："予长兄修德翁，年七十，秋间患小便不通，二十余日，百方不效，后得一方，取地肤草捣自然汁服之遂通。虽至微之物，而有回生起死之功，故录于此，以为济利之一助云。地肤草，一云白地苈是也。"李时珍按："《圣惠方》治小便不通，用地麦草一大把，水煎服。古方亦常用之。此物能益阴气，通小肠。无阴则阳无以化，亦东垣治小便不通，用黄檗、知母滋肾之意。"这是说地肤草善治淋证。现临床多用地肤子。

【药效比较】

1. 地肤子、车前子　均能清热利尿通淋，用于湿热所致小便不利及淋证。车前子的利尿作用强于地肤子。

地肤子善治皮肤瘙痒，内服、外用均可。车前子利尿，善治泄泻，尚能清肝明目、清肺化痰。

2. 地肤子、苦参　①均能清热利尿，用于小便不利、淋沥涩痛。②均能祛湿止痒，用于湿疮、皮肤瘙痒，常煎水熏洗。二药常同用。

苦参味极苦，燥湿作用强，止痒功效好。地肤子清热力弱，利尿力逊，止痒作用不及苦参。

【用药体会】地肤子为治疗湿热皮肤瘙痒的常用药物，又由于能利尿，可使湿热从小便而出，因此无论是内服抑或是外用均有良好的止痒作用。笔者治疗皮肤瘙痒病证常常将其作为首选药使用，与苦参配伍后作用增强。

地骨皮　Dì gǔ pí《神农本草经》

【本草认知】

1. 治消渴　消渴病证一般多有口干口渴、日夜饮水不止、小便利。地骨皮通过清退虚热达到治疗热病消渴的目的。有书籍记载，地骨皮具有生津止渴作用，然笔者认为地骨皮并不能生津止渴，而是通过清除血热使热不伤阴，从而达到治疗目的。地骨皮煮水饮用，对高血糖有明显平抑作用，而又不致发生低血糖，是降血糖的良药。

2. 治骨蒸病证　骨蒸发热分有汗与无汗，地骨皮退虚热，主要用于治疗有汗的骨蒸劳热，而青蒿则多用于无汗的骨蒸劳热。《药品化义·卷九》云："牡丹皮能去血中之热，地骨皮能去气中之热，宜别而用。"《本草新编·卷三》云："青蒿之退阴火、退骨中之火也。然不独退骨中之火，即肌肤之火，未尝不其泻之也。故阴虚而又感邪者，最宜用耳……青蒿最宜与沙参、地骨皮共用，则泻阴火更捷，青蒿能别骨中之火行于皮肤，而沙参、地骨皮只能凉骨中之火，而不能外泄也。"这是说青蒿既可退骨节间热，也用于泻肌表之热；地骨皮偏治气分，用于肺热病证。《本草纲目·卷三十六·枸杞地骨皮》记载："世人但知用黄芩、黄连，苦寒以治上焦之火，黄柏、知母苦寒以治下焦阴火，谓之补阴降火，久服致伤元气，而不知枸杞、地骨，甘寒平补，使精气充而邪火自退之妙，惜哉！予尝以青蒿佐地骨退热，屡有殊功，人所未喻者。"在这里李时珍就认为枸杞子、地骨皮通过平补，可使精气充沛，从而邪火自退。根据李时珍的经验，地骨皮配伍青蒿以后退热作用良好，为退虚热要药。

【药效比较】

1. 青蒿、地骨皮　①均能清热凉血，用于血热证。②均能清退虚热，用于虚劳骨蒸潮热、盗汗，如清骨散，配伍应用作用加强。青蒿辛香透散，善使阴分伏热透达外散，如青蒿鳖甲汤。临床使用方面，地骨皮偏于清肝肾虚热，泻肺中伏火；青蒿偏于治肝胆虚热，温热羁留，寒热交作。

青蒿为退虚热要药和抗疟要药，还能解暑。地骨皮尚能清泄肺热。

2.地骨皮、牡丹皮　①均能清退虚热，用于阴虚发热，骨蒸潮热、盗汗。牡丹皮治疗无汗之骨蒸，地骨皮治疗有汗之骨蒸。因牡丹皮味辛，具有行散之功；地骨皮味甘，具有和缓之功。②均能清热凉血兼止血，用于血热妄行之出血。但应用方面有所不同，牡丹皮止血需要炒炭使用，可治血瘀出血、血热出血；而地骨皮通过凉血而止血。二药在凉血方面主治的病证稍有不同，地骨皮主要是治疗血分虚热所致病证，而丹皮则主要是治疗血分实热所致病证，诸如犀角地黄汤、清瘟败毒饮等用的都是丹皮。

地骨皮尚能清泄肺热。牡丹皮尚能活血化瘀，消散痈肿。

【用药体会】地骨皮清退虚热作用好，在诸多退虚热药中，较为常用。其具有降血糖作用，在治疗糖尿病方面，可以选用。以其治疗皮肤瘙痒可以大剂量使用，因其有凉血作用，可清除血分之热，达到止痒之效。

芒硝　Máng xiāo《名医别录》

【本草认知】

1.关于药名　芒硝根据加工的不同，有不同的名称。①皮硝：天然矿物含水硫酸钠溶于热水中，滤过冷却后析出的结晶，多外用。②朴硝：含水硫酸钠加热后，沉于下层者。所谓"硫黄原是火中精，朴硝一见便相争"，指的就是此药。其特点是如板状，杂质较多，多外用。③牙硝：也称马牙硝，是结于中间层者，呈柱状。十九味中所谓"牙硝难合京三棱"指的就是此药。④芒硝：将皮硝与萝卜片同煮，取上层液冷却后析出的结晶。其特点是针状如芒刺，内服多用此品。⑤玄明粉：也称元明粉，芒硝经风化后失去结晶水而成的白色粉末。芒硝较朴硝泻下略缓，玄明粉又较芒硝略缓。玄明粉多外用于五官科疾患。古代将芒硝写作"芒消"，这是因为古代认为"消"有遇水则消的意思，按照现代的解释就是具有水溶性。后来认识到药材为矿物药，就将

"消"改成"硝"。

芒
硝

2. **通便**　芒硝通便，主要是治疗大便燥结，尤以大便干燥如羊屎者为宜。在临床中选用芒硝，关键是抓住一个"燥"，若大便虽然干结，但并不燥结一般不选用芒硝。对于其他原因所致的大便不通虽也可使用，但剂量不宜过大。

3. **服法**　芒硝内服宜溶化服，不宜煎煮。因其味苦而咸，口服容易引起恶心，以凉服为好。服后漱口。

4. **回乳**　在 5 版《中药学》中提到芒硝可以回乳，但其后几版《中药学》均未云芒硝回乳。其实芒硝是可以回乳的，取芒硝用纱布包裹，分置于两侧乳房上，固定，经 24 小时取下。此法也治疗乳痈。

5. **化石**　《神农本草经·上品》论述朴硝"能化七十二种石"，七十二种石言其多也。《本草纲目·卷十一·朴消》李时珍也说："此物见水即消，又能消化诸物，故谓之消。"故临床有用其治疗体内结石者，如胆结石、肾结石、膀胱结石。体内结石形成虽慢，但发作必急，且多实证，芒硝咸寒软坚，使坚者消之、软之，治结石可以参考使用。

6. **与硝石的区别**　《神农本草经·上品》记载有消石"苦寒"，其别名有芒消、苦消、焰消、火消、地霜、生消。现代书写，多将"消"写作"硝"。其中"芒消"与此处所载的芒硝同名异物，《本草纲目·卷十一·消石》对其进行了的区别，曰："诸消，自晋唐以来，诸家皆执名而猜，都无定见。惟马志《开宝本草》，以消石为地霜炼成，而芒消、马牙消是朴消炼出者，一言足破诸家之惑矣。诸家盖因消石一名芒消，朴消一名消石朴，二名相混，遂致费辨不决。而不知消有水火二种，形质虽同，性气迥别也。惟《神农本经》朴消、消石二条为正。其《别录》芒消、《嘉祐》马牙消、《开宝》生消，俱系多出，今并归并之。《神农》所列朴消，即水消也，有二种，煎炼结出细芒者为芒消，结出马牙者为牙消，其凝底成块者通为朴消，其气味皆咸而寒。《神农》

所列消石即火消也。亦有二种，煎炼结出细芒者，亦名芒消，结出马牙者亦名牙消，又名生消，其凝底成块者通为消石，其气味皆辛苦而大温。二消皆有芒消、牙消之称，故古方有相代之说。自唐宋以下，所用芒消、牙消，皆是水消也。南医所辨虽明，而以凝水石、猪胆煎成者为芒消，则误矣。今通正其误。其石脾一名消石者，造成假消石也。"这是说现所云芒硝为水消，也就是通导大便之品，性寒；消石就是火消，《神农本草经》云其苦寒，现在认为性温。现代研究表明，水消（芒硝）主含硫酸钠，而火消（消石）主含硝酸钾。

【药效比较】

芒硝、大黄　①均能泻下通便，作用强，同用则力量更强，用治胃肠实热积滞所致肠燥便秘、腹痛或因热结便秘所致壮热不退、神昏谵语等。二药相须为伍，能起到荡涤胃肠积滞而清热的作用，如大承气汤、调胃承气汤。大黄偏治大便热结，芒硝偏治大便燥结。大黄荡涤积滞，为治热结便秘之主药，寒结便秘也可选用，但需要配伍温性之品，如温脾汤。温脾汤中大黄乃祛性取用，即取大黄通便作用，而用附子、干姜抑制其寒性。芒硝软坚润燥，善除燥屎坚结，为治里热大便燥结之要药。若阴亏便秘配伍养阴之品可以使燥屎下行，达到通便的作用，如增液承气汤。大陷胸汤、大陷胸丸中芒硝和大黄配伍同用则可以治疗结胸病证。②均能泻火解毒，治疗热毒疮疡、目赤口疮，可外用。

大黄尚能清利湿热，活血化瘀，泻火凉血。芒硝尚能软坚。

【用药体会】芒硝通便已为人们所熟悉。此外，笔者认为此药具有良好的止痒作用，但现代通行的各种中药书籍多不记载此作用。芒硝止痒，主要是外用煎水洗。古代医药书中载其治疗漆疮，也是取其止痒作用。临床上芒硝为外治瘾疹之佳品。因其可治疗接触性皮炎，故对多种原因所致瘙痒均有作用。其又有软坚的特点，将芒硝粉置于鞋垫下，对于足跟骨刺疼痛有效。根据笔者的经验，西医所云跟骨炎、跟腱炎，不用吃药，只要将芒硝置于鞋垫下穿上鞋子即可止疼。

西洋参　Xī yáng shēn《增订本草备要》

【本草认知】

1. 西洋参、东洋参、太子参　西洋参主产于美国，由于其按照中医理论使用，所以其为中药而非西药。将原产于北美的西洋参种子引种在国内种植者为种参，作用不及原产地好，但可以代替西洋参使用。

西洋参的名称首次出现在《本草从新》，《本草从新·卷一·草部》谓："出大西洋佛兰西。"《本草纲目拾遗·卷三》则补充说西洋参"形似辽东糙米参，煎之不香，其气甚薄，若对半劈开者，名片参，不佳"。清朝时期另一种来自域外的人参是东洋参。《本草纲目拾遗》举汪玉于的说法："东洋参出日本东倭地，其参外皮糙中油，熟蒸之，亦清香，与辽参味同，微带羊膻气，入口后微辣，为各别耳。药性温平，与西洋佛兰参性平寒者又别。"《本草纲目拾遗》所记的"太子参"，除了参考《本草从新》的记载外，另提到了《本草镜》的说法："太子参，即辽参之小者，非别种也。乃苏州参行从参包中检出短小者。"此处所谓太子参实际上是人参之较小者，并非其他品种。5、6版《中药学》云西洋参出自《本草从新》，作者吴仪洛乃是清乾隆年间人氏。7、8版《中药学》云其出自《增订本草备要》，作者汪昂乃是明末清初人氏，但此书存在争议，《汪昂医学全书》并未收录该书。笔者采用了7、8版《中药学》的说法。

2. 用法　西洋参在应用方面比较灵活，尤其是秋季因天气干燥，人们常常感觉到食欲不振、口干舌燥，可应用之。西洋参可研粉煮粥食用，或切片开水泡服，或切片炖服，或泡酒饮服。最简单的方法是将西洋参切片后，直接用开水冲泡，尤其适合于讲话多、身体虚弱者应用。

【药效比较】

人参、西洋参　①均能补气，作用强，用于气虚欲脱之气短神疲、喘促、懒言、声微、脉细无力等证。人参补气作用非他药所能及，故有大补元气之谓，单用即可收效。由于人参的补益作用好，历来称其为振危救脱第一要药。大失血者，尤当重用人参补气摄血，此所谓"有形之血不能速生，无形之气所当急固"。西洋参的补气作用稍弱于人参。因中医使用西洋参的历史不长，故古方中所用人参，根据病情需要可以改用西洋参。②均能生津止渴，治疗口渴、消渴、汗多及体倦，如用人参之参麦饮、用西洋参之清暑益气汤。单纯从生津来说，西洋参更好一些。人参以冬季应用为宜，因其性偏温；而西洋参以夏季应用为宜，因其性偏寒。从使用来看，西洋参一般单独泡水饮服更好一些。

人参尚能安神益智。

【用药体会】现代中药书中在谈到西洋参的作用时，云其清热。对此，结合临床来说，其清热作用只是与人参相比较而言，并不是说要用其清热。西洋参性偏于寒，若气虚兼有热者，可以选用，但临床是不用其来治疗某脏腑的单纯热证的。若讲话多者，如教师等，出现口干舌燥、咽喉不适，笔者常嘱其将西洋参直接泡水饮服，有很好的效果。

百合　Bǎi hé《神农本草经》

【本草认知】

1. **养阴**　百合的养阴作用相对较弱，主要是用于心肺阴虚证，但也有用其治疗郁热型胃痛者。用百合与粳米等煮粥吃，可以治疗不寐，更年期综合征时出现的体热烦躁、喜怒无常，热病后出现的神思恍惚、胸中不适、难以入眠等证。百合也能补虚清火，治肺虚咳嗽，或痰中带血，是慢性支气管炎、结核、肺癌患者较为合适的药品食品；亦可作为治疗肺病咳嗽的常用药。民谚有"男山药，女百合"之说，就是说女子应多吃百合。

2. 治疗百合病　张仲景对百合这味药材的使用有独特创见，他甚至把百合所治的因热病身体虚弱，余热未清所致虚烦惊悸、精神恍惚、失眠等病证，称为"百合病"。在《金匮要略》中，张仲景指出若有"意欲食复不能食，常默默，欲卧不能卧，欲行不能行，饮食或有美时，或有不用闻食臭时，如寒无寒，如热无热，口苦，小便赤，诸药不能治"等症状，即为百合病。因心肺阴虚内热所致，出现神志恍惚不定，言语、行动、饮食和感觉失调等，可用百合治疗。张仲景也用百合配伍生地或知母同用。现用百合治神经衰弱、神经官能症等有较好的疗效。

3. 美容养颜　百合洁白娇艳，鲜品富含黏液质及维生素。常食百合，可增加皮肤的营养，美容减皱，促进皮肤的新陈代谢，使皮肤变得细嫩、富有弹性，达到防治皮肤病的作用。其对各种发热病愈后面容憔悴，长期失眠多梦及更年期妇女恢复容颜光泽有较好的作用，有"百合嫩肤益颜色"的说法。野生百合加盐后捣烂敷用，能治疗皮肤疮痈红肿，无名肿毒。

4. 强壮作用　百合有增强体质的作用，可以其防癌、抗癌，对多种癌症均可应用。若肺结核咳嗽咯血，可用鲜百合2~3个，洗净，捣汁，以温开水和服，1日2次；亦可加水煮烂，放入白糖或冰糖，每次1小碗，如冲入川贝粉则效果更佳。若虚烦、惊悸、神志恍惚，可用百合60g，粳米250g，煮粥吃。

5. 补中益气　《神农本草经·中品》载百合具有"补中益气"的作用，而现代中药书籍多云百合主治心肺的病变，未载其补中益气。因百合"清心安神"，性寒，而性寒的药物是不云补中益气的，所以后世典籍中多不载补中益气。

6. 利小便　《神农本草经》载百合"利大小便"，《本经逢原·卷三·菜部》载："其曰利大小便者，性专降泄耳。"若按照此说主降泄，就与百合治疗上部心肺部位的病变发生矛盾了。现百合不作为利尿药物使用。在论述百合作用时，其术语表达方面，不用"降泄"，也不云"升浮"。

【药效比较】

百合、丹参 均能清心安神，但机制不同。丹参清心，实乃凉血，使血热得清，神志安定，故用于温热病热入营血之神志病变，虽云养血，乃以通为补。百合清心，实乃补心，使虚烦得除，神志安定，故用于热病后期余热未清之失眠多梦。

百合尚能润肺止咳。丹参尚能活血化瘀。

【用药体会】百合为治疗失眠的常用药物和食物。中医以药名来命名病名者，唯此百合一药。百合有美容作用，其洁白娇艳，鲜品富含黏液质及维生素。常食百合，可嫩肤美容减皱，对心火肺热引起的皮肤疾病，如痤疮、面部湿疹、皮炎、疮疖等，有一定的防治作用。每天食用百合，也能降尿酸。使用百合时，剂量应大一些。

百部　Bǎi bù《名医别录》

【本草认知】

1. 止咳　百部的止咳作用很好，性质平和，不温不燥，不论新久、寒热、虚实、内伤、外感咳嗽均可以使用，是治疗肺痨咳嗽的要药。现代研究表明，百部治疗肺痨主要是因其能杀痨虫（杀结核杆菌）。在止咳方面，以炙用为佳。此药除擅长治疗肺痨咳嗽外，对于百日咳也是常用之品。百日咳表现为阵发性、痉挛性的咳嗽。现代研究表明，百部可以直接杀死百日咳杆菌。临床上多用百部治疗咳嗽，但少用其治喘息。

2. 杀虫　百部治疗虫证，主要是偏于蛲虫，以外用为好。将百部煎水外洗，具有直接杀灭蛲虫的作用，对于阴道滴虫也有很好的效果。治皮肤疾患所致瘙痒，可用其煎水外洗，为常用之品。

【药效比较】

百部、杏仁 均质润，能润肺止咳，用于多种咳嗽，无论寒热、虚实、内伤、外感，均可选用。百部的止咳作用很好，是治疗肺痨咳嗽的要药，如止嗽散。

百部尚能杀虫灭虱，主要是杀痨虫。杏仁尚能润肠通便，平喘。

【用药体会】百部在止咳方面作用佳，笔者治疗咳嗽喜将百部、杏仁配伍应用。百部外用具有杀虫作用，治疗阴部瘙痒作用良好，配伍苦参后止痒作用增强。

当归　Dāng guī《神农本草经》

【本草认知】

1. 药材　当归用其根，以产于甘肃岷县（古称秦州）的最好，为道地药材，有"中国当归甲天下，岷县当归甲中华""川产力刚可攻，秦产力柔宜补"的说法。当归的使用频率非常高，有人进行统计，将一天中中医所开的处方用药逐一登记，结果发现当归的使用频率居所用中药的第8位，故有"十个大夫九当归"的说法。当归分为归身、归尾，当归身补血作用好，当归尾活血作用好，同用称全当归。归身、归尾所含的成分有所不同，故提倡分别使用。《医学入门·卷二·当归》采用歌赋形式将此药总结为"当归甘辛头止血，破血用尾和用身，随所引用上头角，中理胸腹下荣筋，兼治风疮及气逆，金疮胎产更称神"，亦对当归的作用和不同药用部位进行了区别。

2. 止咳平喘　《神农本草经·中品》记载当归"主咳逆上气"，即具有止咳喘的作用，如苏子降气汤中就配有此药。后世的一些本草著作中也有不少记载当归具有止咳平喘之效，然现许多中药书籍不载此作用。现代研究表明，当归可改善肺循环，增加肺泡张力，缓解支气管痉挛，作用缓和持久。所以结合古今应用情况，当归具有止咳平喘之效。当归为治疗血病的要药，何以能治疗咳逆上气？因咳久入络伤血，血不和而气逆，以当归润肺金之燥，故有止咳平喘作用。

3.补血　当归为补血要药，但是在《神农本草经》中并未记载补血作用。云当归补血者始见于《名医别录·中品》，云"补五脏"，但并不明确补血，到《日华子本草·草部》才云"养新血"。《神农本草经百种录·中品》载："当归辛香而润，香则走脾，润则补血，故能透入中焦荣气之分，而为补荣之圣药。当归为血家必用之药，而《神农本草经》无一字及于补血养血者，何也？盖气无形可骤生，血有形难速长。凡通闭顺气，和阴清火，降逆生津，去风利窍，一切滋润通和之品，皆能令阴气流通，不使亢阳致害，即所以生血也。当归辛芳温润，兼此数长，实为养血之要品，惟着其血充之效，则血之得所养，不待言而可知。此等当参全经而悟其理。"这是说《神农本草经》虽无当归补血的记载，但因为"气无形可骤生，血有形难速长"，当归"滋润通和"，使气血流通，从而达到补血的作用。现认为当归具有直接的补血作用。

《本草正·芳草部》云当归："味甘、辛，气温。气轻味重，可升可降，阴中有阳。其味甘而重，故专能补血；其气轻而辛，故又能行血。补中有动，行中有补，诚血中之气药，亦血中之圣药也。头止血上行，身养血中守，尾破血下流，全活血不走。大约佐之以补则补，故能养营养血，补气生精，安五脏，强形体，益神志，凡有形虚损之病，无所不宜；佐之以攻则通，故能祛痛通便，利筋骨，治拘挛瘫痪燥涩等证。营虚而表不解者，佐以柴、葛、麻、桂等剂，大能散表；卫热而表不敛者，佐以六黄之类，又能固表。惟其气辛而动，故欲其静者，当避之；性滑善行，大便不固者当避之。凡阴中火盛者，当归能动血，亦非所宜；阴中阳虚者，当归能养血，乃不可少；若血滞而为痢者，正所当用。其要在动、滑两字。若妇人经期血滞，临产催生，及产后儿枕作痛，俱当以此为君。小儿痘疹、惊痫，凡属营虚者，必不可少。"强调了当归的补血作用。

【药效比较】

1. 当归、鸡血藤　①均能补血，用于血虚病证。当归为补血要药，补血作用强于鸡血藤。鸡血藤补血方面多作辅助药物使用。②均能活血祛瘀，用于血虚血瘀所致头昏、目眩、跌打损伤、痈疽疮疡及风湿痹痛等。当归活血作用强于鸡血藤。③均为调经要药，治疗女子月经不调、痛经，既治瘀血病证，也治血虚病证。当归治疗妇女产后恶血上冲，疗效显著。若发生气血逆乱，服用之后即可降逆定乱，使气血各有所归，当归之名也由此而来。鸡血藤配伍当归后，调经作用加强。

当归以补血为主，调经止痛、润肠通便、止咳平喘，为血虚要药。鸡血藤以活血为主，且能舒筋活络。

2. 当归、桃仁　①均能活血化瘀，用于血瘀病证，如痛经、经闭、跌打损伤、瘀滞肿痛，常同用，如桃红四物汤。②均能润肠通便，用于肠燥便秘，如润肠丸。当归用于血虚便秘，桃仁用于血燥便秘。③均能止咳平喘，用于咳喘病证。当归用于体虚病证，桃仁用于体实病证。桃仁因含有微量氢氰酸，能抑制支气管平滑肌痉挛，所以能止咳平喘。

当归尚能补血，调经止痛。桃仁尚能消内痈。

【用药体会】通过临床实践，笔者认为当归能防止脱发，滋润皮肤毛发，并使头发乌黑发亮，还能防止黄发和白发。笔者自创一治疗脱发、白发的方子"侧柏叶生发酒"，具体可参看《验方心悟》侧柏叶生发酒，其中含有当归。当归既为补血要药，又为调经要药，是临床使用频率极高的药物。

肉桂　Ròu guì《神农本草经》

【本草认知】

1. 药材　《神农本草经·上品》载有牡桂、菌桂，至《名医别录·上品》又有"桂"，《本草拾遗·卷八》曰："箘桂、牡桂、桂心，以上三色并同是一物。"《本草纲目·卷三十四·桂》对于《名医别录》之"桂"解释说："此即肉桂也。厚而辛烈，去粗皮用。其去内外皮者，即为桂心。"所以历史上所用之桂、牡桂、菌桂同为一物，即现代所用之肉桂。因皮的厚薄、老嫩、味之浓淡而有不同的名称。

肉桂厚而脆，颜色偏红褐，油性大，香气也更浓郁。不同树龄的肉桂有不同的加工方式，如幼嫩的树皮适合刮掉外层粗皮和内层薄膜，留下桂心；10~20年的树皮可以制成书卷一样的企边桂、层叠的筒桂和平整的板桂，名象其形；15年以上的树皮累积了大量油脂，油层厚、色泽亮，是最为优质的油桂。加工剩下的边角桂皮晒干，称为桂碎。其浓郁的气味容易抢食物风头，且辛温动血，容易上火，使用过多，辛辣味凸显，容易呛咳。

2. 引火归原　引火归原亦有云引火归源、引火归元者。所谓引火归原，指的是治疗因虚火上炎导致的如口舌生疮、咽喉肿痛者。需要注意的是，肉桂取此作用时，剂量不能太大，限于3g以下，且需要配伍养阴药物同用，否则也不能达到引火归原的目的，若剂量过大时，则不具此作用。例如治疗咽炎，一般是用肉桂配伍六味地黄丸一起使用，尤其是对于慢性咽炎有效，但若剂量过大，因其辛热，温里作用强，又善走血分，容易助火伤阴。口疮一般见于虚实两端，实者，多火，治疗应降火；虚者，多阴虚，常用养阴之品，其中少用点肉桂有反佐之效，也是引火归原。

3. 鼓舞气血生长　所谓鼓舞气血生长，并不是有补益气血作用，而是通过肉桂的温通之功，促使补益气血药物能更好地发挥作用，犹如"添加剂"。如十全大补汤就是由四物汤、四君子汤、肉桂、黄芪组成，主治劳积虚损，呼吸气少、行动喘息、心虚惊悸、精神不佳，其中肉桂可加强补气、补血药物的作用，但并不具备补气血的作用。

4. 官桂　官桂之名初见于北宋初《博济方》。"官桂"一词原本或是"官府所出售的岭南好桂"之意，这些桂大多为海外、岭南舶来品，品质优于长江流域所产的杂桂。这或许也是"官桂"一词自古以来就是好桂皮代称的缘由。《本草图经·卷十》用推测的语气说："岭表所出，则有筒桂、肉桂、桂心、官桂、板桂之名，而医家用之，罕有分别者……牡桂，皮薄色黄少脂肉，气如木兰，味亦相类，削去皮，名桂心，今所谓官桂，疑是此也。"这是以桂心为官桂。可见就算当时的宋人，对官桂的来历也不太清楚。《本草衍义·卷十三》所言："今又谓之官桂，不知缘何而立名？虑后世为别物，故书之。""官桂"一词就是出自这一时期民间对桂类商品的称呼。

《本草蒙筌·卷四》云："官桂品极高，而堪充进贡。"李时珍从之。医方中的"官桂"一般后面都要注明"去皮""去粗皮""去无味者""去皮取有味者"。

十九畏中有"官桂善能调冷气，石脂相遇便相欺"的记载，对于这里所云的官桂，有不同的认识。《本草纲目·卷三十四·桂》曰："曰官桂者，乃上等供官之桂也。"这是说官桂就是肉桂中的上品。而《中药大辞典》云："官桂：剥取栽培5~6年的幼树干皮和粗枝皮，晒1~2天后，卷成圆筒状，阴干。企边桂：剥取十余年生的干皮，两端削齐，夹在木制的凸凹板内，晒干。板桂：剥取老年桂树的干皮，在离地30cm处作环状割口，将皮剥离。"显然这里所说的官桂的药材质量不及企边桂、板桂，也就是说官桂并非是上等肉桂，而是只生长了6~7年的小树的树皮。至于《中药大辞典》所云"剥取老年桂树的干皮"中的桂树，应该是肉桂树。从上述品名来说，肉桂作为药材使用，有不同名称，如企边桂、板桂、油桂、桂通、桂心、桂碎。由于对官桂的药材有分歧，所以现代处方中不用官桂的名称。

5.配伍黄连　肉桂、黄连配伍使用可以交通心肾，即交泰丸，用于心火亢盛，肾阳不足所致的心肾不交。方中取黄连苦寒，清心泻火以制偏亢之心阳，不使其炎上；肉桂辛热，温补下元以扶不足之肾阳。二者相伍，寒热并用，如此可得水火既济，交泰之象遂成，夜寐不宁等证便可自除。《本草新编·卷二》云："黄连、肉桂，寒热实相反，似乎不可并用，而实有并用而成功者，盖黄连入心，肉桂入肾也……黄连与肉桂同用，则心肾交于顷刻，又何梦之不安乎。"这是寒热并用较为突出的例子。交泰丸中二药在临床使用中，若入汤剂则剂量不可过大，因为肉桂量大则温肾壮阳，黄连量大则苦燥伤阴，会导致阴更伤，火更旺，笔者认为以 3g 左右为宜。二药的应用还是以丸剂为好。

【药效比较】

1. 桂枝、肉桂　①均能温散，桂枝为肉桂树的嫩枝，肉桂为肉桂树之树皮，气味浓郁芳香。但在使用方面二者有所不同，桂枝更偏于散，所以外感风寒表证可选用之，对于上肢的病变多用；肉桂更偏于温，尤以温肾阳作用好，所以金匮肾气丸用之。桂枝通行力较肉桂为甚，温通的范围亦较广泛，其一是温通经络，善走四肢，横行肢节，尤以治肩臂肢节疼痛为宜，为疗风湿痹痛常用药，如甘草附子汤；其二是温通胸阳，治胸阳不振之胸痹、心痛，如枳实薤白桂枝汤；其三是温通心阳，用于心阳不振之心动悸、脉结代，如炙甘草汤；其四是温暖胞宫，用于血寒经闭、痛经、月经不调，如温经汤；其五是温暖脘腹，用于虚寒胃痛、腹痛，如小建中汤。②均能通阳化气，但二者在通阳方面，作用机制上有所不同。桂枝通阳化气，用于水湿停滞所致之证，其一是用于阴寒阻遏阳气，津液失运之痰饮，如苓桂术甘汤；其二是用于膀胱气化失司之蓄水，如五苓散。《本经疏证·卷四·箘桂》概括为"曰和营，曰通阳，曰利水，曰下气，曰行瘀，曰补中"六大作用。肉桂通阳化气，用于热蕴膀胱，尿闭不通，少腹胀痛，多配以苦寒之知母、黄柏同用，如滋肾丸。③均能温经止痛，用于寒凝所致女子月经不调、痛经，如温经汤（用桂枝）、艾附暖宫汤（用肉桂）。

桂枝能发散风寒，偏于温通。肉桂能温肾壮阳，引火归原，鼓舞气血生长，偏于温补。为加强作用，二者也可以同时应用。

2. 肉桂、附子　①均能温肾壮阳，用于肾阳不足，命门火衰之畏寒肢冷、阳痿、宫寒。特点是辛甘而热，益阳消阴，为补火壮阳之要药，常同用，如金匮肾气丸。②均能散寒止痛，用于寒邪内侵或脾胃虚寒之脘腹冷痛，常同用，如桂附理中丸；也用于胸阳不振之胸痹心痛、寒疝腹痛、腰腿疼痛、风寒湿痹。二者辛热温散，善去痼冷沉寒而止痛，止痛力强，乃治寒痹要药。

附子入气分，味甘大热，散寒止痛力强，可回阳救逆。肉桂走血分，以温经通脉作用好，引火归原，鼓舞气血生长。

【用药体会】肉桂的两个特殊作用是鼓舞气血生长和引火归原。用少量肉桂配伍补气、补血药物同用，能促使补气血药物更好地发挥作用，如十全大补汤，但单用肉桂则不能发挥此作用。笔者认为肉桂引火归原，配伍六味地黄丸对于咽喉炎有良好的效果。用量应控制在3g，若量大则具有补火壮阳的特点。治肾阳不足，命门火衰之下部虚寒病证，多用肉桂。

肉苁蓉　Ròu cōng róng《神农本草经》

【本草认知】

1. 通便　肉苁蓉最大的特点是能润肠通便，尤其是对于年老体弱，精血亏虚病证多用。通便药物多有伤正气的弊端，而肉苁蓉因本身就是补药，故虽然通便却并不损伤正气。《先醒斋医学广笔记·卷一·泄泻》载："唐震山年七十余，大便燥结，胸中作闷。仲淳曰：此血液枯槁之候。用大肉苁蓉（三两，白酒浸洗去鳞甲，切片），白汤三碗，煎一碗，顿饮。饮竟，大便通，胸中快然。偶一医问疾，曰：此劫药也。当调补脾胃为主。易以白术、厚朴、茯苓、陈皮，病如故。唐翁曰：误矣。仍饮前药，立解。高存之闻而叩其故，仲淳曰：肉苁蓉峻补精血，骤用之反动大便，药性载甚明也。"这是说唐某大便燥结，为血液亏损病证，以肉苁蓉煎水饮服，大便即通，后改以调补脾胃之药，大便又不通，由此证明肉苁蓉具有补益精血、润肠通便的作用。

2. **防衰**　历代均认为肉苁蓉是补肾抗衰老之良药，延年益寿之妙品。方书称其补精益髓、悦色，理男子绝阳不兴，女子绝阴不产，非溢美之词。自《神农本草经·上品》起即有记述，云："养五脏，强阴，益精气，多子，妇人癥瘕。久服轻身。"甄权亦云："益髓，悦颜色，延年。"还有医家称，久服则肥健而轻身。《本草汇言·卷一》云："肉苁蓉，养命门，滋肾气，补精血之药也。"因作用平和，尤对于老年人病证比较适合。《本草图经·卷五》云："刮去鳞甲，以酒净洗去黑汁，薄切，合山芋、羊肉作羹，极美好，益人，食之胜服补药。"年迈之人，须发皆白、耳聋眼花、牙齿脱落、腰酸背驼、二便不利，这是肾亏老衰之象，用肉苁蓉则有明显的强壮身体和治疗作用。

3. **补阴与补阳**　《中药学》将肉苁蓉编在补阳药中，此补阳主要是补益肾阳。但也有认为肉苁蓉偏于补阴者，如《神农本草经》云"强阴"。甄权云："益髓，悦颜色，延年，大补壮阳，日御过倍，治女人血崩。"《日华子本草·草部》云："治男子绝阳不兴，女子绝阴不产，润五脏，长肌肉，暖腰膝，男子泄精、尿血、遗沥，女子带下阴痛。"这是强调补阳。《本草正·山草部》则认为"味重阴也，降也……以其补阴助阳"。如此则有肉苁蓉补阳、补阴、补阴阳之说。笔者认为这三种说法均成立。但肉苁蓉的补益作用到底侧重于阴抑或阳呢？根据临床使用来看，应是偏于补阳。因能补阴，所以也有用其治疗阴伤者。常用中药中，既能补阴又能补阳的药物主要是肉苁蓉、山茱萸、枸杞子、沙苑子、菟丝子，此五药均偏于补阳。

4. **配伍**　肉苁蓉配伍当归能养血润燥，增水行舟，通便力强，对于老人阳气虚弱，精血不足之便秘证，用之最为适宜；配伍淫羊藿、巴戟天，增强温肾壮阳之力，对于肾阳虚衰，阳萎遗精、腰膝酸冷、筋骨痿弱等病证，较常选用。

【用药体会】笔者在临床上喜用肉苁蓉治疗腰椎间盘突出症，此类腰痛患者常常不敢咳嗽，因这样会使腹压加大，加重腰痛，此时若通便，减轻腹压，就能达到良好的效果，而肉苁蓉本身也具备补肾的作用，所以可以选用。在通便方面，肉苁蓉作用平和，对于老年人习惯性便秘作用好。

肉豆蔻　　Ròu dòu kòu《药性论》

【本草认知】

关于涩肠止泻　肉豆蔻辛温，具有涩肠止泻作用，《中药学》均如此记载。现代药理研究表明，肉豆蔻含挥发油。根据中医理论推断，含挥发油成分的药物多具辛味，辛能行能散，故笔者认为，说肉豆蔻涩肠止泻与理论及临床不符。

古代本草著作中，有不少医家认为肉豆蔻涩肠止泻，如汪机云："痢疾用此物涩肠，为伤乳泄泻之要药。"《中药学》也认为肉豆蔻止泻机制是涩肠，但考据古代医家的论述，结合肉豆蔻的作用，非涩肠止泻也。从古人论述看，虽然有人认为是取其涩肠，但更多的医家认为是温中作用。如李时珍曰："土爱暖而喜芳香，故肉豆蔻之辛温，理脾胃而治吐利。"《神农本草经疏·卷九·肉豆蔻》云："辛味能散能消，温气能和中通畅，其气芬芳，香气先入脾，脾主消化，温和而辛香，故开胃，胃喜暖故也。故为理脾开胃，消宿食，止泄泻之要药。"可见肉豆蔻之所以止泄泻，不是取其涩肠，而是取其温中。从所含成分来看，生肉豆蔻中含有大量油脂，其性暴泻滑肠，若以其用于临床，不但不能止泻，反有很明显的滑肠作用，煨用亦有轻微致泻作用。

从临床来看，确有应用肉豆蔻止泻的方剂，如四神丸（补骨脂、吴茱萸、五味子、肉豆蔻），但此方所治本质上是脾胃虚寒所致大便溏泻。方书中均言此方有涩肠止泻之功，但笔者认为，四神丸主要还是以温暖脾胃为主，至于涩肠止泻，应为酸温之五味子的功效，非肉豆蔻之效也。

【药效比较】

肉豆蔻、白豆蔻　均能行气，用于脾胃气滞之脘腹胀痛、不思饮食、呕吐等。白豆蔻作用强。湿阻会导致气滞，白豆蔻能化湿，可用于胸脘满闷、呕吐、食积不消，对湿温初期病证亦可选用。

白豆蔻芳香化湿止呕，主要作用于中、上焦病变。肉豆蔻主要作用于中、下焦病变，经配伍可以治疗五更泻、久泻，如四神丸。

【用药体会】中药书籍载肉豆蔻涩肠止泻，若取其止泻必须煨用，但即使这样也不能完全保证肉豆蔻不滑肠。若云肉豆蔻涩肠，既悖于药性理论，又与其所含成分不相符，违背了临床用药的特点。笔者通过多年临床实践，发现此药并不具备止泻之功，相反能滑肠，因富含油脂能致泻，若泄泻者用后多加重病情。故取肉豆蔻止泻，应持慎重态度。

朱砂　Zhū shā《神农本草经》

【本草认知】

1. 应用情况　朱砂的主要化学成分是硫化汞（HgS），粉末呈红色，可以经久不褪。其为古代方士炼丹的主要原料，也可制作颜料、药剂。我国利用朱砂炼丹已有悠久的历史。葛洪《抱朴子·内篇》云："朱砂为金，服之升仙者，上士也。"就讲到朱砂是作为炼丹用的仙药。古人认为朱砂是一味良药，将其炼丹后服用可达到延年益寿的作用。东汉之后，为寻求长生不老而兴起的炼丹术，对于朱砂的应用非常盛行，并逐渐应用化学方法生产朱砂。为与天然朱砂区别，古时的人们将人造的硫化汞称为银朱或紫粉霜。其主要原料为硫黄和水银（汞），是在特制的容器里，按一定的火候提炼而成的。古时许多女子都直接以朱砂为名，是因为其颜色鲜艳，十分美丽。同时人们还认为朱砂可以辟邪，常常被撒入墓葬里，或是填塞在存放玉器的箱盒中，有时则用朱砂染成的丝绢包裹玉器，使朱砂成为出土玉器上最明显的附着物质。《本草乘雅半偈·第一帙》竟然载有："只须丹砂一味，病莫不治，诸药俱可废矣。"把朱砂看成包治百病的灵丹妙药。其实这是夸大其作用。现临床使用朱砂应持慎重态度。

朱砂的应用起源于战国，盛行于魏晋南北朝，是炼制"长生不老丹"的主要原料。所以《神农本草经》将此药放在上品的第一味。古代很多中药成方中都含有朱砂，《和剂局方》载方788首，含朱砂者82首，占10.4%；载儿科方123首，含朱砂者25首，占20.33%。《证治准绳·幼科》载方2271首，含朱砂者206首，占9.07%。

2. **安神**　从安神的作用来看，此药力量非常强，但并不常用，主要是因为有毒，久用或用量过大，容易导致中毒。现代药理研究认为朱砂安神作用不佳，对于朱砂安神尚有分歧。从临床的角度来看，应该是以中医的解释为妥，不应以某一单纯的现代研究来解释其作用。《本草纲目·卷九·丹砂》中记载两例朱砂治疗精神恍惚的病例很有意思，曰："夏子益《奇疾方》云：凡人自觉本形作两人，并行并卧，不辨真假者，离魂病也。用辰砂、人参、茯苓，浓煎日饮，真者气爽，假者化也。《类编》云：钱丕少卿夜多噩梦，通宵不寐，自虑非吉。遇邓州推官胡用之曰：昔常如此。有道士教戴辰砂如箭镞者，涉旬即验，四五年不复有梦。因解髻中一绛囊遗之。即夕无梦，神魂安静。道书谓丹砂辟恶安魂，观此二事可征矣。"前一则病案是说患者自觉身体里有两人，服用朱砂、人参、茯苓而愈；后一则病案是说患者夜里失眠多梦，用朱砂佩戴于身而治愈。这都说明朱砂治疗神志病变效果良好。生活中可以取朱砂10~20g，以纱布包好，置于枕头边，具有改善睡眠，提高睡眠质量的作用，尤其是长期失眠的患者可以采用此法。

3. **防腐** 朱砂辟邪，那么古人为什么会选择朱砂而不是其他物品作为常用的辟邪手段呢？这可能与其所含的成分有关。根据现代对朱砂作用的认知，其具有防腐作用。所以古代在保管一些容易霉变、生虫的药物时，将朱砂作为丸药的外衣。

4. **使用注意** 朱砂在临床使用中，笔者总结有四宜四不宜：①剂量宜小不宜大，常用量在 1g 以下，《中国药典》规定为 0.5g以下。内服不可过量或持续服用。②宜暂用不宜久服，久服令人痴呆。临床有患者因患顽固性失眠症而长期轮换服用朱砂安神丸等含朱砂制剂，造成慢性肾功能衰竭。对一般患者，连续服用朱砂及其制剂的时间不宜超过 7 天，若久服会导致痴呆，也就是反应迟钝、意识障碍。③宜入丸、散剂，不宜入煎剂，若入煎剂宜研细末拌其他药用，如朱茯神。④宜生用不宜火煅，否则见火析出水银易致中毒。一般水飞用。《中国药典》规定炮制朱砂时，均要求先以磁铁吸去铁屑，然后以水飞法不断加水研磨，方可得到红色细粉正品朱砂。这样炮制后的朱砂，游离汞和可溶性汞盐的含量最低。另外对于肝肾功能不佳者也是不宜使用的。朱砂应避免与含铝成分的药物（如明矾）同用，也不宜将朱砂置于铝器中加水研磨，或盛放在铝器皿中。孕妇不宜使用。

5. **炮制** 对于朱砂在历史上应用的过程，历代医家以及方士们均进行了长期的探讨。朱砂的炮制方法有多种记载，如《华氏中藏经》最早提出丹砂的炮炙方法"研"，以及《外台秘要》《太平圣惠方》《小儿药证直诀》《丹溪心法》《本草蒙筌》《医方集解》中都有相同记载；《太平圣惠方》中又提出"水飞过"，其后《普济本事方》《丹溪心法》《奇效良方》《本草从新》也都提到朱砂的炮炙要水飞；还有加辅料炮制，如用酒、醋、蜜等。朱砂历代炮制方法虽多，但现认为最安全的炮制方法是水飞法。

【药效比较】

朱砂、黄连 ①均能清心，治疗热扰心神导致的失眠、烦躁，可以同用，如朱砂安神丸。但二者的机制稍有不同，黄连清心除烦，是间接达到安神之功，故在表述时不直接云其安神；而朱砂具有直接的安神作用，且安神力量非常强，但并不常用，主要是因为有毒，久用或用量过大，容易导致中毒。②均能清热解毒，治疗热毒疮疡，同时也治疗热病高热、神昏谵语，可以同用，如安宫牛黄丸、牛黄清心丸，但黄连多用。黄连太苦，患者难以接受，也是应予注意的。

朱砂又能重镇安神。黄连又能清胃止呕，清热燥湿。

【用药体会】朱砂有毒，临床使用时，剂量要控制好。古代本草把朱砂看成包治百病的灵丹妙药，对于朱砂的作用有夸大、妄说之嫌。现临床使用朱砂应持慎重态度。笔者体验，朱砂安神作用极好，只是应用要慎重，使用时间不能太久。根据古籍记载，笔者常将朱砂 20g，用纱布包后，置于枕头边上，对于改善睡眠有效。

竹叶　Zhú yè《神农本草经》

【本草认知】

1. 使用沿革　竹叶、淡竹叶为二物，应予鉴别。①从来源来看：淡竹叶为禾本科一种矮小的草本植物"淡竹叶"的带茎的叶，竹叶为禾本科常绿苞木类（木本）植物苦竹或淡竹（非淡竹叶）的叶，亦即竹茹、竹沥同一植物的叶。《神农本草经》载有竹叶，《名医别录·中品》载有竹叶、淡竹叶。李时珍认为淡竹叶出自于《本草纲目》，以前的本草书中所载竹叶、淡竹叶均系竹叶，对此尚有争议。②从性状来看，竹叶叶片为长披针形，浅绿色，有时切成长短不一的丝状，初出未展开的嫩叶，称竹叶卷心。竹叶有短柄，叶片易自关节处脱落，上表面光滑，下表面粗糙，叶脉突出，质脆而富弹性，味淡。淡竹叶呈段片状，茎，叶混合。茎呈圆柱状，有节，表面淡黄绿色，切断面中空，体轻，质柔韧，味淡。③从使用来看，竹叶的使用历史较淡竹叶要悠久，如《伤寒论》中即有竹叶石膏汤应用的实例。二者功效基本一样，都具有清热除烦、利尿的功效，但竹叶以清心胃热见长，淡竹叶则长于清热利尿。两者功用相似而同中有异，故应注意区分，不应混淆。但又可以互相代替使用。《中药学》云竹叶出自《名医别录》、淡竹叶出自《神农本草经》，实际上竹叶应出自《神农本草经》、淡竹叶出自《名医别录》。

2.化痰止咳　古代的一些文献中记载，竹叶能治疗痰多咳喘。分析其原因，可能是因为竹叶与竹茹、竹沥同出一物，而竹茹、竹沥具有化痰止咳之功，故云竹叶也具有此作用。现代一些中药书籍中无竹叶化痰止咳作用的记载。从临床使用情况来看，竹叶主要还是清心热，如导赤散。

3.清血热　竹叶治疗热在气分病证，如热病烦渴、燥热不适。有认为竹叶入血分清血热，如清营汤即配伍此药，其实这是导热下行的作用。笔者认为，竹叶是通过清除气分之热才达到治疗作用的，并不是直接深入血分治血热证，竹叶石膏汤就是例子。

4.清肝胆热　传统使用竹叶主要是清心、胃之热，但有的本草书中记载竹叶可清肝胆之热。如《重庆堂随笔·卷下·论药性》云竹叶"内息肝胆之风，外清温暑之热"，也就是说可以治疗肝胆的热邪。古代应用中确有用竹叶治疗肝胆热邪的，但不作主药使用。《中药学》不记载此特点，而突出强调治疗心经热邪是有道理的。

【药效比较】

竹叶、芦根　①均能利尿，用于湿热小便不利、水肿。从利尿作用来看，竹叶作用强于芦根，如导赤散中即配伍有竹叶。②均能清热，二药清凉走上，可以同用治疗温病初起的病证，如银翘散。③均能生津，治疗热病口干、口渴。芦根具有直接的生津止渴作用，竹叶主要是通过清热使热邪不伤津而达到止渴作用。

竹叶主要清心与膀胱之热。芦根主要清泻肺胃之热，尚能祛痰排脓。

【用药体会】由于竹叶、淡竹叶虽然来源不同，但作用基本相同，又可互相代替使用，因此古方中的竹叶也可用淡竹叶。因其乃是利尿之品，有伤阴之弊，又质轻松软，故一般剂量不宜太大。竹叶可以清心热，因味淡不苦，笔者常以之代替连翘使用。

竹茹　　Zhú rú《名医别录》

【本草认知】

1. 概述　竹茹主要作用于肺胃病证，是性质平和之品，一般只作为辅助药物使用。在古方中主要是用其止呕。

2. 止血　《中药学》记载竹茹凉血止血，用于出血病证。此说见于《神农本草经疏·卷十三·竹叶》，云淡竹茹："能凉血清热，故主吐血崩中，及女劳复也。"而事实上竹茹止血作用不佳，一家之言不可采信。因为竹茹是入气分之药，故笔者认为竹茹作止血药使用，还需配伍他药同用。

【药效比较】

竹茹、半夏　均能化痰止呕，以用于胆虚痰滞郁结之烦闷不宁、反胃呕吐为宜，常同用，如温胆汤。

竹茹以治痰热呕哕、心神不宁为宜，又能清热除烦。半夏善治湿痰呕哕、痞结不舒，又能燥湿、消痞散结、降逆止呕，外用消肿止痛。

【用药体会】竹茹主要用于肺胃病证，具有止咳、止呕作用，以止呕为主。药性平和，一般只作辅助药物使用。笔者认为竹茹因药材疏松，占容积大，入煎剂需要多水，所以对于不喜饮水之人较少应用。

延胡索 Yán hú suǒ《本草拾遗》

【本草认知】

1. **止痛** 延胡索以块茎入药，既能活血散瘀，又能行气。所谓气为血之帅，气行则血行，行则通，通则不痛，所以临床上延胡索是以止痛为主要特点的。笔者的体会是，在所有止痛药中，以此药最安全，应用最多，作用最好。所以谚语云："不怕到处痛的凶，服了延胡就轻松。"

《本草纲目·卷十三·延胡索》有"心痛欲死，速觅延胡"的说法。临床可入煎剂、研粉吞服，副作用少。李时珍说延胡索："能行血中气滞，气中血滞，故专治一身上下诸痛，用之中的，妙不可言。荆穆王妃胡氏，因食荞麦面着怒，遂病胃脘当心痛，不可忍。医用吐下行气化滞诸药，皆入口即吐，不能奏功。大便三日不通，因思《雷公炮炙论》云：心痛欲死，速觅延胡。乃以玄胡索末三钱，温酒调下，即纳入，少顷大便行而痛遂止。又华老年五十余，病下痢腹痛垂死，以备棺木。予用此药三钱，米饮服之，痛即减十之五，调理而安。按《方勺泊宅编》云：一人病遍体作痛，殆不可忍。都下医或云中风，或云中湿，或云脚气，药悉不效。周离亨言：是气血凝滞所致。用玄胡索、当归、桂心等份，为末，温酒服三四钱，随量频进，以止为度，遂痛止。盖玄胡索能活血化气，第一品药也。"这里李时珍列举多个病例，将延胡索评价为第一品药，说明其止痛效果甚佳。

2. **药材** 延胡索的根与块茎要在地面秧苗枯萎或发芽前采挖，过早浆水不足，质地松泡，有效成分积累不够；过晚则不易找寻。有"三月延胡四月空，五月延胡不见踪"的歌谣。现代研究表明，延胡索有麻醉作用，但不会导致中毒，为安全的止痛药。

3. **与马钱子同用的问题** 延胡索、马钱子均有很好的止痛作用，但在临床上，如果将延胡索与马钱子同时应用，将会产生严重的后果，如恶心、呕吐、抽筋等。据载，延胡索可增强马钱子的毒性效应。笔者在临床上曾将二药同用，发现的确如此，因此建议不要将此二药同用于一张处方中。

【药效比较】

1. 延胡索、川楝子　均能止痛，如金铃子散中二药配伍应用，用治肝郁气滞化火所致心腹胁肋疼痛。

延胡索活血行气，使气血通畅，达到止痛作用。川楝子疏肝解郁。

2. 川芎、延胡索　①均能活血行气，配伍应用，作用加强，如膈下逐瘀汤、少腹逐瘀汤。川芎乃是治疗瘀血的要药。②均能止痛，川芎的止痛部位很广泛，尤以治疗头痛为常用；延胡索止痛作用极佳，用治多种疼痛。此外，川芎具有祛风的作用。

【用药体会】延胡索乃是止痛要药，对于多种疼痛均为首选之品。其辛温而不燥，活血而不猛，可以治疗因气滞、血瘀、寒凝、外伤等所致的多种疼痛病证，如头痛、心痛、胸痛、胃痛、胁痛、腹痛、痛经、风湿痹痛、妇女月经不畅、经闭、痛经、产后瘀血及跌打损伤等。从部位上来说，全身病证均可以选用，尤以治疗胃痛效果最佳。笔者在临床上治疗疼痛病证，如颈椎病、肩周炎、腰椎间盘突出症等，均选用本品，效果良好。笔者体会，将其与川芎配伍后作用增强。

血竭　Xuè jié《雷公炮炙论》

【本草认知】

1. 作用　血竭的活血止血作用非常好，《本草纲目·卷三十四·麒麟竭》称其"除血痛，为和血之圣药"，对于疮疡溃破以后久久不收口者效果尤佳。用其收口，可直接将其外用，为伤科要药。古代治疮疡方中多以血竭为主药，其既能活血化瘀，又能止血，具有双向调节作用。《血证论》云："且经隧之中，既有瘀血踞住，则新血不能安行无恙，终必妄走而吐溢矣。"许多血证，是因为瘀血内阻，脉络不通，血不循经而妄行外溢所致，故治法不是盲目止血，而是以活血化瘀为主，血竭为常用药。

2.配伍　血竭配没药，其活血破瘀之力增强，用于跌打损伤，瘀血肿痛；配乳香，活血生肌伸筋，用于恶疮痈疽之久不收口和金疮出血之创口不合等证。《本经逢原·卷三·麒麟竭》云血竭："为止痛和血，收敛疮口，散瘀生新之要药……乳香、没药虽主血病，而兼入气分，此则专于肝经血分也。但性最急，却能引脓，不宜多服。其助阳药中同乳香、没药用之者，取以调和血气而无留滞壅毒之患。"临床将其外用，尤以配伍乳香、没药多用。

【药效比较】

1.血竭、蒲黄　均能活血止痛、散瘀止血，用于瘀血及多个部位出血以及外伤出血病证。止血可以外用。血竭止血作用佳，为止血常用药，常配乳香、没药等同用，内服、外用均可；生肌作用尤佳，将其研末外撒，对于疮疡溃后久不收口作用良好。蒲黄止血的作用范围较广，但作用不及血竭强。

2.血竭、没药　①均为树脂，能活血化瘀，用于瘀血病证，为治跌打损伤之要药。②均能生肌，治疗疮疡久不收口者。血竭有收敛特点，可促进肌肉生长，生肌作用更强，多外用。

没药祛瘀生肌，宜用于瘀血阻滞导致疮疡久不收口者。李时珍曰："骐麟竭，木之脂液，如人之膏血，其味甘咸而走血，盖手、足厥阴药也。肝与心包皆主血故尔。河间刘氏云血竭除血痛，为和血之圣药是矣。乳香、没药虽主血病，而兼入气分，此则专于血分者也。"所以，若血瘀兼有气滞者用乳香、没药，纯为血病者用血竭。

3.血竭、花蕊石　均能化瘀止血，用于瘀血所致出血。血竭以外伤出血多用，止血、活血作用好；花蕊石为止血专药，止血作用不及血竭强。

【用药体会】血竭的活血止血作用非常好，对于疮疡溃破以后久久不收口者效果尤佳，可直接将其外用，为伤科要药。古代许多治疮疡的方中均以血竭为主药。其既能活血化瘀，又能止血，具有双向调节作用。笔者曾治疗一位因其阑尾炎术后创面久久不收口的患者，伤口一直微微流水，每天到医院换药已达 3 年之久，患者甚至怀疑得了癌症，曾用多种药物不能收口，不堪其苦。笔者乃以一味血竭研末撒在创面上，第 2 天伤口就收口了，连患者都感到惊奇无比，这得益于血竭良好的止血生肌功效。

全蝎　Quán xiē《蜀本草》

【本草认知】

1. 药材　全蝎亦名全虫，即蝎子，《诗经》称为虿。全蝎多喜栖于石底及石缝的潮湿阴暗处，清明至谷雨前后捕捉者，称为春蝎，品质较佳；夏季产量较大，称为伏蝎。野生蝎春末至秋初均可捕捉。捕得后，先浸入清水中，待其吐出泥土，煮至全身僵硬捞出，阴干。蝎子的天敌是鸡，所以人工喂养蝎子时，不能养鸡，因为鸡叫会将蝎子吓死。《西游记》中的孙悟空斗不过蜈蚣精、蝎子精，而鸡神仙（卯日星君）一来就将妖精制服，讲的就是生活中的事情。好的药材应该具有蝎尾。

2. 祛风　全蝎具有祛风的作用，用于各种原因之惊风，痉挛抽搐，与蜈蚣同用，如止痉散。其对于身体有"风"的病证效果良好，如肌肉跳动、眼皮跳动、身体抖动等，为治疗痉挛抽搐之要药。

3. 止痛　全蝎止痛，虽可治疗多种疼痛，但以治疗头痛效果最佳，尤其对于顽固性头痛效果明显。可以将其研末后装入胶囊吞服。从作用来说，蝎的药用精华主要在于蝎毒，蝎尾的药力较强。

　　4.**药量**　全蝎用量过大可致头痛、头昏、血压升高、心慌、心悸、烦躁不安，严重者血压突然下降、呼吸困难、发绀、昏迷，最后多因呼吸麻痹而死亡。若过敏者可出现全身性红色皮疹及风团，可伴发热等。此外，还可引起蛋白尿、神经中毒，表现为面部咬肌强直性痉挛，以及全身剥脱性皮炎等。全蝎中毒的主要原因，一是用量过大，二是过敏体质者出现过敏反应。所以要严格掌握用量，过敏体质者应忌用。蝎毒与蛇毒相似，是神经毒素，有溶血作用。人若被蝎螫伤后，轻微中毒仅局部烧灼痛及红肿，严重者可出现水疱、肌肉疼痛、恶心呕吐、呼吸急促等危重症候。中医用清热解毒药外敷或内服以解毒，可以选用紫花地丁、蛇莓、大青叶等。若局部红肿热痛，可用人乳涂抹来止痛。

　　5.**治疗疮疡肿毒**　全蝎散结攻毒，有以毒攻毒之说。《本草纲目·卷四十·蝎》引《澹寮方》云："诸疮毒肿，全蝎七枚，栀子七个，麻油煎黑，去滓，入黄蜡，化成膏，敷之。"就是讲将全蝎、栀子外用，治疗疮肿。据此也有认为能治疗痔疮肿痛者。全蝎内服也能治疗疮疡肿毒，一般是将其焙干，研末服用。

　　【药效比较】

　　全蝎、白附子　①均能祛风止痉，用于中风口眼歪斜，破伤风，风痰壅盛之惊风、癫痫，常同用。全蝎祛风作用更强。白附子性升散，除寒湿，善祛风痰，治痰厥头痛、眩晕。②均能解毒，用于痰核、瘰疬等。主要取其以毒攻毒，从而达到解毒作用。治热毒病证，需要配伍清热解毒之品。白附子亦治毒蛇咬伤。③均能止痛，用于头痛、风湿痹痛。

　　全蝎止痛作用极佳。白附子主治寒湿头痛，亦能燥湿化痰。

　　【用药体会】笔者体会，全蝎乃是治疗顽固性头痛的要药，可以单用此药研末后纳入胶囊服用。从作用来说，蝎的药用精华主要在于蝎毒，蝎尾的药力较强，但现一般都用全蝎，药店中此物皆以盐渍。全蝎祛风，笔者曾用其治疗 1 例眼皮跳动患者，日夜无休止，通过多种检查方法而不明原因，辨证属于"风"的范畴，乃单用全蝎一味炒后研末，装入胶囊内服而愈。

合欢皮　*Hé huān pí*《神农本草经》

【本草认知】

1. 安神　《养生论》载："豆令人重，榆令人瞑，合欢蠲忿，萱草忘忧，愚智所共知也。"这是说合欢花能使人忘掉忧愁和烦恼。故临床多用于虚烦不眠、抑郁不舒、健忘多梦等证。药用合欢皮安神，主要用于情志不畅所致的病证，又因情志不畅是导致失眠的主要原因，因此合欢皮乃是治疗失眠的常用药。

2. 活血　《本草衍义补遗》云合欢："补阴之有捷功也。长肌肉，续筋骨，概可见矣。而外科家未曾录用，何也？"这里主要是说合欢活血好。朱丹溪对合欢的应用有所引申，但现临床以合欢治疗外科疾病，取其"续筋骨"并不多用。合欢皮虽有活血作用，但力量很弱，故也可称其"和血"。因有活血作用，孕妇不宜使用。

【药效比较】

1. 夜交藤、合欢皮　均能安神，用于心神不宁、烦躁失眠，作用平和。

夜交藤养心安神，略有补益之功，用于阴虚血少之心神不宁，也有云主治心肾不交之失眠者，亦能祛风通络。合欢皮解郁安神，用于忧郁忿怒，烦躁失眠，亦能活血消肿。

2. 合欢皮、合欢花　均能解郁安神，用于心神不安之忧忿、健忘、烦躁、失眠等。合欢皮活血消肿，力量较弱，需重用久服方能见效。

【用药体会】合欢皮安神，主要是治疗因情志不畅导致的失眠、多梦、健忘，又因微有活血作用，若失眠兼有气滞血瘀病证者，笔者喜用之。合欢花解郁作用优于合欢皮，若因情志不畅导致心情不爽，可以用合欢花泡水饮服，每次 15g。

冰片　Bīng piàn《新修本草》

【本草认知】

1. **药材**　冰片有龙脑香、艾纳香（艾片），均是天然药物，作用好。另外还有一种用松节油和樟脑作为原料，人工合成的冰片，称为机制冰片，作用较差，但可作为天然冰片的代用品。

2. **止痛**　冰片清热止痛，用于某些热邪所致的疼痛病证，但极少将其单独使用。取清热止痛作用可以外用。

3. **止痒**　冰片具有良好的止痒作用，一般是将其外用。因其开窍，故在外用止痒药中，加入少许冰片，可很好地穿透皮肤，促使药物更好地吸收，故外用方中常常配伍冰片。

4. **性味**　《中药学》载冰片，辛、苦，微寒。所以云寒者，是将冰片置于皮肤上有一种凉爽的感觉。但也有认为冰片乃是性温之药，原因是具有开窍的作用，辛散作用好。还有就是认为两种性味并存，根据需要来选用。对此诸家解说并不统一，现多偏向于冰片的药性为寒。

5. **治疗舌肿大**　《夷坚志·丁志·卷十三》载："临安民因病伤寒，而舌出过寸，无能治者。但以笔管通粥饮入口，每日坐于门。某道人见之，咨笑曰：吾能疗此，顷刻间事耳。奈药材不可得何。民家人闻而请曰，苟有钱可得，当竭力访之。不肯告而去，明日又言之。会中贵人罢直归，下马观病者。道人适至，其言如初。中贵固问所须，乃梅花片脑也。笑曰：此不难致。即遣仆驰取以付之。道人屑为末，掺舌上。随手而缩。凡用二钱，病立愈。"

这是说有一人因病舌头肿大，伸出口外不能缩回，只能用笔管吸入稀粥延命。有位道士见到了，说他能治疗，奈何没有药材。第二天有一官员途经此地，得知后不断追问药材名称，道士回答说是梅花片脑（冰片），便派仆人立即取来冰片。将其研为细末撒在患者舌头上，舌头立即就缩回去了。

6.其他作用　冰片开窍醒神，是指将其作为内服药使用。若将其外用，适应的病证也很多，如李时珍介绍用冰片点鼻，能治疗鼻中息肉下垂。《本草纲目·卷三十四·龙脑香》中还记载了治疗目生肤翳，用冰片点眼；头脑疼痛，用冰片以纸卷后熏鼻；酒渣鼻赤，用冰片、真酥，频搽。其附方中记载共 13 方，其中竟有 11 个方子是外用的。因神昏毕竟不是常见病，故作为开窍药治疗神昏的记录较少。临床使用冰片，外用较常见。

【药效比较】

麝香、冰片　①均能开窍，用于热病神昏、中风痰厥、气郁窍闭、中恶昏迷等闭证。二者配伍后，寒、热闭证均可应用，常同用，如安宫牛黄丸、至宝丹。麝香开窍作用较强。②均能治疗疮疡、肿毒。麝香取其活血化瘀之功，外用方中常配伍有本品；而冰片取其清热消肿作用，善治目赤肿痛、咽痛、口疮、疮疡肿痛、溃后不敛、烧烫伤，外用，如冰硼散。

麝香尚能活血化瘀。冰片尚能清热止痛。

【用药体会】冰片由于具有辛香的特点，有很好的透皮作用，若治疗皮肤疾患，如瘙痒，外用药中一般加冰片，能促使药物更好地吸收。外用方中，如煎水洗、泡，均加之。天然药品止痒作用好，机制冰片作用不佳。笔者曾治疗 1 例患者，使用机制冰片不见效，而改用天然之品，立竿见影，说明疗效与药材的质量有很大关系。

刘寄奴　*Liú jì nú*《新修本草》

【本草认知】

1.活血作用　刘寄奴可治疗瘀血病证，为破血通经、散瘀止痛常用药。从临床使用来看，既可内服，也可外用。刘寄奴揉之有香气，主要用治跌打损伤，瘀血疼痛，为伤科良药；又治产后余疾。《神农本草经疏·卷十一》认为刘寄奴草为金疮要药。《本草汇言·卷三》载"乃破血之仙药",其性善走,专入血分,专疗血证,所以有"家有刘寄奴,不怕刀砍头"的说法。一般是将其配伍他药以后入煎剂服用,用治创伤出血、痛经,亦治急性传染性肝炎、烧伤、病毒性肝炎、细菌性痢疾、冠心病心绞痛者。

2. 止血 《开宝本草·卷十一》云:"惜人将此草疗金疮,止血为要药;产后余疾,下血,止痛极效。"刘寄奴虽然可以止血,但作用并不强,只有在兼有瘀血的情况下才选用。

3. 利小便 《日华子本草·草部》载刘寄奴主"水胀,血气",这是说其有利水之功,但后世用其治疗水肿者并不多见。根据其活血的特点,可用于瘀阻尿闭,尤适用于前列腺肥大引起的小便淋沥不尽、短少疼痛。《本草纲目·卷十五·刘寄奴草》中,李时珍认为刘寄奴可以治疗"小儿尿血,新者研末服",并有一个经验方:"大小便血:刘寄奴为末,茶调空心服二钱,即止。"《本草新编·卷三》载:"寄奴性善走迅,入膀胱,专能逐水。凡白浊之症,用数钱,同车前子、茯苓利水之药服之,立时通快。"其作用机制乃是刘寄奴通过活血化瘀的作用,促进瘀血消散,继而达到治疗目的。

【药效比较】

刘寄奴、凌霄花 均能活血,用于瘀血所致跌打损伤;也能破血通经,用于血瘀经闭、产后瘀阻腹痛等。

刘寄奴疗伤止血,善治创伤出血,亦消食化积;凌霄花活血可治腹部肿块、癥瘕积聚,如鳖甲煎丸,亦凉血祛风。

【用药体会】刘寄奴尤其善治跌打损伤,与苏木作用有些相似,可以互相代用。笔者尤喜将刘寄奴作为外用药使用,将其煎水外泡、热敷,对于筋骨疼痛具有较好的疗效,也可以配伍苏木同用。刘寄奴具有通经作用,可以治疗因为瘀血所致的病证,若血寒病证可以配伍桂枝同用以通经。

决明子 Jué míng zǐ《神农本草经》

【本草认知】

1. **通便** 决明子有很好的通便作用，为治便秘不通之良药。其性和缓而不伤正气，通利大便而不致泄泻，乃通便之良药也，无论何种体质者均可以使用。

2. **明目** 决明子的明目作用很好，常用于目赤肿痛、羞明多泪、头晕目眩、视物昏花、青盲内障、角膜溃疡。可以其泡水服，或将其作枕头。若用治肝热病证，既明目，又治头风。同时决明子有降血压作用，虽作用缓慢，但比较稳定。做枕头的方法很简单：用生决明子 2000~3000g，用布袋装好做成枕头。决明子的硬度恰好可对头部和颈部穴位按摩，所以对头痛、头晕、失眠、脑动脉硬化、颈椎病等还有辅助治疗作用。

3. **药名** 决明子也名草决明，而青葙子也名草决明（见《本草纲目·卷十五·青葙》），现代所云草决明通常指的是决明子。

4. **补血** 《本草求真·卷三》云决明子："除风散热。凡人目泪不收，眼痛不止，多属风热内淫，以致血不上行，治当即为驱逐；按：此苦能泄热，咸能软坚，甘能补血，力薄气浮，又能升散风邪，故为治目收泪止痛要药，并可作枕以治头风。但此服之太过，搜风至甚，反招风害，故必合以蒺藜、甘菊、枸杞、生地、女贞实、槐实、谷精草，相为补助，则功更胜。谓之决明，即是此意。"这里讲到了决明子"补血"，但根据临床使用决明子的情况来看，其主要是治疗气分的病变，而非治疗血分病，也就谈不上具有补血的作用。其所言决明子"为治目收泪止痛要药"，是符合决明子特点的。

【药效比较】

1. **决明子、夏枯草** 均能明目，用于肝热之目赤肿痛，肝阳上亢之头晕目眩、烦躁易怒，肝阴不足之视物昏花。决明子因善治目疾而得名，为治目疾要药。夏枯草主要是通过清除肝经热邪而达到明目之功，清肝热作用强于决明子，尤善治目珠疼痛而夜甚者。

决明子尚能润肠通便。夏枯草尚能清热散结。

2.决明子、菊花　均能清肝明目，用于肝热所致目赤肿痛、视物昏花、迎风流泪等，可以同用，如石斛夜光丸。菊花更多用，作用也更好一些。取决明子、菊花明目作用，可以将其泡水饮服，也可以用其作为枕头使用。笔者认为目疾病证，将二药配伍同用较单用效果好。

决明子尚能润肠通便。菊花尚能疏散风热，平抑肝阳，清热解毒。

3.木贼、决明子　均能清肝明目，用于视物昏花，决明子更多用。

木贼尚能疏散风热，但作用不强。决明子尚能润肠通便，为治疗肠燥便秘的常用药物。

【用药体会】笔者认为决明子具有良好的减肥瘦身作用，尤喜用之，久服无虞。可以将决明子泡水服。在治疗肥胖病方面一定要保证大小便通畅，而决明子通便，正符合此特点，并有降血脂的作用。因决明子药材外面有一层皮，以大火干炒，直到表面酥脆，散发香浓气味改以中小火炒，这样便于有效成分被煎煮出来。因久煎后，通便作用减弱，故提倡微炒后用。若需要减肥瘦身，可以单用其泡水饮服。

防己　Fáng jǐ《神农本草经》

【本草认知】

1.药名　防己为防己科植物粉防己（习称汉防己）及马兜铃科植物广防己（习称木防己）的根。防己药材较为复杂。汉防己因集散于汉口，故名。通常讲的防己指的是汉防己。

木防己药材包括广防己和汉中防己。其中汉中防己，即《新修本草》所说出汉中者。汉中防己与汉防己不是一药。木防己又称广防己，为马兜铃科药材。现代研究认为，马兜铃科植物含有马兜铃酸，有毒。所以使用木防己时应慎重，尤其不宜长期应用。

2. **毒性**　古代本草书中记载防己不分汉防己、木防己，认为二者功力颇近。《药性论》云"有小毒"，现代中药书中不载其有毒。但近年来发现，应用汉防己剂量过大可发生中毒，表现为呕吐、震颤、四肢麻痹，严重者致人死亡。由于此药又苦又有毒，临床使用应慎重。

3. **利大小便**　《神农本草经·中品》载防己"利大小便"。用防己治疗水肿、小便不利在古今方中都有应用，如仲景的己椒苈黄丸、防己茯苓汤，但并未见用于大便不通者。《中药学》中也并无防己通大便的说法，但《本草经解·卷二·防己》云："可除湿热之邪也。小便出于膀胱，膀胱津液，肺气化乃出。防己气平可以化气，故利小便。大便出于大肠，肺与大肠为表里。味辛可以润肠，故利大便也。但臭恶伤胃，宜慎用之。"这是认为防己通利大便。结合临床来看，防己利小便，但并不通大便。同时防己很苦，"臭恶伤胃"，临床并不作常用之品。

【用药体会】张仲景有己椒苈黄丸、防己黄芪汤、防己茯苓汤等，均取防己利水之功。现代记载防己主要是用于风湿痹痛，偏治热痹。防己苦寒之性重，理论上来说，可以治疗热痹，但笔者从多年的临床实践中发现，治疗风湿痹痛如果选用防己这样寒性较重之品必须慎重。有些痹病辨证属于热性病证，而当选用寒性之品来治疗，却并不能达到预期的效果，反而会导致疼痛更加厉害，只能选用散寒之品，稍佐清热之药。经笔者在临床上反复验证，用其治疗风湿热痹，其实作用不佳。现发现防己有毒，患者不愿接受，且此药大苦大寒，极易伤及阳气，故用药时应慎重考虑。

防风　Fáng fēng《神农本草经》

【本草认知】

1. **擅长治风**　防风因为擅长治疗风证，能防止风邪侵袭，故名。防风在治疗表证方面虽常和荆芥同用，但更多用于肌肉酸痛，所谓防风防治风邪侵袭，即此道理。《本草求真·卷三》云："用以防风之必兼用荆芥者，以其能入肌肤宣散故耳。"若属外感证，用麻桂嫌热、嫌猛，用银翘嫌寒时，荆防用之最宜。二者相辅相成，有达腠理、发汗散邪之效。以东北所产的关防风或东防风，品质最佳。

2. **美白**　《本草汇言·卷一》云："用防风辛温轻散，润泽不燥。能发邪从毛窍出，故外科痈疽肿毒、疮痍风癞诸证，亦必需也。"防风在美容方中使用频率较高，可治疗面部扁平疣、蝴蝶斑、痤疮、雀斑等，美白靓肤，临床也可用于面色晦暗者。

3. **风药中润剂**　防风作用平和，对于全身风邪、疼痛病证均可选用。《汤液本草·卷中》云："防风乃卒伍卑贱之职，随所引而至，乃风药中润剂也。"其祛风作用好，既能祛风寒而解表，又能祛风湿而止痛。因其微温而不燥，药性较为缓和，故又可用于风热壅盛，目赤肿痛、咽喉不利等证，可与荆芥、薄荷、连翘等同用。至于祛风解痉方面，则力量较弱，如用治破伤风，多作为辅助药，不能独任其功。防风祛风不损阴，作用平和，其味辛甘，性微温而润，经临床随证配伍，可治多种风邪，故有风药中润剂的说法。张元素甚至认为其为"疗风通用……除上焦风邪之仙药"。（《医学启源·卷下·防风》）

4. **炒炭止血**　防风能止血，《本草述·卷七》载"防风去芦头，炙赤、为末"，治崩中。因防风能升脾之清阳，炒黑，则入血分增强止血之效。如槐角丸方中用防风配槐角、地榆、枳壳等，治诸痔、脱肛及肠风下血。临床用槐花、侧柏叶、荆芥、枳壳、防风、升麻、大黄各等份，同炒黑、存性，共研极细末，每日早晚空腹取 5~6g，米饮汤调服，不仅能入血分而止血，又能引邪外出于气分，一举两得。防风可用于崩漏而见血色清淡者，与温经止血的炮姜相比，功用相似而力较逊。若不炒炭用，则不具备止血之功。

5. 能止泻，又能通便　防风配柴胡、羌独活等，能散风胜湿、升清止泻。根据临床体会，防风炒用可减缓其祛风力量，却有止泻之功，用于腹泻。《中药学》记载防风止泻，但多炒炭用。吴鞠通取补中益气汤加防风，升清阳以止泻。孙一奎治泻取苍术防风汤（注：此方见于《赤水玄珠·卷八·泄泻门》），亦因防风能升脾阳而止泻。临床常见有因脾胃之虚，怠惰嗜卧，肢体酸疼、大便溏泄、小溲频数者，可用《脾胃论》升阳益胃汤（其中配伍有防风），其所用防风具有止泻作用。若因肝木乘脾，脾运失常而泄泻者，可用痛泻要方，方中取防风舒脾泻肝胜湿，达到止泻作用。此所谓"痛泻"，其根本原因在于肠内有"风邪""湿滞"。若防风不炒不宜用于泄泻。防风能升脾之清气，配枳壳或枳实以后，可以治疗风秘、气秘，使清阳升而浊阴降，用于大便不通的病证，如防风通圣散。

6. 能发汗，又能止汗　张元素治四时外感，表实无汗用防风配羌活等（九味羌活汤），是取其发汗的作用。刘河间治三焦实热用防风配荆芥、硝、黄等（防风通圣散），是取其表里双解的作用。而防风配黄芪、白术同用，即玉屏风散，则具有良好的止汗作用。方中黄芪实卫，得防风则使邪去而外无所扰，得白术以培中固里，所谓"发在芪防收在术"，诸药合用，内外兼顾，诚固表止汗之良方也。对于防风的止汗作用，在《日华子本草》《长沙药解》《本草正》等书中均有记载。

《日华子本草·草部》云防风治"羸损盗汗"，《长沙药解·卷二》亦认为防风"敛自汗、盗汗"。防风有发散之功，本不应该有止汗的功效，但是经适当配伍，防风确实可起到治自汗与盗汗的作用，故《本草正·山草部》谓："若随实表补气诸药，收汗。"如治疗自汗，玉屏风散中防风与黄芪、白术相伍，确属绝妙佳配。防风用于止汗，亦多配伍麻黄根、浮小麦、碧桃干、煅牡蛎等，散剂较汤剂效佳。

7. 治牙痛　防风发汗解表、祛风湿、止痛，可用治头痛、风湿痹痛、骨节酸痛、疮痈肿痛、外伤疼痛。笔者以防风治牙痛，效果极好。古代本草少有论述防风治牙痛，笔者唯在《世医得效方·卷十七》中检索到防风散可以治疗牙痛："防风、鹤虱（各等分）。上锉散，浓煎，噙漱立效。"具体应用可参看《验方心悟》牙痛漱口液。

8. 解毒　古代本草书中载有防风解毒一说，如《本草纲目》载有解乌头毒、解芫花毒、解野菌毒、解诸药毒等附方。临床也有报道用防风解毒，治疗药物中毒、砒中毒者。传统经验，凡诸热药中毒，均可用防风一味擂末，冷水灌之（见《本草纲目·卷十三·防风》）。

9. 止痉　防风可以治疗惊厥抽搐、角弓反张、惊风等病证。对于这一功效的表述，有的书籍用的是"息风止痉"，但息风止痉多针对动物药的作用而言，防风乃是植物药，虽可以治疗肝经风邪的病证，但此作用应当用"祛风止痉"表述。其能够治疗偏头痛，也是祛风止痉的作用。

10. 补中益神　《日华子本草·草部》载防风"补中益神"，常配伍黄芪同用。古方升阳益胃汤，以防风配黄芪、半夏、人参、炙甘草、独活、白术等，主治脾胃虚弱，怠惰嗜卧。此方补中有散，发中有收，使气足阳升，则正旺而神自足，说明防风具有提神之功。

【药效比较】

荆芥、防风　①均能解表，治疗外感表证，常同用，如荆防败毒散、防风通圣散；若外感风邪导致的头痛也常配伍同用，如川芎茶调散；风热表证也可以使用，如宣毒发表汤。二药发散力量较麻黄、桂枝平和。荆芥宣散，疏风部位较防风更为表浅。临床上用防风必兼用荆芥，二药微温而不燥，相辅相成，对于风寒、风热表证均宜。荆芥发汗作用强于防风，所以止嗽散中用了荆芥。②均能祛风，荆芥祛肌表之风，防风祛肌肉之风。故当肌肉酸痛之时，则要选用防风。荆芥祛外风，也祛血脉中风邪。防风既治外风，也治内风，有防风祛内外之风的说法。防风解痉，用治破伤风、惊厥、抽搐等，但作用不强。③均能止痒，用于皮肤瘙痒病证，同用可以加强作用，如消风散。荆防败毒散也具有止痒之功。临床上荆芥更多用一些，所以在有的中药书籍中，云荆芥止痒，而不云防风止痒。④均能止血。根据古今医家对于二药的认识，炒炭均能止血，以下部出血为宜。若不炒炭用，则不具备止血之功。故作止血用时，应分别书写荆芥炭、防风炭。治疗后阴出血可以同用。

　　荆芥尚能消疮，透疹。防风尚能祛风止痉，炒炭止泻。

　　【用药体会】防风乃是常用之品，无论是外感表证，抑或是风湿痹痛，常选用。此药柔润不燥烈，有风药中润剂之谓。现代研究认为，防风有抗过敏作用。笔者常将此药配伍乌梅、仙鹤草同用，以加强作用，尤其是对于过敏性鼻炎临床常选用。鼻炎尚可选用辛夷、苍耳子、白芷等。防风在治疗风湿痹痛方面作用不强，笔者多将其作为辅助药物使用。

红花　Hóng huā《新修本草》

【本草认知】

　　活血　红花活血力量中等，一般认为，量大破血，常用量活血，量小能和血兼养血。《本草汇言·卷三》云："红花，破血行血，和血调血之药也。主胎产百病，因血为患，或血烦血晕，神昏不语，或恶露抢心，脐腹绞痛，或沥浆难生，蹊跗不下或胞衣不落，子死腹中，是皆临产诸证，非红花不能治。若产后血晕，口噤指搦，或邪入血室，谵语发狂，或血闷内胀，僵仆如死，是皆产后诸证，非红花不能定。又如经闭不通而寒热交作，或过期腹痛而紫黑淋漓，或跌仆损伤而气血瘀积，或疮疡痛痒而肿溃不安，是皆气血不和之证，非红花不能调。"故一般将红花作为治疗妇科疾病的主药。从作用来看，红花之功类似于苏木。从治疗瘀血病证来看，对于全身各个部位之瘀血均可使用，但更偏于治疗月经病变。有的中药书中除记载红花活血通经外，亦云祛瘀止痛，用于瘀血痛证。笔者认为红花的作用就是活血，至于其他功效，均是根据活血引申出来的，不必另外再云祛瘀止痛。

宋代顾文荐《船窗夜话》载：新昌有一徐姓妇女产后病危，家人请来名医陆日严诊治，待他赶到患者家，患者气已将绝，唯有胸膛微热。陆日严诊后考虑再三说："此乃血闷之病，速购数十斤红花方可奏效。"他用大锅煮红花，沸腾后倒入三只木桶，取窗格放在木桶上，让患者躺在窗格上用药气熏之。药汤冷后再加温倒入桶中，如此反复，过了一会儿，患者僵硬的手指开始伸动，半天左右，患者渐渐苏醒，脱离了险境，家人不胜感激。

【药效比较】

红花、番红花　均能活血化瘀、通经止痛，用于血滞经闭、痛经、产后瘀阻腹痛、癥瘕以及跌打损伤，瘀血作痛；还用于斑疹，色不红活因于血滞者。

红花性温，为常用活血化瘀药，其量大则破血，量小能和血，量中等则活血。其活血作用弱于藏红花，但临床多用。番红花性凉，能凉血解毒，用于温病热入营血证，尚微有养血之功。因货少价贵，临床少用。

【用药体会】红花为常用的活血化瘀药物，对于多种瘀血病证均可以选用。活血药物有偏于各个脏腑部位的不同，红花主要还是治疗心经的瘀血病证，活血力量中等。在治疗妇科疾病方面，可以治疗痛经，但其止痛作用不及延胡索作用强。

红景天　Hóng jǐng tiān《四部医典》

【本草认知】

1. 特点　红景天多生长在海拔 1700 米以上的无污染高山地带，生长环境恶劣，因而具有很强的生命力和特殊的适应性。其免疫作用类似于人参，作药用，具有补不足、减多余的双向调节作用，能够培补正气，凡虚损病证皆可以选用之。

2. 强壮作用　红景天使用历史并不久，现代研究发现，其具有抗疲劳、抗缺氧、抗寒冷、抗微波辐射作用，可提高脑力活动，还对于肿瘤有抑制作用。红景天能促使人体各个系统如循环系统、神经系统、内分泌系统、免疫系统等进行自我调节，使机体达到最佳状态。其既可使体内的血压、血糖稳定，又可使心脑血管功能等恢复到正常水平，还能有效地消除人的紧张情绪，改善睡眠，消除抑郁状态，提高注意力，增强记忆力，预防老年性痴呆症等。临床应用发现，其对于风湿性关节炎、类风湿关节炎有治疗作用，尤其对关节肿胀有明显的消肿作用。

3. 用法　红景天入药，可以充当茶叶泡沸水饮服，每次取 10~15g 即可，若感到疲劳，可以加桂圆肉、枸杞子同用；也可以泡酒，将红景天浸泡白酒中，1 周后即可饮用，每日 1 次，每次不超过 50ml；也可与肉类煲汤应用，取红景天 20~30g、黄芪 15g、枸杞子 30g、大枣适量，炖汤食用，具有强壮作用。

【药效比较】

红景天、三七　①均能活血化瘀，用于体虚瘀血病证。三七活血作用强，为治疗瘀血要药。②均能补虚，用于虚损病证。

红景天尤善补虚，有类似于人参的补气作用，临床将其作为补益药物使用，又能清肺止咳、健脾益气。三七尤能止血，用于内、外伤各个部位的出血病证，乃伤科要药。

【用药体会】红景天为强壮药物，现主要用于虚损病证。对

于癌肿患者因使用放疗、化疗以后身体虚弱，抗病力下降，笔者尤喜用之。笔者使用此药，一般多在 30g 以上，多年使用，未发现有副作用。肿瘤患者经过手术、西药抗癌药应用后显得尤其疲劳，而红景天具有明显增强机体抵抗力的作用，能够改善人的身体状态。对于肿瘤患者，笔者将红景天、绞股蓝、黄芪、生晒参同用，补虚作用增强，效果更好，可参看《验方心悟》红蓝黄白强身汤。

七画

麦冬 Mài dōng《神农本草经》

【本草认知】

1. **去心** 《伤寒论》中竹叶石膏汤所用麦冬有"去心"一说，《本草经集注·草木上品》提出麦冬"以肥大者为好。用之汤泽抽去心，不尔令人烦"，谈到了去心的目的，直至明代仍有去心一说。李时珍介绍了去心的方法："凡入汤液，以滚水润湿，少顷抽去心，或以瓦焙软，乘热去心。"在《本草纲目》所收载的方子中有去心者，也有不去心者。明清时代有人明确提出不去心，如《本草述钩元》《本草便读》。通过实验研究，麦冬去心与不去心所含成分基本相似，对临床并无影响。现临床上使用麦冬一般是不去心的。

2. **补心气** 对麦冬补心气一说，见于多家本草著作。《神农本草经·上品》云主："羸瘦短气。"《本草汇言·卷四》云："麦门冬，清心润肺之药也。主心气不足，惊悸怔忡，健忘恍惚，精神失守。"《本草新编·卷二》云："泻肺中之伏火，清胃中之热邪，补心气之劳伤。"《药品化义·卷六》载："治虚人元气不运。"综上所述，麦冬补气，用治虚人元气不运，胸腹虚气痞满。《伤寒论》中所载竹叶石膏汤主治"伤寒解后，虚羸少气，气逆欲吐"，此方虽然是用人参补气，但方中麦冬亦应有此作用。后世生脉饮也用于气虚病证。综上，有麦冬补气一说，可供临床参考。

3. **配伍** 麦冬若配乌梅，酸甘化阴，生津止渴，对肺胃津伤口渴效果良好；配玄参，能增强养阴润肺、生津止渴作用，一清一滋，金水相生；而临床最多用的是配生地、玄参同用，即增液汤，三药同用，养阴生津、润肠通便，效果增强。

4. **止咳** 麦冬具有润肺作用，通过润肺达到止咳作用。清代徐灵胎认为咳嗽不可用麦冬，云其胶黏太甚，容易留邪，若配伍半夏以后则无此不良反应。根据张仲景的经验，麦冬确实是与半夏同用的，如麦门冬汤、竹叶石膏汤，取其润燥相济。此说有一定的道理，可以借鉴用药。另外根据临床使用来看，麦冬还可以配伍麻黄同用，麻黄宣畅肺气，麦冬滋润肺阴，宣润结合，互相制约，相辅相成。

【药效比较】

1. 麦冬、玉竹　①均能清热、养肺胃之阴，用于肺热咳嗽。②均能生津止渴，用于胃热干渴等证。

玉竹补而不腻，养阴不敛邪，其性较麦冬平和，阴虚外感可用。麦冬清热及养阴力均强于玉竹，但较滋腻，养阴易敛邪，鲜有用于阴虚外感者。其还能清心热，养心阴。

2. 麦冬、北沙参　①均能养肺阴，用于肺阴伤所致咳嗽、咽喉不利、咽干，麦冬作用较强。②均能养胃阴，用于胃阴伤所致口干、口渴。

麦冬乃是治疗胃阴伤要药，尚能清心除烦。北沙参则侧重于肺阴伤的病证。

3. 麦冬、生地　①均能清热养阴润燥，用于阴伤津亏之口干、口渴和消渴病证，常同用，如增液汤。②均能润肠通便，用于津伤肠燥便秘。

麦冬养阴不能养血，能润肺、益胃生津。生地养阴亦能养血，凉血作用好，又能退虚热。

4. 知母、麦冬　①均能清肺胃之热，用于肺热咳嗽、胃热消渴。②均能养阴、润燥、生津，用于津伤口干、舌燥。

知母坚阴，清热作用强于麦冬。麦冬养阴生津作用强于知母，能清心除烦。

【用药体会】麦冬擅长补阴，侧重于肺、胃、心三脏，尤以补益胃阴作用好。从补益作用来看，虽较天冬弱，不及天冬滋腻，但也是滋腻药物，临床与半夏配伍同用可以防此弊，如麦门冬汤。若胃阴伤，笔者将其作为首选之品。

麦芽　　Mài yá《药性论》

【本草认知】

1. **消食**　麦芽主要是消麦食，即帮助淀粉类食物消化。《本草纲目·卷二十五·蘖米》认为其能"消化一切米、面、诸果食积"，且性质平和。处方中写麦芽，药房付给的多是炒麦芽，为净麦芽用文火炒至微黄入药者，偏于消食。

2. **回乳**　有认为炒麦芽回乳，生麦芽通乳。从现代临床应用来看，无论生用抑或炒用均有回乳之功，所以对于哺乳期的妇女是不宜应用麦芽的。根据临床应用来看，取麦芽回乳或治疗乳痈，以炒麦芽为佳，并且使用剂量应大，多在100g以上。

3. **疏肝**　《医学衷中参西录·大麦解》云："大麦芽性平，味微酸（含有稀盐酸，是以善消）。能入脾胃，消化一切饮食积聚，为补助脾胃之辅佐品（补脾胃以参、术、芪为主，而以此辅之）。若与参、术、芪并用，能运化其补益之力，不至作胀满，为其性善消化，兼能通利二便，虽为脾胃之药，而实善疏肝气（疏肝宜生用，炒用之则无效）。盖肝于时为春，于五行为木，原为人身气化之萌芽（气化之本在肾，气化之上达由肝，故肝为气化之萌芽），麦芽与肝为同气相求，故善舒之。夫肝主疏泄，为肾行气，为其力能疏肝，善助肝木疏泄以行肾气，故又善于催生。至妇人之乳汁为血所化，因其善于消化，微兼破血之性，故又善回乳（无子吃乳欲回乳者，用大麦芽二两炒为末，每服五钱白汤下）。入丸散剂可炒用，入汤剂皆宜生用。"但麦芽疏肝作用并不强，只作为辅助药物使用。大麦芽疏肝的特点是，性微温，不败胃，能健胃消食，无温燥劫阴之弊，虽久用、重用亦无碍，有"见肝之病，知肝传脾，当先实脾"之妙。

【药效比较】

神曲、麦芽　均能消食，用于食滞脘腹胀满、食少纳呆、肠鸣腹泻者，助消化而不伤胃气。若小儿兼有外感病证常选用神曲。麦芽能健胃，用于脾虚食少，二药多配伍同用。

神曲尚能助金石矿物类药物消化。麦芽尚能疏肝解郁、回乳。

【用药体会】麦芽是一味良好的消食导滞药物，现认为，麦芽善于消淀粉类的食积，又能疏泄肝气，所以食积病证此药为首选之品，配伍稻芽作用更好一些。李时珍曰："麦蘖、谷芽、粟蘖，皆能消导米、面、诸果食积。观造饧者用之，可以类推矣。但有积者能消化，无积而久服，则消人元气也，不可不知。若久服者，须同白术诸药兼用，则无害也矣。"所以临床上麦芽常配伍白术同用，既能健运脾胃，又能防止伤正气。用麦芽回乳，笔者喜将生麦芽、炒麦芽同用。笔者尤其喜用生麦芽治疗肝郁的病证，此用法源于张锡纯的镇肝息风汤。治肝郁病证，将生麦芽较大剂量使用，效果良好。

远志　Yuǎn zhì《神农本草经》

【本草认知】

1. 安神　远志的安神作用并不强，但由于有祛痰作用，所以因痰证引起的神志病变多用。其既能开心气而宁心安神，又能通肾气而强识不忘，为交通心肾、安定神志、益智强识之佳品，尤其是治疗健忘证，效果良好，可以配伍茯神、人参同用，能加强记忆力。远志也能通过祛痰涎，用治痰阻心窍所致癫痫抽搐、惊风发狂、昏仆、痉挛抽搐者。

2. 药材去心　远志的茎叶名小草，在古代本草书中应用于临床，而现极少使用茎叶，只用根。传统应用远志时是去掉木质心后使用的，因木质心对胃黏膜有刺激性，会引起恶心呕吐，导致心烦、闷满不适。现临床使用远志时一般不去心，因此使用剂量不宜过大。为了减缓远志副作用，在使用时多将其蜜炙后使用。

3. 消痈　古代医家认为远志能疏通气血之壅滞，消散痈肿，用于痈疽疮毒、乳房肿痛，内服、外用均有疗效。内服可单用为末，黄酒送服；外用可隔水蒸软，加少量黄酒捣烂敷患处。若治喉痹作痛，可用远志为末，吹之，涎出为度。

4. 益智　益智，亦有云益志者。在《中药学》中，谈到益智的药物指的是人参、远志，顾名思义，即能够增强记忆力，现主要用其防治老年性痴呆。因此凡容易忘事、记忆力不佳、生活中丢三落四，当选用此二药。同时人参、远志均有安神作用，用于健忘，以及失眠多梦，如归脾汤、天王补心丹中即配伍有此二药。笔者尤喜将人参、远志、石菖蒲配伍同用。

【药效比较】

远志、茯苓　均能宁心安神，常配伍应用。但二药在宁心安神的机制方面又有所不同，远志由于有祛痰作用，因痰证引起的神志病变比较多用，既能开心气，又能通肾气而强志不忘，为交通心肾、安定神志、益智强识之佳品，尤其是治疗健忘证方面，效果良好，能加强记忆力，但安神作用并不强；茯苓宁心安神是取其健脾以宁心，使水不凌心，而心悸、失眠消除，故多用于心脾两虚证。

远志略能助心阳，又能祛痰通窍，消散痈肿。茯苓宁心安神，又能利水消肿，补中健脾。

【用药体会】远志含皂苷，对胃黏膜有刺激性，会引起恶心呕吐等，故使用远志剂量不宜过大，且应蜜炙后使用。根据吾师熊魁梧的经验，剂量限制在6g以内。远志疏通气血、消散痈肿，用于痈疽疮毒、乳房肿痛，内服、外用均有疗效。笔者临床体会，远志通过安神能提高记忆力，故归脾汤中选用远志。

赤石脂　Chì shí zhǐ《神农本草经》

【本草认知】

1. 作用　赤石脂的使用历史悠久，《伤寒论》将其作为治疗久泻之品，尤对于肠道病证的泄泻、久痢有一定作用。临床上灶心土常作为止泻、止血、止呕之品使用，但现代城市很难谋取灶心土，如果要用灶心土止泻，可用赤石脂代替使用。

2. 止血　赤石脂除了治疗泄泻以外，同时还可用治出血病证，尤其是对于胃出血具有良好的效果。赤石脂外用也能达到收敛的作用，不过一般不将其作为首选药。笔者体会，此药对于胃出血、阴道出血有良好效果。

【药效比较】

赤石脂、炮姜、灶心土　①均能止血，用于吐血、便血等。②均能止泻，用于虚寒性泄泻。

赤石脂以收敛止血为主要特点，主治崩漏、便血，又能涩肠止泻、敛疮生肌。炮姜以温经止血为主，主治脾胃虚寒，脾不统血之出血病证，又能温中止泻，亦能止痛。灶心土能止呕，用于脾胃虚寒之呕吐，也能温中止泻。

【用药体会】赤石脂除了治疗泄泻以外，治疗出血病证效果也很好。赤石脂外用也能达到收敛的作用，不过一般不将其作为首选药。笔者临床体会，此药对于胃出血、阴道出血有良好效果。

赤芍药　Chì sháo yào《神农本草经》

【本草认知】

1. 主治部位　《神农本草经疏·卷八》云："木芍药色赤，赤者主破散，主通利，专入肝家血分，故主邪气腹痛。"此段论述是说赤芍主治肝经瘀血病证，后代有不少医家也有如此认识。根据使用情况来看，赤芍虽可以治疗多个脏腑病变，但的确以治肝经病变为主。

2. 反藜芦　芍药反藜芦，这只是理论上的认识。实际上，藜芦是大毒之物，具有剧烈的涌吐作用，而赤芍乃是活血、凉血要品，临床上不可能将二者配合在一起使用。

【药效比较】

赤芍、牡丹皮　①均能活血化瘀，用于血瘀经闭、痛经、跌打损伤，常配伍应用，如温经汤、桂枝茯苓丸、《医林改错》之膈下逐瘀汤。在活血方面，对于跌打损伤所致疼痛均具有良好的止痛效果，历来将二药作为治疗瘀血病证的要药。相比较而言，赤芍作用更强。②均能清热凉血，用于热入营血之吐血、衄血、斑疹，常同用，如犀角地黄汤。在凉血方面，丹皮作用较强。二药凉血不留瘀，活血不动血。

牡丹皮尚能清退虚热、消散痈肿。赤芍尚能清泻肝火。

【用药体会】赤芍为常用的凉血活血药，在治疗血热病证方面，常将其作为首选之品。根据临床实践，赤芍在治疗血热病证方面作用突出，尤以清肝热作用较好，如丹栀逍遥散中所用芍药即可选用赤芍。笔者尤其喜用此药治疗痤疮而留有痘印者，具有消除痘印的作用。

芫花　Yuán huā《神农本草经》

【本草认知】

1. 药材　芫花植株的特点是先开花、后长叶，正月、二月花发，紫碧色。叶未生时收采晒干，叶生花落，即不堪用也。临床所用芫花，是在其未长叶时采集后阴干入药的，因有毒，当鱼食用后即浮于水面，所以又有醉鱼草之谓。芫花留数年陈久者良。洪迈《容斋随笔》云："今吾乡州处处有此。乃如苍耳、益母，茎干不纯是木。小人争斗者，取叶挼擦皮肤，辄作赤肿如被伤，以诬赖其敌。至藏鸭卵，则又以染其外，使若赭色也。"这是说将其叶摩擦皮肤，会出现痒肿，有人争斗，偷偷地用芫花擦拭皮肤，则皮肤立即出现红肿，犹如被打伤，则反诬于人。

2.祛痰　芫花具有祛痰之功，如《神农本草经·下品》载："主咳逆上气，喉鸣，喘，咽肿。"后世医书中亦不乏用其治疗咳嗽的方子及方法，但由于其泻水逐饮作用强，一般不将其作为止咳祛痰常用之品。

【药效比较】

甘遂、大戟、芫花　①均能泻水逐饮，用于胸胁停饮所致疼痛、鼓胀、水肿胀满的病证，为峻下之品，常同用，如十枣汤、舟车丸。甘遂泻下作用尤强，其有效成分不溶于水，一般不入煎剂。大戟的作用和甘遂基本相似，只是作用稍弱于甘遂，但也属于峻猛之品，作为内服药时应该慎重，一般剂量不宜太大。《本草纲目·卷十七·芫花》云："芫花、甘遂、大戟之性，逐水泄湿，能直达水饮窠囊隐僻之处，但可徐徐用之，取效甚捷，不可过剂，泄人真元也。陈言《三因方》，以十枣汤药为末，用枣肉和丸，以治水气喘急浮肿之证，盖善变通者也。杨士瀛《直指方》云，破癖须用芫花，行水后便养胃可也。"大戟、甘遂、芫花同用之后，力量尤其峻猛，为了防止损伤正气，常配伍他药，如十枣汤中配伍大枣即为防正气受伤。②均不能与甘草同用，属于十八反的配伍禁忌。根据古代本草记载，甘遂毒最大，作用最猛，大戟次之，芫花再次。笔者认同此说，但也有认为芫花毒最大者。内服时，多醋制以降低毒性。芫花尚能祛痰止咳，杀虫疗疮。

【用药体会】甘遂、大戟、芫花均不能与甘草同用。笔者曾治疗一肝病患者，将甘草与他药配伍入煎剂应用，而将甘遂、大戟、芫花等做成丸剂，用于同一患者。患者因在服用汤剂、丸剂时，间隔时间太短，导致出现恶心、呕吐、腹痛等，而停用汤剂后，再服含有甘遂等的方子，又无此副作用，说明甘草的确不能与甘遂等同用。上述用法虽然是将甘草、甘遂等分别使用的，但由于丸剂、汤剂都在短期内发挥作用，导致患者不适，这也是要加以注意的。将三药研末后配伍延胡索、细辛等外敷肚脐眼，可以治疗肝硬化腹水；外敷肺俞穴等部位，可以治疗咳喘。使用外用药时，加用透皮作用好的麝香，能促进药物吸收，但因为麝香价格高昂，可以用樟脑代替之。芫花利水作用强，只适应于实证，若身体虚弱则应慎用，所以笔者使用此药时多外用。

花椒　Huā jiāo《神农本草经》

【本草认知】

1. 杀虫　花椒具有良好的杀虫作用。①驱杀肠道寄生虫，尤对蛔虫有直接杀灭作用。乌梅丸用治蛔虫，其中就配伍有花椒。若患胆道蛔虫，或蛔虫性肠梗阻，将花椒用麻油炸，取花椒油顿服，能排除蛔虫。②杀皮肤寄生虫，同时也达到止痒的作用，如疥虫、阴道滴虫。③能抑杀细菌、真菌、霉菌，故在保管一些贵重药品如人参、冬虫夏草等，常放入花椒以防生虫。花椒用纱布包好，放入衣箱中，可防衣服被虫蛀；置入米中，可防米生虫。④防食物变味、污染，如在食品旁边和肉上放一些花椒，苍蝇就不会乱爬；在菜橱内放置数十粒鲜花椒，蚂蚁就不敢进去。⑤防虫牙疼痛，如果是冷热食物引起的牙痛，用1粒花椒放在患痛的牙上，痛感就会慢慢消失。甚至在装修房屋时，在地板下也可撒上花椒。花椒杀虫止痒，煎水后泡洗有良好的作用。

2. 药材　花椒以颗粒大、外皮紫红、有光泽、籽小者为优。口尝花椒时，有一种很强烈的麻味，但在中药五味中一般不说花椒具有麻味，语言表达为辛味。

3. 散寒　花椒的温性较强，《本草纲目·卷三十二·蜀椒》曰："散寒除湿，解郁结，消宿食，通三焦，温脾胃，补右肾命门，杀蛔虫，止泄泻。"临床常用其治胃寒冷痛、呕吐、泻痢、风寒湿痹、疝痛、蛔虫病、呃逆不止等证。李时珍介绍一病例："一妇年七十余，病泻五年，百药不效。予以感应丸五十丸投之，大便二日不行。再以平胃散加椒红、茴香，枣肉为丸与服，遂瘳。每因怒食举发，服之即止。此除湿消食，温脾补肾之验也。"花椒的温暖脾胃作用可见一斑。李时珍还认为"惟脾胃及命门虚寒有湿郁者相宜。若肺胃素热者，大宜远之"。

【药效比较】

花椒、高良姜　均辛，热，能温中散寒止痛，用于脾胃虚寒所致脘腹冷痛、呕吐泄泻等，如大建中汤（用花椒）、良附丸（用高良姜）。二药散寒力强。

高良姜主治暴冷，对于胃寒呕吐多用。花椒偏治沉寒，又能杀虫、止痒。

【用药体会】花椒的主要作用是杀虫，笔者尤其喜将此药外用治疗瘙痒性皮肤疾病，配伍苦参等药后杀虫止痒作用增强。外用笔者多用20~30g。

苍术　Cāng zhú《神农本草经》

【本草认知】

1. 治湿部位　《本草衍义补遗·苍术》云："苍术治上、中、下湿疾，皆可用之。"苍术性温而燥，燥可去湿，主治风寒湿痹、山岚瘴气、皮肤水肿。若湿在上焦，蒙蔽清窍，头痛如裹，以此散寒除湿；湿在中焦，阻滞运化，导致泄泻，以此健运脾胃；湿在下焦，足膝痿软，以此同黄柏治痿，能令足膝有力。从临床来看，苍术以治疗中焦湿邪为主，为健脾要药。

2. 湿证用苍术　苍术辛、苦，温，具有很强的燥湿作用，主要是用其治疗寒湿病证，但也可治疗湿热病证，如二妙散，方中黄柏苦寒抑制了苍术的温性，只取燥湿之功。二妙散方中何以又用其治疗湿热呢？苍术健脾，诸湿肿满非此不能除，其集苦温燥湿、芳香化湿、祛风胜湿于一身，治上、中、下湿邪皆宜，为治湿最要之药，若湿与热合，则成湿热胶结难解，单以其除湿会助长热邪，故配伍黄柏专入下焦，以黄柏苦寒清热泻火，又可抑制苍术之辛温，此去性取用法。合理掌握二妙散方中剂量是应用的关键，若热重当重用黄柏，若湿重当重用苍术。二药的不同药性，互相制约，相互为用，相反相成。此组配伍尤类于半夏泻心汤中黄连与干姜的关系。《神农本草经疏·卷六·术》说："其气芳烈，其味甘浓，其性纯阳，为除风痹之上药，安脾胃之神品。"其中，除风痹是苍术所长，安脾胃以白术为优。

3. 解郁　痰、火、湿、食、气、血六郁，皆因传化失常，不得升降所致，病在中焦，故药必兼升降，将欲升之，必先降之，将欲降之，必先升之。苍术气味辛烈，健脾以治食郁，燥湿以治湿郁，因湿阻则为痰，故又治痰郁，所以云苍术在越鞠丸中治疗多种郁证，但以治湿为主。

4. 烧苍术以辟邪气　苍术具有逐山岚寒疫的作用，古代楚国，将苍术点燃进行燃烧，达到芳香化湿的作用，这就是李时珍所谓"烧苍术以辟邪气"。苍术芳香，以其烟熏确有消毒之功。也因其芳香，所以云苍术有化湿之功，中药书籍中将苍术编在化湿药中即根据此特点。现也有用苍术、白芷以烟熏，预防感冒及传染病者。《医说·卷八·服饵并药忌·苍术辟邪》载："越民高十二，歉岁无食，挈妻儿至德清，雇妻于秀州仓官李深家为乳媪（ǎo，乳母）。高得钱还越而死。李仆许八随直在秀，以干归德清，及再来之日，媪患恍惚谵语，作厥夫声，责骂故妻，不为资荐。李问何以得至此，曰：我随许仆船便，是以得来。李命巫逐，未至，谩烧苍术烟熏燎，鬼遽云：我怕烟气，不敢更留。遂无语，媪病亦瘥。今人冲恶者必爇术，盖邪鬼所畏也。"这是说有一个叫高十二的人，因歉收，其妻到李深家做乳母，高十二拿到钱后返家而死，乳母由此精神恍惚，并以丈夫的声音责骂其妻。李深命巫师驱鬼，后烧苍术以烟熏燎，驱除鬼邪，乳母病愈。苍术祛邪，亦除山岚瘴气，这就是烧苍术以辟邪气之由。

5. 养生 《抱朴子·内篇·卷十一》记载："南阳文氏，说其先祖，汉末大乱，逃去山中，饥困欲死。有一人教之食术，遂不能饥，数十年乃来还乡里，颜色更少，气力胜故。自说在山中时，身轻欲跳，登高履险，历日不极，行冰雪中，了不知寒。常见一高岩上，有数人对坐博戏者，有读书者，俛而视文氏，因闻其相问，言此子中呼上否。其一人答言未可也。术一名山蓟，一名山精。故神药经曰：必欲长生，常服山精。"这是说某人因逃难食术，于是感觉不到饥饿，数十年后返回家乡，容貌更年轻了，力气也比原来大。长服苍术可延年益寿。

6. 降血糖 糖尿病与痰浊、瘀血停滞有关。苍术健脾化湿，使高血糖之浊脂化解，痰瘀分消，并使血糖下降。现代药理研究表明，苍术有降低血糖的作用。若配伍玄参后作用会更好，一般剂量可以稍大一些，结合前人经验，多应在 15g 以上。

【药效比较】

苍术、羌活 ①均能解表，用于外感风寒夹有湿邪者，除恶寒发热、身痛外，常常伴有头重痛、周身困重的表现，二药可以配伍同用，如九味羌活汤、大羌活汤。②均能祛除风湿，治疗风湿痹痛，作用较强。羌活尤宜于上半身风湿病证，苍术对于全身病证均可以选用。常配伍使用，如九味羌活汤也可治疗风湿痹痛。③均能止痛，可治疗头痛，以兼有湿邪为患者作用较好。羌活善治头痛如裂，即头痛的程度较重者；苍术善治头痛如裹，即头重痛者。

苍术尚能燥湿健脾，芳香化湿。

【用药体会】苍术、羌活、独活、防风均能发散风寒，祛风胜湿止痛，用于外感风寒夹有湿邪及风湿痹痛。羌活性燥烈，力最胜，苍术次之，独活又次，防风则辛润。羌活祛上半身风湿痹痛；独活性缓和，祛下半身风湿痹痛；苍术力猛，膝关节以下病变常用；防风性柔润，祛周身痹痛。治疗风湿病证，笔者更喜用羌活配伍独活。若颈椎疾病则多将羌活、片姜黄同用。现认为，苍术、玄参同用治糖尿病效果好，笔者喜将二药配伍同用。

苍耳子　Cāng ěr zǐ《神农本草经》

【本草认知】

1.**药材**　苍耳子药材外面有刺，其毒性也主要在此。过去是炒用，炒了以后，表面焦了，毒性小了，也便于配方，而现代临床所用苍耳子多是去掉了外面的刺。炒用的优点：①便于配方。②便于有效成分溶出。③便于其所含毒蛋白失去活性，降低毒性。现代研究发现，苍耳子的毒性主要是损害肝脏和肾脏。

2.**解表**　苍耳子解表作用很弱，临床极少将其作解表药物使用，只有当感冒出现鼻塞流涕，或者头昏痛才选用，主要是用来改善鼻部的临床症状。由于《中药学》将其编在解表药中，故云其解表。

3.**主治鼻病**　苍耳子除鼻塞，善通鼻窍，对于多种鼻病均可以选用。其性温燥，能止浊涕，缓解前额及鼻内胀痛，为治鼻塞不通、鼻渊之要药，但作用较弱。治疗急、慢性鼻炎时，也可将苍耳子轻轻捶破，加适量麻油文火煮开后，去苍耳，待冷后，倾入小瓶中备用，用时以棉签蘸药液涂鼻腔，每日2~3次，坚持应用。

4.**毒副作用**　临床服用苍耳子10枚以上，可引起中毒，多在1~3天内发病。其中毒反应轻重不一，一般有头晕、头痛、乏力、精神萎靡、食欲减退、恶心、呕吐、腹痛、腹泻，或发热、颜面潮红、结膜充血、荨麻疹等，严重者可出现烦躁不安或嗜睡、昏迷、惊厥、心律失常、血压升高、黄疸、肝肿大、肝功能损害、出血、尿中出现管型和红细胞以及尿闭等，可因肝细胞大量坏死发生肝昏迷以及肝肾功能衰竭或呼吸衰竭而死亡，因此应用苍耳子剂量不宜过大。《中药学》中云其祛风湿，但作用不强，而且有毒，若风湿病证用其治疗，则服药时间较长，可能会导致毒性蓄积，故少用其祛风湿。若治疗鼻病，需较长时间用药者，应注意避免蓄积中毒。

【药效比较】

苍耳子、辛夷　①均能宣通鼻窍，用于多种鼻病。其善通鼻窍以除鼻塞、止浊涕，为治鼻塞不通、鼻渊之要药，可配伍使用，如苍耳子散。单用力量较弱。②均能发散风寒，因作用不强，主要用来改善鼻部的临床症状。

辛夷乃是治疗鼻病的专药。苍耳子略有祛风湿作用。

【用药体会】

笔者认为苍耳子走窜之力较辛夷强，通鼻窍的作用亦强，乃宣通鼻窍之要药，用于鼻渊头痛、不闻香臭、时流浊涕。苍耳子主治各种鼻病，如过敏性鼻炎所致鼻塞、流涕、头痛；感冒引起的鼻塞等。结合现代医学的认知，鼻炎有因过敏性所致者，一般选用乌梅、仙鹤草、防风、僵蚕等治疗。临床上也可以将苍耳子、鹅不食草、冰片、白芷、辛夷、薄荷各适量，研末，吹鼻，治疗鼻炎鼻塞、流涕。若身体虚弱加黄芪30g，肺气不宣加用桔梗10g。若脚下长肉刺、疼痛，走路难行，用75%乙醇浸泡苍耳子1周后以泡液早晚搽患部。苍耳子、辛夷、白芷、细辛、鹅不食草五药，为常用的宣通鼻窍药，治鼻渊症见头痛鼻塞、不闻香臭、常流浊涕者配伍应用效果好。

芡实　Qiàn shí《神农本草经》

【本草认知】

1. 药材　芡实以鸡头实之名首见于《神农本草经·上品》，也称鸡头苞。南芡实呈圆球形，表面平滑、有网状花纹，去内种皮者全体呈白色、质硬而脆，破开后，断面不平、色洁白、有粉性、无臭味淡，以颗粒饱满均匀、粉性足、无碎屑及皮壳者为佳。北芡实多呈半圆两片，表面紫红色，剖面白色、富粉性、质硬而脆，以身干不蛀、颗粒饱满均匀、少碎屑、粉性足、无杂质者为佳。芡实分生用和炒用两种，生芡实以补肾涩精为主，而炒芡实以健脾开胃为主。南芡实主要产于湖南、广东、皖南以及苏南一带地区。北芡实主产于山东、皖北及苏北一带，质地略次于南芡实。

2.作用　《本草求真·卷二》说："芡实如何补脾，以其味甘之故，芡实如何固肾，以其味涩之故，惟其味甘补脾，故能利湿，而使泄泻腹痛可治，惟其味涩固肾，故能闭气而使遗带小便不禁皆愈。"并认为："功与山药相似，然山药之阴，本有过于芡实，而芡实之涩，更有甚于山药，且山药兼补肺阴，而芡实则止于脾肾，而不及于肺。"芡实可用于慢性泄泻和小便频数，梦遗滑精，妇女带多腰酸等。将其研磨成细粉，治疗慢性泄泻、五更泄泻等效果良好，也可加白糖蒸熟作点心吃。自古便将芡实作为葆青春活力，防未老先衰之良物。

3.调补　中医认为，秋季有利于调养生机，是适宜人体进补的季节。但秋季进补，应选用补而不峻、防燥不腻的平补之品。芡实具有滋补强壮功能，适宜于秋季进补，最简单的就是制作芡实粥食用。若老人脾胃虚弱，便溏腹泻者，可常服芡实扁豆粥；老人肾气虚弱，夜尿多者，可常服芡实粥。

4.美容　芡实可用于减肥、美容，将其在锅内蒸熟，晒干，研成粉，每次饭前取 10g，用温开水调成羹服，有良好的美容作用。

【药效比较】

1.莲子、芡实　①均能收敛固涩，用于肾虚不固之腰膝酸软、遗精滑精，常同用，如金锁固精丸。也用于治疗带下。②均能补虚，用于脾虚倦怠乏力、久泻、食欲不振，及脾肾两虚带下清稀。《神农本草经》将莲子列为上品，久服本品能延年益寿。③均为食品，性质平和，是进补的常用之品。

莲子补益心脾肾，补益作用强于芡实。芡实补益脾肾，收敛作用强于莲子。

2.芡实、山药　①均能补益，二者性质平和，不燥不腻，具有健脾、益肾的作用。山药补力较芡实强，偏补气，为平补三焦之品。生芡实以补肾涩精为主，炒芡实以健脾开胃为主。②均能收敛，同用治疗脾虚湿热带下，如易黄汤。芡实涩味甚于山药，所以收敛作用强于山药，但只用于脾肾病变。

山药兼补肺阴，为平补三焦之品。芡实则专于脾肾而不及于肺。

【用药体会】芡实乃是治疗白浊的常药，尤适宜于治小便浑浊如米泔汁，又善治带下。用芡实粉、白茯苓粉，以盐汤送下，具有良好的治疗白浊的作用。在熬作膏剂时，因芡实含淀粉多，不太好制作，所以尽量少选用此药。

芦根　Lú gēn《名医别录》

【本草认知】

1.药用部位　目前所用芦根为芦苇的根茎，因药用其根，故名。春末、夏初及秋季采挖。以条粗壮、表面黄白色、有光泽、无须根、体轻质韧、不易折断者为佳。在唐代多用苇茎，即芦苇的嫩茎，其性能、功用、用量、用法均与芦根相同。然苇茎更长于清肺排脓，多用于肺痈；芦根则长于生津止渴。现药店中多无苇茎供应，可以芦根代之。《备急千金要方》中的苇茎汤，为治疗肺痈之要药。

2.作用特点　芦根性寒不伤胃，味甘不泥膈，生津不恋邪，甘淡而力缓，利尿不伤阴，多作为辅助药物使用。凡温病热恋卫、气，或热病后有伤津口渴的证候，都可应用。因是一味作用平和之品，所以在使用时剂量可以适当大些。其清肺热意义有四：其一用于上焦风热证，如桑菊饮；其二用于温热病之邪袭于肺络，而见咳嗽、痰稠而黄等证；其三用于热壅肺络，肺痈之咳唾脓痰等，取消痈排脓之功，如苇茎汤；其四用于麻疹初起，透发不畅，故又云其透疹。

3. **解毒** 本草书中记载芦根能解毒，如河豚毒、鱼蟹毒、酒毒、狗肉毒等，但从临床使用来看，其作用并不强，多只作辅助药物使用。古代早就发现了芦根能解鱼蟹之毒，如《备急千金要方·卷二十四·解食毒》载："锉芦根，舂取汁，多饮良，并治蟹毒。亦可取芦苇茸汁饮之，愈。"民间亦有此用法者。若突然食物中毒，可用新鲜芦根汁饮服。

4. **清热** 芦根清肺热作用并不强，一般多作辅助药物，可以大剂量使用。芦根上清肺热、中清胃热、下清膀胱之热，虽然此三个脏腑居于人体上中下三焦，但一般不说芦根清三焦之热。清代医家吴鞠通创立了"五汁饮"（梨汁、荸荠汁、鲜苇根汁、麦冬汁、藕汁）一方，专治热病伤津，口干心烦，其中就含有芦根。该方用药，无论煎汤还是沸水泡饮，对夏令汗多、头昏、咽干、烦闷、便秘等都有良好的防治作用。现以麦冬、芦根为主方，用于放射治疗后口干、食欲不振、大便不畅的肿瘤患者，能明显减轻患者放疗后的副作用。

5. **利尿** 芦根具有利尿之功，但作用平和，治疗热证，小便不利，可大剂量使用。夏天如有小便灼热涩痛、尿少、尿黄赤表现时，也可用芦根、白茅根、车前草水煎服，有良效。夏季户外劳动者，应用此方作饮料也有防病作用。

【药效比较】

芦根、知母 均能清肺胃热，用于肺胃津伤病证，如咳嗽、口渴。知母清热作用强于芦根。知母滋阴，芦根生津并不能养阴。

知母治实证以泻火，治虚证以滋阴，为泻火要药，实火、虚火皆宜。芦根清热作用不及知母强，尚能清热利尿、清胃止呕、祛痰排脓。

【用药体会】芦根是一味性质比较平和的药物，因乃甘味，口感好，笔者多喜用之。笔者使用此药，一般是大剂量，多在30g以上，量小作用不显。其能上清肺热、中清胃热、下清膀胱之热，但主要是清肺热。芦根利尿不伤阴，所以即使津伤者也可以使用。

苏木　Sū mù《新修本草》

【本草认知】

1.作用　苏木活血化瘀作用良好，可用于瘀血病证，如妇女血瘀癥瘕、经闭腹痛及外伤瘀血疼痛、痈疽等，多与川芎、益母草、香附同用。《神农本草经疏·卷十四》云："能祛一切凝滞留结之血，妇人产后，尤为所须耳。"这是说苏木常作为治疗妇科疾病的首选。

2.关于祛风　古代本草记载苏木能祛风，并认为与防风同用作用更好。但从临床来看，苏木并不作祛风药物使用，主要还是活血化瘀。

3.副作用　少数患者服用苏木可引起中毒反应，主要表现为恶心、呕吐、腹痛、腹泻、嗜睡、呼吸困难、血压下降、昏迷等。所以初次应用苏木时量不宜太大。而外用苏木并无副作用。

【药效比较】

1.苏木、红花　①均能活血化瘀，用于瘀血病证。《本草求真·卷七》云苏木："功用有类红花，少用则能和血，多用则能破血。但红花性微温和，此则性微寒凉也。故凡病因表里风起，而致血滞不行，暨产后血晕胀满以（欲）死，及血痛血瘕，经闭气壅痈肿，跌仆损伤等症，皆宜相症合以他药调治。"《本草纲目·卷三十五·苏方木》云苏木："少用则和血，多用则破血。"所以苏木的作用与红花很相似，均可治疗瘀血病证以及妇科疾患，但红花的作用要强一些。②均能祛瘀通经，用于血瘀经闭、痛经。红花更多用，主要是红花使用的历史悠久一些，因张仲景的《金匮要略》中就记载了用红蓝花酒治妇科疾病。临床可以苏木代红花使用。红花略有透疹的作用。

2.苏木、月季花　均能活血化瘀、调经止痛，用于血瘀经闭、痛经、跌打损伤等。

苏木活血疗伤，用于骨折筋伤、瘀滞肿痛，活血作用胜于月季花。月季花疏肝解郁，用于肝郁病证，又能消肿止痛。

【用药体会】笔者体会，将苏木外用煎水热敷，具有良好的止痛作用。若对于跟骨疼痛，煎水外泡效果尤好。亦治骨质增生。临床上若治疗痛经，根据苏木、红花作用相似的特点，可以互相代替使用。现代药理研究表明，苏木有一定的镇痛作用，并能对抗马钱子碱与可卡因的中枢神经兴奋作用。

杜仲　Dù zhòng《神农本草经》

【本草认知】

1.关于补肝　杜仲具有强壮作用，《本草纲目·卷三十五·杜仲》云："杜仲，古方只知滋肾，惟王好古言是肝经气分药，润肝燥，补肝虚，发昔人所未发也。盖肝主筋，肾主骨。肾充则骨强，肝充则筋健。屈伸利用，皆属于筋。杜仲色紫而润……故能入肝而补肾，子能令母实也。"也就是说杜仲具有补肝的作用。在补肝方面，一般是同时云补益肝肾，所以在表述此药物功效时多说补益肝肾或补益肾亏，而很少单说补肝者。结合临床，杜仲重在补肾。

2.治疗虚汗　古方有用杜仲治疗虚汗者，如《肘后备急方·卷十二·治时气病起诸劳复方第十四》载："大病瘥后多虚汗，及眼中流汗方。杜仲，牡蛎分等，暮卧水服，五匕则停，不止更作。"有人认为配伍牡蛎以后作用更佳，但现代中药书籍无此记载。此说可供临床参考用药。

3. 配伍　杜仲配牛膝，补肝肾及强筋骨之力增强，常用治肝肾不足所致腰腿疼痛及两足无力等证。又有牛膝主下部血分，杜仲主下部气分之说。杜仲配伍续断，具有协同作用，可增强补益肝肾作用。其配五加皮，既强壮筋骨又祛风湿，适宜治疗肝肾两虚，风湿侵入筋骨而致的腰腿痛、足膝酸痛、关节不利、两下肢无力等。笔者常将杜仲、五加皮、牛膝、续断配伍应用以治疗腰腿疼痛，具体可参看《验方心悟》杜仲强腰汤。

4. 治疗肾虚与腰痛　杜仲治疗腰痛，最早记载于《神农本草经·上品》，云："主腰脊痛，补中，益精气，坚筋骨，强志，除阴下痒湿，小便余沥。久服轻身耐老。"这说明，前人早就发现杜仲可补益肾亏，治疗前阴病证。古代很多本草书籍都记载杜仲可治筋骨痿软、肾冷腰痛。

杜仲乃是治疗腰痛的要药，虽主补虚，但对于其他原因所致的腰痛也有很好的作用。庞元英《谈薮》云："一少年新娶，后得脚软病，且疼甚。医作脚气治不效。路钤孙琳诊之。用杜仲一味，寸断片拆，每以一两，用半酒、半水一大盏煎服。三日能行，又三日痊愈。琳曰：此乃肾虚，非脚气也。杜仲能治腰膝痛，以酒行之，则为效容易矣。"这是讲单用杜仲治疗肾虚的病证。对于肝肾不足，年老体虚，血不养筋，导致腰膝酸软、下肢乏力，应用杜仲效果良好。

《本草汇言·卷九》引方氏《脉经直指》云："凡下焦之虚，非杜仲不补；下焦之湿，非杜仲不利；腰膝之疼，非杜仲不除；足胫之酸，非杜仲不去。然色紫而燥，质绵而韧，气温而补，补肝益肾，诚为要剂。如肝肾阳虚而有风湿病者，以盐酒浸炙，为效甚捷。"这是说杜仲乃是治疗肝肾亏虚要药。在所有药物中，尤以杜仲治疗腰痛作用最佳。肾主骨，腰为肾之府，腰痛与肾的关系最为密切，临床上凡是腰痛病证，无论寒热虚实证均以杜仲为首选，这是因为杜仲具有很好的补肾、强壮筋骨的作用。所以又有"腰痛吃杜仲，头痛服川芎"的说法。

5. 用法　临床所用杜仲，均是经盐水炒过的，其补肾作用加强，降压作用比生用强。其煎剂又强于酊剂。在治疗腰腿痛方面，需要用盐水炒杜仲，便于走肾，直达腰骶部。治疗腰腿痛，无药可取代杜仲。

【用药体会】杜仲乃是治疗腰痛的要药，凡肾虚腰痛皆为首选，而徐长卿主要治疗实证腰痛，笔者尤喜将二药同时应用治疗多种腰痛病证，配伍后止痛作用加强。现认为杜仲具有降压作用，所以治疗高血压也常选用此药。在用法方面，可将杜仲泡酒饮，也可以做成丸药服用。笔者经验方"杜仲强腰汤"善治各种腰痛病证。

连翘　Lián qiào《神农本草经》

【本草认知】

1. 解毒作用　连翘解毒作用稍弱于金银花。除解热毒以外，此药清心热作用较好，故心经热邪病证为首选。青翘清热解毒之力较强，黄翘长于透热达表而疏散风热，连翘心长于清心泻火。现代临床多不另备连翘心。

2. 疮家圣药　中医理论认为"诸痛痒疮，皆属于心"，连翘主清心火，解疮毒，有"疮家圣药"之称。《日华子本草·草部》称其："排脓，治疮疖，止痛。"《医学启源·卷下·药类法象》云："其用有三：泻心经客热一也，去上焦诸热二也，疮疡须用三也。手搓用之。"连翘主要是治疗心经病变，尤为治疗疮疡的要药。一般认为，治疗疮疡取其结者散之之义，也可用于瘰疬、痰核，现用于颈部淋巴结肿大。痈肿疮疡，多为营气壅遏，卫气郁滞所致，连翘体轻扬以散郁结、清凉以除郁热，用之可使营卫通则疮肿消。

3. 治疗呕吐　现《中药学》并未载连翘能治疗呕吐，但根据临床应用来看，单用连翘20g，浓煎，少量频服，用于止呕有特效。连翘可用于多种呕吐病证，如胃热、湿热、胃寒、胃阴不足、脾胃虚弱、食积、痰浊、寒热错杂等，经适当配伍可获得佳效。

4. 散结　连翘不仅能清热解毒，亦能散热毒壅聚，对于痰火郁结之瘰疬痰核，乃必用之药。治甲状腺肿瘤，与夏枯草、玄参、半夏等配伍同用，可以提高临床疗效。笔者将其作为治疗结节肿块的常用之品。若治疗乳腺增生可与玄参、生牡蛎等同用。

【药效比较】

1. 金银花、连翘　①均能疏散风热，用于外感风热或温病初起所致发热、口干咽痛，常同用以加强作用，如银翘散。二药也同用于暑温病证，如新加香薷饮。从解表来说，金银花因为口感好，患者容易接受，尤其是小儿患者，故更为多用。②均能清热解毒，其一用于热毒痈肿、疮疡肿疖、丹毒，尤其是治热毒疮疡具有很好的作用，为疮家要药；其二用于热入气分、营分、血分所致高热、神昏、发斑、心烦等，如清营汤、神犀丹。金银花更多用。在所有清热解毒药中，金银花由于作用强，口感好，带有清香气味，倍受人们的喜爱。二药对于热在卫分者可解表，热在气分者可透热达表，热在营血分者可透营转气。凡温热病邪气在卫气营血，均可以选用。

金银花尚能凉血，炒炭能止血。连翘尚能清热散结，清心利尿。

2. 连翘、黄连　均能清热解毒，尤善清心热，用于热毒病证，常配伍应用，如清瘟败毒饮、普济消毒饮。从清热解毒的特点来看，黄连作用强于连翘。

连翘尚能疏散风热，用于外感风热或温病证候，又能消肿散结、清热利尿。黄连尚能泻火燥湿，清胃止呕。

【用药体会】连翘为常用清热解毒之品，虽微寒，但并不太苦，患者容易接受，临床配伍金银花后解毒作用增强。连翘散结，主要用治心经病证，夏枯草散结，主要用治肝经病证，此乃二者的重要区别点。笔者认为此药虽云其利尿，但作用不强。因连翘善治疮疡，对于诸如痤疮、暗斑也有很好的作用。

吴茱萸　Wú zhū yú《神农本草经》

【本草认知】

1. 治疗口疮　吴茱萸虽属于温热之药，但将其外用，可以治疗口舌生疮。《本草纲目·卷三十二·吴茱萸》曰："咽喉口舌生疮者，以茱萸末醋调，贴两足心，移夜便愈。其性虽热，而能引热下行，盖亦从治之义，而谓茱萸之性上行不下行者，似不然也。有人治小儿痘疮口噤者，啮茱萸一二粒，抹之即开，亦取其辛散耳。"李时珍认为以吴茱萸治疗口疮能达到"移夜便愈"的良好作用。吴茱萸乃是温热之品，何以又能引热下行？这里的"热"是指虚火上浮，以致于人体上部现热证而下寒，用吴茱萸研末后以醋调敷于涌泉穴，或神阙穴，可达到引热下行的作用。由于人体处于一个动态的平衡状态，将上热引下，则下寒去，上热亦轻，古云上病下治，引火下行。

2. 作用部位　吴茱萸能温里，主要作用于脾肾，故可用治脾肾阳虚病证。吴茱萸同时也能治疗肝寒病证，由于中医理论不说肝阳虚，所以不说吴茱萸用于肝肾阳虚病证。

3. 止呕　吴茱萸具有止呕作用，一般说是温中止呕，治疗胃寒呕吐，以肝气犯胃的呕吐多用。具体地说，吴茱萸止呕，主要是治疗呕吐酸水，也就是所谓的制酸；生姜因为温胃散寒，主要是治疗呕吐清水，乃呕家圣药；黄连因能清胃止呕，主要是治疗胃中湿热之呕吐苦水；半夏因能化痰降逆，主要是治疗呕吐涎水、痰水。吴茱萸常与生姜同用，如吴茱萸汤。取黄连止呕，常用吴茱萸制用，如萸黄连。笔者认为，吴茱萸、黄连治疗呕吐时剂量不能太大，这是因为吴茱萸辛燥，黄连太苦寒之故。

4. 避邪　根据古代文献记载，吴茱萸可以避邪。其辛香温燥，燥湿作用好，湿祛则邪气无所依附，主治寒湿病证。同时吴茱萸温中作用良好。李时珍曰："茱萸辛热，能散能温；苦热，能燥能坚。故其所治之症，皆取其散寒温中、燥湿解郁之功而已。案《朱氏集验方》云：中丞常子正苦痰饮，每食饱或阴晴节变率同，十日一发，头痛背寒，呕吐酸汁，即数日伏枕不食，服药罔效。宣和初为顺昌司禄，于太守蔡达道席上，得吴仙丹方服之，遂不再作。每遇饮食过多腹满，服五七十丸便已。少顷小便作茱萸气，酒饮皆随小水而去。前后痰药甚众，无及此者。用吴茱萸汤泡七次、茯苓等份，为末，炼蜜丸梧子大。每熟水下五十丸。"这则医案是说感寒后呕吐、痰多，可以吴茱萸和茯苓温中散寒、祛痰除饮，从而达到治病目的。尤其是在治疗呕吐酸水方面，吴茱萸效果非常明显。

【药效比较】

1. 吴茱萸、干姜　①均能温暖脾胃、祛寒止痛，主治中焦虚寒，脘腹疼痛等证。吴茱萸温里，主要作用于脾肾，故可用治脾肾阳虚病证，同时也可治肝寒病证。干姜为治疗中焦虚寒之脘腹冷痛的要药。②均能通过温暖中焦而止呕，用于虚寒性呕吐。吴茱萸用于肝郁化火，肝胃不和之呕吐吞酸病证，也用于寒湿内阻之恶心、呕吐或干呕、吐涎沫。吴茱萸止呕作用强。③均能温中止泻，用于虚寒性泄泻。吴茱萸因能燥湿、助肾阳而用于脾肾阳虚所致的泄泻，尤以五更泻多用，如四神丸。干姜主要是通过温暖脾阳而止泻。

吴茱萸还能燥湿，疏肝下气，助阳。干姜还能温肺化饮，回阳救逆，尤善温暖脾阳。

2. 吴茱萸、附子　均有毒，能温里助阳、散寒止痛，用于肾阳虚所致腰膝冷痛及脾阳虚所致脘腹冷痛等。吴茱萸主治肝寒气滞诸痛，可治疗厥阴头痛、寒疝腹痛、冲任虚寒之痛经、寒湿脚气肿痛，如鸡鸣散。附子主治阳虚诸痛，其上助心阳、中温脾阳、下补肾阳，宜于风寒湿痹之周身骨节疼痛，善治寒痹疼痛。

吴茱萸还能燥湿，疏肝下气，止呕，止泻。附子还能回阳救逆，尤善温补肾阳。

【用药体会】吴茱萸虽属于温热之药，但将其外用，可治多种病证。使用方法是将吴茱萸研细粉以后，用食醋调成糊状，外敷涌泉穴。临床应用，的确如此。笔者治疗口疮，此方法为首选。对于虚寒泄泻亦可用此方法。

牡蛎 Mǔ lì《神农本草经》

【本草认知】

1. 平肝 牡蛎的主要作用是平肝潜阳，乃是临床常用之药，主要治疗肝阳上亢的病证。须生用，如镇肝息风汤。根据其平肝作用，又用其治疗温病后期，阴血亏虚，筋脉失养所致手足蠕动，甚或瘛疭，如三甲复脉汤。

2. 治疗滑脱证 滑脱病证是指因为体虚导致汗、血、尿、精、便、带过分排泄的病证，如自汗、盗汗、遗尿、尿频、遗精、滑精、久泻、久痢、崩漏、月经过多、带下等。牡蛎收敛固涩，尤以治疗遗精、滑精的效果好，可以单用此药研末，醋糊丸内服，金锁固精丸即配伍有本品。对于汗证，又常配伍黄芪、麻黄根、浮小麦同用。

3. 外用 牡蛎外用也具有收敛作用。治脚汗，古代将其研末后置于鞋底；治腋汗，可以研末外撒；治疗阴部湿痒，可以煎水外洗。

4. 关于左牡蛎 牡蛎为贝壳，左牡蛎为下壳，右牡蛎为上壳。从贝纹来看，有左旋和右旋之分，左旋的药材优于右旋，在药方上一般是书写左牡蛎，但现代处方用名已很少用了。

【药效比较】

1. 龙骨、牡蛎 ①均能收敛固涩，涩可固脱，主要是治疗体虚滑脱的病证。从临床应用来看，二药多用治遗精、滑精、带下，如金锁固精丸、固冲汤、清带汤。②均能镇静安神，用于心神不安、烦躁、惊悸、失眠、多梦、健忘。张仲景常将龙骨、牡蛎配伍同用，如《伤寒论》之桂枝甘草龙骨牡蛎汤、桂枝去芍药加蜀漆牡蛎龙骨救逆汤治烦躁不安、心悸怔忡，柴胡加龙骨牡蛎汤治胸满烦惊、谵语等神志病变。龙骨最大的特点是安神，配伍牡蛎作用加强，尤其是治疗烦躁失眠病证，常同用。③均能平肝潜阳，取重可镇怯之用，用于阴虚阳亢之烦躁易怒、头晕目眩、惊狂，常同用，且须生用，如镇肝息风汤、建瓴汤。

龙骨镇惊安神，收敛固涩作用强于牡蛎。牡蛎平肝潜阳作用胜于龙骨，并能软坚散结、制酸止痛。

2.牡蛎、石决明　均为贝壳类，能平肝潜阳，又略能益阴，用于肝阳上亢所致头晕目眩、烦躁易怒。石决明平肝作用强于牡蛎。

牡蛎因有收敛作用，主治浮阳外越之病证。石决明主治阳亢上扰之病证，为凉肝镇肝之要药。

3.牡蛎、瓦楞子　①均能软坚散结，用于痰核、瘿瘤等，牡蛎多用。古代本草认为瓦楞子消痰之功大，这是指用于广义之痰，即瘿瘤、瘰疬等，一般不用于呼吸道之痰。②均能制酸止痛，用于胃痛泛酸，瓦楞子多用。

牡蛎又能平肝潜阳，收敛固涩，镇静安神。瓦楞子化痰散结，又能活血化瘀，但作用不强。

【用药体会】牡蛎有收敛的特点，虽能软坚散结，但需要配伍活血药物同用。笔者认为此药对于患有痛风的患者应慎用，因为其肉食属于海鲜，痛风患者久用后会使病证加重。龙骨、牡蛎属于收敛之品，对于滑脱病证可以选用，但在使用时对于患有诸如颈椎病、腰椎病等患者是不宜选用的。笔者体会，若误用这些收涩之品，尤其是颈椎病，会使病情加重。笔者在临床上多次遇到患者因前医误投二药而出现严重不适者，应予注意。有一患者，患颈椎病10多年，如坐舟车，笔者对其进行推拿、药物治疗，病情稳定，已经 5 年未有发作。一次因妇科疾病，带下多，妇科医生乃投以龙骨、牡蛎等收涩之品，服药第 2 日导致颈椎病发作，稍活动即恶心呕吐、天旋地转，乃用通经活络之品，结合手法缓解。所以笔者的体会，凡颈椎病、腰椎病，不可以妄投收涩之药，以免收缩血管，导致血循不畅，引发疾病。冠心病也应慎用龙骨、牡蛎。

牡丹皮　Mǔ dān pí《神农本草经》

【本草认知】

1. 消散痈肿　牡丹皮活血，主治瘀血病证，对于跌打损伤所致疼痛具有良好的止痛效果，历代均将其作为治疗瘀血病证的要药。其还可消散痈肿，用于体内肠痈病证，但《中药学》书中均不另外说丹皮此功效，而是笼统地说活血化瘀，治疗肠痈病证。笔者认为这实际上是丹皮的一个独立功效，因为大黄牡丹汤中的丹皮除用其活血外，更主要的是用其消散痈肿，故笔者另外将此功效单独列出。由于其消痈，所以有认为其具有解毒之功，《中药学》并无解毒之说。笔者认为不云丹皮解毒为妥。

2. 后下　牡丹皮用的是根皮，因粉性足、香气浓，又名粉丹皮。传统认为，牡丹皮以香气浓郁者为佳，故有人认为丹皮所含丹皮酚、挥发油等为牡丹皮的主要有效成分之一。然丹皮酚、挥发油都极易随水蒸气挥发而逸失，当药液沸腾后，煎液的温度已达到 100℃，煎煮的时间都在 30 分钟左右，随着煎液的蒸发，丹皮酚也就随水蒸气一起不断散失，待到煎煮完毕时，丹皮酚也将损失殆尽。所以牡丹皮入汤剂以后下为佳，后下可缩短煎煮时间，以减少丹皮酚和挥发油的挥发。但从现代临床使用来看，丹皮多不后下。

3. 泻肾火　《本草求真·卷六》对于牡丹皮有一评价，云："世人专以黄柏治相火，而不知丹皮之功更胜。盖黄柏苦寒而燥，初则伤胃,久则伤阳,苦燥之性徒存,而补阴之功绝少,丹皮赤色象离,能泻阴中之火,使火退而阴生,所以入足少阴而佐滋补之用,较之黄柏不啻(chì)霄壤矣。"这是认为牡丹皮在治疗肾火病证时,可以与黄柏相提并论,此说有一定的道理。治肾经虚火病证,二药可以同用,如知柏地黄丸。根据临床来看,还是以配伍黄柏、知母后为佳。

4.凉血 在凉血方面,历来将丹皮作为要药,主要用治血分有热,也用于血热妄行所致出血病证。若血热导致妇科出血,或因血热而致月经先期,常选用之。犀角地黄汤中配伍丹皮,即是取其清热凉血兼止血之用。

【药效比较】

1.牡丹皮、桂枝 均能通行血脉瘀滞,即通经,用于妇科经闭腹痛,常同用,如桂枝茯苓丸。牡丹皮性寒,善祛血脉之结热;桂枝温通,善通血脉之寒滞,二药配伍具有相反相成的作用。

牡丹皮还能活血化瘀,清热凉血,清退虚热,消散痈肿。桂枝还能发散风寒,助阳化气。

2.牡丹皮、败酱草 均能活血、消散痈肿,治疗瘀血所致的肠痈,已成脓或未成脓均可使用,如薏苡附子败酱散、大黄牡丹汤;也用于瘀血阻滞之月经不调、痛经、产后腹痛,可同用。丹皮活血的作用强于败酱草,若瘀滞较重则丹皮更多用。

牡丹皮还能清热凉血,清退虚热。败酱草还能清热解毒。

3.牡丹皮、生地黄 ①均能清退虚热,用于阴虚发热,如骨蒸潮热、盗汗、五心烦热,常同用,如青蒿鳖甲汤。生地黄滋阴,侧重于补,使阴液生而热退;丹皮侧重于透,使热退而阴生,达到退虚热之功。②均能清热凉血,用于血热病证,如出血、斑疹紫黑。二者常配伍使用以加强作用,如犀角地黄汤。从凉血作用来看,生地黄作用更好。

牡丹皮还能活血化瘀,消散痈肿。生地黄还能养阴生津。

【用药体会】笔者体会，如果痤疮（青春痘）愈后留下色素沉着，在后期的治疗过程中，加用活血药可加速痘印消失，笔者常喜用丹皮、赤芍配伍应用，也能治疗其他部位的色素沉着。丹皮活血作用力量中等，不强也不弱，是常用之品。

何首乌　Hé shǒu wū《开宝本草》

【本草认知】

1. 治脱发　制首乌的主要作用是乌须黑发，为治疗白发、脱发的要药。古代一些书籍记载此药时，常将其神秘化。古代本草书中还记载，何首乌若生长成人形者，生长年限越长，作用越好。如果取其补益作用必须制用。

《本草纲目·卷十八·何首乌》记载：相传古代顺州南河县有个人叫田儿，姓何，体弱多病，不能生育，到了58岁，尚未娶妻成家，常常思慕仙道之术，随师居于深山老林之中。有一天夜里，因醉酒后睡卧在山野中，朦胧中看见有两株藤类植物，相距有三尺多，苗蔓忽然相交在一起，久而方解，解后又交。何田儿见到，非常惊异，第二天早晨就连根挖回，遍问众人，没有人能认识是什么植物。后来有一位山里的老人忽然走来。田儿出示植物询问，老人回答说："你年老无子，此二株藤实在奇异，恐怕是神仙之药，你何不服服试看呢？"何田儿就将所挖之根捣为细末，每天早晨空腹时用酒送服一钱。7天后，思念家室，连服几个月后，身体强健，因此经常服用，又加至二钱。一年后所患各种病均痊愈，原已花白的头发变得乌黑油亮，原已苍老的容颜光彩焕发。十年之内，生了好几个男孩，于是将本名田儿改为"能嗣"。从此以后，他家即将此药当作传家宝一代一代传下去，能嗣又让儿子延秀依法照服，父子二人都活了一百六十岁。延秀生儿名"首乌"。首乌依爷爷、父亲之法亦服此药，也生了好几个儿子，虽然是一百多岁的老人，头发却乌黑。有一个叫李安期的人，和何首乌同乡，关系十分密切，偷偷地打听到这一秘方服用，也成了一个老寿星。

这个传说就是讲何首乌具有乌发的作用。因此治疗头发异常，何首乌为首选。

2. 补虚　何首乌用其块根，为滋补良药，虽然补虚作用好，但根据记载，在唐宋时并没有引起足够的重视。李时珍曰："此药流传虽久，服者尚寡。嘉靖初，邵应节真人，以七宝美髯丹方上进。世宗肃皇帝服饵有效，连生皇嗣。于是何首乌之方，天下大行矣。"七宝美髯丹（何首乌、白茯苓、怀牛膝、当归、枸杞、菟丝子、补骨脂）中的主药就是何首乌。《本草纲目·卷十八·何首乌》中记载的一个案例很能说明何首乌的补益作用："宋怀州知州李治，与一武臣同官。怪其年七十余而轻健，面如渥丹（指润泽光艳的朱砂。此处形容红润的面色），能饮食。叩其术，则服何首乌丸也。乃传其方。后治得病，盛暑中半体无汗，已二年，窃自忧之。造丸服至年余，汗遂浃体。其活血（注：中医现并不认为何首乌具有活血作用）治风之功，大有补益。其方用赤、白何首乌各半斤，米泔浸三夜，竹刀刮去皮，切焙，石臼为末，炼蜜丸梧子大。每空心温酒下五十丸。亦可末服。"这就讲了何首乌的补益作用很好，但需要坚持服用才能达到预期的疗效。

3. 安神　何首乌的藤茎即夜交藤，亦称首乌藤，具有安神作用，用治失眠、多梦、记忆力减退、头昏脑涨、精神萎靡等。在治疗失眠方面，需要大剂量使用才能见到效果。夜交藤还具有养血作用。由于夜交藤具有良好的安神作用，而夜交藤与何首乌乃是同出一物，故有认为何首乌也具有安神之功，用治失眠、多梦等，但现代中药书中多无此记载。此说可供临床用药参考。

4. 止痒　制首乌可用于皮肤瘙痒，以皮肤干燥、粗糙、脱屑、色暗等为主要症状。肝肾亏虚，精血不足会导致皮肤失润，进而生风生燥。何首乌补益肝肾、滋养精血，使精血充足则风自灭，痒可止，可用于体虚血燥所致瘙痒病证。

5. **药材**　何首乌作为药用，分白何首乌、赤何首乌。七宝美髯丹中所用何首乌就注明："大者，赤白各一斤，去皮，切片，黑豆拌九蒸九晒。"（《医方集解·卷一》）本草书中记载赤者雄、白者雌。李时珍认为白者入气分，赤者入血分。现代临床所使用的何首乌乃是蓼科植物，即赤何首乌。目前有认为白何首乌补虚作用也很强。

6. **忌铁**　古代本草书中记载，在煎煮何首乌时，忌铁器，否则煎煮出来的汤液乌黑难以饮用，并且会引起恶心、呕吐、腹泻、腹痛，少数患者还会出现药物性皮疹、发热。现代研究表明，何首乌与铁会发生化学反应。

7. **毒性**　现有认为何首乌有毒者，通过几十年的个人实践，笔者认为云其有毒之说，并不成立。目前，尚未发现何首乌对于身体的任何伤害，故应遵循中医传统的用药认识，即何首乌乃是无毒之品。

【**药效比较**】

1. **生首乌、制首乌**　同出一物，但作用不同。制首乌是用黑大豆同煮加工而成，具有补益精血的作用，为治疗须发早白的要药。生首乌主要作用是祛邪、通便，含蒽醌类化合物，主要成分为大黄酚和大黄素。

取其强壮作用，可以将制首乌泡酒服，用于身体虚弱的病证。制首乌的特点是不寒、不热、不燥、不腻，为滋补良药。谚语讲"润肠消疮生首乌，制熟益血补肝肾"，区别了二者应用方面的不同。

2. **何首乌、夜交藤**　二者同出一物。何首乌乃块根，制用能补益肝肾、乌须黑发，用于血虚及肝肾不足之面色萎黄、眩晕、失眠、腰膝酸软、筋骨不健、须发早白，为乌须黑发要药；生用能润肠通便，用于精血亏少之肠燥便秘证。又能解毒、截疟。夜交藤乃何首乌的藤茎，能养心安神、祛风通络，用于阴血虚少所致失眠、心悸、多汗，风湿痹痛所致周身酸痛以及皮肤疮疹作痒。

制首乌以养血、补益肝肾为主。生首乌以润肠通便、解毒为主。夜交藤以安神、祛风通络为主。

【用药体会】制首乌对于肝肾亏损尤其是伴随有白发、脱发者为首选之品。在家庭中可以用其泡酒饮服。治疗头发异常，外用、内服均有效果。何首乌的补益作用并不强，因作用平和，即使久用也无不良反应。根据笔者临床体验，何首乌乃是无毒之品。

伸筋草　Shēn jīn cǎo《本草拾遗》

【本草认知】

1. 伸筋　顾名思义，伸筋草的伸筋作用很好，对于筋骨不利、疼痛者，可以选用，以治疗腰腿痛更多用。使用伸筋草需要大剂量应用效果才好，一般 30g 以上为佳。

2. 活血　有认为伸筋草具有活血作用。从使用来看，其性走而不守，尤善治筋骨、经脉不利的病证，以治下部病变的风湿痹痛、脚膝冷疼、皮肤不仁作用好；对于风湿痹痛、中风后手足拘挛、外伤后关节僵化症、软组织损伤等也有良好的效果。笔者治疗腰腿痛常选用此药，但笔者认为其作用机制并非是活血，而是通经活络。

【用药体会】伸筋草在祛除风湿方面作用并不强，笔者认为其在缓解筋脉拘挛方面作用较好，但单用时作用较差，配合诸如活血通络之品后则作用显著。笔者尤喜用此药，以大剂量应用为妙，若量小则效果不显著。其性走而不守，无论风湿痹证之虚实、新久，但见关节疼痛、伸展不利均可应用。根据笔者的体会，其与当归、鸡血藤、威灵仙同用疗效更好，在治疗颈椎病、肩周病、腰腿疼痛方面尤其喜用。

中药在命名上带有"草"字的药物多为寒性，如夏枯草、龙胆草、旱莲草、木贼草、败酱草、谷精草、白花蛇舌草、豨莶草、鱼腥草、车前草、仙鹤草、益母草等。但伸筋草、猫爪草、透骨草例外，其为温性。

佛手　Fó shǒu《滇南本草》

【本草认知】

1. 食用　佛手是色、形、香、味俱美的佳果，特点是清香而不烈，温和不峻。佛手疏肝和胃，可用治胸闷气胀、胃脘疼痛、食欲不振或呕吐。将其以开水冲泡代茶饮，简便有效，能随时饮用，能给人一种清香畅快之感。佛手以片均匀、平整、不破碎、绿皮、白肉、香气浓厚者为佳。

2. 治病部位　佛手行气之力强于香附，化痰止咳之力弱于陈皮，疏肝之力逊于青皮，然其一物可兼理肺、脾、肝三经之气滞。根据临床应用来看，以佛手30g，加蜜糖适量泡汤代茶饮，或配半夏、茯苓等煎服，治慢性支气管炎、肺气肿，效果很好。李时珍曰："煮酒饮，治痰气咳嗽。煎汤，治心下气痛（即胃痛）。"现治胃脘气胀，可用佛手泡水代茶饮；治痰多咳嗽，可用佛手水煎服，亦可泡服。佛手化痰可用治慢性支气管炎，也治妇女白带过多。

【药效比较】

佛手、枳壳　均能理气和中，用于胸胁胀痛、脘腹痞满等。

佛手疏肝解郁作用好，能燥湿化痰，以肝胃气滞多用。枳壳宽中除胀，以脾胃气滞多用。

【用药体会】佛手的香气馥郁悠长，滋味醇厚，回味甘爽，能提神醒脑、醒酒消暑、开胃健脾。单用佛手泡水饮，具有良好的行气作用，主治脾胃、肝胆气滞病证。又因其平和而无燥烈之弊，笔者尤喜用其治疗脾胃病、妇科病证。从使用来看，佛手配

伍玫瑰花以后行气作用更佳。在治疗胃病方面，诸如胃痛、食欲不振、大便不调，佛手的治疗效果很好。以佛手酒浸剂，适量内服可治胆绞痛，对胆石症引起胆绞痛经常发作者，可起到长期缓解作用。

谷精草　Gǔ jīng cǎo《开宝本草》

【本草认知】

1. 作用　《本草纲目·卷十六·谷精草》谓："凡治目中诸病，加而用之，甚良。明目退翳之功，似在菊花之上也。"但从临床来看，谷精草并不及菊花多用。临床主要是在治疗眼科疾患时，可以谷精草作为菊花的代用品。古代本草书中用其煎水外洗，同样能达到治疗眼睛疾患的作用。临床治急性结膜炎，以其配龙胆草、荆芥、赤芍等；治眼生翳膜，配等量防风，研细末，米汤调服，每次6g。有"一把谷精草，火眼目翳消"的说法。现也用其治疗慢性鼻窦炎，对一些顽固性病例疗效令人满意。此外，古代书籍记载谷精草还能够治疗鼻衄不止，现临床少用。

2. 治脑痛眉痛　《本草纲目·卷十六·谷精草》引《圣济总录》载："谷精草二钱，地龙三钱，乳香一钱，为末。每用半钱，烧烟筒中，随左右熏鼻。"

【药效比较】

谷精草、木贼　①均能清肝明目，用于肝热或风热所致翳膜遮睛，视物昏花等，可以同用。古代本草书中，也有用谷精草煎水外洗治疗眼睛疾患者。木贼在明目方面较谷精草少用。②均能疏散风热，用于风热上攻所致头风头痛、目赤、羞明多泪；亦用于感冒病证，但由于作用较弱，一般不作为解表药使用。木贼现多用于痤疮一类的疾患。

【用药体会】谷精草药材比较柔软，其清热作用平和，明目作用不强，一般使用时剂量可以稍大一些。笔者认为将其作枕头使用，具有良好的明目作用，配伍菊花后作用加强。取清肝明目作用方面，笔者尤喜用谷精草，因其性质不温不燥、不寒不腻，价廉效优。

龟甲　Guī jiǎ《神农本草经》

【本草认知】

1. 作用　龟甲的作用主要是治疗肾虚病证，具有补阴、补血之功。根据古代本草记载和临床使用来看，其偏于补阴。至于补血，中医不单独云肾血病证，而多云肝肾精血不足，故龟甲的作用往往云补益肝肾。从临床来看，龟甲的强骨作用是其独特效用，若肾虚骨痿，此为要药。

2. 关于败龟甲　龟甲入药，最早载于《神农本草经》。将乌龟处死，而龟壳上会或多或少带有龟肉，若将龟甲上之残肉以水煮去，会耗损药效，如果让其龟肉自然烂掉，取其甲，即为败龟甲。所以败龟甲入药，实际上是好药材。《神农本草经疏·卷二十》曰："方书所用曰败龟板者，取其长年则得阴气多，故有益阴之功用耳。若今新剖之甲，断乎有毒，不宜频使用者。"而实际上所谓败龟甲，不以年限来说明质量好与差，而以未去掉残肉为是。龟甲入药需要炮制，以砂炒后，趁热淋上醋，即为醋龟甲。

3. 龟甲胶　为龟甲经煎煮、浓缩制成的固体胶块。其具有滋阴补血、止血之功，用于阴虚潮热、骨蒸劳热、盗汗、腰膝酸软、血虚萎黄、吐血、崩漏、带下等。《本草正·虫鱼部》载："龟板膏，功用亦同龟板，而性味浓厚，尤属纯阴，能退孤阳，阴虚劳热，阴火上炎吐血衄血，肺热咳喘，消渴烦扰，热汗惊悸，谵妄狂躁之要药。"《本草求真·卷二》载："龟胶，经板煎就，气味益阴，故《本草》载板不如胶之说。"龟甲、龟甲胶作用相似，龟甲胶作用更胜，且能止血。临床使用龟甲胶，不入煎剂，宜烊化。张景岳云："性禀阴寒，善消阳气，凡阳虚假热，及脾胃命门虚寒等证，皆切忌之，毋混用也。若误用，久之则必致败脾妨食之患。"(《本草正·虫鱼部》)

【药效比较】

龟甲、鹿茸　均能益肾健骨，用于肾虚骨软，腰膝痿弱、步履乏力，或小儿行迟、囟门不合。

龟甲养肾阴、通任脉，又能补血止血，用治血热崩漏出血。鹿茸助肾阳、通督脉，用治阳虚崩漏出血。二药一能滋阴，一能助阳，同用则阴阳双补，如龟鹿二仙胶。

【用药体会】传统所用之龟甲是腹甲，偏于通任脉，现代临床也有用背甲者，统称为龟甲。若从古今用药来看，腹甲作用更好。笔者认为体虚患者将鹿茸、龟甲配伍同用作用更好，可通督脉、任脉，补肾阳、滋肾阴。在熬制膏滋时，加用龟甲胶收膏则出膏率高。对于肝肾阴虚火旺病证，笔者常较大剂量选用龟甲。对于高血压者笔者亦常选用龟甲。

辛夷　Xīn yí《神农本草经》

【本草认知】

1. 作用　辛夷为治鼻病专药，无论寒热虚实，均有治疗作用，临床上可将其单用。在通鼻窍药物之中，以辛夷最有名气。现认为将辛夷入煎剂，其有效成分破坏较多，若入丸剂，有效成分则不宜发挥作用，而在散剂中药效最宜发挥，故提倡使用辛夷时，以散剂为佳。

2. 包煎　辛夷花上有绒毛，若入煎剂会刺激咽喉部，引起咽部不适感，宜包煎。将辛夷炒后，毛状物变焦也可，但有人认为这样会降低疗效。

3. 治鼻病　①鼻渊：是鼻科常见病、多发病，亦有"脑漏""脑砂""脑崩""脑渊"之称，以鼻流浊涕，如泉下渗、量多不止为主要临床表现，常伴头痛、鼻塞、嗅觉减退、鼻窦区疼痛等，久则虚眩不已。辛夷治疗此病，外用及内服均可。外用可直接用辛夷粉，煎取浓汁，以棉球蘸药液塞于鼻中；也可用辛夷配伍苍耳子、细辛、葱白，前三味共为细末煎汁，生葱捣碎取汁，合匀后用棉球蘸药塞鼻。内服，笔者常将辛夷、白芷、细辛、苍耳子、鹅不食草配伍同用。②鼻窒：以长期鼻塞、流涕为特征的慢性鼻病，多因脏腑虚弱，邪滞鼻窍所致。鼻塞呈交替性、间歇性、持续性，可伴有流清涕或黄涕、头痛、嗅觉下降等症状。鼻窒日久，会导致嗅觉受损，不闻香臭。辛夷有开宣肺窍之功，用之效佳。亦可将皂角、辛夷、石菖蒲各等份，为末，绵裹塞鼻中，有效。③鼻鼽：以突然和反复发作的鼻痒、喷嚏、流清涕、鼻塞等为主要特征的鼻部疾病，多为肺肾阳虚，卫外不固，风邪乘虚内扰所致，本虚标实。治疗多以固护肌表为法，可选用玉屏风散，麻黄附子细辛汤加辛夷、白芷、蝉蜕、蜂房等。④鼻痔：类似于西医学的鼻息肉。鼻中初生形如石榴子，渐大下垂，色紫微硬，撑塞鼻孔，碍人气息难通。可以辛夷、冰片研粉吹鼻。

【药效比较】

辛夷、白芷　①均能宣通鼻窍，用于鼻渊，鼻塞不通、鼻流清涕或浊涕，为治疗鼻渊要药，常同用，如苍耳子散、《御药院方·卷五》之辛夷汤。②均能发散风寒，但二药解表力量较弱，外感表证极少使用。白芷解表力稍强于辛夷，为阳明经头痛主药。一般情况下，若外感表证兼有鼻部病证明显才选用辛夷、白芷。

辛夷为治鼻渊专药，主治各种鼻病。白芷解表力稍强于辛夷，为治阳明经头痛主药，又能燥湿止带、消肿排脓。

【用药体会】辛夷乃是治疗鼻病的要药，作用比较单一，虽云能发散风寒，但只有在兼有鼻塞的情况下才选用。笔者使用此药多同时配伍白芷、苍耳子等同用。治疗鼻病，辛夷为首选之品，现用治各种鼻病。

羌活　　Qiāng huó《神农本草经》

【本草认知】

1. 作用部位　羌活善治上半身风湿痹痛，作用强。笔者常用此药配伍威灵仙、片姜黄，治疗颈椎病、肩周痹痛，止痛作用增强。若皮肤中有蚁走感，加入羌活收效显著。

2. 治感冒　清·张璐《本经逢原·卷一》云羌活："乃却乱反正之主帅。督脉为病，脊强而厥者，非此不能除……风能胜湿，故羌活能治水湿，与芎劳同用，治太阳、厥阴头痛，发汗散表，透关利节，非时感冒之仙药也……昔人治劳力感寒，于补中益气汤中用之，深得补中寓泻之意。"张璐认为羌活治疗外风，为"非时感冒之仙药"，也就是说为治疗非流行性感冒的要药。若兼有湿邪者，羌活配伍苍术后作用加强。

3. 发汗作用　若用于解表，应将羌活的发汗与祛风止痛功效密切联系起来，即在临床上用于风寒表证时，必须兼有头痛或骨节疼痛等证才考虑使用，如果无疼痛征象者，一般不选用。湿热病证不可用。

4. 退热作用　羌活的退热功效很好，可治风寒表证，临床上也可用于风热表证，一般在热退之后无再度发热现象。

5. 气味　羌活气味浓烈，用量过多，易致呕吐，故在使用时必须注意患者脾胃情况，掌握适当剂量。

6. 治疗目疾　《日华子本草·草部》云羌活："治一切风并气，筋骨挛拳，四肢羸劣，头旋明，目赤疼及伏梁水气，五劳七伤，虚损，冷气，骨节酸疼，通利五脏。"《本草汇言·卷一》云："目证以之治羞明隐涩，肿痛难开。"古代有用羌活治疗目疾者，如果眼睛迎风流泪、作痒、湿痒肿胀，可以选用。但目疾有多种原因，若因为阴亏、燥热则不宜选用。

7. 治疗头痛　羌活因能祛风，可治疗头痛，尤其是治疗头痛如裂，止痛作用佳。此外，羌活对于巅顶头痛、偏头痛也有效果，如川芎茶调散、九味羌活汤、羌活胜湿汤等方均可以用治头痛。使用时量不宜过大。

【药效比较】

羌活、防风　①均能祛除风湿，治疗风湿痹痛，可以同用，如九味羌活汤、羌活胜湿汤。从力度来说，羌活性燥烈，作用强，侧重于治疗上半身病变；防风作用平和，全身病变均可应用，治一身尽痛。防风乃风药中润剂，祛风不损阴，性微温而润，可治多种风邪。②均能解表，常同用，如再造散中即配伍有此二药。从临床使用来看，防风多用。羌活的退热功效很好，用治风寒表证，以兼有头痛或骨节疼痛等证更多用。③均能治疗头痛。从部位来说，羌活多用治太阳经头痛；防风善治全头痛，作用平和。

羌活尤善治风湿痹痛。防风尚能止痒、止痉。

【用药体会】笔者常用羌活、桂枝配伍威灵仙和片姜黄，治疗颈肩病证、头项强痛，止痛作用增强。若皮肤中有蚁行感，加入羌活收效显著。若冬季感到手指发凉则使用桂枝较好，当归四逆汤就取桂枝的温通作用。羌活配伍片姜黄治疗上肢及颈肩部位的疾病，可加强作用。

沙苑子　Shā yuàn zǐ《本草衍义》

【本草认知】

1.**药名**　沙苑子又名沙苑蒺藜、潼蒺藜。在古代本草书中所云蒺藜，既有云刺蒺藜者，也有云沙苑蒺藜者，即出现了同名异物现象。根据现代用药来看，古代所指蒺藜多是刺蒺藜。刺蒺藜在5版《中药学》中又名白蒺藜，与《本草衍义》《本草图经》中所云白蒺藜即沙苑蒺藜不同。《本草纲目·卷十六·蒺藜》载蒺藜，此蒺藜即刺蒺藜。但是李时珍又云："其白蒺藜结荚长寸许，内子大如脂麻，状如羊肾而带绿色，今人谓之沙苑蒺藜。"将白蒺藜与沙苑蒺藜等同。在"蒺藜"条下又另有白蒺藜，此白蒺藜即沙苑子（沙苑蒺藜、潼蒺藜）。由此一来，白蒺藜既指刺蒺藜，又指沙苑蒺藜。根据现代用法，白蒺藜指的是刺蒺藜。

2. 作用特点　沙苑子甘温补益，其补力和缓，温而不燥，以平补肝肾阴阳见长，且略具涩性，补涩兼备，有标本兼治之效，多用于肝肾亏虚所致阳痿遗精、遗尿尿频、夜尿频多、尿后余沥不尽，及妇女白带过多、质地清稀等证。沙苑子是一味比较温和的药物，尤宜于中、老年人，单用有效，在古代的方书中多将其作为益寿之品。笔者尤其喜用其治疗肝肾虚损病证，阳虚者用之效果更好。现认为沙苑子有抗疲劳和强壮作用，可增强机体免疫功能。

【药效比较】

1. 菟丝子、沙苑子　①均能补益肝肾，又略有助阳之效，用于肾虚阳痿、遗精、耳鸣、尿频、腰膝酸软疼痛等证。二药作用平和，久服不会给身体造成不良反应。《本草汇言·卷六》载："菟丝子，补肾养肝，温脾助胃之药也。"②均具有明目作用，用于视力减退、两目昏花的病证。

菟丝子尚能益脾止泻，安胎。沙苑子尚能固涩。二药的区别要点是菟丝子平补，补益肝脾肾，治疗不育不孕病证，如五子衍宗丸；沙苑子平补，补益肝肾，偏于治疗遗精滑精，如金锁固精丸。沙苑子助阳力胜于菟丝子。

2. 沙苑子（沙苑蒺藜、潼蒺藜）、刺蒺藜（白蒺藜）　均能明目，用治视物昏花。二药在使用方面有虚实之别，沙苑蒺藜补益肝肾，主治肝肾不足所致视力减退，又能固精；刺蒺藜明目，主治风热目疾，又能疏肝解郁、祛风。

【用药体会】沙苑子治疗肾虚病证，用于肾阴阳两虚，偏于补阳，但补阳作用不强，凡需要补益又不宜大补者可以选用之。沙苑子、菟丝子均有强壮作用，但性质温和。笔者最喜用二药治疗中年男性的亏虚病证，配伍应用较单用效果要好。

没药　Mò yào《开宝本草》

【本草认知】

1. 药材　没药为油胶树脂，以微透明、显油润、香气浓、味苦、无杂质者为佳。在制作香料时加入此药，会使药物香气浓郁。将没药燃烧，用以裹尸，可以防止尸体腐烂。生品气味更为浓烈。没药对局部有较强的刺激性，未经炮制或炮制不当，可引起胸中烦闷、卧寐不安、呕吐、腹痛、腹泻等。因此，孕妇忌用，胃弱者慎用。

2. 活血　没药的主要作用是活血化瘀，用于多种瘀血病证，活血作用强于乳香。乳香、没药外用较内服更多用，尤其是治疗跌打损伤方面作用良好。

3. 关于消肿生肌　《中药学》云乳香、没药具有"消肿生肌"作用。笔者认为云"消肿生肌"的意思不明确，容易产生争议，所以笔者用了"化瘀生肌"这一术语。没药活血化瘀、祛腐生肌，在有伤口坏疽的情况下，可促进皮肤溃疡与疮口收口，改善伤口及龟裂的皮肤。

【药效比较】

没药、白胶香　①均为树脂，能活血消肿，用于疮毒痈疽肿痛。②均能生肌止痛，用于伤损溃破肌肉不生的病证。

没药行气。白胶香外用止血，用于创伤出血等。

【用药体会】没药有生用、制用之分，一般作内服药使用时，需要制用，而外用多生品。笔者认为此药对于胃的刺激性较强，同时味道不好闻，胃虚的人服用容易导致恶心、呕吐，所以作内服药，笔者不太喜用，而外用时因有极好的止痛作用，笔者尤其喜欢应用。植物药中没药是活血作用较强的药物，一般用于瘀血重症。既能活血又能行气的药物有川芎、延胡索、乳香、没药、

三棱、莪术、郁金、姜黄、玫瑰花、月季花、降香等，以乳香、没药、三棱、莪术作用较强。这些药中笔者最喜用的延胡索、川芎、玫瑰花。

诃子　Hē zǐ《药性论》

【本草认知】

1. 利咽　诃子的利咽作用很好，尤其是治疗声音嘶哑效果良好，为治疗咽痛要药。可以将其泡水服，也可以入煎剂使用。

2. 止血　本草书中记载诃子具有止血的作用，用于诸如崩中、痔疮出血、吐血等，效果明显。临床可以结合实际情况选用。

3. 收敛特点　诃子具有酸涩味，其收敛作用偏强，在治疗咳嗽方面，只用于久咳，若外感咳嗽应予禁用。李时珍曰："但咳嗽未久者，不可骤用尔。"即强调咳嗽不久，不可乱用诃子。

4. 乌发　据嵇含《南方草木状》载：将诃子作饮，久服，可令髭发白者变黑。李时珍解释此乃"亦取其涩也"。根据中药的药性理论，有些具有涩味的药材能够乌发，如五倍子、金樱子。

【药效比较】

1. 诃子、乌梅　①均能敛肺止咳，用于肺虚久咳，可配伍同用。诃子止咳，以兼有声音嘶哑者多用，乃是开音要药。②均能涩肠止泻，用于久泻，也用于久泄引起的脱肛。诃子多用，如真人养脏汤即配伍有诃子。

诃子尚能利咽开音，尤以未成熟果实（西青果）为好，因其收涩，亦用于崩漏、带下、遗精、尿频诸证；乌梅尚能安蛔止痛，生津止渴，因其收涩，亦用于崩漏下血。

2. 诃子、青果　均能利咽生津，用治咽喉肿痛、声音嘶哑，也可用于肺虚久咳。

青果（橄榄）尚能清热解毒。诃子尚能涩肠止泻，其收敛作用较强。

【用药体会】笔者认为诃子最大的特点是治疗咽部疾患，治慢性咽喉炎，诃子为常药。但由于诃子具有收敛作用，所以对于有外邪者不宜选用。诃子、木蝴蝶、胖大海均可治疗声音嘶哑，其中以诃子、木蝴蝶作用较好，加之胖大海泡发后，不太好饮用，且泡的水液难看，故笔者在临床上更喜用木蝴蝶、诃子。

补骨脂 Bǔ gǔ zhī《药性论》

【本草认知】

1. 补肾壮阳　补骨脂的温肾壮阳作用强，本草书中记载其乃是大温之品，主治肾阳虚重证，但同时又能助火伤阴。虽大温，治疗性功能方面的疾病，其作用弱于淫羊藿。补骨脂具有补肾作用，也用于耳聋、牙痛，因肾开窍于耳，齿为骨之余是也。

2. 治癣　补骨脂具有疗癣除疣的作用，用于风癣瘕疣、牛皮顽癣。将补骨脂以 75% 乙醇浸泡 1 周，用多层纱布过滤，滤液浓缩后涂擦患处，对银屑病有一定效果。若白癜风，外用补骨脂液涂抹局部白斑处，可使色素逐渐恢复。此方也可以治疗鸡眼。少数患者在患处涂抹补骨脂后出现过敏反应，具体表现为起水疱、痒感明显、夜不能寝，此时应停药。

【药效比较】

1. 破故纸、云故纸　为两种不同的药物。破故纸即补骨脂，能补肾壮阳，固精缩尿，温脾止泻，纳气平喘。云故纸又名玉蝴蝶、木蝴蝶，能清肺利咽、疏肝和胃，可治咽喉肿痛，为开音利咽之要药。

破故纸益肾固精缩尿，温运脾阳止泻。云故纸重在开音利咽，兼能疏肝和胃。

2. 补骨脂、骨碎补　均能补肾，用于肾虚所致腰痛、久泻。二药功效相近，主治相似，相互协同，叠加为功。

补骨脂补肾壮阳力胜于骨碎补，乃温补之品，以肾虚阳痿多用。其又能固精缩尿，温脾止泻，平喘。骨碎补作用平和，温补肾阳，用于耳鸣、耳聋、牙痛；外用消风祛斑，用治斑秃；还可活血续筋，用于跌打损伤，筋骨损伤、瘀滞肿痛。《本草求真·卷七·温血》载骨碎补："虽与补骨脂相似，然总不如补骨脂性专固肾通心，而无逐瘀破血之治也。"《本草乘雅半偈·第十帙·骨碎补》言："骨碎可补，功胜补骨脂矣。不唯胜负有别，即顿渐有殊，形脏亦有宜忌也。补骨脂渐而烈，骨碎补顿而圆，左右平均，转无峻暴之失矣。"

【用药体会】补骨脂具有温补肾阳的作用，可以治疗肾虚病证，其温阳的作用强于益智仁。有本草书中记载其大温，因此若使用剂量过大容易上火。对于脾肾阳虚导致的泄泻可以使用补骨脂，如四神丸中即配伍本品。而根据笔者使用情况来看，配伍胡桃仁后作用更好。

灵芝　Líng zhī《神农本草经》

【本草认知】

1. 药材　灵芝为多菌科植物紫芝或赤芝的全株。灵芝并不是草，而是一种菌，和蘑菇、木耳一样，是真菌的子实体。灵芝属多孔菌目，灵芝科，各地均有分布，只是野生环境下数量极其稀少，因此人们利用其药用价值的机会并不多。《神农本草经·上品》说灵芝可"益心气，补中，增慧智，不忘。久食，轻身不老，延年神仙"。

灵芝色彩斑斓，有青芝、赤芝、黄芝、黑芝、白芝、紫芝等品种，优雅的伞盖和长柄犹如一朵升腾的祥云，更令人浮想联翩。它光亮似漆，质坚硬，经久不坏，使人想到不死，故古代对其评价极高。据《本草纲目·卷二十八·芝》记载，灵芝的名称有多种，现临床上根据质量差别也有不同名称。2010 年、2015

年、2020 年版《中国药典》记载有赤芝、紫芝。现代在处方用名方面又有不同名称。①平盖灵芝：微苦，性平。能抗癌，用于肺癌、鼻咽癌、食管癌、胃癌、肝癌、胰腺癌、乳房癌以及急慢性肝炎、早期肝硬化。其还可明显改善睡眠质量，增强免疫力。平盖灵芝可美容、排肠毒，对便秘、尿急、尿频等均有很好效果。②无柄赤芝：甘淡、微苦，平，无毒。能补肺益肾、和胃健脾、安神定志、扶正培本，亦能抗癌，对于脑溢血、心脏病有疗效。③紫芝：淡，温。能补中强智、宁心益胃，用于失眠、胃痛、消化不良、菌毒，有一定的抗癌作用。人工栽培较多。④松针层孔菌：处方名多写成松针，具有抗癌作用，是所有真菌中治癌效果最好的品种。

2. **滋补作用** 灵芝的应用范围非常广泛。就中医辨证来看，本品补全身之气，所以心、肝、脾、肺、肾五脏虚弱，均可服之。灵芝扶正固本，具有提高机体抵抗力的作用，是在整体上调节人体脏腑功能。其自古以来就被认为是吉祥、富贵、美好、长寿的象征，有仙草、瑞草之称，长期以来一直被视为滋补强壮、固本扶正的珍贵中药。在民间传说中，灵芝的功效非常神奇，以至于能让死人"还阳"。古代的一些文学作品中，将灵芝予以"神化"，如《白蛇传》中白娘子盗仙草救许仙的故事，深入人心。某些医药书籍对于灵芝作用夸大其辞，这就使医生很难掌握灵芝更多的临床疗效，只是含糊知道些书上说的扶正固本、滋补强体、止咳平喘等作用罢了。其实灵芝的补益作用并不强，乃是一味药性非常平和的药物，一般将其作为辅助药物使用。由于作用平和，故其应用范围非常广泛，五脏虚弱，均可服之。现认为灵芝所含的多糖、多肽等有明显的延缓衰老功效，可促进和调整免疫功能，增强抗病能力。

3. **安神** 灵芝能改善睡眠，使食欲、体重增加，心悸、头痛、头晕症状减轻或消失，精神振奋，记忆力增强。其安神作用并不强，一般将其作为辅助药物使用，有"若要睡得好，常服灵芝妙"的说法。又由于其无毒副作用，故为老幼皆宜的保健营养品，对于气血不足，心神失养所致心神不宁、失眠惊悸、多梦健忘、体倦神疲、食少纳差等证有效，可单用研末吞服，或与当归、白芍、酸枣仁、柏子仁、龙眼肉等同用。

4. 止咳平喘 灵芝通过补益肺气能达到止咳平喘作用，可治痰饮证见形寒咳嗽、痰多气喘者，尤其对虚寒型及痰湿型的哮喘作用显著，可单用或与党参、五味子、干姜、半夏等益气敛肺、温阳化饮药同用。根据现代认识，灵芝具有解痉、松弛平滑肌、消除免疫过敏反应等作用，对支气管炎及哮喘有良好的治疗效果。

5. 美容 灵芝能增强皮肤新陈代谢，滋养皮肤，有清除色素沉淀和祛斑作用。临床可与黄芪水煎外用，能减少皮肤皱纹。

6. 抗癌 灵芝具有抗癌作用，临床上可将其作为癌症患者的辅助治疗药物。现代所云的一些抗癌方子，对灵芝的作用有些夸张，不可被误导。

7. 用法 可以将灵芝泡水饮用，将其剪成碎块，放在茶杯内，用开水冲泡后当茶喝，一般成人1天用量10~15g，可连续冲泡5次以上；也可以水煎，将灵芝剪碎，放入罐内，加水煎煮，一般煎煮3~4次，把所有煎液混合，分次口服；或者泡酒服，将灵芝剪碎放入白酒瓶中密封浸泡，3天后，白酒变成棕红色时即可饮用，还可加入冰糖或蜂蜜，适用于失眠、消化不良、咳嗽气喘、老年性支气管炎等证。

灵芝要顺纹切，否则会伤灵芝的灵气。无论猪肉、牛肉、羊肉、鸡肉，都可以加入灵芝炖，按各自的饮食习惯加入调料喝汤吃肉。煲灵芝的配搭首选是鸡，鸡汤的味道较浓，可盖住灵芝本身的味道。

【药效比较】

灵芝、人参 均能补气安神，用于心神失养之心神不宁、失眠、体倦乏力等证。

灵芝补益作用平和，多作辅助药物应用，还可止咳平喘。人参大补元气、补脾益肺、生津止渴，乃是治疗气虚要药。

【用药体会】灵芝为平和的补益之品，笔者临床使用此药，一般是大剂量应用，多在30g以上。因现认为其有抗癌作用，所以尤喜用之。也可将其作为食疗应用。临床使用的灵芝有多种，但以野生者为佳。

阿胶　Ē jiāo《神农本草经》

【本草认知】

1. 读音　对于阿胶的读音，有不同的看法。张廷模认为"阿"字"只能读汉语拼音中的'a'，其读音与产地有关"，而同样为张廷模主编的《临床中药学》将阿胶注音为 e jiao，7版《中药学》，2015年、2020年版《中国药典》均注音为 e jiao，而另一味中药阿魏注音为 a wei。笔者认为，《中国药典》对此的注音是对的。

2. 阿胶珠　阿胶具有良好的止血作用，可以治疗多种出血病证。一般是烊化，也可以入煎剂，临床多用阿胶珠。阿胶珠有2种，如果用蛤粉炒，则偏于止咳；用蒲黄炒，则偏于止血。临床使用阿胶，多取其养血之功。

3. 药材　古代本草书中记载阿胶用的是牛皮熬制的，称为黄明胶，而现代所用的阿胶为驴皮所制。阿胶较之黄明胶补虚作用好，止血作用也好。

【药效比较】

阿胶、熟地　①均能滋阴，用于阴亏所致骨蒸潮热、盗汗、腰膝酸软等。阿胶、熟地均腻胃，但阿胶滋腻之性更强。②均能补血，治疗心肝血虚所致的心悸、失眠。熟地为植物药中药效较强的补血药，而阿胶为动物药中药效较强的补血药。二药在治疗妇人冲任虚损方面可以同用，如胶艾汤原方中用的是干地黄，现临床常用熟地黄。③均能止血，可以治疗多种出血病证。阿胶乃是治疗出血病证的要药。在使用方面，阿胶一般是烊化，也可入煎剂，需用阿胶珠，以蒲黄炒；熟地用其止血需要炒炭，处方名为熟地黄炭。

阿胶为血肉有情之品，滋补作用强。熟地擅长补益肾阴。此二药均滋腻，容易碍脾，可以配伍砂仁同用，以防止脾胃运化功能受损。

【用药体会】阿胶为熬制膏滋的重要赋形剂，其特点是成膏率高。由于其滋补作用强，现对于虚损病证将其作为常用之品。黄连清心火治疗心火亢于上，阿胶滋肾阴治疗肾水亏于下，二药合用，可滋补降火，使水升火降，心肾相交，用于治疗失眠。阿胶补血作用好，若血虚可以单独应用。

陈皮　　Chén pí《神农本草经》

【本草认知】

1. 主治病位　陈皮长于行气，主治脾胃气滞病证。《金匮要略》中还用陈皮治疗胸痹，如橘枳姜汤中重用橘皮，辅以枳实、生姜，主治"胸痹，胸中气塞、短气"。显然，橘皮除了可以治疗脾胃病变以外，也可以治疗心胸部位病变。

2. 配伍作用　李时珍认为陈皮："其治百病，总是取其理气燥湿之功。同补药则补，同泻药则泻，同升药则升，同降药则降，脾乃元气之母，肺乃摄气之籥（yuè，古代吹火的管子），故橘皮为二经气分之药，但随所配而补泻升降也。"还有人认为其同消痰药则能祛痰，伍消食药则能化食，各从其类以为用。而根据临床用药来看，应用补药、收涩药多要配伍陈皮以防壅气，所以在补益药中配伍陈皮具有补而不滞的特点。临床使用陈皮时，若治痰湿不化，胸膈满闷、咳喘痰多、痰白黏稠，可配半夏、茯苓以燥湿化痰；治痰热咳喘，则配蛇胆、黄芩等以清化痰热；治脘腹胀满，食欲不振、恶心、便溏，可配白术、砂仁以健脾理气；治湿困脾胃，口淡纳呆，可配苍术、厚朴以行气燥湿。

3. **通便** 《神农本草经·上品》云陈皮"利水谷"，李时珍说陈皮的特点是"疗呕哕反胃嘈杂，时吐清水，痰痞疟疟，大肠闭塞，妇人乳痈。入食料，解鱼腥毒"，提到了陈皮可治疗"大肠闭塞"。宋代方勺《泊宅编·卷八》载一医案："橘皮宽膈降气，消痰逐冷，有殊功。他药多贵新，唯此种贵陈，须洞庭者最佳。外舅莫强中知丰城县，得疾，凡食已，辄胸满不下，百方治之不效。偶家人辈合橘红汤，取尝之，似有味，因连日饮之。一日，坐厅事，正操笔，觉胸中有物坠于腹，大惊目瞪，汗如雨，急扶归。须臾，腹疼利下数块，如铁弹子，臭不可闻，自此胸次廓然。盖脾之冷积也。抱病半年，所服药饵凡几种，不知功乃在一橘皮，世人之所忽，岂可不察哉！其方：橘皮去穰取红一斤，甘草、盐各四两，水五碗，慢火煮干，焙捣为末点服。又古方：以橘红四两、炙甘草一两，为末汤点，名曰二贤散，以治痰特有验。盖痰久为害，有不可胜言者。世医惟知用半夏、南星、枳实、茯苓之属，何足以语此。"

李时珍按："二贤散（注：二贤散见于《证治准绳·类方》，组成：橘红、甘草、盐。本方在原书中无方名，现据《医学纲目·卷二十五·积块癥瘕》补），丹溪变之为润下丸，用治痰气有效。惟气实人服之相宜，气不足者不宜用之也。"这是说陈皮有泻下作用。此外，《本草纲目·卷三十·橘》中亦载陈皮："同杏仁治大肠气闭，同桃仁治大肠血闭，皆取其通滞也。"此可以作为陈皮通便的用药依据。又由于肺与大肠相表里，腑气通，大便畅，则咳喘平，故陈皮治疗咳喘又有便秘者效果尤好。

4. **解酒** 陈皮具有解酒作用，本草书中多有记载，其临床可以作为治醉酒的辅助用药，一般入煎剂服用。家庭中可以收集陈皮备用，醉酒后临时用其泡水饮服。

5. **驱蚊** 点燃干橘皮，可代卫生香消除室内异味，并可驱蚊蝇。

6. 嫩肤 用少量鲜橘皮放在脸盆或浴盆中浸泡，浸过的水用来洗脸或洗澡，可滋润皮肤，防止皮肤粗糙。橘皮中橙皮苷有类似维生素 P 的作用，可降低毛细血管脆性以防止微血管的出血。

【药效比较】

橘皮、橘红 性味功效相似，橘红较橘皮温燥，燥湿化痰作用较橘皮力强，而行气健脾作用较橘皮稍逊。按照《本草纲目·卷三十·橘》所载，橘红应为橘之外层果皮，称为广橘红。另有化橘红，即化州柚皮。化橘红化痰作用优于广橘红。因此若云橘红，即有两种，即橘之外果皮和柚之果皮。上述医案中所用橘红是橘之外果皮。现代临床所用橘红为柚的外果皮，与《本草纲目》所载不同。

【用药体会】在化痰药中，陈皮是最常用之药，其行而不峻，温而不燥，辛而不烈，作用平和。笔者认为陈皮、青皮二药同用可以治疗多个脏腑病变。由于陈皮货源广泛，价格相对而言较为便宜，故使用频率高，临床凡痰证、气滞证均为首选之品。

笔者对于胁痛、乳腺疾病常常喜用橘络通络止痛，以其能行胸中痰饮。《本草纲目拾遗·卷七》云："橘丝专能宣通经络滞气。"其作用不强，但不伤正气，为常用之品。一般使用此药剂量较大，主要是因性质比较平和之故。

笔者认为橘络乃是减肥药。大约是在 1984 年，笔者曾经治疗一位感冒的患者，当时在处方中选用了橘络。患者复诊之时，述说穿的衣服较前宽松。笔者猜测，此可能与方中橘络相关。在以后的临床工作中，笔者有意识地用橘络治疗肥胖病证，结果发现真有此作用，故沿用到现在。临床上对于女子经前乳房胀痛，情绪不稳就常选用橘络通络止痛。

附子　Fù zǐ《神农本草经》

【本草认知】

1. **药材**　附子为乌头子根的加工品，乌头是母根，附子是附生于乌头的子根。作药用时附子乃是常用之品，而乌头因为毒性大，较之附子少用，当然附子也是有毒的。附子有生用和制用之别，生附子毒性大，偏重于逐寒湿，但少用；熟附子较生附子毒性小，偏重于温补而壮元阳，临证多用。附子走而不守，能上助心阳以通脉，中温脾阳以祛寒，下补肾阳以益火，然偏走下焦，以回阳救逆为功，可追复散失之亡阳，资助不足之元阳。张景岳将附子与人参、大黄、熟地命名为"药中四雄"，人参、熟地者，治世之良相也；附子、大黄者，乱世之良将也。附子秉天地之阳气，具有雄厚、独特的扶阳散寒之功，其性峻猛，应用得当，则疗效显著；应用不当，则毒发伤人。

2. **名称**　附子根据炮制方法不同有黑附片、白附片等的区别，其中白附片很容易与白附子（禹白附）在用药上发生分歧。笔者认为为了减少分歧，也为了用药安全，附子不宜使用白附片这一名称。

3. **助阳作用**　附子为强有力的温补肾阳的药物，但现代中药书籍均记载其"温肾助阳"，或"补火助阳"。笔者认为此说并不妥当，因助阳、补阳、壮阳三者是有区别的。因此笔者认为，附子的这一作用应该是"温肾壮阳"或"补火壮阳"。若云"补火助阳"在语言表述方面也不妥，补火是指温补力量很强，而助阳是指温补力量不强，此两个术语不能对应，连在一起进行表述明显显露出语言不规范。

4. **治疗亡阳证**　附子乃治疗阳虚的要药，同时又是治疗寒湿病证的主药，俗谓其有斩将夺关之功。《本草汇言·卷五》云："附子，回阳气，散阴寒，逐冷痰。李东桓：通关节之猛药也……诸病真阳不足，虚火上升，咽喉不利，饮食不入，服寒药愈甚者，附子乃命门主药，能入其窟穴而招之，引火归原，则浮游之火自熄矣。凡属阳虚阴极之候，肺肾无热证者，服之有起死之殊功。"临床的确如此，对于阴寒内盛病证，用之恰当，有起死回生之效。1980年8月，笔者随恩师熊魁梧老师赴宜昌检查学生见习，在宜昌地区医院诊治一老年患者。患者因冠心病卧床治疗1月余，症状无缓解，现症见：心慌、气短、胸闷、时有胸部疼痛、乏力，每日卧床，靠输氧维持。乃请老师诊治。当日宜昌的气温38℃多，师投以四逆加人参汤，患者一服即能下床散步，患者家属以及院方皆震惊不已。由此可见，其确为治疗阳衰要药。

5. 附子无干姜不热　干姜、附子均具有回阳救逆之功，常同用以加强作用，如四逆汤。戴元礼认为："附子无干姜不热，得甘草则性缓，得桂则补命门。"（《本草纲目·卷十七·附子》）附子长于回阳救逆，走而不守，能通彻内外上下；干姜同样具有回阳之功。二药相须为用，能增强回阳救逆的作用，且干姜还能减低附子毒性。故附子用于亡阳证，常与干姜配伍。附子配干姜被称为"仲景附子配伍法"。需要注意的是，附子辛热燥烈，易伤阴。故用附子补火，必防涸水。如阴虚之人久服补阳之药，则虚阳益炽，真阴愈耗，精血日枯，气无所附，遂成不救者多矣。

6. 引火归原　《本草汇言·卷五》云附子能"引火归原"，主治虚火上炎的病证。根据现代对于附子作用机制的解释，一般不说其引火归原，而多说肉桂有引火归原的作用。这是因为肉桂可以治疗诸如虚火上炎的咽喉肿痛、口舌生疮、牙龈肿痛等病证，而临床极少用附子。

7. 治口疮　《本草蒙筌·卷三》云："口疮久不瘥，醋面和末贴脚底。"这是说对于虚火上炎致口疮久不愈，用附子贴脚底有效。根据笔者的体会，此作用不及肉桂效果好。现也有用附子、广木香、延胡索各10g，甘草4g，共研细末，生姜汁调匀，制成药饼，敷于脐腹部疼痛最明显处，以治脾胃虚寒型胃脘痛者。治冻疮（未溃破者）可以将附子 10g，白酒 50g，浸泡半小时后，文火慢煎，煎沸 3 分钟后趁热用棉球蘸酒液涂于患处。

8. 应用剂量　附子的用量目前存在争议。《伤寒论》中所用四逆汤、白通汤、白通加猪胆汁汤中都用生附子 1 枚以回阳救逆，附子 1 枚大约 20g 左右，剂量之大且不炮制，究其原因，乃张仲景用附子有独到之处。在不炮制或久煎的情况下能够达到安全用药，实在是奇迹。那么对于附子的毒性有哪些认识呢？①附子毒性剧烈，应当小剂量使用。如《中药大词典》中附子的用量为 3~9g。现代教科书载常用剂量为 10g 左右。②畏附子如虎狼，索性弃用此类药物。③主张根据病情的不同以及个体的差异选择剂量，常用剂量在 15~60g。④主张超大剂量使用，特别是在救治一些危重病证时可大剂量使用。如要大剂量应用附子，其一是需要久煎，其二是多与干姜或甘草同用。而干姜配附子似乎更为普遍。为安全起见，根据临床需要使用附子时，要结合患者的病情、体质，药物的质量、炮制、煎服的方法等，初始从小量开始，循序渐进，不可急功近利。

导致附子用量差异巨大的其中一个原因是对古今用量换算认识的不同。目前，《中国药典》、教科书多认为张仲景所处的东汉时期的 1 两相当于现代的 3g，但据现代一些医史学家的考证，当时的 1 两应相当于现代的 15.625g，两者相差 5 倍多。由此导致在用量上的分歧。

9. 附子类应用区别　附子类药材有附子、川乌、草乌、天雄等，均能散寒止痛，用于风寒湿痹以寒湿较剧者。①附子为乌头块根之附生子根。能温肾壮阳、回阳救逆，用于肾阳不足，命门火衰及脾阳虚衰之脘腹冷痛、大便溏泄等，如右归丸、附子理中丸；也用于阴寒内盛之亡阳厥逆、冷汗自出、下利清谷、脉微欲绝，如四逆汤。②川乌为块根，有大毒。能祛风除湿、温经止痛，用于风寒湿痹重证，历节疼痛、不可屈伸者；也用于心腹冷痛、寒疝疼痛、阴疽、跌打损伤，如乌头煎（《金匮要略》）。古代常用其作外科麻醉药，如整骨麻药方。川乌祛在里之风寒湿，通痹之力胜于附子，而补阳之力逊于附子。一般所说的乌头是指川乌头，但《本草纲目·卷十七·乌头》中的"乌头"为草乌。③草乌作用、毒性与川乌相似，但毒性更大，力量更强。④天雄为乌头不生子根的块根。其功似乌头，禀纯阳之性，强肾气之力胜于附子，但辛温走窜，多用于风寒湿痹。现临床较少用天雄。附子以回阳、温肾、益火为功，乌头以祛风、散寒、除湿为长，天雄以益火、散风、助阳为优。

【药效比较】

附子、细辛　①均能温里散寒、助阳、止痛，尤宜于阳虚外感，寒邪入里所致恶寒、发热、脉沉，如麻黄附子细辛汤。附子温五脏之阳，外则达皮毛而除表寒，内则温脏腑而祛冷痛，辛散作用弱于细辛。②均能治疗风湿痹痛，细辛配伍附子能祛沉寒，附子乃是治疗寒痹要药。如《金匮要略》之桂枝去芍药加麻黄附子细辛汤，原方虽为治疗阳虚阴凝，水饮不消病证，但实际是可以用治风湿痹痛的。另外细辛通过祛风可止痹痛，如独活寄生汤。

附子散寒作用强，又能回阳救逆、温肾壮阳。细辛又能发散风寒，宣通鼻窍，温肺化饮。

【用药体会】附子的主要作用就是温里散寒，主治里寒病证。五脏都可能出现里寒证，而附子主要是温补肾阳和脾阳，对于心阳虚的病证也可以选用。此药特点是虽然温阳，但并不动血，也就是说，附子虽有很好的温补作用，但一般不会导致出血现象，是温补肾阳的要药。笔者使用此药，治疗肾阳虚，配伍肉桂后作用更好；治疗脾阳虚，配伍干姜作用更好；治疗心阳虚，配伍桂枝作用更好。一般在剂量上附子可以适当放大一些，而肉桂则不能随意加大剂量，这是因为肉桂入血分，容易动血。附子温补肾阳、散寒止痛，笔者也常将其与川乌同用于一方，以加强止痛之功。

鸡内金　Jī nèi jīn《神农本草经》

【本草认知】

1. 消食　在消食药中，以鸡内金作用最强，可以消各种食积，包括米、面、肉、果菜，单用效果尤佳。从临床使用来看，入煎剂不如研末服效果好。临床凡用鸡内金均是炒制品。

2. 通经　对于女子未来月经或闭经者，可以将其研末内服。《医学衷中参西录·鸡内金》载："女子干血劳之证，最为难治之证也，是以愈者恒少。惟善用鸡内金者，则治之多能奏效。愚向为妇女治病，其廉于饮食者，恒白术与鸡内金并用。乃有两次遇有此药者，一月间月信来三次，恍悟此过用鸡内金之弊也。盖鸡内金善化瘀血，即能催月信速于下行也。然月信通者服之，或至过通，而月信之不通者服之，即不难下通。"这是讲用鸡内金能促进行经，与白术并用，原是为健脾胃以消饮食，后发现鸡内金善化瘀血，可治疗闭经。

3. 治疣　鸡内金能够治疗疣子，方法是将鸡内金研末，摩擦疣体，进而达到除疣的目的。

【药效比较】

鸡内金、桑螵蛸　均能涩精止遗，为治疗遗尿要药，配伍应用作用加强。

鸡内金消食健脾，乃是治疗食积要药，又能化石通淋。桑螵蛸补肾助阳，但作用平和。

【用药体会】鸡内金消食作用强，可以消各种食积。对于小儿消化不良，笔者常以单味鸡内金研粉应用。在消结石方面，可用于胆结石、泌尿道结石。从临床来看，胆结石首选鸡内金、金钱草、郁金，尿结石首选鸡内金、金钱草、海金沙，均称为"三金"，适当加用行气药后作用会更好一些。如胆道结石加用疏肝行气的香附、郁金、佛手、枳壳、木香等；尿路结石加用枳壳、

乌药、路路通等。

鸡血藤　Jī xuè téng《本草纲目拾遗》

【本草认知】

1. 作用　鸡血藤之藤茎被切断以后，其木质部就立即出现淡红棕色，不久慢慢变成鲜红色汁液流出来，很像鸡血，因此命名为鸡血藤。其活血作用并不强，但却很常用，这是因为鸡血藤货源充足，价格相对便宜。笔者临床中常以其配伍当归、牛膝等治疗腰腿痛，有良好的效果。

鸡血藤可以熬膏服，方法是将其水煎 3 次，取汁过滤，浓缩，再加冰糖或蜂蜜制成稠膏，即成鸡血藤膏，具有补血活血作用。应用时用温开水冲服，治血不养筋所致筋骨疼痛、手足麻木及月经量少。因其补血，也用治贫血。鸡血藤具有活血作用，用治风湿痹痛、肢体瘫痪。临床所云的颈椎病、肩周炎以及各种原因所致的腰腿痛均可选用鸡血藤。也用其治疗重症肌无力。

2. 用量　笔者认为鸡血藤需要大剂量使用才能达到效果，若剂量小作用不明显。通常应在 30g 以上效果才好。一般应与当归配伍同用，增强作用。

【药效比较】

鸡血藤、大血藤　①均能活血，但作用不强，用于瘀血轻证。②均能通络，用于经络不通所致筋骨疼痛、风湿痹痛。

鸡血藤有微弱的补血作用。大血藤的主要作用是消痈，善治肠痈。

【用药体会】鸡血藤能活血化瘀，用治腰腿痛病证，尤以腰椎间盘症突出有效，配伍当归作用加强。对于血虚不能养筋和瘀血阻滞的病证，可取其通经络，配伍于祛风湿、强筋骨方中，能明显提高疗效。笔者认为其通络方面作用平和。因其具有活血化瘀的特点，现认为能改善微循环，故对于腰膝酸软疼痛、肢体麻木、跛行、风湿痹痛、年老体虚、下肢乏力、月经不调、痛经、经闭、血虚萎黄等，鸡血藤有较好效果。

鸡骨草　Jī gǔ cǎo《岭南采药录》

【本草认知】

退黄疸　鸡骨草为豆科植物广东相思子的干燥全株。鸡骨草治疗黄疸病的历史由来已久，在《岭南采药录》《岭南草药志》等书中均有记载。鸡骨草可用于肝炎、胆囊炎、肝硬化腹水、黄疸，其退黄疸效果好。现也用其治疗其他类型的肝病，可配伍虎杖、地耳草、白茅根、龙胆草、板蓝根、金钱草、金银花等应用。治胃痛、小便刺痛、风湿骨节疼痛、跌打瘀血肿痛、乳痈、毒蛇咬伤也可选用。

【药效比较】

鸡骨草、垂盆草　①均能利湿退黄，用于肝胆湿热郁蒸引起的黄疸，可单味使用，也可配伍使用。鸡骨草还能疏肝止痛，用于肝气郁结之胁肋不舒。二药在临床使用方面很相似，根据现代用法，鸡骨草多用于慢性肝炎之类的疾病，而垂盆草多用于急性肝炎一类的疾病。也就是说，垂盆草清热利湿退黄作用更强一些。②均能清热解毒，用于痈肿疮疡，可单用内服或外敷。

【用药体会】鸡骨草乃是治疗湿热黄疸的常用药物，现主要用其治疗黄疸型肝炎，一般在使用时剂量可以大一些。现代研究表明，其对降低转氨酶有一定的疗效。笔者认为，其对于患肝病时间久者，使用效果较好。

鸡冠花　Jī guān huā《滇南本草》

【本草认知】

作用　鸡冠花色形绚丽，灿若朝霞，形态奇特，宛如鸡冠，峨然屹立，昂首放啼，因而得名。鸡冠花大都是红色，但也有白色，二者药效侧重不同。《本草纲目·卷十五·鸡冠花》记载鸡冠花"分赤白用"。《滇南本草》中记载其："花有赤、白。止肠风血热，妇人红崩带下。赤痢下血，用红花效；白痢下血，用白花效。"鸡冠花可治疗妇科疾患，如月经过多、白带过多，乃妇科良药。临床治疗经水不止，可用红鸡冠花，晒干研末服。其也可作美食食用。

【药效比较】

鸡冠花、椿皮　①均能收涩止带，用于湿热带下。以鸡冠花多用，因其口感较椿皮要好，且不会因为苦燥太过而伤阴。②均能收敛止血，用于崩漏、月经过多、便血、痔血。鸡冠花可用于血热以及冲任虚寒病证。③均能收敛止痢，用于久痢不止者。

椿皮尚能清热燥湿、杀虫，用于湿热下注之前阴瘙痒。其外洗治疥癣瘙痒，内服治蛔虫腹痛。

【用药体会】鸡冠花为收涩之品，以治疗带下病证多用。《本草纲目·卷十五·鸡冠花》认为："痔漏下血，赤白下痢，崩中赤白带下，分赤白用。"也就是说，若赤痢、赤带用红鸡冠花，而白痢、白带则用白鸡冠花。但现临床并不强调使用时分赤白花。

八画

青皮　Qīng pí《本草图经》

【本草认知】

1. 作用部位　青皮的作用部位主要在肝胃，行气力量强，主治气滞重证。古代本草载有"陈皮治高，青皮治低"的说法，就是指青皮所治疗的部位要较陈皮下一些。陈皮主治肺脾病证，青皮主治肝胃病证。

2. 橘类药物的应用区别　橘类药物有橘皮、青皮、橘叶、橘络、橘核、橘白以及橘红。①青皮为橘未成熟之果皮或幼小果实，疏肝破气、消积化滞，行气力强。②橘皮为橘的成熟果皮，以陈久者佳，又名陈皮，健脾行气、燥湿化痰、降逆止呕。③橘红为橘之成熟最外层果皮，性味功效似橘皮，但较橘皮温燥，燥湿化痰作用较橘皮力强，行气健脾作用较橘皮稍逊。按照《本草纲目·卷三十·橘》所载，橘红应为橘之外层果皮，但现代临床所用橘红为柚的外果皮，称化橘红。橘红、橘皮均能燥湿化痰、理气健脾，橘红性温燥，燥湿化痰作用强于橘皮；陈皮性平和，理气健脾作用强于橘红。④橘白为橘果皮的白色内层部分，性味功效同橘皮，但较橘皮作用平和，长于和中化湿。故健脾和中用橘皮，燥湿化痰用橘红，和胃化浊用橘白。⑤橘叶疏肝理气、消肿散结，用于肝气郁滞所致胸闷、胁肋胀痛、乳房肿痛等。⑥橘核行气散结，用于睾丸肿胀作痛、疝气疼痛、乳房胀痛等，亦可治疗乳痈。青皮、橘叶、橘核均行气散结止痛，青皮力强，行肝经少腹气滞；橘叶力缓，行胸胁胃脘气滞；橘核力中等，行肝经气滞，睾丸、乳房部位病变多用。笔者更喜用青皮散结。治疗疝气，笔者喜用橘核、青皮、荔枝核，却极少使用小茴香，因其香气太浓之故。⑦橘络理气通络，化痰止咳。笔者认为，橘络有减肥瘦身之功。橘对于人类的贡献太大了，苏东坡曾说"一年好景君需记，正是橙黄橘绿时"，可知诗人对柑橘的喜爱和向往。

【药效比较】

陈皮、青皮　①关于药材：青皮为橘之未成熟的果皮或幼小果实，而陈皮为橘之果皮。陈皮陈久者其辛辣气味稍减，气味缓和，性不甚利，质量较优，药用效果好；新鲜者辛辣，气味比较燥烈，容易上火。陈皮入药以皮薄、片大、色红、油润、香气浓郁者为佳；青皮以个匀、质硬、体重、肉厚、瓤小，香气浓者为佳。②均能行气，可配伍同用，如木香槟榔丸。陈皮行而不峻，温而不燥，辛而不烈，作用平和。青皮行气力量强于陈皮，故云其为破气之品。从治疗的脏腑来说，陈皮力缓，主治脾肺气滞病变，功在中上二焦；青皮力猛破气，主治肝胃气滞病变，功在中下二焦。故有"陈皮治高，青皮治低"的说法。其实陈皮仍以降气为主，只是与青皮相比较而言，治疗部位较高。③均能化痰，可以治疗痰证。但在表述时多直接云陈皮具有化痰之功，而不云青皮化痰。

陈皮能健脾和中、燥湿化痰、降逆止呕，功在中、上二焦；青皮能疏肝散结，功在中、下二焦。

【用药体会】青皮破气力量强，笔者尤其喜用其治疗肝区疼痛，对于肝硬化、肿块、肝炎所致胁肋疼痛作用良好。除肿瘤外，剂量不宜太大。若郁滞较盛者，用此药疏肝作用佳。在疏肝方面，作用强于香附。青皮主要是治疗气分的病变，有云其治疗癥瘕，而癥瘕多为血分病证，所以青皮虽云解郁治疗气分病证，但其实也是治疗血分病证的，只是治疗血分证效用不及郁金、姜黄等部位深。笔者将其作为治疗气滞重症之品。

青果　Qīng guǒ《日华子本草》

【本草认知】

1. **利咽**　青果具有良好的利咽效果，凡咽喉肿痛、声音嘶哑，均将其作为首选，单用即有效果。治疗急慢性咽喉炎，可将青果作为首选。实际生活中，若出现咽喉肿痛，可以将青果泡水代茶饮用。

2. **解毒**　青果，又名橄榄，其解毒作用，颇为古代医家所重视。青果既能解酒毒，又能解鱼鳖毒，古人认为其还能解河豚鱼毒，可作辅助治疗。《医说·卷四·渔人治哽》载："苏州吴江县浦村王顺富家人，因食鳜鱼被哽，骨横在胸中，不上不下，痛声动邻里，半月余饮食不得，几死。忽遇渔人张九，言：你取橄榄与食，即软也。适此春夏之时，无此物，张九云：若无，寻橄榄核捣为末，以急流水调服之。果安。问张九，你何缘知橄榄治哽。张九曰：我等父老传，橄榄木作取鱼棹（zhào）篦，鱼若触着即便浮，被人捉，却所以知鱼怕橄榄也。今人煮河豚，须用橄榄，乃知化鱼毒也。"《本草纲目·卷三十一·橄榄》亦载此事。我国历代许多医书中，都说橄榄能解一切鱼鳖之毒，如宋代《开宝本草·卷十七·橄榄》说："其木作拨，著鱼皆浮出。"但对于中毒太深者，橄榄也无能为力。

【用药体会】对于声音嘶哑，笔者将青果、蝉蜕、木蝴蝶作为首选之品，也可将青果单独泡水饮服。由于青果能生津，所以治疗口干、口渴时，笔者多将其与乌梅配伍同用。

青蒿　Qīng hāo《神农本草经》

【本草认知】

1. **退虚热**　青蒿退虚热作用好，所以有治虚热要药之谓。《本草新编·卷三》谓青蒿："专解骨蒸劳热，尤能泻暑热之火，愈风瘙痒，止虚烦盗汗……泻火热又不耗气血，用之以佐气血之药，大建奇功。""青蒿之退阴火，退骨中之火也，然不独退骨中之火，即肌肤之火，未尝不其泻之也，故阴虚而又感邪者，最宜用耳。""青蒿最宜与沙参、地骨皮共用，则泻阴火更捷，青蒿能引骨中之火，行于皮肤，而沙参、地骨皮只能凉骨中之火，而不能外泄也。"这段话的意思是说青蒿可退骨节间热，也可泻肌表之热。青蒿善使阴分伏热透达外散，且透散不伤阴血，清热不伤气血，故为治阴虚发热要药。《本草图经·卷八》云："治骨蒸劳热为最，古方多单用者。"也就是说临床治疗虚热病证，将青蒿列为首选之品。

2.截疟　青蒿是治疗疟疾的要药，传统的用药方法是水煎服，后来发现用新鲜的青蒿绞汁服用效果更好，现代是将其中的青蒿素提取出应用。古人认为岭南、西南以及一些未开发的地区存在着瘴气。瘴气又为疾病的综称，以恶性疟疾为主。因为南方的天气闷热潮湿，阳光猛烈，万物没有休养的机会，所以整个环境容易滋生有害物质，最终发展成瘴疾。现代研究发现，青蒿是所有中药中治疗疟疾的最佳药物，其所含青蒿素是治疗疟疾耐药性效果最好的药物。

3.祛湿热　王秉衡《重庆堂随笔·卷下》云青蒿："专解湿热，而气芳香，故为湿温、疫疠妙药。"从临床来看，青蒿的确具有解暑作用，而暑多夹湿，所以青蒿也可治疗湿热证。如蒿芩清胆汤即以其治疗湿热证，方中的青蒿乃是主药。

【药效比较】

1.青蒿、薄荷　①均能解暑化湿，用于暑热外感诸证。二者轻清走上，透散作用好，善治人体上部湿浊病证。薄荷的透散作用更好，所以头面部疾患用之更多。薄荷走气分，治表热、卫分病证，散风热于外，《医学衷中参西录·薄荷解》云："一切霍乱痧症，亦为要药。"青蒿入血分，以治温热病变为主，透内部伏热出外，乃清退虚热要药。②均能辟除秽气，二者香气浓郁，芳香辟秽。

青蒿善退虚热，又能凉血、截疟。薄荷又能疏散风热，疏肝解郁，透疹止痒。

2. 青蒿、柴胡　①均能截疟，善于清少阳之热，主治寒热往来，据此可以治疗疟疾发热。柴胡治疗少阳之热，多同时配伍黄芩同用；青蒿主治寒轻热重，乃是治疗疟疾要药，亦常配伍黄芩同用，如蒿芩清胆汤。②均能清热。青蒿善治虚热、里热，柴胡善治表热、半表半里之热。

青蒿还能凉血。柴胡还能疏肝解郁，升举阳气。

【用药体会】青蒿乃是清退虚热要药，配伍地骨皮等作用加强。其为抗疟要药，传统是将其取汁应用。青蒿对于湿热病证、少阳病证也常选用。暑天以青蒿解暑，作用良好。

青葙子　Qīng xiāng zǐ《神农本草经》

【本草认知】

1. 作用　青葙子的清肝热作用强于谷精草、密蒙花，但并不及二药多用，主要是因其有扩瞳作用。根据《本草正义》所述，青葙子乃鸡冠花同类。鸡冠花乃是治疗妇人疾病之药，主治人体下部疾病，但青葙子现并不用于下部疾病。

2. 药名　青葙子在《神农本草经·下品》中云："子名草决明。"《本草纲目·卷十五·青葙》曰："其子明目，与决明子同功，故有草决明之名。"现临床上青葙子、草决明（决明子）是两种不同的药材，虽均有明目作用，但决明子作用更好。

【药效比较】

青葙子、决明子　均能清肝明目，用于肝热所致视物昏花、眼生翳膜、头痛、目赤肿痛，且常用。

青葙子的清肝作用强于决明子。决明子为明目要药，平降肝阳、收泪止痛效果好，尚能润肠通便。

【用药体会】现认为青葙子有扩瞳作用，所以对于瞳孔散大者一般不使用此药。其虽有明目作用，但不及决明子、菊花作用好。青葙子清肝火力强，专泻肝经实火，只清无补。笔者临床多喜用谷精草、密蒙花，而少用青葙子。

玫瑰花　Méi guī huā《食物本草》

【本草认知】

1. 特点　玫瑰花花形优美，色彩艳丽，浓郁甜美，清而不浊，和而不猛，能柔肝醒胃，通气活血，宣通窒滞而绝无辛温刚燥之弊，食之芳香甘美，令人神爽。其以花蕾大、完整瓣厚、色紫鲜、不露蕊、香气浓者为佳。玫瑰花具有香气，是一些食品、化妆品的主要添加剂。

2. 美容作用　玫瑰花通过行气活血达到美容作用。若脸色黯淡、长斑、皮肤粗糙等，应用玫瑰花具有良好的作用。精神抑郁、胸闷、经前乳房胀痛、月经不调、痛经、贫血、体质虚弱者，也可应用玫瑰花。其还有增进食欲之效。

【用药体会】玫瑰花的药性温和，可舒发体内郁气。浓郁的玫瑰芳香具有松弛紧张情绪的特性，可缓解身体疲惫，舒缓气机，起到静心、安抚、解郁的功效。女性在月经前或月经期间烦躁，应用玫瑰花可起到调节作用。根据其活血化瘀的特点，玫瑰花可促进新陈代谢。笔者尤喜应用此药调理情绪，配伍佛手后作用增强。

苦参　Kǔ shēn《神农本草经》

【本草认知】

1. 药名　苦参药用其根，因其味很苦，故以味道命名。李时珍认为苦参"苦以味名，参以功名"。《本草求真·卷五》云：
"味苦至极。古书有云：虽在五参之外（人参、沙参、紫参、丹
参、玄参），云参亦属有补，然究只属除湿导热之品。于补其奚
济乎？（绣按：五参除人参可以言补。余不得以补名）。凡味惟
甘为正，惟温为补。苦参味等黄柏，寒类大黄，阴似朴硝，号为
极苦极寒。用此杀虫除风，治水去疸，扫疥治癫，开窍通道，清
痫解疲，或云有益。若谓于肾有补，纵书立有是说，亦不过从湿
除热祛之后而言，岂真补阴益肾之谓哉？"这是说苦参由于大苦
大寒，主治湿热病证，但不能作为补肾之品。《神农本草经·中品》
载苦参"补中"。《神农本草经百种录·中品》解释为："《内经》
云：脾苦湿，急食苦以燥之，即此义之。"这是讲苦参"补中"，
实取其苦以燥脾之义。《本草汇言·卷一》云："前人谓苦参补肾
补阴，其论甚谬。"所以苦参虽有"参"名，实无"参"用。苦
参乃大苦大寒之品，其退热泄降，功效与黄芩、黄连、龙胆草相
近，但苦参之苦愈甚，较之黄芩、黄连力量益烈，所以苦参不作
为补虚药使用。

2. 杀虫作用　苦参的杀虫作用很好。通常中医所云杀虫包括
三方面的作用：①指杀灭肠道寄生虫，如蛔虫、钩虫等。②指杀
灭皮肤寄生虫，如疥虫、阴道滴虫。③指能够治疗皮肤瘙痒，现
代医学所云的真菌、霉菌感染也属于中医所说的"虫"的范畴。
苦参的"杀虫止痒"，主要指的是第2、3种情况。其止痒作用很
好，如治疗皮肤瘙痒、湿热带下所致阴肿阴痒、湿疹湿疮、疥癣
等，将其煎水外洗能很快达到止痒之功，尤其是治疗阴道滴虫效
果显著。根据临床应用来看，苦参配伍百部治疗皮肤病，止痒效
果好。

3. 治疗汗斑　汗斑是发生于皮肤上的紫白花斑的癣病，本草
书中亦称紫白癜风（非现代所云的白癜风病）。治汗斑，可用苦
参、盐研末，以酒慢火煎成膏，外涂；也可用苦参、露蜂房、刺
猬皮等配伍同用，参见《疡医大全·卷二十八·紫白癜风门》白

癜风酒。现通常所云的白癜风在古代医药书籍中称为白驳风，二者不同。

4. 治疗皮肤病证　苦参在治疗皮肤病方面应用广泛，可以治疗湿疹、白癜风、扁平疣、疥疮、脓疱疮、寻常痤疮、手癣、足癣、体癣、股癣、淋菌性尿道炎、尖锐湿疣、生殖器疱疹、接触性皮炎、皮肤瘙痒、荨麻疹等，在治疗湿疹方面效果尤好。中医认为此病"湿"是主要因素，根据发病过程中的皮损表现不同可分为急性和慢性。湿疹常呈反复发作，皮肤变厚粗糙，奇痒难忍，或搔破后感染，引起红肿糜烂渗血，夜间增剧，影响睡眠，伴有头晕乏力，可用苦参配伍凉血活血之药同用。扁平疣是一种病毒性皮肤病，是由病毒感染引起的皮肤赘生物，临床上用苦参配伍板蓝根、木贼、香附、薏苡仁煎水后再加冰片、玄明粉外搽有效。苦参外用也治疗疥疮。疥疮是由疥虫感染引起的一种寄生虫病，症状以夜间剧烈瘙痒为主，可用苦参配伍蛇床子、硫黄水煎，趁热用毛巾蘸药液搽洗患处。

5. 治疗心律失常　心律失常属中医惊悸、怔忡等范畴，过去多采用炙甘草汤治疗"脉结代，心动悸"。现代研究发现，苦参对多种快速性心律失常有效，有降低心肌收缩力、减慢心搏、降低自律性等作用。故现代常用苦参治疗心悸、怔忡、胸闷等病证。使用苦参治疗心律不齐与中医分型论治无明显关系。临床可以苦参、甘松、枳实、徐长卿配伍应用，对多种异位早搏有效。

【药效比较】

苦参、龙胆草　均苦寒，能清热燥湿，用于湿热黄疸、带下、湿疮、阴囊湿肿等，苦参更苦。

苦参虽能利尿，但作用不强，外用杀虫止痒作用好。龙胆草主要是清泻肝火。

【用药体会】笔者尤其喜用苦参外用治疗皮肤瘙痒，疗效好且安全无副作用。因其有杀虫止痒的作用，故对于霉菌、真菌感染所致的病证效果好。由于苦参极苦，内服时一般剂量不宜太大。苦寒的药物虽能清热，但同时苦燥又容易伤阴，而阴伤后不但不能清热，反而阴伤生内热，故使用苦参在剂量上应予控制，但外用则需要大剂量使用，一般是 30g 以上。

苦杏仁 Kǔ xìng rén《神农本草经》

【本草认知】

1.**毒性** 杏仁有毒，小孩 1 次吃 20 粒左右，成人 1 次吃 50 粒左右即可中毒。毒性成分在皮尖上，经水解后释放出微量氢氰酸和苯甲酸，氢氰酸有毒，主要作用于呼吸中枢，可产生镇咳作用，过量会导致呼吸抑制，故不提倡量大。氢氰酸有两个特点，一是经加热后很容易挥发掉，二是用水浸泡便会溶于水中。临床应用杏仁，多需要去掉外皮及皮尖。传统去掉皮尖的方法是，将杏仁用开水焯后，再搓掉外皮即可。苦杏仁的毒性是甜杏仁的 30 倍。谚语云：“杏树底下埋死人。”意即过多食用杏子会导致生命危险，因此一次食杏不宜过多。将杏仁加工成果脯，在水中浸泡数次后再吃就安全了。若食用苦杏仁出现头晕、头痛、无力、轻度恶心或呕吐、腹痛腹泻，或神志不清等证，说明发生了中毒。中毒轻者可用杏树皮或杏树根煎汤服用。

2.**药材** 杏仁乃治疗咳喘要药，其特点是对于各种各样的病证均可以选用，包括寒热、虚实、内伤、外感等。杏仁有苦、甜两种，苦杏仁止咳平喘作用更好。作药用则用苦杏仁，食用则用甜杏仁。

3.**肺系要药** 杏仁善止咳平喘，古今医家均将其作为肺系要药使用，无论内伤外感、新病痼疾，凡涉肺脏，多用之。《伤寒论》《金匮要略》2 书中共 34 处用到杏仁，广泛用于各种疾病，如麻黄汤、大青龙汤、麻杏苡甘汤等。现代研究证明，杏仁中含有微量的氢氰酸，且杏仁中的苦杏仁苷分解后也产生少量氢氰酸，氢氰酸能抑制呼吸中枢，使呼吸运动趋于安静从而发挥止咳平喘作用。所以杏仁乃是治疗咳喘要药。有人不同意此说，如《医述·卷十六·药略》引张路玉的话："杏仁举世视为治嗽之要药，不问虚实浑用，然辛温走肺，最不纯良，耗气动血，莫此为甚。熬黑入大陷胸丸，佐甘遂等搜逐结垢。性味可知。"笔者认为杏仁是治疗咳喘要药，虽大陷胸丸用之，但并不是因为其走血分的原因。

4. 润肠通便　肠燥津枯，腑气不通，传导失司，大便秘结者，仲景以杏仁配伍麻仁、芍药等品以润肠通便，方如麻子仁丸。《伤寒明理论·卷四·脾约丸方》论述此方时云："润可去枯，脾胃干燥，必以甘润之物为之主，是以麻仁为君，杏仁为臣。"可见此处杏仁是取其润导之功。《世医得效方·卷六·虚秘》之五仁丸主治"津液枯竭，大便秘涩，传导艰难"，方中以杏仁为君，即师仲景之意而来。又《金匮要略·腹满寒疝宿食篇》附方之《外台》走马汤"治中恶，心痛腹胀，大便不通"，用杏仁与巴豆配伍。方中取巴豆辛热，峻猛之剂，急攻其邪，佐杏仁以利肺与大肠之气，使邪从后阴一扫尽除，则病得愈，但走马汤极少使用。对于杏仁的润肠通便作用，李杲云："杏仁散结润燥，除肺中风热咳嗽。杏仁下喘，治气也；桃仁疗狂，治血也。俱治大便秘，当分气血。昼则便难行，阳气也；夜则便难行，阴血也。故虚人便闭，不可过泄。脉浮者属气，用杏仁、陈皮；脉沉者属血，用桃仁、陈皮。手阳明与手太阴为表里。贲门主往来，魄门主收闭，为气之通道，故并用陈皮佐之。"（引自《本草纲目·卷二十九·杏》）按照李杲的说法，便秘者，白天用杏仁，夜晚用桃仁。现常同用，如五仁丸。

5. 外用　由于杏仁中的苦杏仁油具有杀菌消炎作用，将其外用于不同的疮癣疾病，疗效满意。如痤疮多发于青春期男女，可将生苦杏仁捣烂，与适量的黄瓜汁和鸡蛋清调匀，临睡前洗净脸面，薄敷一层药膏，晨起除去药膜，即可消疮散结、养颜美容。若足癣者取苦杏仁加陈醋煎沸，然后用慢火续煎 15~20 分钟，用时先洗净患处，涂药液有效。

杏仁捣膏调蜜外用是防治冬季皮肤皲裂的良药。杏仁捣碎调鸡蛋清可除面上疮疣。杏仁与瓜蒌仁同研，同蜜、糖调和，坚持擦手，能令手光润，冬不粗皱。

6.关于行血脉　杏仁多用来治疗气分病变，而张仲景又用其治疗血分病变，如《金匮要略·妇人杂病篇》云："妇人经水闭不利，脏坚癖不止，中有干血，下白物，矾石丸主之。"矾石丸即杏仁、矾石2味组成。尤在泾认为其用药意义为："矾石却水除热，合杏仁破结、润干血也。"又如大黄䗪虫丸，是祛瘀生新的代表方，方中即配杏仁。张石顽称："夫五劳七伤，多缘劳动不节，气血凝滞，郁积生热，致伤其阴，世俗所称干血劳是也。所以仲景乘其元气未离，先用大黄、䗪虫、水蛭、虻虫、蛴螬等蠕动唉血之物，佐以干漆、生地、桃、杏仁行去其血，略兼甘草、芍药以缓中补虚，黄芩以开通热郁，酒服以行药势，待干血行尽，然后纯行缓中补虚收功。"（《张氏医通·卷二·虚损》）按照此说，杏仁与蠕动唉血之品相配，可起行血祛瘀之功。现临床上多认为杏仁是走气分之药，这也是其与桃仁的主要区别点。

7.用量　仲景历来以组方严谨、用量精确著称。考仲景用杏仁诸方，方中杏仁一般用量为50~70枚，如麻黄汤（70个）、麻黄加术汤（70个）、麻杏甘石汤（50个）、桂枝加厚朴杏子汤（50个）等，这些方中皆麻黄与杏仁同用，并且杏仁所用之量很大。麻黄主开散，其力悉在毛窍，借杏仁伸血络中气。杏仁用量更大者为大黄䗪虫丸与麻子仁丸，用量均为1升，两方分别取杏仁润燥及通达肠气之功。杏仁用量最小者为矾石丸（1分）。所以若遵循张仲景的用药法度，杏仁可以大量使用。但因杏仁有毒，现临床并不提倡大剂量使用。

【药效比较】

1.杏仁、麻黄　均能止咳平喘，用于咳嗽、气喘，其特点是能宣能降。二者常配伍同用以加强止咳平喘的作用，如麻杏甘石汤、三拗汤。

麻黄以宣为主，性温而力强，走前阴利水道，主要用于寒性病证；杏仁以降为主，性润而力缓，走后阴润肠道，尤为治疗咳喘的要药，无论寒热、虚实病证均可以选用。二药配伍应用的特点是，麻黄性刚烈，杏仁性柔润，有助于发汗祛邪、宣通鼻窍、开宣肺气、通调水道而减少痰涎。临床上用杏仁者，以其为麻黄之臂助也，麻黄开肌腠，杏仁通肺络；麻黄外扩，杏仁内抑，二者合则邪乃尽除。关于麻黄与杏仁的配伍关系，在《本草思辨录》中表述的非常清楚。

2.杏仁、牛蒡子　①均能润肠通便，二者富含油脂，用于肠燥便秘。②均能宣肺，用于咳嗽。二者能宣能降，然作用不同。牛蒡子宣散作用更强。

牛蒡子宣肺以疏散风热，降泄以滑肠，又能解毒透疹、利咽散肿；杏仁宣肺以止咳，降泄以平喘，质润而润肠。

3.杏仁、厚朴　①均能平喘，用于肺气壅遏所致咳喘病证，常同用，如桂枝加杏子厚朴汤。杏仁乃治疗咳喘要药，对于各种咳喘病证均可以选用。厚朴平喘乃取其行气、降气之功。②均能治疗大便秘结，常同用，如麻仁丸。杏仁因富含脂液，能濡润，润肠通便；厚朴因行气导滞，能促进气机通畅，进而达到通便的作用，如承气汤方中就配伍有此药。

4.杏仁、桔梗　均能止咳、宣肺气，用于治疗咳嗽，常配伍同用，如杏苏散。

杏仁以降为主，咳喘均宜，乃治疗咳喘要药，又能润肠通便；桔梗以宣为主，因其祛痰作用较好，尤以痰多病证常用，又能利咽开音、消痈排脓、载药上浮。

5.杏仁、桃仁　①均能润肠通便，二者富含油脂，能濡润大肠，治疗肠燥便秘，常同用，如《世医得效方·卷六》之五仁丸。②均能治疗咳嗽气喘。二药的区别是："杏为心果，而又主肺气之咳逆，是心药而主肺用也。桃为肺果，而又主血脉之瘀闭，是气药而主血用也。宋人庞安常，尝以二药相兼用，有理也。"(《本草汇言·卷十五·桃仁》)。

根据临床使用来看，杏仁主治咳喘病证，桃仁主治瘀血病证。

【用药体会】笔者认为杏仁是所有止咳平喘药物中用得最多的药物，凡咳喘乃必用之品。虽前人有入血分的认识，但笔者认为主要还是治疗气分及肺经病变。在润肠通便方面，略带有补虚的作用，也就是说通便而不伤正气。

苦楝皮　　Kǔ liàn pí《名医别录》

【本草认知】

1.作用　苦楝皮极苦，杀虫作用很强，除了杀蛔虫以外，对于其他寄生虫也有效果，如绦虫、钩虫、蛲虫等。但因其极苦，并不常用。

2.药材　苦楝皮为楝树或川楝树的树皮及根皮。从传统的用药来看，多用根皮。

【药效比较】

川楝子、苦楝皮　均能杀虫疗癣，主要是外用。苦楝皮作用更强。川楝子还能行气止痛，偏治肝郁气滞。

【用药体会】苦楝皮具有毒性，杀虫作用强，作内服药很少用，一是因为太苦，二是因为毒性太强。但此药外用具有很好的杀虫止痒作用，既可研末用，也可煎水洗。笔者常喜用其配伍苦参等，煎水外洗治疗皮肤瘙痒。

枇杷叶　　Pí pá yè《名医别录》

【本草认知】

1.用法　使用枇杷叶时，因其叶片背面有毛，为防止刺激咽喉部，应去毛。方法是：①将其洗净。②以毛刷刷去，此方法费时，现少用。③蜜炙。

2. 作用　枇杷叶的作用主要是止咳，用于肺热咳嗽。蜜炙后作用加强。

【药效比较】

1. 枇杷叶、马兜铃　均能清热化痰，用于热痰病证。马兜铃的作用较强，若痰热壅盛可以选用。此外，马兜铃又能治疗大肠湿热所致痔疮。枇杷叶药性平和，多用于咳嗽轻证，又能清胃止呕。

2. 枇杷叶、竹茹　①均能清胃止呕，用于胃热呕吐。②均能化痰止咳，用于痰热咳嗽。

二药可以互相代用，区别在于，枇杷叶偏清肺热而止咳，竹茹偏清胃热而止呕。

【用药体会】枇杷叶具有止咳作用，作用平和，临床上以蜜炙用为佳，既可以防止其对于咽喉部的刺激，也可加强止咳作用。笔者体会，若不炙用，容易导致咽部痒，引起反射性咽部不适。

板蓝根　Bǎn lán gēn《本草纲目》

【本草认知】

1. 出处　板蓝根作为药用,《中药学》云其出自《新修本草》。然笔者考该书并未出现此药名,《新修本草》卷七载"蓝实"、卷八载"大青"，并未见"板蓝根"之名称。根据考查，以板蓝根作为药名应用者，见于《小儿药证直诀·卷下·诸方》"豆卷散"，但该书非本草专书。《本草纲目》卷十六载有"蓝"，故《中药大辞典》认为，板蓝根应出自《本草纲目》。

2. 解毒　板蓝根为治疗咽痛的常用药，乃是取其清热解毒之效。现发现其具有抗病毒作用，故对于感冒、肝病等属于病毒性疾病者可选用。中医学将感冒分为风寒型和风热型，又由于感受外邪的不同，有夹湿、夹暑、夹燥之分，板蓝根主要用于因热所致的感冒。长时间大剂量服用板蓝根，可能会出现头昏眼花、气短、呕吐等。

现代研究认为，板蓝根的退热作用是通过杀灭体内的病毒、细菌等病原体，清除致热源而实现的。在低热的情况下，服用板蓝根等中成药，不但能够有效退热，同时还能够促进身体的康复和免疫力、抵抗力的增强。临床应用的板蓝根产品主要有注射剂、冲剂及口含片，注射剂一般用于肝病，冲剂多用于风热感冒，口含片则用于咽喉肿痛。

3. 消疣　板蓝根的消疣作用尤佳。笔者综合各方面的经验，将板蓝根、香附、木贼草、薏苡仁、僵蚕同用，可以治疗诸如扁平疣、痤疮、黄褐斑等，而单独应用的效果要差一些。因其治疗痤疮等，故又具有美白作用。

4. 用法　板蓝根制成冲剂常用于普通感冒、流行性感冒、急性咽喉炎等疾病，但遇到感冒流行期，不能长期服用。其属于清热解毒类药物，对风寒感冒无效。板蓝根虽有一定的抗病毒作用，但不能作为解毒的万能药，不宜随意服用。

【药效比较】

板蓝根、牛蒡子　均能清热解毒、利咽，用于热毒疮肿、咽喉肿痛。

板蓝根入血分，解毒作用强，凉血作用好。牛蒡子入气分，尚能疏散风热、透疹、滑肠通便。

【用药体会】板蓝根乃是治疗咽喉肿痛的要药，其配伍玄参、土牛膝作用更好。治疗咽喉肿痛，一般要选用清热解毒之品，对于虚火上炎者可以用滋阴药适当配伍肉桂内服。板蓝根的苦寒之性弱于大青叶。现用其抗病毒，临床上多用于肝病、感冒。此外，笔者喜用板蓝根治疗面部痤疮。

刺猬皮　　Cì wei pí《神农本草经》

【本草认知】

1. 炮制　刺猬皮有特殊腥臭气，入药需炮制，历代应用的方法有多种。①将刺猬皮洗净，干燥，清炒至微焦。②将土炒热，入刺猬皮炒至黄色。③取刺猬皮块，用火煅存性，至略带黑色为度。④滑石粉炒刺猬皮至黄色。⑤蛤粉炒热后，入刺猬皮拌炒，炒至体色黄或松脆即成。⑥洁净细沙置锅中加热后，投入刺猬皮块拌炒，至刺猬皮表面鼓起。⑦取刺猬皮块炒热，再洒醋2~3次，用微火炒干。⑧取刺猬皮加黄酒润透，用黄沙炒至老黄色，皮胀刺焦。⑨将麻油烧热，入刺猬皮用中等火炸至黄色膨大，有腥香味为度。⑩取刺猬皮，加甘草汤泡透，晒干。

2. 内治　①反胃呕吐：如《普济方·卷三十六·胃腑门》载："用猬皮烧灰酒调。又可煮汁服。又可五味淹炙食。良效。治转食。"根据现代应用来看，刺猬皮主要治疗反胃，相当于食道癌所致的病证。治反胃吐食，可用刺猬皮煅存性研末服。②痢疾：如《卫生易简方·卷二·诸痢》云："治五色痢并血痢用刺猬皮烧灰，为末。每服一钱，温酒调下。"③遗精：为常用药。

3. 外治　①鼻中息肉：《备急千金要方·卷六·鼻病》载："治鼻中息肉方，炙猬皮末，绵裹塞之三日。"此方简单，可作为临床用药参考。②肠风下血、痔疮、脱肛：如《是斋百一选方·卷十四·第二十二门·治痔》载："猬皮烧灰，酒调敷之。"③疮疡：如《太平圣惠方·卷六十一·治痈有脓诸方》载："用猬皮烧灰细研。纳疮孔中。"

【药效比较】

刺猬皮、海螵蛸　①均能收敛固精，用于肾虚精关不固之遗精、滑精。②均能收敛止血，用于便血、痔血。刺猬皮善治下焦出血证，海螵蛸善治妇科出血。

刺猬皮缩尿，用于肾虚膀胱失约之遗尿、尿频者，可单用炒炙研末服。其又能化瘀止痛，用于胃痛日久。海螵蛸善于止带，用于肾虚带脉不固之带下清稀量多，以及肾失固藏之遗精、滑精。又能制酸止痛，用于胃痛泛酸。其外用收湿敛疮，可用于湿疮、湿疹、疮疡不敛。

【用药体会】刺猬皮的主要特点是治疗遗精、滑精，以单味研末服用为佳。因味道不好，现将其装入胶囊后服用。《医林改错·下卷》中载："刺猬皮散：治遗精，梦而后遗，不梦而遗，虚实皆效。刺猬皮一个，瓦上焙干为末，黄酒调，早服。实在效，真难吃。"笔者多以刺猬皮研末，入胶囊，临床应用有效。笔者喜用其治疗痔疮出血、食道肿瘤等。

刺蒺藜 Cì jí lí《神农本草经》

【本草认知】

1. 药名　刺蒺藜最早载于《神农本草经·上品》，原名蒺藜子，亦名白蒺藜。《中药学》一直以刺蒺藜为正名，但由于《中国药典》以蒺藜为正名，《中药学》也以蒺藜为正名，但如此一来就与沙苑蒺藜（潼蒺藜）在名称上产生歧义。笔者认为将刺蒺藜简说成蒺藜并不妥当，也不严肃，且容易导致临床医生用药上的分歧，误导人们，所以笔者建议临床医生开处方仍应用刺蒺藜名称的全称。

2. 特性　刺蒺藜亦名白蒺藜，其作用较平和，一般以治风证为主，包括风热、风寒证。现有本草书认为其有毒，但临床常用剂量是安全的。由于刺蒺藜一身带刺，有四通八达的特点，故常用其通络，尤其是通乳，也可用其疏肝解郁，治疗胸胁胀痛。

3. 关于走血分　从临床使用来看，刺蒺藜主要是治疗气分病证，并不走血分。古代的本草书中有载其走血分者，如《神农本草经》载："主恶血，破癥结积聚。"笔者认为，刺蒺藜走气分而疏肝解郁，治郁不治瘀，但若郁甚致瘀也可选用。从理论上来说，其仍是主治气分病变。

4. 治疗齿痛　《御药院方》中记载刺蒺藜有治疗齿痛的作用，临床若配伍骨碎补后止痛作用加强。此种牙痛当以风火牙痛为是。现临床用其治疗齿痛者并不多。

5. 治疗阳痿　以刺蒺藜治疗阳痿，见于《周慎斋遗书·卷九·阳痿》，曰："阳痿，少年贫贱人犯之，多属于郁。宜逍遥散以通之；再用白蒺藜炒，去刺成末，水法丸服，以通其阳也。"并附有验案："一人，二十七、八，奇贫，鳏居，郁郁不乐，遂成痿症，终年不举。温补之药不绝，而病日甚，火升于头，不可俯。清之、降之皆不效，服建中汤稍安。一日读本草，见蒺藜一名旱草，得火气而生，能通人身真阳，解心经之火郁。因用觔（斤）余，炒香去刺为末，五日效，月余诸证皆愈。"白蒺藜所治之阳痿乃系肝郁而致。肝主筋，前阴为宗筋所聚，肝气郁则气滞血瘀，血不养筋而致痿。白蒺藜既能疏肝，又能泄降，实为肝郁阳痿治本之品。其从肝郁而治，抑郁得解，则疏泄正常，情绪怡悦，阳痿可愈，为治痿之奇径。

6. 止痒　刺蒺藜具有祛风止痒的特点，可治疗风疹瘙痒。因风性轻扬开泄，风邪侵袭人体，容易导致腠理开泄，进而导致风疹、风团，瘙痒难忍。刺蒺藜虽祛风作用不强，但对此却有治疗效果，笔者临床尤喜用之。如痤疮、荨麻疹引起的瘙痒，加用刺蒺藜有效。

【药效比较】

刺蒺藜、桑叶　①均能平抑肝阳，用于肝阳上亢，头晕目眩等证。现用其降血压。②均能祛风明目，用于风热目赤肿痛或翳膜遮睛等，为祛风明目要药。

刺蒺藜能疏肝解郁，用于肝郁气滞、胸胁胀痛、乳汁不通；也能祛风止痒，用于风疹瘙痒、白癜风。桑叶能疏散风热，用于外感风热或温邪犯肺所致发热、咳嗽、咽痒等证，亦用于肺热及燥热伤肺之咳嗽、咳血；其亦能清肝，用于风热或肝火上炎所致的目赤肿痛、目暗不明、视物昏花以及肝阴不足所致的视力减退。

【用药体会】刺蒺藜的作用较平和，一般以治风证为主，风热、风寒证均可用之。笔者通过多年的临床实践，认为刺蒺藜具有良好的美白作用，可用于面部的黑斑、晦暗，尤其是当皮肤出现瘙痒的情况下，此药具有较好的作用。临床对于痤疮、扁平疣、蝴蝶斑均有效果。笔者尤其喜用此药配伍冬瓜仁同用。现代中药书籍记载此药有毒，但临床使用并无副作用。

郁金　Yù jīn《药性论》

【本草认知】

1. **药材**　郁金，以功效为名，其主要功能在于解郁，既入气分以疏肝解郁，又入血分以活血祛瘀。郁金有川郁金、广郁金之分，一般认为川郁金（温郁金）活血祛瘀的功效较好，广郁金行气解郁的作用较强。

2. **疏肝**　郁金的疏肝作用较好，对于肝郁病证常首选之。在治疗胆结石方面，郁金作用明显。郁金、金钱草与鸡内金通常统称为"三金"，同用排石止痛作用加强。对于无症状、静止性、多发小结石者，可重用郁金配金钱草、鸡内金，也可配伍延胡索、茵陈、赤芍、白芍、枳实、海浮石同用，有溶石排石的作用。

3. **治疗倒经**　所谓倒经指的是女子在来月经之时，不是下部出血，而是人体上部出血，表现为鼻子出血、牙龈出血、吐血、咳血等。这种情况多是由于血分有热，导致血液不循常道而出。郁金是治疗倒经的要药，主要还是取其清热凉血作用。但在语言表述方面，一般不说郁金止血。

【药效比较】

1. 郁金、香附　①均能调经止痛，用于月经不调、痛经。香附是治疗肝郁气滞的主药，郁金是治疗倒经的要药。二者配伍，调经作用更好。②均能疏肝解郁，治疗肝气郁滞证，同用作用加强。有郁金为血中之气药，香附为气中之血药之说。

郁金破有形之瘀，散无形之郁，又能活血凉血、利胆退黄，尤以血热兼瘀者为宜。香附药性平和，兼走血分。

2. 郁金、栀子　①均能利湿退黄，用于湿热黄疸。栀子能走三焦而解毒，是治疗湿热黄疸的要药，如茵陈蒿汤。郁金多用于瘀血病证。②均能清热凉血，治疗血热病证。二者并走气血，不同之处在于，栀子入气分而泻火，入血分而凉血，清热凉血作用强于郁金；郁金入气分而行气，疏肝解郁，入血分而凉血、活血。

郁金尚能疏肝解郁、活血化瘀。栀子尚能泻火解毒，外用清热消肿止痛。

3. 郁金、虎杖　①均能活血化瘀，用于瘀血病证，且均偏于治疗肝经瘀血。郁金疏肝行气，可以加强其活血作用。虎杖虽活血，但不多用。②均能利胆退黄，用于湿热黄疸。可以同用，但虎杖作用更佳。

郁金尚能清心凉血、疏肝解郁。虎杖尚能清热解毒、祛痰止咳、泻下通便。

4. 郁金、大黄　①均能利胆退黄，用于湿热黄疸。大黄乃是传统治疗湿热黄疸之品，如茵陈蒿汤中即配伍有本品，其通过利湿可以使湿热从小便而出。郁金因有疏肝解郁作用，对于肝郁导致的黄疸尤为多用。②均能活血化瘀，用于瘀血病证。大黄活血作用强，可用于多个脏腑的瘀血病证，而郁金主治肝郁与肝瘀。③均能凉血，通过凉血达到止血作用。大黄凉血，主治血热妄行出血，止血部位广泛。郁金止血侧重于治疗倒经。

郁金以行气解郁为特点，尚能调经止痛；大黄以泻下通便为特点，尚能清热解毒。

【用药体会】郁金主要功能在于解郁，既入气分以疏肝解郁，又入血分以活血祛瘀。川郁金活血祛瘀的功效较好，广郁金行气解郁的作用较强。郁金虽然可以治疗多个脏腑的病证，但以治疗肝病为主。笔者治疗肝郁和肝瘀，多将香附、郁金配伍同用。

郁李仁　Yù lǐ rén《神农本草经》

【本草认知】

1. 治疗水肿　《神农本草经·下品》云郁李仁："主大腹水肿，面目四肢浮肿，利小便水道。"从临床来看，其利水作用并不强，多只作辅助药物使用，对于兼有大便不畅者更为适宜。但下后、利后会使津液亏损，所以缪希雍又认为"津液不足者，慎勿轻用"。

2. 通便　郁李仁质润而性降，除润下作用外，还有下气特点，故其通便作用较杏仁、麻仁为胜，但又不及大黄、番泻叶强，临床上主要用于肠燥津亏较重者。将其与麻仁、杏仁、桃仁、柏子仁、肉苁蓉等同用，治疗年老或产后血虚便秘或习惯性便秘，效果良好。

3. 祛风止痛　郁李仁可治疗头风。此病以慢性阵发性头痛为主要临床表现，病程较长，缠绵难愈，易于复发。陈士铎《辨证录·卷二》有一首散偏汤，由川芎、白芍、白芷、白芥子、柴胡、制香附、郁李仁、生甘草组成，可治疗各类偏头痛，服药后疼痛消失快，且可以保持较长时间不发作。郁李仁治疗头风的机制，乃是因其苦以降泄气血，加之"善入肝，以调逆气，善于通达上下"，可使气血调达。《本草新篇·卷五》云郁李仁："入肝、胆二经，去头风之痛。又入肺止鼻渊之涕。消浮肿，利小便，通关格，破血润燥，又其余技，虽非当施之品，实为解急之需。"

4. 治疗关格　小便不通曰关，呕吐不止曰格。关格的临床表现以小便不通与呕吐并见为主症，但小便不通发生在前，呕吐出现在后，呕吐出现后则表现为小便不通与呕吐并见。本病上下气机不通，治疗颇为棘手。以郁李仁治疗关格，意有三处。①郁李仁有通大便、利小便之功，可将久蕴体内之湿浊毒邪，通过大小便利之而下。②郁李仁下气。关格者上下气机不通，下气则有利于恢复气机升降。③文献记载其有活血作用，《本草新编·卷五》言其"破血"。郁李仁既下气，又破血，现用于治疗慢性肾功能衰竭、尿毒症等有关格之病机时，不仅可以很快地改善症状，而且对于降低肌酐有辅助作用。

【药效比较】

火麻仁、郁李仁　均能润肠通便，用于肠燥便秘。因肠燥便秘多见于老人、久病、产后、身体亏虚者，故亦治虚损病证。

火麻仁性缓，兼能滋养补虚，泻中有补，治虚实夹杂之大便秘结多用。火麻仁乃通便常用之药。郁李仁性润滑降，润下通便作用强于火麻仁，故称此药乃滑肠之品。其又能利水消肿，无补益之性，泻而无补，用治实证为佳，可治周身之水气，并行前后二阴。

【用药体会】郁李仁为润肠通便之良药，对于大便干燥者尤为适宜，配伍麻仁后作用加强。郁李仁可以作为食品应用，若大便干燥，可以将其炒熟食用。郁李仁所含油脂较麻仁丰富，所以通便作用也较强。但从临床实践应用来看，郁李仁却不及麻仁多用，分析其原因，可能是《伤寒论》中有麻仁丸的缘故。

虎杖　Hǔ zhàng《名医别录》

【本草认知】

1.退黄　虎杖药用其根，亦名阴阳莲。治疗黄疸可单用。谚语云"患了肝炎，就用阴阳莲"，说的就是用虎杖治疗肝病，尤其是治疗黄疸病，具有很好的退黄之效。现也常用于胆囊炎、胆石症、急性传染性肝炎等疾患属湿热瘀结者。用治黄疸、胆结石等，虎杖可配合茵陈、金钱草等同用。

2.**通淋** 《普济本事方·卷九·治妇人诸般淋方》载："苦杖根，俗呼为杜牛膝，多取净洗，碎之，以一合，用水五盏，煎一盏，去滓，用麝香、乳香少许，研调下。鄞县武尉耿梦得，其内人患砂石淋十三年矣，每溺痛不可忍，溺器中小便下沙石，漉漉有声，百方不效，偶得此方啜之，一夕而愈。目所见也。"这是说虎杖具有良好的利尿通淋的作用，善治石淋。耿梦得的妻子患砂石淋证十三年，每次排尿时都疼痛难忍，后用虎杖而愈。治淋浊带下，虎杖可与萆薢、薏苡仁同用。

3.**解暑** 甄权记述："暑月以根和甘草同煎为饮，色如琥珀可爱，甚甘美。瓶置井中，令冷澈如冰，时人呼为冷饮子，啜之且尊于茗，极解暑毒。其汁染米作糜糕益美，捣末浸酒常服，破女子经脉不通。有孕人勿服。"意思是说，将虎杖做成饮料具有解暑作用。虎杖根茎煎汁内服，还可用于瘀血、筋骨风湿痛、经闭、产妇恶露不下、痰多咳嗽等。此外，取新鲜虎杖根与根茎洗净捣烂，以浓茶汁调成糊，外敷跌仆损伤处，能止血减痛。

4.**剂量** 内服虎杖剂量过大，可能会有口干、口苦、恶心、腹泻、腹痛等。故大剂量使用时应防止肝功能异常。

【**药效比较**】

虎杖、大黄 ①均能利湿退黄，用于湿热黄疸。传统以大黄多用，如茵陈蒿汤。虎杖具有很好的退黄之效，在治疗黄疸方面可以单用。②均能清热解毒，用于痈肿疮毒、烧烫伤、毒蛇咬伤。大黄更多用。③均能活血化瘀，用于血瘀经闭、跌打损伤。大黄作用强于虎杖。④均能泻火通便，用于热结便秘。

虎杖略有化痰止咳作用，通便作用不及大黄强。大黄乃是通导大便的要药，泻火凉血作用佳，又能止血。

【**用药体会**】笔者对大黄的功效总结为"两清两泻，活血兼止血"，而虎杖与大黄的作用基本相似，也是清热解毒、清利湿热、泻热通便、活血化瘀。所不同的是，大黄泻下通便作用强，凉血止血作用好，活血化瘀、清热解毒亦强于虎杖。虎杖兼有化痰之功，但此功效少用。临床治疗大便不通，一般不轻易选用大黄。如治疗习惯性便秘，因大黄含有鞣质，会导致继发性便秘，选用虎杖更为适合；若体质虚弱，用大黄后损伤正气，又会导致身体更加虚弱。所以使用大黄通便，主要还是治疗热结便秘。虎杖虽功同于大黄，但虎杖作用较大黄平和，若取上述功效笔者更喜用虎杖。由于其能利湿、通导大便，笔者认为其有瘦身作用。现用虎杖降血糖、降血脂，治上消化道出血，外用治外伤出血。对于无名肿毒、毒蛇咬伤、烫火伤、跌打损伤等，可将虎杖鲜品捣烂，以鸡蛋清或醋调匀外敷患处。

昆布　Kūn bù《名医别录》

【本草认知】

1.食用　昆布营养丰富，味道鲜美，药食皆宜。其为海中蔬菜，不需要栽种，不怕病虫害，是取之不尽的良好食物。在食用方面，可荤可素。将其与猪排骨炖汤食用，味道鲜美。

在食物中，昆布的含碘量较高。碘是合成甲状腺激素的原料，当碘缺乏时，甲状腺激素的合成减少，引起甲状腺组织增生肿大，即"粗脖子病"。昆布中的碘，可以纠正由碘缺乏而引起的甲状腺机能不足，从而使肿大的腺体缩小。所以，昆布是甲状腺机能低下者的最佳食品。在食用方面，昆布既可凉拌，又可做汤，还可做热炒菜。常食昆布亦可令秀发润泽乌黑。昆布含有大量的褐藻胶，其不产生热量，却有很强的饱腹感，因此昆布是比较理想的减肥食品，很适合肥胖儿童食用。褐藻胶还能清除肠内有毒物质，增强机体抵御放射和电磁辐射侵害的能力。

2.关于反甘草　昆布的作用基本与海藻相似，但强于海藻。从传统的用药来看，海藻属于十八反中的药物，不宜与甘草同用。由于昆布的作用与海藻相似，1985 年的《中国药典》记载昆布不宜与甘草同用，但 2005 年、2010 年、2015 年、2020 年版《中国药典》又取消了这一说法，所以关于海藻、昆布能否与甘草同用，目前尚有分歧。

【药效比较】

海藻、昆布 ①均能散结，主治体内的赘生物，除用于瘰疬、瘿瘤外，也用于肿块、疝气、睾丸肿痛，如橘核丸。现也用治癌肿，可以同用，如海藻玉壶汤。②均能祛痰，本草书中有昆布祛顽痰，利结气，消瘿疬的说法。这里所说的"痰"并非呼吸道排出的痰，而是指的广义之痰，是因水湿代谢失司所导致的。所以二者治疗的痰证偏于瘰疬、瘿瘤、痰核等。③均能利水，但作用较弱，临床多作辅助药使用。

二药功效基本相似，昆布作用较海藻稍强。

【用药体会】《食疗本草·卷二》云："昆布下气，久服瘦人，无此疾者不可食。"《本草汇言·卷七》有"此性雄于海藻，不可多服，令人瘦削"的记载，若按照现代说法就是具有减肥之功。古代医家多有此说，认为海藻、昆布下气消痰殊捷，久服又能损人，无此疾者不可服食，所以瘦人不可多用。对于肥胖之人，可以用其减肥。在临床上，笔者就常嘱咐肥胖之人多吃昆布。

败酱草 Bài jiàng cǎo《神农本草经》

【本草认知】

1. 消痈 败酱草为治疗肠痈的要药，临床上常与大血藤、薏苡仁、桃仁、牡丹皮、大黄等配伍，用治肠痈，尤其是与大血藤配伍同用，作用加强；与鱼腥草、桔梗、薏苡仁、冬瓜仁、芦根等配伍，用治肺痈；与金银花、连翘等配伍，用治疮痈肿毒，可用鲜草捣烂外敷。至于治产后瘀血，腹中刺痛，其实并不多用。败酱草鲜品捣烂外敷，还可以治疗肛周脓肿、痔疮、肛裂、术后肛门水肿等肛肠疾患。

2.活血作用　败酱草的活血作用不强，主要用治肠痈病证。因为肠痈的形成，与瘀滞有关。张仲景用薏苡附子败酱散治肠痈，其中的败酱草就是取其解毒兼活血。对于其他部位的瘀血病证一般不选用此药。

【药效比较】

败酱草、大血藤　①均能消痈，为治疗肠痈的要药，同用加强作用。张仲景治肠痈，有薏苡附子败酱散（用败酱草）一方。二者亦用治疮痈肿毒，内服、外用均可。②均能活血解毒，但作用不强。肠痈形成与瘀滞有关，可选二药解毒活血。在活血方面二者又可治疗妇科疾患，如痛经、经闭等，但不作为主药。大血藤的药材色红入心，也用治胸痹心痛病证。此外，大血藤尚具通络作用。

【用药体会】败酱草具有清热解毒作用，主要用于肠痈、肺痈，应大剂量应用，配伍大血藤后作用加强。败酱草用以干品为佳，因新鲜者药材味道不好闻。现临床亦常用败酱草治疗肝病所致胁痛。

知母　Zhī mǔ《神农本草经》

【本草认知】

1.泻肾火　知母泻肾火，配伍黄柏后有清热泻火坚阴之效。所谓坚阴，即泻火存阴。《药性赋·上卷·诸品药性主治指掌》云："其用有四：泻无根之肾火，疗有汗之骨蒸，止虚劳之阳胜，滋化源之阴生。"《本草纲目·卷十二·知母》载："仲景用此入白虎汤治不得眠者，烦躁也。烦出于肺，躁出于肾，君以石膏，佐以知母之苦寒，以清肾之源，缓以甘草、粳米，使不速下也。又凡病小便闭塞而渴者，热在上焦气分，肺中伏热，不能生水，膀胱绝其化源，宜用气薄味薄淡渗之药，以泻肺火、清肺金而滋水之化源。"知母的作用主要是滋润脏腑，作用于肺、胃、肾。现代出版的中药书籍均不直接云其泻肾火，但在理解上应该注意此点。

2. 关于入血分　知母主要是清气分热邪，但也有医家认为知母清血分热，如《本草新编·卷二·知母》云："不知黄柏未尝不入气分，而知母未尝不入血分也。黄柏清肾中之火，亦能清肺中之火，知母泻肾中之热，而亦泻胃中之热，胃为多气多血之腑，岂止入于气分，而不入于血分耶？是二药不必兼用，不可即此而悟哉。"《本草纲目·卷十二·知母》载："若热在下焦血分而不渴者，乃真水不足，膀胱干涸，乃无阴则阳无以化，法当用黄柏、知母大苦寒之药，以补肾与膀胱，使阴气行而阳自化，小便自通。"故虽然在治疗血分病证方面也有选用知母的目的，但用此药乃是通过清除气分热邪，使热邪不致太过从而达到治疗出血病证的目的，若以陈士铎所论知母入血分，那就是凉血药了。因此笔者认为知母乃是除气分热邪之药，非清血热之品。

3. 炮制　根据炮制不同，知母的作用稍有区别。①炒知母：知母片用文火炒至微黄色为度（亦有用麸皮同炒）。炒后折其寒性，泻火力稍缓。麸炒者取其和胃，防知母滑泄太过而伤胃气。②蜜炙知母：是将知母片与蜜同制，既可缓其凉性，制其苦燥，又可兼补中土。③酒炒知母：以黄酒浸润知母片，用文火炒至黄色入药者。酒炒知母偏入上焦肺经，善清肺而泻火。④盐水炒知母：将知母片用文火微炒，喷淋盐水再炒干，炒至黄色微有焦斑时，取出晒干。因盐水炒而入肾，引药下行，有滋阴润燥、清泻相火之功。

4. 镇静作用　知母具有清热之功，在古代医书中常用其治疗"烦"。烦则不眠，故以酸枣仁汤治疗虚劳、虚烦不得眠，以百合知母汤治百合病，以白虎汤治烦渴。据此，有认为知母能镇静，通过镇静而安神，用治失眠病证，若热证可以选用。

【药效比较】

石膏、知母　①均能泻火，作用强，用于温热病气分热盛之高热、烦渴、大汗，肺热咳嗽、喘息、胃热病证，相须为用，以增强清解里热的作用，如白虎汤、清瘟败毒饮、化斑汤。石膏泻火之力强于知母，配伍使用作用增强。石膏无知母不寒，二药为较典型的相须配伍以增强作用的对药。②均能清肺热，但主治病证并不相同。石膏侧重于治疗肺热喘息，如"发汗后，不可更行桂枝汤，汗出而喘，无大热者，可与麻黄杏仁甘草石膏汤"（《伤寒论·63条》）。知母侧重于治疗肺热咳嗽，以阴虚燥咳为宜，尤常与贝母同用，如二母丸，也可以配伍沙参、麦冬等养阴润肺之品同用。③均能清胃热，治疗胃热盛之牙龈肿痛、牙宣，也常同用，如玉女煎。知母较多用。二者清泄胃热，也可用于牙龈出血。

石膏泻火力强，治肺热喘息，兼有透达之性，为清解之品，煅后外用收敛生肌。知母滋阴润燥，治肺热咳嗽，清退虚火，为清润之品。

【用药体会】知母主要作用是清热，侧重于清肺胃之热。其苦寒，泻火存阴，可用于肾经虚热的病证。根据李杲的认识，知母泻无根之肾火，配伍黄柏同用作用加强。笔者认为知母在使用时，剂量不宜太大，因为其清热作用较强。

使君子　Shǐ jūn zǐ《开宝本草》

【本草认知】

1. 驱虫　使君子为成熟果实，多去壳，取种仁生用或炒香用，以驱杀蛔虫为主要作用。蛔虫得辛则伏，得苦则下，得酸则安，得甘则翻，见洞就钻，故在治疗蛔虫时一般选用辛、苦、酸味的药物。但使君子例外，其味甘，单用即有明显的效果。

2. 饮茶致呃　古代本草记载如果食使君子后再饮茶会导致呃

逆，在处方中如果有使君子时也是不宜饮茶的。在《本草纲目》中还记载，使用威灵仙、土茯苓时，也不宜饮茶。实践也的确如此。若用使君子导致呃逆，可以其壳煎水服用。《岭南采药录》介绍："使君子，生食太多，令人发呃逆，儿童多食，有呃逆至一日夜不止者，惟用其壳煎水饮之，即止。"

【药效比较】

使君子、槟榔　①均能杀虫，治疗肠道多种寄生虫，如蛔虫、钩虫、绦虫等，可以同用，如肥儿丸。使君子以驱杀蛔虫为主要作用。②均能消疳，由于虫积可以导致疳积，二药杀虫，即可以达到消疳的目的。临床单用使君子即有效果，配伍同用作用加强。但由于寄生虫病多见于小儿，而槟榔作用较强，所以一般使用时剂量不能太大，以防伤及正气。

使君子善于驱杀蛔虫，乃治疗蛔虫要药。槟榔善于驱杀绦虫，乃治疗绦虫要药，尚能利水消肿、行气导滞、截疟。

【用药体会】使君子是治疗肠道蛔虫的主要药物，为驱杀肠道寄生虫的首选。临床可以单独应用。虽然使君子可以作为食物食用，但一次性使用剂量不宜过大。

侧柏叶　Cè bǎi yè《名医别录》

【本草认知】

1. 治疗脱发　侧柏叶是治疗脱发要药，具有良好的生发乌发作用。笔者体会，将其与其他药同用泡酒外搽发根，能促进毛发生长，可以治疗诸如脱发、头皮屑、毛发枯萎无光泽等。治脱发侧柏叶不可阙如。用侧柏叶治疗脱发，早在《备急千金要方·卷十三·头面风第八》中就有记载，云："鬓发堕落，令生长方。生柏叶，切，一升，附子四枚，猪膏三升。上三味，末之，以膏和为三十丸，用布裹一丸，内煎沐头泔汁中，沐发长不落，其药密收贮，勿令泄气。"《太平圣惠方·卷四十一·令发润泽诸方》

载："治血脉虚极，发鬓不得润泽，宜用此方。桑根白皮，锉一斤（升），柏叶。上以水三斗，淹浸煮五六沸，沐头，数数为之，发即润泽。"《太平圣惠方·卷四十一·治发黄令黑诸方》载："治发鬓黄赤令黑方：生柏叶，切一升，猪膏一斤，上件药，捣柏叶为末，以猪膏和为二十丸，用布裹一丸，纳泔汁中，化破沐之，日一用一月后，渐黑光润。"显然前人早就认识到侧柏叶具有生发乌发的作用。从应用来看，以外用作用好。

2. 止咳　侧柏叶的止咳作用不是很强，一般在临床上并不多用。

3. 止血　侧柏叶具有良好的止血作用，可将其作为凉血止血药使用。同时，侧柏叶又具有涩味，所以又能收敛止血，可用于各种出血病证，治疗人体上部出血病证多用。在使用时一般是将其炒炭后应用，止血作用加强，处方写侧柏叶炭。

【药效比较】

侧柏叶、地榆　①均能凉血止血，用于血热出血证。②均能收敛止血，可治多个部位的出血。在止血部位方面有所区别，侧柏叶善治上部出血，如吐血、咳血；地榆善治下部出血，如便血、崩漏。地榆收涩作用弱于侧柏叶。

侧柏叶尚能化痰止咳，生发乌发。地榆尚能清热解毒。

【用药体会】侧柏叶为生发乌发要药，笔者治疗脱发、白发时，常常将其作为首选之品。根据古代本草记载，结合笔者体会，其无论是内服或是外用均有疗效，在外用方面有直入病所的特点，参见《验方心悟》侧柏叶生发酒；在内服方面配伍应用也有很好的作用，参见《验方心悟》补肾生发汤。

佩兰　Pèi lán《神农本草经》

【本草认知】

1. 辟秽　佩兰芳香，气味浓郁，古时女子常将其佩戴在身上，以散发香气。暑季炎热，且多夹有湿邪，湿邪困着，难以速退，需要选用化湿的药物。佩兰具有解暑化湿的作用，尤其是盛夏酷暑之时，若当出现精神疲倦、四肢无力、食欲不振、大便稀溏等，属于暑湿困脾，可用佩兰治疗，所以有"佩兰消暑，化脾湿而辟浊"的说法。

2. 治脾瘅　佩兰的作用类似于藿香，但从气味来看更香一些。其主要作用是化湿，对于湿浊病证，此药为首选。用佩兰治疗湿浊为患的病证，历史悠久，《黄帝内经》中就有用其治疗脾瘅病证的记载。所谓脾瘅，是指感受湿邪以后，影响脾的运化功能，表现为口中甜腻、周身困重，与多食美味，助湿碍脾，导致湿浊内阻有关。脾瘅久之又可转为消渴。佩兰化湿，除秽恶作用良好，现临床治疗湿浊内停，诸如恶心呕吐、大便溏泄、臭秽不堪就常选用佩兰，同时其也为治疗消渴良药。按《素问·奇病论》云"五味入口，藏于胃，脾为之行其精气，津液在脾，故令人口甘也，此肥美之所发也，此人必数食甘美而多肥也，肥者令人内热，甘者令人中满，故其气上溢，转为消渴，治之以兰，除陈气也。"此处所云"兰"，即佩兰，消渴邪热郁结于胃，以佩兰除陈气，不伤正气。现还以其治疗脾湿黄疸。

3. 治疗磨牙　佩兰是治疗磨牙的常用药物，也是治疗口臭作用较好的药物。临床体会，治疗磨牙一般不能少佩兰，配伍益智仁则作用更好，单用其中一味不及配伍应用效果好。

4. 治疗流涎水　佩兰乃是治疗流涎水的要药，配伍益智仁效果会更好。一般流口水以小儿多见，但成人亦有患之者。脾主涎，成人流涎主要与脾有关，若脾失健运，水湿难运，水液无法输布全身，会导致流涎水。若经常流口水、唾液清稀、熟睡时流涎更甚，兼现面色㿠白、神色困顿、纳少、舌淡胖等，可诊断为脾虚流涎，用五苓散加佩兰、益智仁、麦芽治疗。处方：佩兰15g，益智仁10g，生、炒麦芽各30g，猪苓10g，茯苓15g，白术15g，泽泻10g，桂枝6g，水煎服。

【药效比较】

1. 藿香、佩兰 ①均能芳香化湿，用于湿阻中焦所致脘腹胀满、食少、恶心、呕吐、大便溏薄、身体困倦；也用于湿温、暑湿证。可配伍同用。佩兰化湿作用优于藿香，从气味来看也更香一些，对于湿浊病证，此药为首选。②均能解暑，外散表邪，内化湿浊，用于外感表证兼有湿邪者，因暑多夹湿之故。其实际上是解暑湿，也可以说解阴暑。二药芳香而不香窜，化湿而不燥烈，药性平和。

藿香止呕作用更好一些，略有解表作用。佩兰醒脾作用好，解表之力较弱，偏于化湿。

2. 佩兰、香薷 均能芳香化湿、发散表邪，用于湿阻中焦、疲倦乏力、脘腹痞满、恶心呕吐、大便失调，可同用。佩兰乃是芳香化湿要药，作用强于香薷。

【用药体会】佩兰具有解暑化湿的作用，尤其是盛夏酷暑，当出现精神疲倦、四肢无力、食欲不振、大便稀溏等暑湿困脾的症状时，可选用之。佩兰为治疗口甘、口臭的最佳药材，口甘多为湿浊为患。凡见舌苔滋腻，笔者将佩兰作为首选之药。

金钱草 Jīn qián cǎo《本草纲目拾遗》

【本草认知】

1. **药材** 金钱草为报春花科植物过路黄的全草，江南各省均有分布，喜阴凉湿润环境，不耐寒。以肥沃疏松、富含腐殖质的砂质土壤最宜生长。《本草纲目拾遗·卷五》中记载了一种叫神仙对坐草的植物，"山中道旁皆有之，蔓生，两叶相对，青圆似佛耳，夏开小黄花"，一名蜈蚣草。这种植物就是当今各地通用的金钱草。其实，叫作"金钱草"的不止一种。据调查，市场上金钱草大约有6种，分别是四川大金钱草（过路黄，报春花科）、四川小金钱草（马蹄金，旋花科）、云南大金钱草（积雪草，伞形科）、广东大金钱草（金钱草，豆科）、江西金钱草（天胡荽，伞形科）、江苏金钱草（连钱草，唇形科）。有认为只有在四川被称为大金钱草的才是真正的金钱草。现公认具有排石和溶石作用、药源较广的是过路黄和连钱草。过路黄清热利湿、溶石排石，治疗急慢性胆囊炎、结石，急性重症黄疸型肝炎，高度黄疸者是为首选。泌尿系感染伴结石者则用连钱草（江苏金钱草）。临床上，过路黄可以替代连钱草用，而连钱草很少替代过路黄。

2. 应用　金钱草首载于《本草纲目拾遗》，使用历史并不长。现发现其退黄作用极佳，可以单用一味退黄，需大剂量使用。同时，其又是治疗多种结石的要药。患有胆结石的患者是不宜吃鸡蛋的，有一种用法，就是将金钱草切碎后，拌上饲料，喂给鸡吃，患者再食用鸡下的蛋，这样就可达到排出胆结石的作用。现也将金钱草制成糖浆剂服用。

3. 关于解毒消肿　现有多种版本的中药书籍在记载金钱草的作用时，多云其"解毒消肿"。这里所云的解毒消肿意思不明，概念不清，很容易与蜈蚣、全蝎的"攻毒散结"、大蒜的"解毒消肿"等混为一谈，导致理解上的混乱，故本书直接云"清热解毒"，意思更明确。

【药效比较】

1. 茵陈、金钱草　①均能清热除湿，退黄疸，用于湿热黄疸所致身目黄色鲜明、发热、小便短赤等证。茵陈为治疗湿热黄疸之要药。茵陈使用的历史悠久，无论湿热、寒湿，阴黄、阳黄均可配伍使用，如治湿热黄疸之茵陈蒿汤、治寒湿黄疸之茵陈四逆汤。②均能清热解毒，用于热毒痈肿疔疮。以金钱草作用强，临床多用。也可以其鲜品捣汁涂擦患处以治烧烫伤。

茵陈为治黄疸之要药，无论阳黄、阴黄均可配伍。金钱草主要用于阳黄证，并能清热解毒、利尿通淋，且尤善治石淋。

2. 金钱草、海金沙　均能清热利尿通淋，用于热淋、石淋及水肿。

金钱草又能清热解毒、利湿退黄、化石通淋。海金沙兼能走血分，用治血热吐血、衄血、尿血。

3. 金钱草、大黄　①均能清热利湿，退黄疸，用于湿热黄疸、小便不利、淋证。金钱草可以单味大剂量使用。②均能清热解毒，用于各种热毒病证，大黄力量较强。

金钱草尤为治疗结石要药，对于肝胆结石、膀胱结石均为首选之药。大黄乃泻下通便的要药，主治热结便秘，又能活血化瘀、泻火凉血。

【用药体会】金钱草的退黄作用极佳，可以单用大剂量退黄。同时其又是治疗多种结石的要药，包括胆结石、泌尿道结石。笔者体会治疗胆结石，临床首选三金，即金钱草、鸡内金、广郁金，再适当配伍疏肝利胆、行气开郁之品。中医的所谓"淋证"类似于泌尿系统感染和结石，也是首选三金，即金钱草、鸡内金、海金沙，再适当配伍利尿通淋、止痛之品。

金银花　Jīn yín huā《名医别录》

【本草认知】

1. 出处　《中药学》记载金银花出自《新修本草》，而笔者考《名医别录·上品》即有忍冬的记载，所以金银花的出处最早应该是出自《名医别录》。

2. 解毒　金银花具有很好的清热解毒作用，温热病邪在卫气营血各个阶段均可以选用，但主要治疗卫、气分病证，尤其是治疗热毒疮疡方面效果良好。谚语云："清热解毒金银花，人人都把它来夸。"在所有清热解毒药中，金银花由于作用强，口感好，带有清香气味，非常受人们的喜爱。

《医学真传·辨药大略》云："余每用银花，人多异之，谓非痈毒疮疡，用之何益？盖银花《别录》名忍冬藤。以银花之藤，至冬不凋，乃宣通经脉之药也。又一本之中，花有黄、白，气甚芳香，故有金银花之名。金花走血，银花走气，又调和气血之药也。通经脉而调气血，何病不宜？岂必痈毒而后用之哉！"这是对金银花的作用部位进行了解说，按照此说，金花走血，银花走气。不过现药店不分金花、银花，而统称金银花。

3.**用量** 临床使用金银花一般剂量要大，量小则力单，难以发挥作用。根据临床验证，大剂量才能展示其作用，尤其是治疗疮疡、疠风、肿毒，更应大剂量。

4.**忍冬藤** 忍冬作为药用有忍冬花（金银花）和忍冬藤（金银花藤、二花藤），通常所说的忍冬指的是藤茎。《本草纲目·卷十八·忍冬》云："忍冬，茎叶及花功用皆同。昔人称其治风除胀，解痢逐尸为要药，而后世不复知用，后世称其消肿散毒治疮为要药，而昔人并未言及，乃知古今之理，万变不同，未可一辙论也。"这是说金银花的藤茎、花作用相似，均为治疗疮肿的要药。用忍冬藤治疗疮肿既可以内服，也可以外用。根据临床使用来看，忍冬藤主要用于风湿痹痛病证，偏于治疗热痹，需要大剂量效果才佳。

【**药效比较**】

金银花、菊花 ①均能解表，用于外感风热表证所致发热、头痛、口燥咽干等，可同用。菊花作用略强于金银花。但金银花能入血分，所治部位要深一些。在解表方面，分别有桑菊饮（用菊花）、银翘散（用金银花）。②均能清热解毒，用于热毒病证。金银花解毒作用强于菊花，解毒范围广泛，既用于热毒病证，也用于卫气营血之热邪过盛诸证。金银花在临床上更多用，如五味消毒饮、四妙勇安汤等，而菊花多只作辅助药物使用。临床可将二者泡水饮服，治疗暑热外感、热毒疮疡病证，尤其是夏季常同用。

金银花尚能凉血、止血。菊花尚能清肝明目、平抑肝阳。

【**用药体会**】对于金银花凉血作用，许多中药书籍不予记载。笔者认为金银花有直接地入血分的作用，可用治血热病证，如清营汤即配伍有本品。无论炒炭或不炒炭均有此作用。由于走血分，金银花止血并不限于治疗大便下血，也用于其他部位出血，多炒炭用。

忍冬藤具有清热解毒、通络止痛的作用，理论上是治疗热痹之药。但笔者体会，对于热痹如果单纯选用清热凉血、通络止痛之药，其实效果很差，有的甚至加重病情，尤其是大剂量使用时更应慎之又慎，如防己之类的药物更不能轻易使用。因此笔者认为，治疗热痹应选用温通经络之药，可以少佐清热解毒通络之品。

金樱子　　Jīn yīng zǐ《雷公炮炙论》

【本草认知】

1. 坚欲　金樱子能固精关，涩精液。古代方士认为其能秘守精元，媚内坚欲，具有提高性欲的作用。但也有医家不同意此说。从临床来看，金樱子对于遗精滑精的确具有一定的作用，但延缓性欲时间的作用不强。《本草纲目·卷三十六·金樱子》云："无故而服之，以取快欲则不可，若精气不固者服之，何咎之有？"此即指遗精、滑精者，方可取之。

2. 配伍　金樱子单独应用，效果并不佳，临床多配伍应用。其配芡实，治疗肾虚不固，遗精、滑泄、白浊；配人参、五味子，可以治疗肺气不足，久病咳喘。《本草新编·卷五》云："世人竞采以涩精，谁知精滑非止涩之药可止也。遗精梦遗之症，皆尿窍闭而精窍开，不兼用利水之药以开尿窍，而仅用涩精之味以固精门，而愈涩而愈遗也。所以用金樱子，必须兼用芡实、山药、莲子、薏仁之类，不单止遗精而精滑反涩，用涩于利之中，用补于遗之内，此用药之秘，而实知药之深也。"这里既强调辨证用药的正确性，又强调配伍用药的重要性。

3. 副作用　临床应用金樱子煎剂口服，部分患者有便秘、腹痛、下腹部胀感，个别发生咳嗽，所以剂量一般不宜太大。《本草求真·卷二》认为："生者酸涩，熟者甘涩，用当于其将熟之际，得微酸甘涩之妙。取其涩可止脱，甘可补中，酸可收阴，故能善理梦遗、崩带、遗尿。"

4. 食用　成熟的金樱子酸甜可食，但由于略有酸味，一般食用较少。若欲食之，需待其熟透，则酸涩味减轻。

【药效比较】

1. 金樱子、桑螵蛸、覆盆子　均有固涩作用，用于肾虚不固之遗精、滑精，膀胱失约之遗尿、尿频，带脉失约之白带过多等证。

金樱子功专收涩，又可涩肠止泻、止带，用于久泻、带下之证。其在收涩方面，长于治遗精。桑螵蛸在收涩方面，长于治遗尿，尚有助肾阳的作用。覆盆子在收涩方面重在涩精，以肾虚不固之遗精、阳痿常用，多用于不育证，如五子衍宗丸。三药在固涩方面以桑螵蛸多用。

2. 金樱子、金铃子　金樱子以收敛为功，用于肾虚不固之遗精、滑泄，膀胱不约之遗尿、尿频，脾肾虚损之久泻、久痢，妇人虚损之带下、崩漏。金铃子（川楝子）清热、行气止痛，用于肝热或肝郁气结所致胸胁及脘腹疼痛、疝气疼痛以及睾丸作痛；亦能杀虫，用于驱杀肠道寄生虫；外用可治疗疥癣。

金樱子收涩止泻而涩肠，又能固精。金铃子行气解郁而疏肝，又能杀虫。

【用药体会】金樱子收敛，可治疗前后二阴的病证，但以治疗前阴病证为主。古代医家认为其有固精关的作用，因此在治疗性功能障碍方面常选用之。若性功能低下，出现早泄、遗精、滑精，应用金樱子有较好的疗效。

乳香　Rǔ xiāng《名医别录》

【本草认知】

1. 活血　乳香性香走窜，善透窍以理气，活血的作用较强，称为破血之药，较之姜黄力更甚。一般多用于外科疮疡病证，外用膏药中常选用。

2. 用法　乳香、没药分生用和制用。生品一般不作为内服药使用。将其置于锅中炒后去油，为制用，作为内服药使用，可减少对胃的刺激性。

【药效比较】

乳香、没药　①均能活血行气，二者性香走窜而善行，常配伍同用，治疗跌打损伤之瘀血肿痛、痹证日久之肢体筋脉挛缩、经闭、痛经、癥瘕积聚等，如仙方活命饮、活络效灵丹。由于乳香、没药的味道不好闻，入煎剂患者难以接受，所以更多的是外用，尤其是治疗跌打损伤方面作用良好，如七厘散。乳香止痛力强，行气力强于没药，痹证多用。没药偏于活血化瘀，破泄力大，化瘀力优于乳香，痛证多用。②均能化瘀生肌，用于痈疽肿痛或久溃不敛以及筋脉拘挛，如小活络丹。

乳香长于行气活血，止痛力强。没药偏于活血散瘀，破泄力大。

【用药体会】乳香乃是治疗瘀血病证的常用药物。笔者认为，此药入煎剂时味道不好闻，且内服时会刺激胃，导致如恶心、反胃、胃中嘈杂等，患者难以接受。笔者喜用此药外用，治疗诸如疼痛、肿块、瘀血等，特别是骨质增生病证，与没药配伍同用效果尤好。

鱼腥草　Yú xīng cǎo《名医别录》

【本草认知】

1. **清热解毒**　鱼腥草清热解毒的作用很好，若热毒痈肿，可单味煎汤内服，也可用鲜草捣烂外敷。其善清肺热，又消痈排脓，故为治疗肺痈的要药。鱼腥草还可与百部、鹅不食草、麦冬等配伍，用于百日咳。近年来其多用于大叶性肺炎、急性支气管炎及肠炎、腹泻等疾患，颇有疗效。鱼腥草可有效治疗感冒，主要是因为其能清除肺热，所以有"红肿疼痛又发烧，不要小看鱼腥草""常吃鱼腥草，不会得感冒"的说法。此外，鱼腥草还可用于痈肿疮毒、热毒、湿热泻痢、湿热黄疸、湿热淋证。

2. **治疗鼻病**　鱼腥草可以治疗鼻部病变，如鼻渊、鼻鼽（过敏性鼻炎）、鼻窒（慢性鼻炎），一般应用大剂量方能达到效果。若鼻窒可以川芎茶调散加大量鱼腥草治之。

3. **毒性**　古代本草书中记载鱼腥草"多食令人气喘"（《名医别录·下品》）。《本草经集注·果菜米谷·下品》又载："世传言食蕺不利人脚，恐由闭气故也。今小儿食之，便觉脚痛。"但从现代食用来看，并未见毒性。将鱼腥草作为针剂应用于感染性疾病，部分患者有可能会出现过敏性休克，因此临床已经不使用了。

【药效比较】

1. **鱼腥草、芦根**　①均能消痈排脓，尤以治疗肺痈作用佳，可以同用。鱼腥草为治疗肺痈的要药。芦根作用较平和，外感咳嗽也可使用，如桑菊饮。②均能解毒。鱼腥草治疗热毒疮疡、痈肿，可单味煎汤内服，也可用鲜草捣烂外敷。古代本草书中记载芦根能解毒，如《备急千金要方·卷二十四·解食毒》载："锉芦根，舂取汁，多饮良，并治蟹毒。亦可取芦苇茸汁饮之，愈。"古代用其解河豚毒、鱼蟹毒、酒毒、狗肉毒等，但作用并不强，多只作辅助药物使用。若突然食物中毒，可用新鲜芦根汁饮服。现代中药书籍多不记载芦根解毒的功效。③均能利尿，治疗小便不利、湿热淋证，作用不强，临床不作为首选药物。芦根较鱼腥草多用。④均可以作为食物食用。《中药大辞典》称芦根的嫩芽为芦笋，由于现代又有一种进口的食材石刁柏也名芦笋，为避免一名二物，故笔者将芦根之嫩芽称为芦苇笋。

鱼腥草清热解毒强于芦根。芦根尚能清胃止呕、清热生津。

2. 鱼腥草、蒲公英　①均能清热解毒、消痈排脓、清利湿热，用于热毒疮疡、痈肿。蒲公英作用较强，如五味消毒饮。②均能利湿，用于湿热小便不利，亦用于湿热泻痢、黄疸。鱼腥草利湿作用较弱。

鱼腥草乃治疗肺痈要药。蒲公英乃治疗乳痈要药。

【用药体会】传统多用鱼腥草治疗肺痈病证。鱼腥草清热解毒，乃是治疗肺热咳嗽的要药，而对于外感咳嗽也可选用。由于清肺热作用好，笔者喜用其治疗因肺热导致的一些感染性疾病。现也认为其能抗过敏，所以对于过敏性疾患笔者也喜应用。

狗脊　Gǒu jǐ《神农本草经》

【本草认知】

1. 作用　狗脊是治疗脊椎病变的主要药物，尤其是对脊强，俯仰困难，作用良好。

2. 止血　本草书中记载狗脊具有止血作用，但从临床使用来看，狗脊并不作止血药使用，之所以云其止血是因为其根茎上的毛有止血作用。

【药效比较】

狗脊、千年健　①均能祛除风湿，用于风湿痹痛，作用平和。②均能强壮筋骨，用于腰膝酸软、筋骨无力。二药配伍应用作用加强。

狗脊亦能温补固涩。千年健则专于风湿病证。

【用药体会】狗脊是治疗脊椎病变的主要药物，尤其是对脊强，俯仰困难，作用良好，凡脊病其为首选。由此认为，狗脊乃是治疗督脉病变的主药。通过多年的临床实践，笔者认为，以其配伍具有强壮作用的药物同用，能达到更好的治疗效果。肾虚则腰背强，治以除湿益肾，脊坚则俯仰自利，故狗脊为常用之药。

泽兰　Zé lán《神农本草经》

【本草认知】

1. 特点　泽兰首载于《神农本草经·中品》，和益母草的功效非常相近，但泽兰远不及益母草常用。从使用来看，古代本草记载，治疗妇人疾病，一般首选益母草；从组方来看，泽兰使用较少。临床可以泽兰代益母草使用。

2. 治水肿　《神农本草经》认为泽兰主"大腹水肿，身面四肢浮肿，骨节中水"，这一点和益母草作用相似。但从临床用药来看，泽兰所治大腹水肿，以肝的病变多用，而益母草以肾病多用。

3. 活血　《日华子本草·草部》云："通九窍，利关脉，养血气，破宿血，消癥癖，产前产后百病，通小肠，长肉生肌，消扑损瘀血。"这里论述泽兰具有破瘀血作用，那么其所治疗的瘀血部位到底以哪部分为主呢？结合古代医家的认识，笔者认为仍然以治疗肝经瘀血为主。

【药效比较】

1. 泽兰、益母草　①均能利水消肿，用于水肿、小便不利。益母草利水作用较泽兰强。②均能活血化瘀，用于瘀血病证，如经闭、痛经，但作用不强。二药活血祛瘀不伤正，利水祛浊可消肿，通经止痛可生新。

益母草辛散苦泄之力较强，性寒又能清热解毒，其活血、利水作用较泽兰为强，临床应用亦更广。泽兰药性偏温，能活血、利水，可以泽兰代益母草使用。

2.泽兰、佩兰　均芳香。《本草纲目·卷十四·泽兰》说"兰草、泽兰气香而温，味辛而散，阴中之阳，足太阴、厥阴经药也。脾喜芳香，肝宜辛散。脾气舒，则三焦通利而正气和；肝郁散，则营卫流行而病邪解。兰草走气道，故能利水道，除痰癖，杀蛊辟恶，而为消渴良药；泽兰走血分，故能治水肿，涂痈毒，破瘀血，消癥瘕，而为妇人要药。虽是一类而功用稍殊，正如赤白茯苓、芍药，补泻皆不同也。"就是说泽兰走血分，佩兰走气分。

泽兰活血化瘀、通经止痛、利水消肿，其活血不伤正，为妇科调经要药。佩兰芳香化湿、解暑辟秽，善除中州秽浊陈腐之气，为治脾瘅要药，尤以治疗口甘、口臭为佳。

【用药体会】泽兰作用较平和，使用时剂量可以稍大一些。其和益母草可以互相代用，笔者常将二药配伍治疗妇科痛经、经闭，也用于消除炎症和尿蛋白。但益母草多用。笔者临床体会，泽兰、益母草均具有减肥瘦身的作用，二药同用，既能用于妇科疾患，又能治疗肥胖，常用量为15g。

泽泻　Zé xiè《神农本草经》

【本草认知】

1.利水　一般认为冬季产的正品泽泻利尿作用好，春泽泻效力稍差。《本草衍义·卷七》云："泽泻，其功尤长于行水。"

2.关于补阴　《珍珠囊药性赋·卷三》中有"泽泻利水通淋而补阴不足"的说法，对于此文的理解，有两种不同的看法。一是认为泽泻有补阴作用，即所谓泽泻利水通淋，但补阴的作用不强，如六味地黄丸中配伍有此品。二是认为不能补阴，将原文以现代语言解释，就是泽泻利水通淋，但不足以补阴，"而补阴不足"，乃是倒装句，代表方是五苓散。由此，在理解此语时，出现两种不同的观点。从临床来看，泽泻不作为补阴药使用，故笔者认为以第二种理解较为恰当。泽泻利水力强于茯苓、薏苡仁，实有伤阴的可能，更遑论补阴之效，虽六味地黄丸中配伍有本品，但其补阴非泽泻之功，实乃熟地、山茱萸、山药之效。也有认为泽泻补阴，一为补阴分之不足，二为补阴之功用不足。其认为《珍珠囊药性赋》"泽泻利水通淋而补阴不足"为诗歌之体裁，与下句"海藻散瘿破气而治疝何难"相对，理论上又有《名医别录·上品》中说其"补虚损"。但明清以来的本草书中，只云其利水之功而淡其补阴矣。

3. 泻肾火　泽泻能够泻肾火，用于肾火妄动病证。现代中药书中多云其"泄热"，但泄热仍是偏于泻肾火，因此临床上肾火妄动常选用此药。如六味地黄丸中用之，就取此作用。

4. 治疗酒风病　《素问·病能论》云："帝曰：善。有病身热解堕，汗出如浴，恶风少气，此为何病？岐伯曰：病名曰酒风。帝曰：治之奈何？岐伯曰：以泽泻、术各十分，麋衔五分，合以三指撮为后饭。"此方主治酒风病，系嗜酒积热伤脾，湿热内生所致。方中泽泻淡渗，利水道，清湿热；白术苦温，健脾燥湿；麋衔（鹿衔）为治风湿病药。合而成方，对湿热内蕴，汗出恶风，身重体倦者，有一定的疗效。

5. 治疗眩晕　内耳性眩晕常表现为天旋地转，如坐舟车。现代研究认为，其与内耳水肿有关。泽泻具有利水的作用，可以消除水肿，达到治疗的目的。《金匮要略·痰饮咳嗽病》载："心下有支饮，其人苦冒眩，泽泻汤（泽泻、白术）主之。"因方中二药均为利水之药，故临床常选用之。根据泽泻、白术的此特点，二者水煎服，治疗内耳眩晕病有效，也可用于治疗以眩晕为主要表现的椎动脉型颈椎病。

6. 减肥　泽泻利水清湿热，可以排除身体多余的水分，加快身体的新陈代谢，消除下半身肥胖，达到减肥效果。有认为《神农本草经》所云"能行水上"即是对"轻身"的一个解释。笔者临床体会，取泽泻减肥一般不宜大剂量，以免伤身体，因减肥需坚持较长时间，量大会损害身体。若减肥，笔者常配伍冬瓜皮、荷叶、决明子、生山楂、黄芪、薏苡仁、丹参以及苍术、冬瓜仁等同用，可参看《验方心悟》山楂瘦身汤。使用泽泻泡茶可以轻松减肥，不过量不要太大，每日的量最好控制在10g以内。

【药效比较】

泽泻、茯苓　均能利水渗湿，用于水湿停滞之水肿、小便不利，常配合应用，可增强利尿功效，如五苓散。泽泻利水作用强于茯苓。二药对于阴伤的病证也可以选用，如六味地黄丸中配伍有此二药，但并不是取其补阴之功。

泽泻能清热。茯苓能健脾，也能宁心安神。

【用药体会】笔者认为泽泻减肥效果不错，对水湿停留使精津不能布化所致的面垢、肥胖皆有疗效。中医认为，肥胖多与"痰浊"有关，痰浊随血流窜，无处不到，其黏稠之性可滞着血管，阻塞管腔。泽泻通过利尿，排除水湿，可达减肥之功。泽泻通过利水可以治疗单纯性肥胖、高胆固醇血症、脂肪肝、糖尿病及原发性高血压等。

细辛　Xì xīn《神农本草经》

【本草认知】

1.剂量　《本草纲目·卷十三·细辛》引《本草别说》曰："若单用末，不可过一钱。"并在细辛附方下载治"虚寒呕哕、饮食不下。细辛去叶半两，丁香二钱半，为末。每服一钱，柿蒂汤下"。清·严洁等编写的《得配本草·卷二》曰："其性极辛烈。气血两虚者，但用一二分，亦能见效。多则三四分而止。如用至七八分以及一钱，真气散，虚气上壅，一时闷绝。"《本草求真·卷三》曰："所用止宜数分，过则气塞命倾。"以上本草所载细辛用量标准均不超过一钱，皆以根部入药。古人所谓细辛不过钱，相当于现代 3g 左右，但古人用细辛是将其研末服，现多用其入煎剂，有效成分不一定全部被人体吸收，所以细辛的剂量是可以稍大一点的，只是服法方面有所不同而已。传统药用细辛在初春二月或仲秋八月采挖，此时其根部的营养物质最为丰富，同时细辛的传统加工方法中，要除去地上部分。细辛单用研末时，其挥发油成分破坏极少，用小量即能麻痹呼吸中枢，引起窒息死亡。而入汤剂时，挥发油成分极少溶于水，且能随水蒸气蒸发，因此细辛挥发油在煎液中含量极低，即使大量使用也少有副作用。此外，细辛与其他药物互相作用，其麻痹呼吸中枢的作用随之减弱。细辛用量的多寡及毒副作用，关键在于正确的辨证。以其配入复方用作煎剂时，可根据病情酌情加量。现临床使用细辛剂量控制在 5g 以内是绝对安全的。

2. **毒性** 在 4、5 版《中药学》中载细辛无毒，而 6 版以后的《中药学》载其"有小毒"。现代研究认为，细辛有小毒，主要是对于肝脏有损伤，还可麻痹呼吸中枢。

3. **化饮** 张仲景治疗痰饮病证常选用细辛，如苓甘五味姜辛汤、小青龙汤，均取"病痰饮者，当以温药和之"之意。由于细辛主要治疗的还是饮邪为患的病证，如咳唾痰涎清稀，因此细辛应以化饮为主。

4. **反藜芦** 十八反中有细辛反藜芦的记载，这只是理论上的说法，事实上在临床上是不可能将藜芦与细辛同用的。因为藜芦乃是大毒药，具有极强的涌吐作用，而细辛则主要用于内科病证，故不可能将二者配伍在一张处分中同用。再就是藜芦在临床上极少应用，为安全起见都是专人专柜保管。理论认识和临床应用是有距离的。

5. **治疗口臭** 《本草经集注·草木上品》云细辛："人患口臭者，含之多效。"是指将细辛研末后含于口中具有香口祛臭的作用。《本草纲目·卷十三·细辛》引《太平圣惠方》的方法，将

327

细辛煮浓汁后热含冷吐，可治疗口臭。从配伍来说，可以将细辛与香口祛臭的砂仁、白豆蔻、藿香等组方一起应用。

6. **用法** 根据历代应用细辛的情况分析，入煎剂内服，细辛只可以少用，不可多用；只可以共用，不可以独用。但也有临床报道细辛入复方煎服用大剂量者。谚语云"细辛藏人参，人参不蛀"，意思是说，人参很容易被虫蛀，但如果将细辛与人参共同保管，人参就不易被虫蛀。这是因为细辛含有甲基丁香酚等挥发油，能散发出特异的辛香气味，对于各类昆虫均有较强的麻痹和驱逐作用。所以在保管一些贵重药材、皮毛、化纤制品时可以将细辛用纱布包裹后，同放在一起，达到杀虫的作用。

7. **配伍** 细辛配伍附子能祛沉寒，故麻黄附子细辛汤共用此二味。细辛配伍独活治疗少阴头痛，具体地说是头痛连齿。治疗口舌生疮，细辛与黄连同用，等份为末，掺之，漱涎甚效，名兼金散。治疗咳嗽，细辛一般与五味子、干姜同用。

8. **药性** 现公认，细辛性温，但李当之（华佗弟子）云"小寒"，可能是因为可用细辛治疗肾经虚火浮热，然此虚火是由风寒闭束所致，并不能说明细辛就是寒性。临床应注意，热性病证慎用细辛。

9. **辛润** 《素问·藏气法时论》有"辛以润之"的说法，细辛与大黄、附子同用，能治疗大便秘结，但细辛并不能通便。现代研究认为，其是通过激活肠管蠕动以通便，用于治疗风秘、冷秘。通常用细辛剂量不宜过大。

10. **止痛** 细辛可治疗多种疼痛病证，诸如头痛、牙痛、风湿痹痛，尤其是在治疗牙痛方面作用良好，对于虫牙、火牙疼痛均有效果。用时可以将其咬于痛牙上，流口水时吐掉。若口腔溃疡，可以将细辛研粉，用蜂蜜调成糊状，敷肚脐眼。

【药效比较】

1. **细辛、麻黄** ①均能发散风寒，用治风寒感冒。可同用，如麻黄附子细辛汤，用麻黄解太阳之寒，细辛、附子解少阴之寒，为治疗表里俱寒之名方。临床以麻黄多用。麻黄以风湿在表又有水湿为患者多用，如麻杏薏甘汤；而细辛则以痹证日久多用，如独活寄生汤。②均能治疗咳喘，常同用，如小青龙汤。小青龙汤主治外寒内饮之恶寒发热，头身疼痛，无汗，喘咳，痰涎清稀而量多，胸痞，不得平卧，或身体疼重，头面四肢浮肿。《张氏医通》之冷哮丸中也配伍有此二药。麻黄平喘作用好，细辛化饮作用佳。

细辛散寒止痛作用好，对于牙痛、头痛均有良好作用，又能宣通鼻窍。麻黄能宣畅肺气，又能利水消肿、散寒通滞。

2. 细辛、白芷　①均能止痛，治疗牙痛、头痛、风湿痹痛，如治偏正头痛之川芎茶调散就配有二药。白芷最大的特点就是治疗前额头痛，乃是治疗阳明经头痛要药。细辛治疗头痛，以少阴经疼痛作用好，若头痛连及牙痛效果非常明显。因细辛走肾经，而齿为骨之余，尤其对于下牙疼痛效果更好，又偏治夜间牙痛。白芷、细辛配伍同用作用加强。②均能解表，用于感受风寒的病证。但均不作为解表的首选药物，大多是在兼有鼻塞、头痛时才选用。由于白芷具有芳香的特点，所以对于表证有湿邪者常选用，如藿香正气散中配伍有白芷。而细辛的辛味突出，兼能走肾，若外感表证又有阳虚者可选用。细辛配伍附子能祛沉寒，故麻黄附子细辛汤用之。③均能祛除风湿，如独活寄生汤（细辛）、九味羌活汤（白芷、细辛）。治风湿证细辛略多用。④均能宣通鼻窍，治疗鼻病，如鼻塞、流涕，同用时效果更好。白芷乃治鼻渊的要药，可以将其研末吹鼻使用，也可用白芷配伍细辛、石膏、乳香（去油）、没药（去油），等份为末（见《医学从众录·卷四》）。细辛辛散芳烈，通鼻窍作用强于白芷。

细辛止痛作用强，又能温肺化饮。对于口舌生疮、腹泻，可单用一味细辛研末调成糊状，敷于脐部。白芷又能燥湿止带、消肿排脓。由于其祛风，也能止痒，可用于皮肤瘙痒。

【用药体会】根据本草书记载，细辛的剂量应限定在3g以内。但笔者认为，可以适当放大剂量，因为古人讲的是直接吹喉使用，所以不过钱，如入煎剂量大一些并无大碍。细辛在通鼻窍方面配伍辛夷作用更好一些。细辛可以研末吹鼻，用于猝然昏迷，口噤不开，如通关散。据此也可用治胃部痉挛疼痛。

贯众　Guàn zhòng《神农本草经》

【本草认知】

1. **品种来源**　贯众来源复杂，品种有很多，据统计，有20余种。古方记载贯众是无毒的，但现发现其中的绵马贯众有毒。其毒性一般在肠道不吸收，但肠中有过多脂肪时，可促进吸收而致中毒，主要表现为轻者头痛、头晕、腹泻、腹痛、呼吸困难、黄视或短暂失明，重者有谵妄、昏迷、黄疸、肾功能损伤，最后四肢强直，阵发性惊厥，终因呼吸衰竭而死亡。绵马贯众中毒后恢复缓慢，可造成永久性失明。因此用贯众时，要忌油腻。

2. **解毒作用**　贯众有很好的清热解毒作用，现用其治疗病毒性疾患，可强烈抑制流感病毒、腺病毒、乙脑病毒等，对于诸如肝炎、感冒等，贯众为常用之药。贯众的解毒作用和板蓝根非常相似，并且配伍以后作用加强。

3. **杀虫**　绵马贯众有杀虫作用，主要是驱杀绦虫。若取此作用，需大剂量使用，但大剂量应用又会导致中毒，而贯众的毒性对于视神经损伤难以逆转，所以现代临床基本不用其杀虫。若取其杀虫及清热解毒宜生用，止血宜炒炭用，名贯众炭。贯众还可以治疗乳糜尿，水煎服即可。贯众外用适量。

4. **治骨鲠**　王璆《是斋百一选方·卷十·第十三门》记载："滁州蒋教授名南金，顷岁因食鲤鱼玉蝉羹，为肋骨所鲠，凡治鲠药如象牙屑之属，用之皆不效，或者令服此药，连进三剂，至夜一咯而出。戏云管仲之力也。贯众不以多少，煎浓汁一盏半，分三服并进。贯众一名管仲。"这则医案是说蒋姓患者因吃鲤鱼被鱼刺所卡，用多种方法无效，后以贯众煎浓汁而愈。以贯众治疗鱼骨鲠喉的病证，在《普济方》中也有记载。因春秋时期的管仲乃是一位人才，故人们将贯众比喻为管仲。

【药效比较】

板蓝根、贯众　①均能清热解毒，用于多种热毒病证。现认为，二者具有抗病毒的作用，可以同用于肝病、感冒等。②均能凉血消斑，用于血热斑疹。

板蓝根有良好的利咽作用，善治咽喉肿痛。贯众能杀多种肠道寄生虫。

【用药体会】贯众清热解毒，气分热毒、血分热毒均可用之。现认为其有抗病毒的作用，所以感冒、肝病常用。笔者认为贯众配伍板蓝根、白蚤休后治疗肝病作用良好，所以笔者常将其同用。

九画

荆芥　Jīng jiè《神农本草经》

【本草认知】

1. **药名**　荆芥在古代的本草书中名假苏。李时珍解释，因气味之故，其"炒食辛香"，可以食用，而紫苏也是可以食用的，故有假苏一名。

2. **作用表浅**　荆芥为解表常用之药，其解表作用相对比较表浅，因此当感冒以后，身体恶风较为明显者，效果尤佳，如止嗽散中即配伍有荆芥。此药为常用解表药，因其性平和，所以寒热证均宜。《本草备要·卷一》云："荆芥，功本治风，又兼治血者，以其入风木之脏，即是藏血之地也。李士材曰：风在皮里膜外，荆芥主之，非若防风能入骨肉也。"也就是说，荆芥所治病证较防风更为表浅。

3. **止血**　《本草纲目·卷十四·假苏》云："荆芥，入足厥阴经气分，其功长于祛风邪，散瘀血，破结气，消疮毒。盖厥阴乃风木也，主血而相火寄之。故风病、血病、疮病为要药。"这里需强调的是用荆芥止血必须炒炭用，否则不能达到止血的作用。所以荆芥走气分须生用，走血分须炒炭用。至于所云"散瘀血"，临床一般不用。从临床来看，其可以治疗吐血、衄血、崩漏、痔血。

4. **治疮疡**　荆芥用于疮疡初起有表证者，若疮疡不兼表证则不宜使用。治疗疮疡主要采用清热解毒法，荆芥药性偏温，因此治疗疮疡不宜单独应用。

5. **食鱼禁荆芥**　古代本草记载，荆芥与鱼不能同时应用，《本草纲目》中许多鱼类食物下有此记载，在"荆芥"条下也反复强调不要与鱼同用。因服用荆芥时，食鱼会降低荆芥的疗效或产生副作用。洪迈《夷坚志·乙志·卷二十》云："吴人魏几道，志在妻家啖黄鱼羹罢，采荆芥和茶而饮，少焉足底奇痒，上彻心肺，跣走行沙中，驰宕如狂，足皮皆破欲裂，急求解毒药饵之，几两日乃止。"《本草纲目·卷十四·假苏》载："陶九成《辍耕录》云：凡食河豚，不可服荆芥药，大相反。予在江阴见一儒者，固此丧命。《苇航纪谈》云：凡服荆芥风药，忌食鱼。杨诚斋曾见一人，立致于死也。"由于鱼有很多种，为了安全，最好还是不要将荆芥与鱼同时食用。

6. 止咳与平喘　荆芥可治疗咳嗽，如《医学心悟·卷三》之止嗽散（注：该书卷二之"止嗽散"与卷三之"止嗽散"组成略有不同），但临床一般不用其平喘，所以在语言表述时不云荆芥治疗咳喘证。

【药效比较】

荆芥、生姜　均能解表，作用平和，用于外感表证，风寒、风热证均可以选用，并常同用。

荆芥药性平和，微温不燥，又能止痒祛风、透散疹毒，炒炭止血。生姜温胃止呕，为"呕家圣药"，亦能解毒。

【用药体会】 笔者认为荆芥、防风，对于痤疮、蝴蝶斑、扁平疣、雀斑有一定作用，临床可以用来治疗面色晦暗，从而达到美白靓肤的目的，配伍应用效果更好。倪珠谟《本草汇言·卷一》云："防风，辛温轻散，润泽不燥。能发邪从毛窍出，故外科痈疡肿毒、疮痈风癞诸证，亦必需也。"荆芥祛风作用好，治疗的病变部位较防风更表浅，所以外感应首选荆芥。若病邪逐渐加深，则应配伍防风同用。现认为荆芥能抗过敏，可用于过敏性疾患，尤其是皮肤瘙痒，荆芥为常用之品，配伍枳壳后止痒作用更好。

茜草 Qiàn cǎo《神农本草经》

【本草认知】

1. 作用归纳　对于茜草的作用，可以用活血、凉血、止血来概括。三者之中以止血作用最突出，而凉血作用并不强。茜草的根是红色的，《辞海》云："茜草根可以作大红色染料，因即以指大红色。"古代将其作为染料应用。从中药的特点来说，红色的药材多能够活血。

2. 止血部位　茜草止血，主要用治妇科出血，如月经过多、崩漏，以血热兼血瘀病证者为佳。在《黄帝内经》中就有用其治疗妇科疾病的记载。

3. 治闭经　茜草为治疗经闭的有效药，活血通络作用好。张锡纯尤喜将其应用于妇科病证，创制的女科方中，有三首方剂（安冲汤、固冲汤、清带汤），均用茜草配伍乌贼骨固涩下焦，治疗妇女月经过多、月经过期不止、经期出血、妇女崩漏、赤白带下等。前代医家认为茜草"于经闭为最有效之药"。

【药效比较】

1. 茜草、白茅根　均能清热、凉血止血，用于血热出血病证，如十灰散。茜草止血作用强于白茅根。

茜草以治妇人崩漏为主，对于其他部位出血也可以选用，其又能活血化瘀。白茅根以治尿血为主，又能清热利尿。

2. 三七、茜草　均能化瘀止血，对于瘀血所致出血病证效果尤佳，有止血不留瘀的特点。以三七作用更佳，为止血要药。

三七对于身体各个部位出血均为首选，内服、外用均可。单用即有极佳的效果。茜草止血，尤以妇人崩漏出血多用，如固冲汤，又因其化瘀，故对妇人瘀血经闭、产后瘀阻、恶露不下等亦为常用；也用于血枯经闭。

【用药体会】由于茜草具有止血、活血、凉血作用，临床上

对于肝瘀病证效果良好。笔者治疗肝病，如肝炎、肝硬化、肝区疼痛，尤喜用之。茜草在作用上与丹皮炭有相似之处，临床上治疗血瘀病证可以配伍选用。其对于各种原因引起的白细胞减少症也有疗效。

草果　Cǎo guǒ《饮膳正要》

【本草认知】

1. 除痰　草果所治之痰，并非呼吸道排出的痰，而是导致疟疾的痰。中医理论认为，无痰不成疟，疟疾的产生与痰密切相关。《本草正义·卷五》云："草果之治瘴疟，意亦犹是。然凡是疟疾，又多湿痰蒙蔽为患，故寒热往来，纠缠不已，治宜开泄为先。草果善涤湿痰而振脾阳，更以知母辅之，酌量其分量，随时损益，治疟颇有妙义，固不独专为岚瘴立法。"这是说治疗疟疾要注意除痰。而草果所治之痰，即与疟疾有关。

2. 化浊　草果祛除湿浊作用良好。明代吴又可治疗瘟疫名方达原饮中配伍草果，即取其芳香，透达膜原湿浊之邪。临床上尤其是舌苔厚腻难化时，加用草果即有良效。同时草果芳香化湿，醒脾开胃，又能防止油腻、生冷、滞气阻滞。有认为草果的功效类于草豆蔻而又强于草豆蔻，但温燥之性却弱于草豆蔻。

3. 食用　草果气芳香，味辛、辣，以个大、饱满、色红棕、气味浓者为佳，可作为调味香料。其具有特殊浓郁的辛辣香味，能除腥气，增进食欲，是烹调佐料中的佳品。《本草蒙筌·卷二·草果》云："气每熏人，因最辛烈，夏月造生鱼，亦多用此酿成。故食馔大料方中，必仗以为君也。"草果用来烹调菜肴，可去腥除膻，增进菜肴味道。如烹制鱼类和肉类时，有了草果其味更佳；炖煮牛羊肉时，放点草果，既使羊肉清香可口，又能祛避羊膻味。

【药效比较】

草果、草豆蔻　均能温中燥湿，用于中焦寒湿病证。

草果温燥之性更强，又能除痰截疟。草豆蔻偏于行气止呕。

【用药体会】草果化湿作用强，较白豆蔻少用，若寒湿重症多选用之。临床若见舌苔厚腻，湿浊之证较重者也可以选用。草果具有特殊浓郁的辛辣香味，作调味香料，能除腥气，驱避膻臭，开胃去腻，清香可口，增进食欲，是烹调佐料中的佳品。

草豆蔻　Cǎo dòu kòu《雷公炮炙论》

【本草认知】

1. **药材**　草豆蔻为姜科植物草豆蔻的干燥近成熟种子，是治疗寒湿病证的常用药。草豆蔻的温燥之性强于白豆蔻，临床远较白豆蔻少用。

李时珍认为："草豆蔻、草果虽是一物，然微有不同。""豆蔻治病，取其辛热浮散，能主太阴阳明，除寒燥湿，开郁化食之力而已。南地卑下，山岚烟瘴，饮啖酸咸，脾胃常多寒湿郁滞之病，故食料必用，与之相宜。"(《本草纲目·卷十四·豆蔻》)就是说草豆蔻、草果均可以用来当作食物食用。现主要是作为香料应用。《本草纲目》所说的豆蔻指的是草豆蔻，非白豆蔻。

2. **燥湿**　现代出版的中药书籍均云草豆蔻能燥湿，而实际上草豆蔻并不具备苦味，是因其辛温香燥，才云其燥湿。草豆蔻的温燥之性强于白豆蔻，主要是治疗寒湿证，如腹痛、呕吐等。

3. **止呕**　草豆蔻能止呕，但不及白豆蔻多用，主要是因为草豆蔻气味不及白豆蔻好闻，并且因为温燥，容易伤阴。

【药效比较】

草豆蔻、白豆蔻　均芳香化湿，草豆蔻温中化湿较白豆蔻为胜。草豆蔻味浊气燥，较白豆蔻少用。

豆蔻有4种，均能温暖脾胃，治疗脾胃虚寒所致脘腹冷痛。

白豆蔻偏于芳香化湿止呕，肉豆蔻温中止泻，红豆蔻和草豆蔻祛寒、燥湿、醒脾。红豆蔻温燥力最强，其次是草豆蔻。红豆蔻温中作用类于高良姜。

【用药体会】草豆蔻温燥特性较白豆蔻要强，现多用于脾胃湿浊病证。笔者临床多喜用白豆蔻，如寒湿证较重者才选用草豆蔻。

茵陈　Yīn chén《神农本草经》

【本草认知】

1. 关于名称　茵陈一般在农历三四月间采收，谚云"三月茵陈四月蒿，五月六月当柴烧"，意思是说茵陈应在春天采收作药物，到了五六月后即老枯，就不能入药了，只能当柴火烧。三四月采收的茵陈，称绵茵陈，夏季时地面上的茵陈枯萎，而到了秋季，其植株上又长出新的嫩苗，称茵陈蒿。绵茵陈较茵陈蒿质量要好，但因《伤寒论》用的是茵陈蒿的名称，故后人以茵陈蒿为常用名，实际上应该用"茵陈"更为妥当。

2. 治疗黄疸　古代的本草书将茵陈作为治疗黄疸的要药，《神农本草经·上品》记载其主治"风湿寒热邪气，热结黄疸"。其后的《名医别录·上品》谓："主治通身发黄，小便不利，除头热，去伏瘕。"张仲景对其认识就更深刻了，其创制的茵陈蒿汤被后人视为治黄疸阳黄要方。茵陈单用即有效果。谚语云："清热利湿用茵陈，治疗黄疸效验真。"茵陈还可治疗肝胆结石、胆囊炎、胆道蛔虫症以及皮肤病。根据其祛湿作用，亦用其治疗湿温、暑湿病证，如甘露消毒丹中即配伍有茵陈。现有用其治疗痤疮者。

3. 先煎　张仲景《伤寒论》所载茵陈蒿汤中的茵陈要求先煎，主要是去其轻扬外散之气，以厚其味，使专于苦降，不达表而直入于里，以利湿热从小便而出，则黄疸自去。周岩云："茵

陈发扬芳郁，禀太阳寒水之气，善解肌表之湿热，欲其祛邪由小便而去，必得多煮以浓其力。"（《本草思辨录·卷二·大黄》）

4.治疗湿疮　茵陈能清热利湿，解毒疗疮，尤擅治湿热蕴结之湿疹、湿疮，内服和外用均可。若遍身风痒，以茵陈煎浓汁外洗，具有卓效。

【药效比较】

1.茵陈、大黄　①均能清利湿热，治疗湿热黄疸。二者均可以使湿热从小便而出，达到使黄疸消退的目的，常同用，如茵陈蒿汤。二药分别单用亦有效果。根据茵陈祛湿作用，亦用治湿温、暑湿病证。大黄利湿，亦治疗小便淋涩疼痛，如八正散。②均能清热解毒，用于热毒病证。但二药在应用方面有区别，大黄清热解毒主要用于各种热毒病证，如痈肿疮毒、水火烫伤；茵陈清热解毒，主要用于皮肤瘙痒、湿疹、湿疮等。

大黄以泻下通便为主要作用，又能活血化瘀、泻火凉血兼止血。

2.茵陈、青蒿　均能清热，二者气味芳香，清泻肝胆，苦寒不伤胃，用于寒热往来、口苦及其他肝胆热证。

茵陈蒿既走肝胆又走脾胃，入气分，以退黄疸为主，乃治湿热黄疸要药。青蒿专走肝胆，入血分，也用于各种虚热病证，又能截疟。

3.茵陈、栀子　①均能清利湿热，用于湿热黄疸，常同用，如茵陈蒿汤。茵陈更多用。②均能解毒，用于湿毒病证。栀子作用较强。

茵陈利湿，治疗湿疮、湿痒，可外用。栀子泻火解毒、凉血止血，外用可消肿止痛。

【用药体会】茵陈乃是治疗黄疸的主药，无论阳黄、阴黄均可以选用。因其具有芳香的特性，故善治湿浊为患的病证。凡湿热身体困重，笔者常用之。一般在使用时，剂量较大。

茯苓　Fú líng《神农本草经》

【本草认知】

1. 作用特点　茯苓为临床常用的健脾之品，其特点是利尿不伤阴，健脾不滋腻，性质平和，补而不峻，利而不猛，既能补正，又可祛邪，无伤正之弊，故能补能泻，标本兼顾，既可作药物药用，又可作食物食用，凡脾虚病证为首选。《伤寒论》收载113个处方，其中使用茯苓的药方有15首，频率较高。

2. 化痰机制　茯苓为治痰主药，其化痰之功实与利水渗湿攸关。所谓痰之本，水也，茯苓可利水；痰之动，湿也，茯苓又可祛湿。然则利水渗湿之品，并非均能化痰，茯苓之用，亦有所特殊者。痰和饮都是津液代谢障碍所形成的病理产物，饮者质地清稀，痰者质地稠浊。茯苓健脾利湿，祛饮也就能够化痰，所以茯苓能够治疗痰饮病证。

3. 生津液　《神农本草经·上品》载茯苓治疗"口焦舌干"，《名医别录·上品》云其"止消渴"，张元素云其"止渴"，李杲云其"生津"。以上皆谓茯苓生津，然其乃是渗湿之品，何由津生？概由其甘淡渗湿，健脾，湿祛脾运则气得周流，津液亦随气化而生。所以李时珍曰："茯苓气味淡而渗，其性上行，生津液，开腠理，滋水之源而下降，利小便。"取此作用一般剂量较大。

4. 利水　《汤液本草·卷下·木部》云茯苓："小便多能止之，小便涩能利之，与车前子相似。"茯苓的这种双重作用在临床上具有重要意义。取其利水，可用于水湿内停的病证，如五苓散，临床则主要用于水湿兼脾虚的病证，如四君子汤，关键是在辨证时要把握使用要领。要说明的是，茯苓利水作用不强，用语言表述，多云渗湿。

5. 止汗　茯苓止汗，用治自汗、盗汗。《是斋百一选方·卷四》中记载："治脾虚人盗汗。华宫使传。白术（三两），白茯苓（二两），上为粗末，每服五钱，水一盏半，生姜三片，枣二枚，煎至八分，去滓，通口服，空心食前三服。"此乃通过补益脾胃而止汗。同时，因汗为心液，神志躁动则心液不藏而外泄，导致出汗，茯苓具有宁心安神之功，故能间接达到止汗作用。临床使用时，还可以将茯苓研末，用乌梅、陈艾煎汤服用。

6. 止消渴　古代医药书中有不少关于茯苓能够治疗消渴病证的记载，如《神农本草经》《名医别录》。茯苓是利尿药，何以又能治疗消渴病证？对此，有医家解释为是通过利水活津，使津液流动达到治疗效果的。另外六味地黄丸中配伍有茯苓，此方可以治疗消渴病，但也可能与方中配伍了养阴药有关。笔者认为茯苓治疗消渴，与健脾作用有关。

7. 美白　在古代美容方中，茯苓作为驻颜去皱、悦泽润肤之妙品使用频率很高。从临床使用来看，茯苓具有美容、祛斑增白、润泽皮肤的作用，尤其是对于面部黑斑、晦暗有效。根据现代用法，茯苓能改善皮肤的粗糙状况，使皮肤湿润光泽，细腻富有弹性。《神仙传·卷二·皇初平》载有兄弟二人："共服松脂茯苓，至五千日，能坐在立亡，行于日中无影，而有童子之色。后乃俱还乡里，诸亲死亡略尽，乃复还去。"当然这带有神话色彩，但是却可以反映茯苓确有养生美容的功效。《本草经集注·草木上品·茯苓》也说："通神而致灵，和魂而炼魄，明窍而益肌，浓肠而开心，调营而理胃，上品仙药也。"《抱朴子·内篇·卷十一·仙药》云："任子季服茯苓十八年，仙人玉女往从之，能隐能彰，不复食谷，灸瘢皆灭，面体玉光。"此虽传说，却提示茯苓具有美容的作用。

姚僧坦《集验方》中治疗"面𪒠雀斑，白茯苓末，蜜和，夜夜敷之，二七日愈"。（引自《本草纲目·卷三十七·茯苓》）这是讲将茯苓外用具有美容的作用。《本草品汇精要·卷十六·木部上品》载："白茯苓为末，合蜜和，敷面上，疗面𪒠疱及产妇黑疱如雀卵。"现用此方治疗黄褐斑、蝴蝶斑和雀斑。

8.治疗脱发 水气上泛巅顶，侵蚀发根，发根腐而枯落，可致脱发。茯苓下行渗水湿，使湿去则发生，虽非直接生发，但亦合"先其所因，伏其所主"的治疗原则，故现临床上有用其治疗脱发者。也可用茯苓治疗斑秃，方法是将茯苓研末后，以白开水冲服。其机理与脱发一致。

9.茯苓的使用 有医家认为，凡用茯苓，其目的在于补不在于泄，故四君子汤用此。但实际上，茯苓之作用，在于泄不在于补。所以在各种中药书中，均将茯苓作为利水药看待。茯苓的作用机制在于利水，俾清升浊降，下行外出，而心脾肾三脏得以补益也，所以认为茯苓淡而能渗，甘而能补，能泻能补，为两得其宜之药也。其可利水湿以治水肿，化痰饮以治咳嗽，健脾胃而能止泻止带，宁心神而治惊悸失眠。

【药效比较】

茯苓、土茯苓 均甘、淡，平，能利湿，用于水湿停滞病证，如水肿、小便不利、淋证等，可以同用。但土茯苓所治疗的湿证，以兼夹有毒邪者为宜，包括小便湿浊之毒，也包括湿浊在皮肤所致的湿痒、湿疮、湿疹等。土茯苓尤其善于解毒，以治疗梅毒为宜。茯苓利湿更多用于小便不利。

茯苓又能健脾补中、宁心安神，其性质平和，能补能泻。土茯苓能解梅毒、汞毒，为治疗梅毒要药，除湿作用较茯苓强，解毒是其专长。

【用药体会】茯苓乃是最常用的健脾之品，临床配伍白术以后作用更佳。根据古代医家的认识，其虽作为泻药使用，实则具有补益的特点。临床凡脾虚病证，将其作为首选。现认为茯苓可以治疗脱发。茯苓皮还有减肥瘦身的作用。在使用茯苓时，剂量一般较大，多在15g以上，具体用量乃随病情、病程、年龄、经验等诸多因素而定。

胡黄连　Hú huáng lián《图经本草》

【本草认知】

1. 治疗部位　胡黄连所治疗的部位相对而言，较黄连要下一些，以痔疮肿痛多用。

2. 退虚热　胡黄连较银柴胡在退虚热方面应用要稍微少一些。主要原因是胡黄连为苦寒之品，容易伤阴，患者不太容易接受。

3. 外用　古代本草载胡黄连"浸入乳汁，点目甚良"，用治眼疾。也有用茶水调胡黄连末，涂手足心部位用治目赤者。

4. 出处　《中药学》云胡黄连出自《新修本草》，但笔者反复查找，胡方林整理的《新修本草》中未见胡黄连的记载。《本草图经·卷七》（1020~1101年）中载有胡黄连，当以其为最早记载。《证类本草》（1097~1108年）亦载。

【药效比较】

1. 黄连、胡黄连　均能清热燥湿，用于湿热痢疾之里急后重、下痢不爽以及泄泻等。黄连泻火力强，尤以清泻心胃之火见长，一是治热病高热、神昏烦躁、汗出口渴、身热等，如安宫牛黄丸，所以又有清心除烦之说；二是治心火内炽，迫血妄行之衄血、吐血，如泻心汤；三是治胃火亢盛之牙宣以及胃热呕吐、多食善饥，如清胃散，所以又有清胃止呕之说；四是治热毒疮疡，如黄连解毒汤；五是治肝经火盛，暴发火眼等，外用煎水洗眼有效。

黄连为泻火解毒要药。胡黄连苦寒之性不及黄连强，可清热凉血、清退虚热，又清疳热。

2. 银柴胡、胡黄连　①均能清退虚热，常同用，如清骨散。二者作用不及青蒿强，但可以配伍青蒿同用。②均能清疳热，用于疳积发热。疳积发热是指小儿以面黄肌瘦、毛发焦枯、肚大筋露、纳差、发热为主要表现的病证。其发热程度不高，由于二药能退虚热，所以可用于疳积发热。胡黄连尚能除湿热。

【用药体会】根据临床应用来看，胡黄连主治湿热和虚热病证。笔者认为，此药虽作用类似于黄连，但胡黄连退虚热稍多用一些。使用时剂量一般不要太大。其煎水外用可以治疗痔疮肿痛。

南沙参 Nán shā shēn《神农本草经》

【本草认知】

1. 使用沿革　沙参有南北之分，南沙参首载于《神农本草经·上品》，北沙参之名称首见于《本草汇言·卷一》。显然北沙参使用的历史短，因此传统所用沙参指的是南沙参。清代《本草便读·山草类》载："沙参，处处山原沙地皆有之，古无南北之分，然观各家本草云，其色白，其根多汁等语，似指北参而言；若南参则汁粗大而松，气薄味淡。大抵甘寒入肺，清养之功，北逊于南，其润降之性，南不及北耳。"此即论述了南、北沙参在应用方面的区别。从清代以前的本草著作记载来看，南、北沙参主要是治疗肺阴虚所致燥咳、肺热咳嗽、痨嗽，胃阴虚所致口干舌燥、饥不欲食。南沙参兼有微弱的补气作用。十八反中的诸参应指南沙参。

2. 性味　本草书中均记载南沙参、北沙参甘，微寒。从清热养阴作用来看，北沙参要强。这是因为北沙参具有苦味，而苦"能泄、能坚"，清热养阴作用就要强一些。

3. 诸参作用的区别

（1）人参补气救脱，补益肺脾，生津止渴，安神益智：用于大病、久病或大出血所致气短神疲，虚极欲脱之证；脾胃气虚之精神疲乏、四肢无力、短气食少、久泻脱肛，以及肺气虚弱之呼吸短促、乏力、动则喘息等；热病，热伤气津之口渴、消渴等；心脾两虚之惊悸健忘、疲劳乏力等。人参为虚劳内补第一要药，由于产地和加工方法不同，性能亦各有区别。①野山参以生长年限越长者越好，其补力最强，质量最佳，力雄而气足，且无温燥之性。野山参可大补元气、养阴生津，为救阴治脱要药。②移山参功同野山参，唯药力略逊，性较野山参平和，偏于补益气阴。③园参为人工栽培，分为：A. 生晒参，功同移山参，作用更为平和，不温不燥，补益气阴。B. 红参，性偏温，补气之中带有刚健温燥之性，最善振奋阳气，用于阳气暴脱，气虚而兼畏寒肢冷等阳虚者。C. 糖参，力量更弱。D. 朝鲜参，亦名高丽参、别直参，补气温阳之力强，性味功同红参，但力猛。

（2）西洋参补气养阴：用于气阴两虚，虚火旺盛所致烦热、体倦、口渴、咳喘、痰中带血。其又能清虚火，生津止渴。西洋参、人参均为补气要药。二者的区别在于，西洋参偏于补益气阴，一般夏季多用；人参偏于补益阳气，一般冬季多用。

（3）党参补益肺脾，兼能补血：力量温和，多作为人参的代用品。古方中凡用人参者，除大补元气外，一般多以党参代人参。

（4）太子参补脾益气，生津止渴：用于气阴不足之疲倦乏力、多汗、心悸、津少口干、短气咳嗽，尤为小儿多用。太子参、西洋参皆能补气养阴清热，作用相似。太子参作用平和，可作为西洋参的代用品。

（5）玄参清热凉血，养阴生津，泻火解毒，软坚散结：用于温热病热入营血，身热口干、神昏舌绛，如清营汤；也用于阴虚劳嗽咳血、骨蒸劳热、内热消渴、津伤便秘；还用于热盛咽喉肿痛、痈疮肿毒；痰热内结之瘰疬等。

（6）丹参活血化瘀，凉血除烦：用于瘀血所致的多种疼痛，如心腹疼痛、痛经、月经不调、经闭、腹中包块、产后恶露不尽；也用于热入心营所致心烦不寐、斑疹，若因血热所致痈肿疮疡亦可用之；还用于心血不足之心悸怔忡、失眠等证。因其除血中之热，又有清心安神之功。《妇人明理论》认为一味丹参，功同四物。丹参凉血不致留瘀，散瘀不致血液妄行，祛瘀生新，以通为用。

（7）苦参清热燥湿，杀虫止痒，利尿：用于湿热蕴结所致痢疾、便血；也用于疥癣、湿疹、皮肤瘙痒、阴痒、带下等，既可内服，又可外洗；还用于湿热所致小便不利，但力量较弱。

（8）南沙参、北沙参养阴润肺，止咳，养胃生津：均用于肺胃热邪伤阴所致咽干口燥、干咳少痰、舌红少苔等，此作用以北沙参为好。治胃阴虚所致口干多饮、饥不欲食、大便干结、舌红少津、舌苔光剥，也以北沙参为好。南沙参祛痰兼补气，用于阴伤气虚所致肺热痰稠不易咯出、咳嗽或久咳声哑。北沙参润燥作用较好，用于阴伤病证。《本经逢原·卷一·山草部》谓沙参"有南北两种，北者质坚性寒，南者体虚力微"，简要说明了南、北沙参的区别。

上述诸参，人参大补元气而力峻，党参补益肺脾而性平，西洋参补益气阴力强，太子参补益气阴力弱，沙参专于补阴走肺胃，玄参养阴泻火又散结，丹参凉血祛瘀又消痈，苦参清热燥湿能杀虫。

【药效比较】

麦冬、南沙参　均能养肺胃阴，用于肺燥或伤阴之久咳、燥咳，以及胃阴伤之津枯口渴，如沙参麦冬汤。

南沙参止咳多用。通常所云沙参指的是南沙参。麦冬止渴多用，为治疗胃阴伤要药，且麦冬养阴生津之力优于南沙参，滋腻之性较沙参为甚。南沙参对肺燥咳嗽多用，麦冬对胃热津伤多用。

【用药体会】南、北沙参主要作用于肺胃，可以补肺阴、清肺热、润肺燥、养胃阴、清胃热、润胃燥，由此又引申出润肺止咳、益胃生津。二药止咳，但极少用治喘息。《串雅内外编·卷一》治头痛，用"川芎一两，沙参一两，蔓荆子二钱，细辛五分。水二碗，煎八分，加黄酒半碗调匀，早晨服之。一剂之后，永不复发"。笔者临床验证，将沙参、蔓荆子配伍在一起治疗头痛，效果良好。对于方中的沙参，原方未注明是南沙参抑或北沙参，笔者一般将两者同时使用。

枳壳　Zhǐ qiào《神农本草经》

【本草认知】

1. 药材　枳壳、枳实类药材以枳实之名首载于《神农本草经·中品》。枳壳的原植物来源在临床应用过程中经历了不同的阶段。宋代以前，并无枳实、枳壳之分，均作枳实用。《本草衍义·卷十四》曰："枳实、枳壳一物也，小则其性酷而速，大则其性和而缓。"据考证，宋代以前药用枳壳应为枸橘的绿衣。宋代以后，枳壳的品种来源开始发生变化，枸橘是其来源之一，但酸橙枳壳已逐渐被医家所认识并开始受到青睐。明清以来，酸橙枳壳成为正品药材的基源，枸橘则由原来枳壳、枳实正品的地位转变为次品。2005 年后出版的《中国药典》把酸橙作为枳的正品，而枸橘却未收载，并规定以酸橙及其栽培变种的干燥未成熟果实作为枳壳入药。

2. 新作用　枳壳对胃肠道具有松弛作用，剂量加大，此作用相应增强，并能促进胃肠蠕动，使胃肠收缩有力。据此，临床上采用大剂量枳壳治疗脱肛、肠胃无力性消化不良、疝气、胃扩张等，有一定疗效。枳壳有明显的利尿作用，现可用枳壳治疗输尿管结石。若肾脏结石下移至输尿管，直径小于 1cm 者，枳壳可以促使结石排出。临床上许多比枳壳利尿强的药物，如车前子、泽泻、茶叶等，均不能在短时内排石，而枳壳却可以排石。

3. 止痒　《神农本草经》记载枳实"主大风在皮肤中，如麻豆苦痒"，这是指枳实具有止痒的作用，可以用治风疹瘙痒以及其他原因所致的瘙痒感。从临床使用来看，枳壳较枳实用的更多一些，如荆防败毒散就应用了枳壳。若瘙痒病证，可以选用枳实或枳壳。

4. 治气、治血说 《汤液本草·卷下·枳实》云："壳主高而实主下，高者主气，下者主血，主气者在胸膈，主血者在心腹。"而《汤液本草·卷下·枳壳》引《药性论》云："壳，高，主皮毛、胸膈之病；实，低，主心胃之病。其主治大同小异。"王好古认为枳壳治疗上部病证，主治皮毛、胸膈病变，治气；而枳实治疗下部病证，偏治心胃病证，偏治血。此说并不妥当。根据历代对于枳实、枳壳的应用来看，二者只是力量强度的区别，枳壳所治疗的部位偏上，枳实所治疗的部位偏下，但不说治气、治血之分。如果按照王好古所云治血，枳实就是活血药了，显然这是不对的。

5. 配伍应用 ①配补益药：补益药具有壅滞的特点，若配枳壳于其中，可疏利气机，防止药壅，使不呆补。②配蔓荆子：能清利头目，以复清阳。③配桔梗：能宣郁畅遏，恢复升降气机。枳壳、桔梗等量应用，可辛开苦降，畅郁化滞，达到理气化湿之功；还能调畅气血，恢复宣降，以理肺疾，使宣中有降，降中有宣；同时亦能调理脾胃，升脾降胃，为一组常用配伍对药。

【药效比较】

枳实、枳壳 同出一物，①均能行气消痞，用于脾胃气滞所致脘腹痞塞、饮食不佳等。②均能化痰消积，用于痰阻胸痹之胸中满闷疼痛，结胸。

枳实破气消积，力量强，用于肠胃气滞证；枳壳理气宽中，用于胸脘气滞之胸胁胀满、咳嗽。

【用药体会】枳壳行气作用好，尤善治疗胸部气机郁滞的病证。甄权云枳壳主"身风疹，肌中如麻豆恶疮"，所以此药对于皮肤瘙痒也很有效果。笔者尤喜用其治皮肤过敏导致的瘙痒病证，参看《验方心悟》枳壳抗敏汤。枳壳可用于咳嗽病证，配伍桔梗后作用更好。一般将枳壳、桔梗作为对药同用，因桔梗主升浮，枳壳主降气之故，笔者体会，单用其中之一治疗咳嗽不及配伍同用效果佳。

枳实　Zhǐ shí《神农本草经》

【本草认知】

1. 治内脏下垂　内脏下垂尤以中气下陷多见，对于此证的治疗多选用补中益气汤，在实际应用中亦常配伍枳实应用。此方中原并无枳实，将枳实配伍于补中益气汤中后能增强升提作用，取欲升先降的作用机制。

2. 行气作用　《本草衍义补遗·枳实》云："枳实泻痰，能冲墙倒壁，滑窍泻气之药。枳实、枳壳，一物也。小则其性酷而速，大则其性详而缓。"意思是说枳实具有很强的行气作用。枳实行气，主要是主横行，最宜治疗气滞攻撑作痛。

3. 性味　对于枳实、枳壳的性味，历来有争议，4版《中药学》为"苦、辛、微酸，微温"，7版《中药学》为"苦、辛、酸，温"，而5、6版《中药学》为"苦、辛，微寒"，出现了性寒和性温的不同。有人举例说枳实性应为温性，其理由是枳实属芸香科植物，而芸香科植物如橘皮、青皮、佛手、香橼、化橘红均为温性，故云枳实、枳壳亦为温性。但亦有认为其乃寒性，因大承气汤主治热性病证，枳实性寒才能清热，故云枳实为寒性。从传统对于枳实、枳壳的使用来看，笔者偏向于枳实、枳壳为寒性。

4. 治疗胃肠积滞引起的大便秘结　大承气汤用治阳明腑实证和热结旁流证，具有峻下热结的作用，方中枳实就具有行气导滞的作用。此外，枳实导滞汤、麻子仁丸同样也是取其导滞之功。也就是说在治疗大便不通之时，若要应用行气之品，常用枳实。腹中积聚痞满、按之硬痛等证，可用枳实配伍白术除之，如枳术汤治疗心下硬大如盘、痞满。枳实为消痞要药。

5. 治病部位　对于枳实的行气作用到底侧重于何脏腑，历来便有不同的认识。①认为主要是治疗胃的病变，如枳术汤善治胃脘疼痛，即所谓"心下坚，大如盘，边如旋盘，水饮所作"。②认为主要是治疗肠道的气滞病证，如大承气汤善治大便秘结。③认为主要是治疗脾的病变，如枳实消痞丸治疗脾虚气滞病证。④认为主要是治疗肝胆疾患，如四逆散。那么这4个部位中，枳实重在治疗何脏腑呢？结合临床来看，笔者认为主要是治疗脐周气滞的病变为主，在表达方面，云善治中焦气滞为妥。

【药效比较】

1. 枳实、厚朴　均能行气消积，用于胸腹胀满、大便秘结，临证多配伍为用。二者合用，祛有形之实满，除无形之气胀，如大承气汤、小承气汤、麻仁丸。二者行气散结，又可同用治疗痞满、大便不调，如枳实消痞丸；治胸痹心痛，如枳实薤白桂枝汤；也用治癥瘕，如《金匮要略·疟病脉证治》篇鳖甲煎丸即配伍有厚朴；还可治疗因为气滞导致的肿痛、疝气，如橘核丸。枳实配厚朴，消痞除满。枳实以破气消痞为主，厚朴以行气降逆、消胀除满为要。两药相伍，相得益彰。临床治痰湿所致胸腹胀满、脘腹痞闷或喘满呕逆，或便结不通等，无论寒热，均可应用。

枳实性寒，气锐力猛，偏于破气，以消积导滞为主，主治脾胃气滞。其行气主横行，偏治腹部痞塞，故能化痰除痞。厚朴性温，略具芳香，偏于行气，以除满消胀为主，兼能降逆平喘。

2. 枳实、青皮　①均能破气，用于气滞所致脘腹胀满疼痛。青皮主治肝胃气滞病变，枳实主治脾胃气滞病变。②均能消积，用于饮食积滞病证，如木香槟榔丸中用枳壳、青皮以行气导滞。二药配伍同用作用加强。

枳实下气导滞、化痰除痞，为消痞要药。青皮能破肝经之气郁，兼能散结。

【用药体会】枳实行气作用好，临床发现将枳实配伍于补中益气汤后，能增强升提作用，善治内脏下垂。枳实主下行，用枳实者是取其欲升先降之效，犹如打出一个拳头，先收回再出手，力量更大。笔者据此，凡用补中益气汤治疗内脏下垂时即加用枳实以提高疗效。现有应用枳实配伍茺蔚子治疗子宫脱垂者。笔者认为枳实善治气滞病证，作用较陈皮、佛手、香橼、木香都要强。

柏子仁　Bǎi zǐ rén《神农本草经》

【本草认知】

1. 安神作用　柏子仁安神，主要用于心血虚病证。其安神作用不及酸枣仁作用强。根据古方记载，柏子仁有延年益寿的作用，尤宜于老年人服用，既可缓解大便燥结，又有滋养润肤之功。

2. 止汗　《名医别录·上品》载柏子仁具有"益血止汗"之功，用治汗证。从临床应用来看，柏子仁的止汗作用是通过养血达到的，而养血又能安神。柏子仁止汗作用弱于酸枣仁。

【药效比较】

1. 酸枣仁、柏子仁　①均能养心安神，常同用，如天王补心丹。酸枣仁安神作用更强。②均能止汗，柏子仁作用弱于酸枣仁。③均能补虚，治疗血虚病证。酸枣仁补益作用也用于气虚的病证。

酸枣仁又能益肝。柏子仁又能润肠通便。

2. 柏子仁、松子仁　均能补虚、润肠通便，用于年老体虚，赢瘦少气、体弱早衰、大便无力及妇女产后大便秘结。二者均可滋润大肠，缓泻不伤正气，尤其适用于虚秘之人。

柏子仁又能养心安神。松子仁又能润肺止咳，祛风通络。

3. 侧柏叶、柏子仁　同出一物，作用不同。侧柏叶凉血止血，又收敛止血，用于因热病所致的吐血、咳血、便血等多种出血证，如四生丸。现亦用其生发乌发，治疗脱发。应用时可将其外用，以酒浸泡后外搽。

侧柏叶治血热，凉血止血又具收敛之功。柏子仁疗血虚，养心安神又能润肠通便。

4. 柏子仁、牛蒡子 均富含油脂，润肠通便，用于肠燥便秘。

柏子仁入血分以滋养润肠，养心安神。牛蒡子入气分以清降滑肠。此外，牛蒡子又能疏散风热、清热解毒、透疹。

【用药体会】柏子仁具有很好的滋养作用，在养心安神方面作用良好，与酸枣仁同用则加强安神作用。其在通便方面尤多用于血虚肠燥便秘，临床可与当归、肉苁蓉、桑椹子同用。笔者使用此药，若失眠、大便秘结同时存在，则用量较大。柏子仁乃是安神常用药。笔者临床体会，其色白，具有美容养颜作用，面色不佳者应用此药有效。

栀子 Zhī zǐ《神农本草经》

【本草认知】

1. 气血两清 栀子既可清除气分热邪，也可清除血分热邪，既用于气分热证所致热病高热、烦渴，亦用于血分热证所致出血，故认为栀子乃是气血两清之品。此乃栀子的重要特点。

2. 清三焦 栀子上能清心热，如栀子豉汤，中能清脾胃热，如凉膈散，下能清膀胱热，如八正散，故又有清三焦之热一说，但重在清心热。中药学书籍中，云清利三焦者，主要指的是栀子。

3. 关于清肺热 《汤液本草·卷下》云："或用栀子利小便，实非利小便，清肺也，肺气清而化，膀胱为津液之府，小便得此气化而出也。"此说有争议。栀子主要是清心热，代表方如栀子豉汤即是例子，但一般不直接说栀子清肺热。心与小肠互为表里，若心经有热下移，会导致小便异常，所以八正散中用栀子利小便并不是清肺热，而是清心与小肠之热。王好古解释清肺热的作用机制与临床应用不太符合。

4. 止血　栀子具有凉血作用，能直接入血分，又能止血。《本草纲目·卷三十六·栀子》载："治吐血、衄血、血痢、下血、血淋，损伤瘀血，及伤寒劳复，热厥头痛，疝气，汤火伤。"这里谈到栀子治疗多个部位的出血病证。笔者认为栀子具有直接的止血之功，故在上述功效应用表述中明确说到栀子止血。《中药学》多不直接云其止血。

5. 药材部位　栀子药用成熟果实，根据其应用部位不同，作用又稍有不同。《丹溪心法·卷一》云："山栀子仁，大能降火，从小便泄去。"栀子仁偏于走里而清内热，栀子果皮偏于达表而祛肌肤之热，生用走气分而泻火，炒黑则入血分而止血。《得配本草·卷七》云："上焦、中焦连壳，下焦去壳。洗去黄浆炒用。泻火生用，止血炒黑，内热用仁，表热用皮。淋证童便炒，退虚火盐水炒。劫心胃火痛，姜汁炒。热痛乌药拌炒，清胃血，蒲黄炒。"这是有道理的。

6. 治疗跌打损伤　将栀子研末用鸡蛋清或醋、酒等调成糊状后外敷，可治疗跌打损伤。在具体的语言表述时云栀子"消肿止痛"，然此术语并未将作用特点表述清楚，但也不能云其"散瘀消肿"，故笔者认为此作用的表述尚待讨论。

【药效比较】

栀子、大黄　①均能清利湿热，用于湿热黄疸，如茵陈蒿汤，二药配伍加强利湿退黄的作用；亦同用于湿热下注之小便不利，如八正散。大黄清利湿热也用于湿热痢疾之里急后重、下痢脓血等，如芍药汤。栀子清利湿热还用于上焦、中焦湿热壅盛证。栀子以清利三焦为功，凡三焦湿热皆可用之。②均能清热解毒，治疗热毒疮疡，可配伍同用，也可将其研末外用。③均能清热泻火，常同用。如凉膈散，主治胸膈热聚所致身热口渴、面赤唇焦、胸膈烦热、口舌生疮同用。栀子可与黄连、黄芩等药配伍同用，如清瘟败毒饮。若肝郁火热之口苦目赤等，可以栀子配黄芩、龙胆草等，如龙胆泻肝汤。④均能止血，以炒炭用为好，用于血热妄行之吐血、衄血、咯血。《金匮要略》泻心汤中大黄与黄连、黄芩同用，止血作用较迅速，因此在表述大黄的功效时可以说具有止血作用。栀子具有凉血作用，通过凉血而止血。

栀子外用解毒、消肿、止痛作用好。大黄尚能活血化瘀、泻下通便。

【用药体会】栀子乃是气血两清之品，既入气分，亦入血分，作用较强。中药中并走气血的药物不少，如金银花、大青叶、板蓝根、大黄、虎杖等，但栀子却较多用，如黄连解毒汤中即配伍之。笔者认为，若心经、肝经热邪过盛，用之最妙。根据其作用特点，若外伤将其研粉调敷患处，能消散肿痛，故尤喜用之。

枸杞子　Gǒu qǐ zǐ《神农本草经》

【本草认知】

1. 药材　枸杞以宁夏产者为最佳，称西枸杞，以其粒大、肉厚、子少、色红、柔润五大特点名甲天下，尤以宁夏中宁所产者为道地药材；甘肃的张掖（古称甘州）所产者称甘枸杞，李时珍认为"以甘州者为绝品"；主产河北的津枸杞也很好。

2. 本草书中对枸杞子的评价　《本草汇言·卷十》对枸杞的评价尤高，认为其兼有人参、黄芪、当归、熟地、肉桂、附子、知母、黄柏、黄芩、黄连、苍术、厚朴、羌活、独活、防风等药的特点，并云："俗云枸杞善能治目，非治目也，能壮精益神，神满精足，故治目有效。又言治风，非治风也，能补血生营，血足风减，故治风有验也。世俗但知补气必用参、芪，补血必用归、地，补阳必用桂、附，补阴必用知、柏，降火必用芩、连，散湿必用苍、朴，祛风必用羌、独、防风，殊不知枸杞……能使气可充，血可补，阳可生，阴可长，火可降，风湿可去，有十全之妙用焉。"据此认为枸杞子能补益人体气血阴阳。谚云"一年四季吃枸杞，可以与天地齐寿"，说的就是枸杞子延年益寿。

从补益脏腑虚损来说，枸杞子的滋补作用，偏于治疗肝肾亏虚病证，临床表现为头晕、目眩、腰酸腿软、耳鸣、视物昏花等。枸杞能坚筋骨、轻身不老、耐寒暑，故常被当作滋补调养和抗衰老的良药。

3. 美容　枸杞子能起到美白作用。《药性论》记载，枸杞子"易颜色，变白，明目安神，令人长寿"。临床中可以将枸杞子与其他药物一起使用达到美白作用。枸杞子还可防止脱发，促进头发黑色素的生成，使头发乌黑发亮，对斑秃、黄发、白发等均有显著疗效。

4. 补血　《中药学》均将枸杞子编在补阴药中，枸杞子也的确可以补阴，但从枸杞子的主要作用来看，应该是以补血为主。根据中医理论，色红的药材多具有走血分的特点，且从临床应用来看，也常将枸杞子用来治疗血虚病证，主要是治精血虚证。故笔者认为，枸杞子补益气血阴阳，但以补血为主，笔者编写的《临床中药学解悟》一书将其放在补血药中。

5. 补阳　《本草经集注·草木上品·枸杞》曰："世谚云：去家千里，勿食萝摩，枸杞，此言其补益精气，强盛阴道也。"这是讲枸杞子具有补阳作用。枸杞子助阳举坚，可以治疗性功能低下，五子衍宗丸中配伍枸杞子即是此理。根据临床应用来看，枸杞子可治疗因精液异常不能生育者。

在补益药中，具有补益气血阴阳作用的药物只有枸杞子、紫河车，而紫河车并不常用，所以枸杞子乃是治疗虚损要药。枸杞子的助阳力不强，但坚持服用，确有疗效，能促进性功能。其作用平和，适合于体质虚弱、抵抗力差的人食用，需长期坚持，每天吃一点，才能见效。

6. 抗衰　枸杞子补虚延年，是防衰抗老的要药，有久服令人长寿的说法。现代研究证明，枸杞子的确能改善和提高机体的免疫功能，延缓衰老。由于枸杞子的口感好、颜色好，故泡药酒常选用此药。

枸杞子是古代养生学家十分重视的一味滋补强壮药，在很多延年益寿名方中，多用之。长寿之人多喜喝枸杞子酿制的补酒。此酒的制法是："枸杞子逐日摘红熟者，不拘多少，以无灰酒浸之，蜡纸封固，勿令泄气。两月足，取入沙盆中擂烂，滤取汁，同浸酒入银锅内，慢火熬之，不住手搅，恐粘住不匀。候成膏如饧（xíng），净瓶密收。每早温服二大匙，夜卧再服。百日身轻气壮，积年不辍，可以羽化也。"（见《本草纲目·卷三十六·枸杞》）当然服用枸杞子不会羽化，但可以长寿。

《太平圣惠方·卷九十四·神仙服枸杞法》中，记载一个关于枸杞子的故事："有一人往西河为使，路逢一女子，年可十五六，打一老人，年可八九十。其使者深怪之，问其女子曰：此老人是何人？女子曰：我曾孙，打之何怪？此有良药不肯服食，致使年老不能行步，所以决罚。使者遂问女子今年几许，女曰：年三百七十二岁。使者又问：药复有几种，可得闻乎？女云：药惟一种，然有五名。使者曰：五名何也？女子曰：春名天精，夏名枸杞，秋名地骨，冬名仙人杖，亦名西王母杖。以四时采服之，令人与天地齐寿。使者曰：所采如何？女子曰：……依此采治服之，二百日内，身体光泽，皮肤如酥；三百日徐行及马，老者复少，久服延年，可为真人矣。"虽然这个故事，具有明显的传奇色彩，但枸杞子确有健身延年、抗衰老的作用。在古代的一些长寿方中，如龟龄集、延年广嗣丸、还少丹、七宝美髯丹等，都配有枸杞子。经过历年来的医学验证，枸杞子可抗衰，抗疲劳，延年益寿。

7. 明目　枸杞的明目作用很好，将枸杞煎汤饮用或泡水服用，能明目，有利于保护视力。有"要想眼睛亮，常喝枸杞汤"的说法。李时珍亦说枸杞能"滋肾、润肺、明目"。历代医家常用枸杞治疗因肝血不足、肾阴亏虚引起的视物昏花和夜盲症。民间有许多使用枸杞保养眼睛和治疗慢性眼疾的单方，如常用枸杞蒸蛋吃，或用枸杞煮猪肝汤饮用。成药杞菊地黄丸就具有明目之功，同时也能治疗腰膝酸软等证。

【药效比较】

1. 枸杞、菊花　均能明目，乃是治疗目疾要药，如视物昏花、迎风流泪、头昏头痛、眼睛干涩疼痛，常配伍同用，如杞菊地黄丸。菊花清肝明目，善治肝热眼疾；枸杞子补益肝肾，善治肝肾不足所致的眼疾。

枸杞还能补益气血阴阳，从补益的脏腑来说，主要是补肝肾不足。菊花还能疏散风热、平抑肝阳、清热解毒。

2. 狗脊、枸杞　均能补益肝肾、强壮腰膝，用于肝肾不足之腰腿疼痛、膝软脚弱、筋骨无力等。

狗脊祛风湿、利关节，用于风湿痹痛、肢体麻木、筋骨无力、俯仰不利，尤以肝肾不足兼风湿痹痛多用，善疗腰脊痛。枸杞益精明目，为滋补肝肾要药，凡阴阳气血虚皆宜，善治腰酸软，补益之功胜于狗脊。临床上为了在语言表达上将二药区别，一般将狗脊说成金毛狗脊，而将枸杞说成枸杞子。

3. 枸杞子、鹿角胶　均有补益作用，补阴补阳又补血，用于阴虚、阳虚兼血虚病证。

枸杞子为平补之品，作用稍缓，阴阳气血兼补。鹿角胶补益作用尤佳，偏于补阳，尚能止血。

【用药体会】服用枸杞子的方法较多，可以入煎剂、酒剂、膏剂等。笔者尤喜将其泡酒服，因为枸杞子色艳、味甜、不腻不燥、口感尤佳。枸杞子特别适合于体质虚弱、抵抗力差的人，但需长期坚持服用，才能见效。因出膏率高，熬制膏滋亦常选用。任何滋补品都不要过量，枸杞子也不例外。一般来说，健康的成年人每天吃 15g 左右的枸杞子比较合适。枸杞子亦可作食补食用。为简单方便，可以将枸杞子直接泡水当茶饮用。

威灵仙　Wēi líng xiān《新修本草》

【本草认知】

1. 治疗风湿　威灵仙祛风湿作用极佳，尤其是善治全身的风湿痹痛，具有通行十二经之说，故常用其治疗风痹（行痹）。凡风湿痹证，威灵仙为首选。据《本草图经·卷九》记载："唐正元中，嵩阳子周君巢作《威灵仙传》云：先时，商州有人重病，足不履地者数十年，良医殚技莫能疗。所亲置之道旁，以求救者。遇一新罗僧见之，告曰：此疾一药可活，但不知此土有否？因为之入山求索，果得，乃威灵仙也。使服之，数日能步履。其后山人邓思齐知之，遂传其事。"这段记载是讲威灵仙治疗风湿效果神奇，可治多年不愈之疾。威灵仙能祛众风，通十二经脉，朝服暮效，服后四肢轻健，手足微暖。笔者也常用其治疗颈椎病、腰椎病、肩周疼痛，效果明显，若配伍川芎则作用加强。

2. 治疗骨鲠　威灵仙是治疗鱼刺卡喉的要品。谚语云："铁脚威灵仙，白糖和醋煎，熬汤服下去，鱼骨软如绵。"就是讲威灵仙具有软化鱼刺的作用。凡因鱼骨鲠喉，吞之不下，吐之不出，可以威灵仙治之，单用 30g，水 2 碗煎成 1 碗，慢慢咽下，不拘数；亦可用威灵仙 12g、砂仁 6g，加砂糖适量同煎服。若鱼骨鲠喉，症不太甚者，可单用食醋频呷饮，也能起到软化鱼骨的作用。又有谚语云："骨头卡喉威灵仙，不用求神和拜天。"因鱼刺卡喉是咽喉部的病变，根据威灵仙软化鱼骨的作用，也用其治疗咽喉肿痛，现用其治疗食道癌引起的噎塞不通。因梅核气具有咽部如梗的症状，所以又可以用威灵仙治疗梅核气，吞咽困难、咽部不适者。

在家庭里吃鱼偶然导致鱼刺卡喉，也可以选用单方。①取面粉 120g，以冷水调成糊状敷在两膝上，口含白糖，当糖化后，再含 1 口，至鱼刺消失。笔者临床体验，效果奇佳。②取紫皮大蒜 1 瓣去皮，塞鼻，然后堵住另一侧鼻，用口吸气，不多时打喷嚏或小呕，鱼刺可出。但若鱼刺较大者应用此法要慎重，以防因喷嚏导致鱼刺卡进食管。

3. 治疗急性腰扭伤　威灵仙的主要作用是治疗风湿痹痛，但也可以治疗腰腿诸痛，可用威灵仙末，每服 3g，空腹服，以温酒送下；也可用威灵仙洗干净，在好酒中泡 7 天，取出研为末，做成丸子，如梧子大，每服 20 丸，用泡药的酒送下。据此亦用其治疗其他部位的跌打损伤。

4. 治噎膈　以威灵仙治疗噎膈在古代许多本草书中均有记载，取其通行脏腑、舒筋活络、消散癖积之用。噎膈以吞咽食物哽噎不顺，饮食难下，或食而复出为主要症状。《本草纲目·卷十八·威灵仙》中以威灵仙配伍醋、蜜同用，以推新旧积滞，消胸中痰唾。

5. 化结石　威灵仙具有咸味，而咸味能软坚散结，故临床上用其治疗体内结石病证，如胆结石、肾结石。现代研究表明，威灵仙化结石与其能够促进平滑肌运动，松弛胆管末端括约肌，降低血尿酸有关。

6. 消痰饮　李时珍曰："风湿痰饮之病，气壮者服之有捷效。"因威灵仙可以用治痰饮咳嗽，故李杲认为其能消胸中痰唾，《本草纲目·卷十八·威灵仙》也用其配伍半夏治疗停痰宿饮，咳喘呕逆。现临床也确用其治疗痰饮病证。根据古今医家认识，威灵仙主治风湿痰壅滞于经络中导致的骨节疼痛，或肿或麻。

7. 通大便　威灵仙以走窜为能，功在通利，能通行十二经脉，若便秘者，肠腑不通，传导失司，可取其通行之性，以恢复肠道功能，便秘自愈。治疗便秘时，配伍威灵仙 10~15g 煎汤服下，疗效满意。但因其走窜不定，治疗便秘，只可暂用，不可久用。

8. 忌茶　《本草纲目·卷十八·威灵仙》记载服用威灵仙时需要"忌茗、面汤"，在此之前的本草书中也有类似记载，如

《本草图经·卷九》就提到："但恶茶及面汤，以甘草、栀子代饮可也。"至于因何原因，历代书中均未解释。故不可与茶同用。

【药效比较】

威灵仙、独活　均能祛风通络止痛，用于风湿痹痛。威灵仙力强，善治全身病变，又善行，通行周身，素有治行痹要药之称。

威灵仙又能软化鱼骨，用于鱼骨鲠咽。独活祛风湿作用较威灵仙平和，主治下半身风湿痹痛，又能解表。

【用药体会】

威灵仙的主要作用是治疗风湿痹痛，亦可用于其他疼痛病证，如跌打损伤、头痛、牙痛、胃脘疼痛、痔疮肿痛。威灵仙治疗骨质增生效果良好，可以外用，如泡洗、研末外敷。笔者尤喜用威灵仙治疗颈椎病、腰腿疼痛，笔者的经验方颈椎舒筋汤、杜仲强腰汤中均配伍有威灵仙，可参看《验方心悟》。

厚朴　Hòu pò《神农本草经》

【本草认知】

1. **药材**　厚朴入药部位有干朴、根朴和枝朴之分，干朴是树干之皮，有油性；根朴（根皮）质稍坚硬；枝朴（枝皮）质脆，易折断，断面呈纤维性。此三者均以皮厚、肉细、油性大、断面紫棕色、气味浓厚者为良。厚朴以四川产者为佳，故名川厚朴。

2. **除满**　厚朴为常用的芳香化湿药，其主治关键在于除满，有"除满要药"之谓。所谓满，既有湿阻致满，也有气滞致满，凡腹部胀满不适皆以其为首选。厚朴所治腹部多指大腹部即肚脐眼周围。从应用来看，厚朴配伍白术以后，能治疗虚胀，故平胃散中苍术、陈皮、厚朴配伍同用。厚朴理气宽中、导滞而治腹满，如《伤寒论》79条："伤寒下后，心烦腹满，卧起不安者，栀子厚朴汤主之。"此方以栀子清热除烦为君，伍以厚朴宽中导滞、消胀除满，苦辛并用以治下后"心烦腹满"所致的"卧起不安"等证。厚朴下气除满又治疗便秘，仲景用其配大黄、枳实治疗实证便秘与热证便秘，如大承气汤、厚朴三物汤、小承气汤、厚朴大黄汤等。其中大承气汤主治阳明腑实热结重证，取厚朴行气；而麻子仁丸用厚朴，取其下气除满，防止大黄寒凉太过。

厚朴行气散结，又可用其治疗癥瘕，如《金匮要略·卷上·疟病脉证治》用鳖甲煎丸，治疗疟母。该方是以血药为主，以气药为辅，借厚朴辛温通闭、下气导滞之功，帅血药以达破血散癥之目的。

3.平喘　在《伤寒论》中，多次灵活应用厚朴以平喘。现有关厚朴平喘机制有两种认识：①认为厚朴化痰，《名医别录·中品》有"消痰，下气"的说法，也就是说其可以祛痰。张仲景许多治痰饮的方剂都选用了厚朴。②认为厚朴平喘与化痰无关，厚朴之所以平喘，是因为具有降气的作用，而降气也就达到平喘之功。另不少医家在表述厚朴作用时，多不明确说厚朴化痰，而是从燥湿的角度进行解释，因为厚朴苦温燥湿、芳香化湿，若水湿停聚而为饮为痰，故认为厚朴燥湿以治痰。笔者认为厚朴非化痰药物，乃是通过行气、降气而达到平喘消痰的目的。厚朴、枳实是有区别的，枳实是化痰之品，厚朴非也。

【药效比较】

1.厚朴、厚朴花　同出一物，均具芳香味。二者宽中行气、化湿开郁，用于湿困脾胃，食积气滞所致的胸腹痞满胀痛，以及梅核气。

厚朴花芳香上浮，偏于走上，用于胸闷不适、胃脘胀痛等证，作用不及厚朴应用广泛。厚朴能下有形之实满，散无形之胀满。

2.苍术、厚朴　①均能苦温燥湿，治疗湿阻中焦之证，常相须为用，如平胃散。苍术燥湿力量强，为治湿阻中焦之要药。②均能芳香化湿，用于湿浊阻滞病证，如霍乱吐泻、呕恶食少、大便异常，可以同用，如不换金正气散、柴平汤。苍术乃是治疗湿证主药，厚朴为常用的芳香化湿药，乃"除满要药"。从应用来看，厚朴配伍白术，能治疗虚胀；配伍苍术，则治湿浊更佳。

苍术尚能健脾、祛除风湿、发汗解表。李时珍认为"烧苍术以辟邪气"，可以用治湿浊病证。厚朴尚能降气平喘、消积。

【用药体会】厚朴乃行气常用之品。笔者认为厚朴虽可治疗多个部位的病变，但主要是治疗腹部病变，常与陈皮配伍用于湿困脾胃之脘腹胀满。古方中的平胃散、藿香正气散、不换金正气散等均是将二药配伍同用的。厚朴除无形之湿满，消有形之实满，乃除胀满要药。笔者临床体会，厚朴配伍麻黄后，平喘效果要好一些。

砂仁　Shā rén《药性论》

【本草认知】

1. 治病部位　砂仁可治疗上焦湿浊，中焦呕吐和下焦胎动不安。从治疗的重点部位来看，主要还是治疗中下焦病变。《本草汇言·卷二》云："温中和气之药也……若上焦之气梗逆而不下，下焦之气抑遏而不上，中焦之气凝聚而不舒，用砂仁治之，奏效最捷。然古方多用以安胎，何也？盖气结则痛，气逆则胎不安，此药辛香而窜，温而不烈，利而不削，和而不争，通畅三焦，温行六府，暖肺醒脾，养胃养肾，舒达肝胆不顺不平之气，所以善安胎也。"由此可以看出，砂仁虽治多部位病变，但以中下焦者为主。

2. 消食　砂仁有浓烈芳香和强烈辛辣气味，为醒脾调胃要药，故在食物中应用砂仁可以促进食欲。其消食作用良好，若食欲不振，可以单用研末吞服。砂仁以个大、坚实、仁饱满、气香浓、搓之果皮不易脱落者为佳。

【药效比较】

砂仁、紫苏　①均芳香，能行气，用于气机不畅之胸腹满闷、呕吐。行气方面砂仁作用较强。②均能安胎，用于气滞胎动不安、妊娠恶阻，为行气安胎常用药物。

紫苏偏走上，长于发散风寒，尚能解鱼蟹毒；砂仁偏走下，长于温中止泻。芳香之性、安胎之功均以砂仁为优。

【用药体会】砂仁具有较好的行气作用，但因为其芳香之气较浓，使用时剂量不宜太大，否则反致耗气。笔者体会香砂六君子汤中的砂仁剂量就不宜过大，这是因为此方主治胃脘气机不利，病程一般较长，且多伴有肝郁，剂量大反而不利于气机疏通，量小反有四两拨千斤之效。先师熊魁梧使用白豆蔻、砂仁、薄荷、远志、木香、升麻这几味药时，对剂量多限制在 6g 以内。笔者受老师影响，一般也是如此之用。

牵牛子　Qiān niú zǐ《名医别录》

【本草认知】

1. 通便　《本草纲目·卷十八·牵牛子》记载："一宗室夫人，年几六十，平时苦肠结病，旬日一行，甚于生产，服养血润燥药则泥膈不快，服消黄通利药则若罔知，如此三十余年矣。时珍诊其人体肥膏粱而多忧郁，日吐酸痰碗许乃宽，又多火病，此乃三焦之气壅滞，有升无降，津液皆化为痰饮，不能下滋肠腑，非血燥比也。润剂滞留，消黄徒入血分，不能通气，俱为痰阻，故无效也。乃用牵牛末、皂荚膏丸与服，即便通利，自是但觉肠结，一服就顺，亦不妨食，且复精爽。盖牵牛能走气分，通三焦，气顺则痰逐饮消，上下通快矣。外甥柳乔，素多酒色，病下极胀痛，二便不通，不能坐卧，立哭呻吟者七昼夜。医用通利药不效，遣人叩予，予思此乃湿热之邪在精道，壅胀隧路，病在二阴之间，故前阻小便，后阻大便，病不在大肠、膀胱也。乃用楝实、茴香、穿山甲诸药，入牵牛加倍，水煎服，一服而减，二服而平。"这是说李时珍宗族一位六十多岁女性，大便秘结，十天才一次大便，比生小孩还难。服了养血润燥药却胸膈不舒，服了芒硝、大黄也毫无效果，已经三十多年了。李时珍根据其体型肥胖，又喜忧郁，多酸痰、火病，用牵牛末、皂荚膏丸与服，一服就顺，亦不妨碍饮食。因牵牛通三焦，气顺则痰消。其外甥柳乔，二便不通，不能坐卧，已七昼夜，也用楝实、茴香、穿山甲诸药，入牵牛加倍，水煎服而愈。牵牛子与大黄、芒硝通便的作用机制不一样，大黄有可能会导致继发性便秘，而牵牛子则不会。另外李时珍认为，牵牛子走气分，若血分病证一般较少用。根据牵牛子通三焦的作用，亦有用其治疗前列腺肥大引起的排尿困难、涓滴难出，但使用时量不宜大。

2. 性味　《中药学》均记载牵牛子为苦寒之品，但古代医家并非都认为其苦寒，而是辛辣之品，因其味辛，故有利水消肿之功。但这种认识受到了质疑，如《本草正义·卷六》载："《别录》谓其苦寒，至李氏东垣以其兼有辛荃气味，遂谓是辛热雄烈。寿颐按：此物甚滑，通泄是其专长，试细嚼之，惟其皮稍有辛味，古今主治，皆用之于湿热气滞，实肿胀满，二便不通，则东垣以为辛热，张石顽和之，亦谓辛温，皆属不确，当以《别录》之苦寒为正。又荃气戟人喉舌，细味之亦在皮中，所谓有毒，盖即在此。古方中凡用末子，均称止用头末，正以其皮黏韧，不易细碎，只用头末，则弃其皮，而可无辛荃之毒，颇有意味可思。"笔者认为这样解释是对的，牵牛子应为苦寒之品。

3. 治疗喘咳　牵牛子用于痰壅喘咳，是因为其苦降泄下而能祛痰逐饮，痰饮去则肺气得以宣降，咳喘可平。一般临床常配伍葶苈子、桑白皮、杏仁、厚朴等以助其化痰泻肺，止咳平喘。

4. 治疗夜啼　牵牛子可以治疗小儿夜啼，《本草纲目·卷十八·牵牛子》引用《生生编》载："小儿夜啼：黑牵牛末一钱，水调，敷脐上，即止。"在使用时先用温开水将药调成糊状，临睡时敷于肚脐眼，效果明显。外用时，可以选用。

【药效比较】

1.牵牛子、牛蒡子　均用治大便不通，但具体使用方面并不相同。牵牛子乃是峻下逐水之药，作用强烈，用于湿热壅滞之二便不通、水肿胀满以及痰饮、喘咳、面目浮肿者，如舟车丸。其以通利为主，走前后二阴。牛蒡子因富含脂液，可以通导大便。二药只是在名称上有相似之处，极少同用。

牛蒡子尚能疏散风热，清热解毒，透疹，利咽。

2.牵牛子、芫花　①均有毒，能泻水逐饮，用于水肿、鼓胀，及停饮所致病证。芫花作用强于牵牛子。②均能杀虫，但使用范围不同。芫花主要是外用治疗头疮、顽癣；牵牛子主要是驱杀蛔虫，并能促使虫体排出体外。

芫花尚能祛痰止咳，用于咳嗽咯痰者，但少用。牵牛子尚能祛积通便，用于大便秘结，或泻痢里急后重者。

【用药体会】牵牛子既善通大便，又能利小便，较之寻常利水药如茯苓、泽泻、猪苓为强。《儒门事亲·卷十二·下剂》禹功散即以其利水消肿，用于胸水、腹水和水肿体实者。牵牛子峻下作用强，少用则通大便，多用则泻下如水，且能利尿，故在临床上主要用于腹水肿胀所致二便不利及宿食积滞、大便秘结等证。其逐水之力虽略缓于甘遂、大戟、芫花，但仍属峻下之品，故以治水湿停滞而正气未衰者为宜。可单用，亦可入复方。如治水肿，可以单用研末服。若用治痰壅气滞，咳逆喘满，则只宜暂用，不可久服。如属脾弱胃呆，气虚腹胀者，当以健脾补中为要，不宜用本品攻泻消积，克伐胃气。若用量过大可出现便血、腹痛、呕吐等副反应。因此，本品只宜暂用，且正气亏虚所致的虚胀不宜应用。若大便不通，笔者常于通导大便方中加用牵牛子5g，多具有较为明显的治疗效果。

根据古代医家经验，牵牛子以散剂服用较好，若入煎剂效果要差些。

韭菜子　Jiǔ cài zǐ《名医别录》

【本草认知】

作用　韭菜子的作用主要是补肾阳，治疗肾阳虚的病证。其温肾作用较强，对于阳痿、早泄等可以选用。

【药效比较】

韭菜子、沙苑子　①均能补助肾阳，用于肾虚阳痿。韭菜子作用强，沙苑子作用平和。②均能强壮腰膝，用于筋骨痿软、步履艰难、屈伸不利。

韭菜子性燥，以补益肾阳为主。沙苑子不燥不烈，既补肾阳，亦益肾精，尚能养肝明目，用于目失所养，目暗不明、视物模糊者。

【用药体会】韭菜子的主要作用是温肾，可用于肾虚阳痿。由于其味道不好闻，一般在治疗阳痿方面并不作为首选之药。若阳虚而无生育者可以用之。笔者亦常用其治疗不育症。

骨碎补　Gǔ suì bǔ《药性论》

【本草认知】

1. 作用　骨碎补主治骨节病变，在补肾强骨方面，主要用于肾虚腰痛、足膝软弱；其活血疗伤更多用，擅治跌打损伤，筋骨疼痛，为伤科要药，一般还需配伍活血药同用，才能达到效果。谚语云"认得猴姜，不怕跌打和扭伤"，说的就是其能够治疗伤损病证。从临床来看，现常用骨碎补治疗骨质疏松、骨质增生。临床治疗骨伤病证，最常选用的就是骨碎补、续断、土鳖虫、苏木、自然铜诸药。

2. 治疗齿痛　骨碎补走肾，李时珍谓"入肾治牙"，对于下牙痛作用良好，临床配伍刺蒺藜作用更佳。《本草正义·卷七》称：

"凡阴虚于下，而肝胆浮阳夹痰上凝之齿痛、牙槽不利，及阴寒逼阳上浮之喉痛、喉痹诸症，用此亦颇有效。"即是讲骨碎补治疗牙痛具有良好的效果。由于肾主骨，齿为骨之余，故用骨碎补补肾可以治疗牙痛。

3.治泄泻　李时珍认为骨碎补可治疗"肾虚久泄"，并载有医案："昔有魏刺史子久泄，诸医不效，垂殆。予用此药末入猪肾中煨熟与食，顿住。盖肾主大小便，久泄属肾虚，不可专从脾胃也。"(《本草纲目·卷二十·骨碎补》)从临床来看，骨碎补治疗肾虚引起的泄泻的确有效。其可入煎剂内服。李时珍将骨碎补末入猪肾中煨熟食用，这是食物与药物的结合。笔者体会，此方对于遗尿也有效。煨用的方法是：取猪腰子去尽具有臊味的内容物，将骨碎补研末后，置于猪腰子中，再用湿面粉（湿草纸、湿黄泥亦可）包裹，放热火灰中煨熟后，食猪腰子。

4.防治链霉素中毒　用骨碎补防治链霉素毒性及过敏反应所致耳鸣、耳聋者，有一定效果。可取骨碎补水煎服。对已知有链霉素毒性反应者，用链霉素同时使用骨碎补，可防其毒性反应；既往有链霉素过敏的患者再次使用时，除从小剂量开始外，并加服本药脱敏。骨碎补对链霉素过敏所致的头痛、头晕、口唇及舌尖麻木等症状，疗效很好。

【药效比较】

骨碎补、狗脊　均能补肾、强壮腰膝，用于肾虚腰痛、足膝软弱。骨碎补对于肾虚耳鸣、牙痛、久泻具有良好的效果。这是因为肾开窍于耳之故。狗脊补肾，可治疗风湿痹痛，但作用较弱，主要善治脊的病变。

【用药体会】骨碎补乃是治疗脱发、白发的要药，一般是将其用酒浸泡后外搽。笔者常将其配伍三七、侧柏叶等泡酒后应用，效果很好，也可将其煎服。此药通过补肾而发挥作用，将其外用可以直达病所，所以尤喜应用。使用骨碎补时剂量应该大些，方能达到效果。骨碎补补肾强骨作用不强，一般配伍狗脊同用。

钩藤　Gōu téng《名医别录》

【本草认知】

1. 作用　虽《名医别录·下品》即有关于钩藤的记载，但古代本草对其论述并不多。其主要作用是息风止痉，临床效果好，且价格便宜，货源充足，为常用之品，尤其是在治疗肝阳上亢方面，最为多用。钩藤对于小儿夜啼具有良好的作用，一般配伍蝉蜕同用，效果会更好。

2. 药材及煎煮法　古代本草认为，钩藤以双钩者作用好，所以处方用名有双钩藤之称。从临床观察来看，钩藤无论单钩或双钩，作用一样。对于钩藤的煎煮法，古人早就认识到不能久煎，《本草汇言·卷七》载："祛风邪而不燥，至中至和之品，但久煎便无力，俟他药煎熟十余沸，投入即起，颇得力也，去梗纯用嫩钩，功力十倍。"在入药方面，现多是连梗一起使用。倪朱谟认为用纯嫩钩作用好，可以参考用药。

【药效比较】

钩藤、羚羊角　①均能清热平肝，用于肝阳上亢之头痛目赤、眩晕等证。钩藤轻清透达，对于肝热病证常用。羚羊角作用强。②均能息风止痉，用于热盛动风之抽搐惊厥等。

羚羊角清热力强，除用治热极生风证外，又能清热解毒，多用于高热神昏、热毒发斑等证。

【用药体会】钩藤为治疗惊厥抽搐常用之药，现认为具有降低血压的作用，所以高血压者常选用之。笔者认为此药配伍天麻同用后，平降肝阳效果较单用好，凡有内风证之惊厥、肢体震颤，笔者多选用之。钩藤不宜久煎，因其所含钩藤碱不耐高热，久煎疗效降低。

香附　Xiāng fù《名医别录》

【本草认知】

1. **气病之总司，女科之主帅**　香附乃是治疗肝经气滞的主药，为治"妇人崩漏、带下，月候不调，胎前产后百病"（李时珍语）之要药。临床凡妇科疾病，香附为首选。所以谚语讲"得了妇科病，挖点回头青"，此处回头青就是香附。李时珍称其"乃气病之总司，女科之主帅"。此药习惯上多用于女性患者，因为大抵妇人多郁，气行则郁解，故服之尤效。其实对于气郁之证，用于男子未尝不可。

2. **走血分**　香附具有疏肝解郁，行气止痛的作用。《本草纲目·卷十四·莎草香附子》曰："炒黑则止血。"也就是说香附走血分，可以治疗出血病证，尤以治疗妇人崩漏为好，但必须炒黑。临床上香附是以治疗气分病证为主，还是治疗血分病证为主，存在争议。《汤液本草·卷中》载："《图经》云：膀胱、两胁气妨，常日忧愁不乐，饮食不多，皮肤瘙痒瘾疹，日渐瘦损，心忪少气。以是知益血中之气药也。方中用治崩漏，是益气而止血也。又能化去凝血，是推陈也。与巴豆同治泄泻不止，又能治大便不通，同意。"王好古认为香附主要是治疗血分病证，实际上香附主要还是以治疗气分病证为主，李时珍说得非常清楚，"乃气病之总司"。笔者认为香附主要走气分，应为气中之血药，而非血中之气药，郁金才是血中之气药。在治疗妇科疾病如痛经、月经不调时，将香附与郁金配伍以后，气血并调，疏肝解郁的作用增强。临床可将二药制成丸剂服用。

3. **关于四制香附丸**　四制香附丸是由酒、醋、姜汁、童便各取一份制成。由于童便具有活血化瘀的作用，故四制香附丸可以治疗气滞血瘀之痛经病证。但由于人们在感情上难以接受童便，所以四制香附丸现多用盐水。

4. 治疗疮疡 古代还用香附治疗外科疮疡病证，因为疮疡、疽疾，有可能是因为怒气导致，而用香附行气，使气机流畅，则疮疡愈合。如《外科精要·卷下》载独圣散："凡痈疽皆缘气滞血凝而致，宜服诸香，盖香能行气通血也。曾氏云：余病中服近六两，俟疮溃了则加减，又服四两许，乃香附子一味；名独圣散，如疮之初作，更服此代茶，每食后半盏许。香附子（去毛令净，以姜汁淹一宿，焙干，碾令极细）。"这是说用一味香附治疗因气滞血凝，疮疡初作的病证。李时珍也认为其能治疗"痈疽疮疡"。因此临床上若疮疡因气郁所致者，可选用香附。

5. 香附何以名"子" 香附药用其根茎，在古代的本草书中名"香附子"，如《新修本草·卷九·莎草根》曰："此草，根名香附子，一名雀头香，大下气，除胸腹中热，所在有之，茎叶都似三棱，根若附子，周匝多毛，交州者最胜。大者如枣，近道者如杏仁许。荆、襄人谓之莎草根，合和香用之。"李时珍曰："《别录》止云莎草，不言用苗用根。后世皆用其根，名香附子，而不知莎草之名也。其草可为笠及雨衣，疏而不沾，故字从草从沙。亦作蓑字，因其为衣垂缕，如孝子衰衣之状，故又从衰也。《尔雅》云：薃（hào）侯，莎，其实缇是也。又云：薹，夫须也。薹乃笠名，贱夫所须也。其根相附连续而生，可以合香，故谓之香附子。上古谓之雀头香。"这是说香附因为根茎连续生长，犹如子女多，故命名带有"子"字。现代语言表达或书面语言不说香附子，统云香附。

【药效比较】

1. **木香、香附** 均能行气止痛，治疗脾胃气滞之脘腹胀痛、食少诸症，可配伍应用，如木香顺气丸；也用于气滞之月经不调、痛经。

木香药性偏燥，善治脾胃气滞证，为理气止痛要药；香附性质平和，善治气病，能疏肝解郁，尤为调经止痛要药，亦"为女科之仙药"（《本草纲目·卷四·蛊毒》）。

2.香附、柴胡　均能疏肝解郁，用于肝郁气滞所致胁肋胀痛、乳房胀痛、月经不调，可以同用，如柴胡疏肝散。单纯从行散作用来看，柴胡作用强，所以柴胡剂量不宜太大。

香附尚能行气止痛，为调经要药。柴胡尚能发散风热、升举阳气。

3.青皮、香附　均能疏肝解郁，用于肝气郁结所致的胁肋疼痛、痛经、月经不调等。

青皮长于破气，兼能散结化滞，用于气滞重证；香附长于行气，且能调经止痛，乃治妇科月经不调、痛经的要药。

【用药体会】传统用香附取其行气作用，但临床发现将香附与板蓝根、薏苡仁、木贼配伍以后，具有抗病毒作用，可以治疗扁平疣、痤疮、蝴蝶斑等，据此又认为有美容作用。笔者常用其治疗痤疮等。香附疏肝较佛手平和，是一味性质平和的疏肝解郁药物，凡肝气郁滞为必选之药，笔者尤喜用此药疏肝。香附、郁金配伍应用，疏肝解郁作用更好。

香橼　Xiāng yuán《本草拾遗》

【本草认知】

1.作用　香橼以个大、皮粗、色黑绿、香气浓者为佳。其作用和佛手基本相似，二者可互相代替使用。临床以佛手多用。《本经逢原·卷三·果部》曰："柑橼乃佛手、香橼两种，性味相类，故《纲目》混论不分。盖柑者，佛手也，专破滞气，今人治痢下后重，取陈年者用之，但痢久气虚，非其所宜。橼者，香橼也，兼破痰水，近世治咳嗽气壅，亦取陈者。除去瓤核用之，庶无酸收之患。"

2.药名　香橼（俗作圆），古称枸橼，尚志钧先生所辑《本草拾遗·卷七》有"枸橼"，即香橼。《本草图经·卷十六·橘柚》载有枸橼。《本草纲目·卷三十·枸橼》载有枸橼，李时珍在解释时，称又名香橼、佛手柑。5 版《中药学》认为李时珍所说的枸橼应是佛手。4 版《中药学》所载香橼为枸橼、香橼的果实，同时又载枳实为酸橙、香橼、枳的未成熟果实。由此一来，关于香橼的来源就比较复杂，作为药用的香橼、枳实容易混杂。自2005 年版《中国药典》起，载香橼为枸橼、香圆的成熟果实。

【药效比较】

1. 香橼、佛手　①均能行气宽中、疏肝解郁，用于脾胃气滞所致脘腹胀满疼痛、呕恶食少，也用于肝郁气滞所致胁肋疼痛。佛手清香之力胜，疏肝解郁之力优，作用强。②均能燥湿化痰，用于湿痰停聚之痰多咳嗽、胸闷气急。两药作用较为平和，以香橼作用稍胜。二者作用基本相似，可以互相代替使用。

佛手药材用的是佛手的干燥果实；香橼药材用的是枸橼或香圆的成熟果实。

2. 香橼、青皮　均能疏肝解郁，用于肝郁气滞的病证。青皮行气作用强，善于治疗气滞重证；香橼作用平和，多作为辅助药物使用。二药配伍可以加强疏肝作用，尤其是对于脘腹胀满可以选用。

香橼作用的部位主要是脾肺。青皮作用的部位主要是肝胃。

3. 香橼、陈皮　①均能行气止痛，用于气滞所致病证。香橼可治疗脾胃、肝胆气滞病证，其解郁作用好；陈皮主治脾胃气滞病证，降逆作用好。②均能燥湿化痰，用于湿痰，上气咳逆证。

陈皮温燥，化痰作用胜于香橼，主治肺脾之证。香橼作用平和，能疏肝解郁。

4. 枳壳、香橼　①均能理气和中，用于脾胃气滞之脘腹胀痛、嗳气吞酸、呕恶食少。香橼气香，醒脾作用良好。②均能化痰，用于痰多、咳嗽、胸闷等。枳壳为治疗咳嗽的常用药物，多配桔梗同用。

枳壳主治胸部的病变。香橼尚能疏肝解郁、燥湿。

【用药体会】香橼乃是疏肝理气之品，主要是治疗肝胃气滞病证，但行气作用较佛手要弱一些，临床上可以香橼代佛手使用。凡肝郁胸胁胀痛，笔者常配香附、郁金、佛手等同用。治脾胃气滞之脘腹胀痛、嗳气吞酸，可与陈皮、木香、砂仁等同用。香橼祛痰作用不强。

香薷 Xiāng rú《名医别录》

【本草认知】

1. 关于香气　香薷虽曰芳香，但香气不正，其味道并不好闻，所以临床使用不多。将香薷单独泡水服，可以预防夏季感冒。

2. 主治阴暑证　香薷既能发汗解表，又能祛暑化湿，故在治疗暑天因乘凉饮冷所引起的怕冷、发热、无汗、呕吐、腹泻等证时，可以选用。虽能祛暑，但性温辛散，多适用于阴暑病证。《本草纲目·卷十四·香薷》曰："盖香薷乃夏月解表之药，如冬月之用麻黄，气虚者尤不可多服，而今人不知暑伤元气，不拘有病无病，概用代茶，谓能辟暑，真痴前说梦也。"

3. 治水　《本草衍义补遗·香薷》载："有彻上彻下之功，治水甚捷。肺得之，则清化行而热自下。又云：大叶香薷治伤暑，利小便。浓煎汁成膏，为丸服之，以治水胀病，效。"李时珍也说"其治水之功，果有奇效"。从临床来看，其所谓治水甚捷，并不及麻黄作用强，治水肿并不多用。《本草纲目·卷十四·香薷》载："一士妻自腰以下胕肿，面目亦肿，喘急欲死，不能伏枕，大便溏泄，小便短少，服药罔效。李时珍诊其脉沉而大，沉主水，大主虚，乃病后冒风所致，是名风水也。用《千金》神秘汤加麻黄，一服喘定十之五。再以胃苓汤吞深师薷术丸，二日小便长，肿消十之七，调理数日全安。益见古人方皆有至理，但神而明之，存乎其人而已。"这是说一患者全身肿胀，李时珍用胃苓汤合薷术丸治疗，很快消肿，调理数日后痊愈。所以香薷治水善治风水。

4. 不可热饮 香薷有热服致呕的弊端，且其性温，饮者只宜冷服，方无格拒之患。

【药效比较】

香薷、麻黄 ①均能解表，治疗外感表证。从发汗作用来看，麻黄作用强，为发汗猛药。李时珍曰："性热而轻扬。""张仲景治伤寒无汗用麻黄（汤），有汗用桂枝（汤）。"香薷乃夏月解表之药，如冬月之用麻黄，夏季解表可选用香薷。②均能利水消肿，用于阳水病证。但麻黄多用，原因是：一是麻黄传统多用，《神农本草经·中品》即有记载，而香薷的使用稍晚。二是方剂配伍中麻黄常用，且有行之有效的方剂组成，如麻黄连翘赤小豆汤、麻黄杏仁薏苡甘草汤、麻黄加术汤等，而用香薷治疗水肿的代表方剂少。三是麻黄治疗水肿作用明显，尤其是既有外感表证又有水肿者效果确切，对于腰以上的水肿也具有明显的作用。四是香薷的口感不好。

香薷善于化湿解暑。麻黄发汗力强，还可宣肺平喘、散寒通滞。

【用药体会】香薷主治阴暑证，故暑天因乘凉饮冷引起的怕冷、发热、无汗及呕吐、腹泻等证，可以选用。所谓阴暑证，是指暑天感受暑热邪气后贪凉饮冷，导致疲倦、乏力、头昏、头痛等。香薷用于祛暑解表时，必须具备怕冷及无汗的症候。如属暑湿兼有热象者也可以选用，但暑热引起的大汗、大热、烦渴等证就不适合了。笔者在临床上更习用麻黄，与传统用药和习惯用药有关。

独活　Dú huó《神农本草经》

【本草认知】

1. 祛风湿　独活祛风力不强，温而不燥，是一味性质比较平和的祛风湿药物。其主要作用于下半身，治足痹尤验。因其性质不燥烈，所以在使用时可以适当加大剂量。古代医家认为，独活"治足少阴伏风，而不治太阳，故两足寒湿，浑不能动止，非此不能治"（《汤液本草·卷中·独活》）。《本草正义·卷二·独活》载："寒风宜于独活，而痰火生风，非其治矣。"临床凡疗贼风及骨节风痛，无问久新，皆可以选用独活。其调和经络，通筋骨而利机关，治风寒湿邪之痹于肌肉，着于关节者，直达于经脉骨节之间，为治风痹痿软必不可少之药。正所谓风寒湿病腰腿痛，选用独活效果佳。李梴《医学入门》载独活治疗痹痛的特点是"诸风痹痛无久新"，也就是说对于各种风湿痹痛均可以选用。孙思邈所创独活寄生汤即以独活为主，其主治下半身腰腿痛，两足不用痿弱者。

2. 治疗头痛　独活可治疗头痛属于肾病所致者。《医学入门·卷二·治风门》认为独活"得细辛治少阴头痛"。此外，独活入肾经，因肾主骨，齿为骨之余，故可用于牙痛，又因下牙属于肾经部位，故尤以下牙痛为宜。通常头痛连齿的病证将其作为首选。

【药效比较】

独活、羌活　①均能祛风湿，用于风湿痹痛、一身尽痛，常同用，如羌活胜湿汤。羌活偏于散表浅的风湿，而独活偏于除深伏的风湿，故有羌活祛游风、独活祛伏风之说。治疗全身的风湿痹痛，二者常配合在一起使用。二药通过祛风湿作用，可以用治头痛，尤以风寒夹湿表证多用，可以配伍同用，如败毒散。羌活主治头痛因于风寒者，独活主治头痛因于肾病者。②均能解表，但不作为首选药物，独活较羌活作用弱。二者常同用，如荆防败毒散、大羌活汤中即配伍有二药。羌活的退热效果好，较独活稍多用。《本草求真·卷三》云："羌有发表之功（表之表），独有助表之力（表之里）。羌行上焦而上理（上属气，故云羌活入气），则游风头痛，风湿骨节疼痛可治，独行下焦而下理（下属血，故云独活入血），则伏风头痛，两足湿痹可治。二活虽属治风，而用各有别，不可不细审耳。"比较客观的对二药的不同作用进行了区别。

羌活性燥而散，上行力大，善治上半身风湿，且发汗解表力较强；独活性较缓和，专于下行，善治下半身风湿，虽解表之力不及羌活，但祛风湿力强。

【用药体会】独活主治下半身风湿痹痛，对于腰以下病变多用。笔者治疗腰腿疼痛一般将独活作为常用之药，由于其作用不强，所以多同时配伍威灵仙、五加皮、徐长卿等药物同用。在治疗牙痛方面，笔者认为以治下牙疼痛为佳，因为独活走肾，而肾经循行于下齿中。临床上治疗颈椎病、腰腿疼痛时，笔者常将羌、独活配伍同用。

姜黄 Jiāng huáng《新修本草》

【本草认知】

1. **药材**　姜黄为姜黄的根茎，片姜黄为温郁金的根茎，郁金为郁金、姜黄的块根，乃是同科属植物。姜黄在活血方面力量较强，有本草书籍载其破血，可治瘀血重证。

2. **止痛部位**　姜黄偏于活血化瘀，主治心胸胁腹之气血瘀滞病变。片姜黄主治肩臂风湿疼痛，凡肩臂部因血瘀、寒湿、气滞所致的各种疼痛病证均可选用，止痛效果良好。肩关节周围炎属于中医痹证的范畴，多见于中年以后的患者，故有"五十肩"之称。痹证多因气血渐衰、肝肾渐亏导致，气血衰则关节失于濡养，肝肾亏则其所合之筋骨松懈，故肩周疼痛。《本草纲目·卷十四·姜黄》曰："治风寒湿气手臂痛，戴原礼《要诀》云：片子姜黄能入手臂治痛。其兼理血中之气可知。"《本草求真·卷八》认为此药："性气过于郁金，破血立通，下气最速，凡一切结气积气，癥瘕瘀血，血闭痈疽，并皆有效。"是以古今均将片姜黄作为治疗肩周病变的主药。严用和《严氏济生方》中所载蠲痹汤即用之。

3. 临床新用　现认为姜黄具有降血脂作用，临床用于高脂血症，对心绞痛也具有治疗作用。姜黄利胆，能增加胆汁的生成和分泌，促进胆囊收缩，所以也有用于胆道疾病者。

【药效比较】

1. 郁金、姜黄　均能活血散瘀、行气止痛，用于气滞血瘀之证，如胸腹疼痛、痛经、跌打损伤等。郁金因凉血，以治血热瘀滞之证为宜。姜黄性温，行散祛瘀力强，以治寒凝气滞所致血瘀之证为好，且可祛风通痹而用于风湿痹痛，如蠲痹汤。其行散之力胜于郁金，故有破血之说。

郁金能疏肝解郁，清心凉血。

2. 片姜黄、桂枝　均能通行气血、温经散寒，用于风湿痹痛，以上肢多用，也用于痛经。

片姜黄通经止痛，用治风湿痹痛以肩臂部位多用，又能行气活血；桂枝温通经脉，用治风湿痹痛以上肢、手指病变多用，又能发汗解表、助阳化气。

【用药体会】姜黄分为姜黄和片姜黄。片姜黄横行肢节，行气活血、蠲痹通络，是治疗肩臂痹痛之要药。姜黄活血化瘀，主治多个部位瘀血证。笔者更喜用片姜黄治肩臂疼痛。若肩部、上肢病变，将片姜黄、桂枝配伍应用，效果更好。

前胡　Qián hú《名医别录》

【本草认知】

1. 药材　前胡以根粗壮，皮部肉质厚，质柔软，断面油点多，香气浓者为佳。多蜜灸用，可以加强润肺降气化痰作用。

2. 药性　《本草汇言·卷一》云："前胡，散风寒，净表邪，温肺气，消痰嗽之药也。"故药性当温。但从临床来看，前胡的药性应该是偏寒，主治热性病证，并无温肺气的作用。

3. 祛痰　前胡祛热痰，用于肺气不降，痰稠喘满、咯痰不爽及风热郁肺所致咳嗽痰多等证。前胡长于降气化痰。

【药效比较】

1. 前胡、麻黄　均能宣能降，其宣，主治外感表证；其降，用于咳嗽喘息。

前胡专除肺热，咳嗽多用，其宣散用于风热病证，其降用于肺失降泄所致咯痰不爽、痰黄稠等；麻黄专散肺寒，用于风寒病证，喘证多用，其宣可宣肺平喘，降可利水消肿。

2. 前胡、牛蒡子　均能宣能降，二者宣散以除肺经风热，用于外感表证；降泄作用则不同。

前胡宣肺以止咳为主，宣散作用不及牛蒡子力强；降泄主治痰热咳嗽喘气。牛蒡子宣肺气又具透发之性，故透疹常用，又能润肠通便、清热解毒、利咽。

3. 前胡、柴胡　均能宣散风热，用于外感风热表证，可同用，如荆防败毒散。

前胡治在肺经而偏主下降，降气化痰，用于风热咳嗽、痰热咳喘。其特点是既能升，又能降。柴胡治在肝胆而主上升，疏泄少阳之邪，偏治寒热往来，又能疏肝解郁、升举阳气。

【用药体会】前胡能宣能降，宣指的是散风热，宣不过散；降指的是治咳喘，降不过下，偏于治疗咳嗽。《本草纲目·卷十二·前胡》认为："其功长于下气，故能治痰热喘嗽，痞膈呕逆诸疾。气下则火降，痰亦降矣，所以有推陈致新之绩，为痰气要药。"前胡主要还是治疗痰热病证。笔者体会，其作用并不强，多作辅助药物使用。

炮姜　Páo jiāng《洁古珍珠囊》

【本草认知】

姜类药物的应用区别　姜类药材包括多种：①生姜：辛，温，能发散风寒、温中止呕、解毒，用于外感风寒感冒之轻证，发汗力量较弱；也用于胃寒呕吐；还用于解生半夏、生南星、鱼蟹之毒。在炮制和使用生半夏、天南星时加入生姜即取其解毒作用。在张仲景的书中，应用半夏时多配伍有姜，包括生姜、干姜。②生姜汁：亦名姜汁，为生姜洗净打烂，绞取其汁液者。辛散之力较强，可祛除风痰、止呕，用于恶心、呕吐不止及痰迷心窍昏厥的急救。③煨姜：系将生姜以湿纸、湿泥或湿面粉包裹投暗火中煨，待包裹物煨焦，姜熟即得。其辛散之力不及生姜，温中力胜于生姜，止呕力弱于生姜，用于呕吐及腹痛泄泻等证。煨姜较生姜则不散，较干姜则不燥，较炮姜功同而力逊。④干姜：为老姜的干燥块根。其大辛大热，能温肺化饮、温中散寒、回阳救逆，用于肺寒咳嗽，痰稀而白沫多；也用于脾胃虚寒所致脘腹冷痛、呕吐泄泻；还用于肾阳虚衰，阴寒内盛之四肢厥冷、脉微欲绝等证。故干姜温肺寒而除痰饮，温脾阳以散里寒，温肾阳而救厥逆。生姜、干姜均能温中散寒，可配伍同用，如生姜泻心汤。对于外感风寒，内伤生冷导致的身热无汗、头痛身痛、呕吐腹痛，也可同用，如《和剂局方·卷二》之五积散。⑤炮姜：为干姜炒至外面焦黑，内呈黄色者，亦名黑姜。味苦、涩，性温。其辛散之力减弱，入血分，温经止血，用于虚寒性出血证。疗久泻不已亦为其所长。⑥姜炭：炮姜、姜炭同出一物，现临床多将其作为一味药使用。严格地讲，二者炮制方法不同，作用也不同。炮姜是先将河沙置于锅中，以武火炒热，再加入干姜（切片或切块），同炒，炒至姜鼓起，表面棕褐色，取出过筛，晾凉。姜炭的炮制方法是将干姜置于锅中，以武火加热，炒至表面焦黑色，内部棕褐色，即所谓炒炭成性。因此，炮姜辛燥之性弱于干姜，温里作用也弱于干姜。炮姜作用缓和持久，善于温中止痛、止泻、止血，即所谓"一温三止"；而姜炭的辛味基本消失，更长于止血，用于各种虚寒性出血。⑦生姜皮：辛，凉，能利水消肿，用于水肿、小便不利。干姜、炮姜、姜炭入药为老姜，生姜、煨姜、姜汁、姜皮为嫩姜，前六种药性温，唯姜皮辛凉。生姜、干姜、炮姜均温中散寒。不同之处在于，生姜解表散寒、解毒，重在温胃止呕，有"呕家圣药"之称，走而不守；干姜温肺化饮、回阳救逆，重在温脾，主治脾寒证，又擅长止泻，能走能守；炮姜重在止血，亦可止泻，守而不走。

【药效比较】

炮姜、艾叶　①均能温中止血，用于虚寒性崩漏、月经过多。艾叶温经作用好，为妇科止血要药，如胶艾汤；对于妇人宫冷不孕亦为常用。若将艾绒制成艾条、艾炷，用以局部烧灸，能使热气内注起到温煦气血、调整机能的作用。炮姜主要作用是止血，作用于胃肠道，用于虚寒性吐血、衄血、便血、崩漏等出血证，如生化汤。②均能温经、散寒止痛。艾叶温经，临床以艾灸用之更多。炮姜则主要是温暖脾胃，故能治疗脘腹疼痛。

炮姜尚能温中止泻。艾叶尚能安胎，暖气血、温经脉而止血，逐寒湿、暖胞宫而止痛。

【用药体会】炮姜主要治疗部位在于脾胃，凡脾胃虚寒以及出血病证均可以选用。笔者体会，此药较干姜平和，虽温但不燥，传统用治出血病证。由于止血药物性温者较少，所以其对于虚寒性出血均是可以选用的。

神曲　Shén qū《药性论》

【本草认知】

1.炮制　神曲的主要功能是消食导滞，一般炒用。炒神曲是取麸皮均匀撒于热锅内，起烟后将神曲倒入，炒至黄色，取出，筛去麸皮，放凉；或不加麸皮，炒至黄色亦可。焦神曲是取神曲置锅内炒至外表呈焦黑色，内部焦黄色，取出，略喷些清水，放凉。现代研究表明，六神曲麸炒品和焦炒品均能较好地促进胃分泌，增强胃肠的推动功能。因其含有多量酵母菌和复合维生素B，故有增进食欲，维持正常消化机能的作用。

2.回乳　《本草纲目·卷二十五·神曲》认为："妇人产后欲回乳者，炒研，酒服二钱，日二即止，甚验。"现代出版的中药书籍均不记载神曲回乳。此说可以作为临床参考。

3.建曲　建神曲产于泉州，又名范志曲。此药源于《本草纲目拾遗·卷三》，据载："共药九十六味，配合君臣佐使，另加十二味青草、紫苏、薄荷等物，捣烂煎汤，合共一百零八味。"其是在六神曲的基础上增加紫苏、荆芥、防风、羌活、厚朴、白术、木香、枳实、青皮等，充分发酵，待外表长出黄色菌丝后晒干烘烤即成。具有健脾消食、理气化湿、解表之功效，常用于食滞不化或兼感风寒者。书中亦载其："气味中和，清香甘淡，能搜风解表，开胸快膈，调胃健脾，消积进食，和中解酒，止泻利水，治四时不正之气；感冒发热，头眩咳嗽，及伤食腹痛，痞满气痛，呕吐泻泄痢疾，饮食不进等症。痘疹初发，用托邪毒。""又治不服水土，瘴气疟痢，外出远行，尤宜常服。"临床常用6~15g，水煎服。六神曲不等于建神曲（范志曲），其作用弱于建神曲。

【药效比较】

神曲、建曲　均能消食化积，用于饮食积滞病证。

神曲尤善帮助金石矿物类药物消化。建曲组成药物多，作用强，并能理气化湿、健脾和中，亦善治暑湿泄泻、呕吐不食。

【用药体会】神曲消食作用比较平和，配伍山楂、麦芽（即炒三仙）后作用加强。由于此药能帮助金石矿物类药材消化，所以在处方中应用有矿物药时，笔者喜加用神曲。因为此药兼有微弱的散表作用，所以若外感表证而食欲不振时亦选用之。此种情况尤以小儿患者多见，故对于小儿多加用之。

十画

秦艽　Qín jiāo《神农本草经》

【本草认知】

1.祛风湿　秦艽的祛风湿作用较平和，对于寒热痹证均可选用，多用于身虚之人。祛风湿药多燥，容易伤阴，但由于秦艽性平质润，故有风药中润剂的说法。此作用较防风更平和。

2.退虚热　秦艽退虚热作用好，尤其是对于湿热后期引起的虚热不退效果很好。笔者常用此药治疗虚热病证。

3.利小便　《神农本草经·中品》载秦艽具有"下水，利小便"的作用，《药性论》也说"利大小便"，但现代中药书籍中并不载此作用。其所治黄疸病证虽有湿热现象存在，但与利水毕竟有所区别。录此供临床参考使用。

4.配伍　秦艽与他药配伍同用，具有加强作用的特点。①配鳖甲：秦艽清热退蒸，而鳖甲滋阴清热，二者伍用，加强退虚热作用，用于骨蒸潮热、盗汗等证，同用较单用效果好。②配伍柴胡、知母：秦艽清退虚热，柴胡辛凉透热，知母清热滋阴，三药合用，清透虚热作用更好，可用于虚劳潮热、咳嗽、盗汗不止等证。

【药效比较】

1.秦艽、防风　均能祛风湿、止痹痛，用于风湿痹痛。风药多燥，然此二药偏润，有"风药中润剂"之谓，尤宜于病程时间长，身体虚弱者。防风入气分，疗周身风湿痹痛，以行痹为宜；秦艽入血分，可以治疗着痹、热痹、寒痹，对下肢风湿痹痛多用。秦艽作用平和，尤宜于体虚而又病程较长者。若因感受风寒湿邪又可以配伍同用，如《医学心悟·卷二》加味香苏散即配伍有此二药。二药也同用于风邪初中经络导致的口眼歪斜，秦艽虽不能祛除外风，但配伍防风后可用于此证，如大秦艽汤。

秦艽的功效是一祛两退（祛风湿、退虚热、退黄疸），防风的功效是一祛两解（祛风湿、解表、解痉）。

2. 秦艽、威灵仙　均能祛风湿、止痹痛，用于风湿痹证，肢节酸痛、拘挛掣痛等。威灵仙走窜力强，通络止痛力胜，通行周身，可祛在表之风，除在里之湿，为治疗风痹要药，通常云其治疗行痹。秦艽性质平和，寒热痹证均可以使用。

秦艽尚能退虚热、退黄疸。威灵仙尚能软化鱼骨、消痰涎。

【用药体会】笔者认为秦艽治疗风湿痹痛作用不强，多只作辅助药物使用。其乃治疗湿热黄疸的要药，尤其是对于黄疸久久不退者效果良好，配伍白鲜皮作用更佳。若遍身黄疸如金，为必用之品，笔者尤喜用之。

莱菔子　Lái fú zǐ《日华子本草》

【本草认知】

1. 行气　莱菔子即萝卜子，能行气消胀。笔者体会其用于下腹部气胀，想矢气而不能者，效果尤佳。临床上将其与槟榔同用，效果较单用要好。《本草衍义补遗·莱菔根》云："其子推墙倒壁之功。俗呼为萝卜，亦治肺痿吐血。又其子水研服，吐风痰甚验。《衍义》曰：散气用生姜，下气用莱菔。"意思是说其行气作用很强。笔者临床中喜用此药行气，尤以除下腹部气滞胀满为优。其炒用并不伤气。

2. 与人参同用　现代出版的中医药书籍多记载莱菔子与人参同用伤气，但根据清代陈士铎、近代张锡纯对其作用的认知，二药作用不存在相拮抗的现象，可以同用。《本草纲目·卷十二》黄芪、人参条下，均有将莱菔子、萝卜与人参同用的记载，并且同用效果良好。中药、食疗书籍皆说气虚之人不可用，良药之功，枉被所泯，实在可叹。笔者认为莱菔子、人参同用，并不伤气。具体可参看本书"人参"条下所载。

3. 炒用　莱菔子炒用，降多于升，以降气化痰、导气下行为主；生用，则升多于降，能涌吐痰涎。《日华子本草·菜部》谓本品生用"水研服，吐风痰"，如咳嗽痰涎壅盛，或因痰浊上蒙清窍而头重昏眩者，皆可用生莱菔子30g研末调服，探吐之，邪去而正安。李时珍也说："莱菔子之功，长于利气。生能升，熟能降，升则吐风痰，散风寒，发疮疹；降则定痰喘咳嗽，调下痢后重，止内痛，皆是利气之效。予曾用，果有殊绩。"（《本草纲目·卷二十六·莱菔》）因此临床上凡用莱菔子多将其炒用，以免导致呕吐。《医学衷中参西录·莱菔子解》载："无论或生或炒，皆能顺气开郁、消胀除满，此乃化气之品，非破气之品。"其实生莱菔子内服容易导致呕吐，张氏这段话并不妥当，内服应炒用。

4. 治老年便秘　莱菔子虽是行气药，但对于便秘效果却很好，尤其是对于欲大便而不能排便，腹部胀满、胀痛者效果良好。其机制是通过行气，导气下行，达到治疗便秘之功。笔者多以其配伍槟榔来加强行气作用，促进通便。大便不通者，无论何种原因，笔者均选用莱菔子。对此古代文献少有记载。

5. 平喘机制　《韩氏医通》三子养亲汤（莱菔子、苏子、白芥子）用三子微炒，治痰喘，如急、慢性支气管炎、肺炎、百日咳等。依据传统用法，莱菔子善行气，气顺则痰降，咳喘自安。痰多病证用之效果良好。莱菔子平喘有3个方面，一是通过祛痰，使痰涎消除从而达到治疗作用；二是通过降气，使上逆的气机得到消除，从而达到治疗喘证的作用；三是能促进排便，因肺与大肠相表里，腑气通，则肺气降，进而达到平喘的作用。

6. 消食　莱菔子消食作用较麦芽、谷芽、神曲都要强。笔者体会，此药对于下腹部积滞作用良好。因食积多有气滞病证，所以莱菔子尤宜治疗食积腹胀。

7. 消黄褐斑　莱菔子具有消除黄褐斑的作用，尤其是女性因生理现象所致者。若情志郁结，性情急躁易怒或郁闷寡欢、月经不调、食欲不佳，可以单味莱菔子文火炒至略焦且有香气后晾凉，取仁、研碎，于饭前冲服，或用炒莱菔子泡水饮服。每天10g，可连续服用。

8. 推墙倒壁之功　《本草衍义补遗·莱菔根》云莱菔子有推墙倒壁之功，下气用莱菔子。《医学衷中参西录·莱菔子解》说，莱菔子非破气之品，意思是说其作用平和。上述2种观点相悖。笔者体会，莱菔子对于下腹气胀效果尤佳，虽说破气，但并不伤正气，临床可以放心大胆使用。故笔者比较认同张锡纯的观点，将其作为常用之品。笔者使用莱菔子一般剂量较大，多在15g以上，并不伤正气。

【药效比较】

1. 莱菔子、枳实　①均能行气导滞，用于食积气滞病证，行气力量强。莱菔子行气兼能降气，主下行，用于脘腹胀满、矢气不出，尤以欲矢气而矢气不出者作用较好，据此也用于大便不通。枳实行气主横行，用于腹部攻撑作痛。②均能化痰，用于痰证。莱菔子化痰，用于痰阻气机不降所致咳喘痰多，如三子养亲汤。枳实化痰又能消痞，用于脘腹痞满、胀痛不舒。笔者尤喜将二药同用治疗脘腹气胀病证。

莱菔子主要作用为消食导滞，用于食积；枳实主要作用为破气消痞，用于痞结病证。

2. 莱菔子、山楂　均能消食导滞，用于食积不消，可以同用，如保和丸。山楂乃是消食要药，主要是消肉食积滞，现亦用其减肥瘦身。莱菔子主要是通过行气促进肠胃功能，达到消食的目的，其行气作用好，以气滞病证更多用。

山楂尚能活血化瘀，莱菔子尚能降气化痰。

【用药体会】莱菔子行气且主下行，笔者体会，其对于腹部食积腹胀、便秘效果很好，取气行则便通之意。古今本草中均未记载莱菔子通便之功。笔者认为，其通过行气之功，导气下行，促进大肠蠕动，以通导大便，尤其是对于欲大便而不能排便者效果好。若配伍通便药物如肉苁蓉、当归后作用明显，且不伤正。根据通便的特点，笔者又用其减肥瘦身，肥胖者，多选加此药。

莲子　Lián zǐ《神农本草经》

【本草认知】

1.药材　我国江南各省均产莲子，著名的有湖南的湘莲、浙江的衢莲、福建的建莲等。其中以湖南湘莲最为著名，其颗粒肥大，肉质细嫩，清香味美。

嫩莲子生吃味道清香，但不可多吃，以免影响脾胃功能，引起腹泻。大暑前后采收的称为伏莲、夏莲，其养分足、颗粒饱满、肉厚质佳；立秋以后采收的称秋莲，颗粒细长，膨胀性略差，入口粳硬。莲子入药或入膳可先冷水浸泡，然后去皮、去心，称莲子肉。加工莲子以砂锅最好，少用生铁锅，以免影响莲子色泽。

2.补益作用　《神农本草经·上品》将莲子列为上品，视为能"补中养神，益气力，除百疾。久服，轻身耐老，不饥延年"的良药。千百年来，人们对莲子作用的认知一致，均以为久服本品能延年益寿。总结历代医家应用莲子的经验，可将其功用概括为"养心，补脾，益肾，固涩"八个字。李时珍称其："禀清芳之气，得稼穑之味，乃脾之果也"，为平补之品。莲子的主要特点是补益脾胃。

3.种子　莲子有生精的作用。文献记载，坚持每日空腹服用莲子数十粒，能促进精子生成，有利于助孕。

【药效比较】

1.莲子、山药　①均能补益脾胃，用于脾胃虚弱所致食少纳差、倦怠乏力、泄泻等，可同用，如参苓白术散。②均能补肾涩精，用于肾虚所致遗精、滑精。

莲子尚能宁心安神，补益心脾肾。山药尚能益肺生津，补益肺脾肾。

2. 莲子心、竹叶卷心　均能清心除烦，用于温病神昏谵语，常同用，如清宫汤。二药清心热作用不强，多同时应用以加强作用。莲子心有平静性欲的作用，临床可以将其泡水饮服。

莲子心尚能涩精，以治遗精、滑精。竹叶卷心善治心经热盛，口舌生疮、尿赤。

【用药体会】莲子可以治疗失眠，一般多云其交通心肾，《本草纲目·卷三十三·莲藕》中即是如此记载。所谓交通心肾是指心火下降于肾，肾水上腾于心，水火互济，阴阳协调，达到治疗失眠、心烦等病证的目的。但莲子并不具备清心火的作用，因此临床如取莲子交通心肾，不宜去心，应该将莲子心与莲子同用，或者莲子、莲子心配伍同用。通常讲交通心肾是将黄连配伍肉桂（交泰丸）同用，取黄连清心火，肉桂温肾阳，从而协调阴阳，交通心肾。所以交通心肾还涉及配伍问题。使用莲子可以适当加大剂量，效果会更好一些。谚云"若要不失眠，煮粥加白莲"，一般常用白莲子煮粥食，也可以炖汤吃。莲子（去心）配伍芡实、糯米煮粥，煮时用一鲜荷叶盖上，可治心悸、睡眠不实和脾胃虚弱之大便溏泄。治疗失眠，笔者将莲子、百合配伍应用效果更好些。

莪术　É zhú《药性论》

【本草认知】

1. 活血　莪术活血作用极强，故称为破血，用于瘀血重证。现发现其抗肿瘤作用极佳，可用于多种肿瘤。非重剂不足以祛癥，故在治疗肿瘤时可加大剂量。有人认为莪术虽作用强，但不伤正气。此说可供参考。其与三棱伍用，效果更佳。

2. 药材　莪术、郁金、姜黄其药材来源关系密切，常常混淆不清。《中国药典》规定，郁金为温郁金、姜黄、广西莪术或蓬莪术的块根，姜黄为姜黄的根茎，莪术为蓬莪术、广西莪术或温郁金的根茎。从现代使用来看，郁金的药性为辛苦寒，而姜黄、莪术的药性为辛苦温。《新修本草·卷九》姜黄条云："西戎人谓之蒁药。"说明当时莪术与姜黄是混称的。现认为莪术的活血作用强于姜黄。

3. 治气中之血　根据文献分析，莪术最早记载于唐代的《药性论》，《本草纲目·卷十四·蓬莪茂》则认为最早记载于宋代的《开宝本草》。笔者认为，应以《药性论》记载为是。莪术具有破气破血之功，那么到底是以破血为主还是以破气为主，医家的看法并不一致。①认为乃气中之血药：《本草图经·卷七》曰："古方不见用者。今医家治积聚诸气，为最要之药。与京三棱同用之，良，妇人药中亦多使。"《汤液本草·卷四·蓬莪茂》曰："色黑，破气中之血，入气药发诸香。虽为泄剂，亦能益气，故孙用和治气短不能接续，所以大小七香丸、集香丸散及汤内，多用此也。"《本草纲目·卷十四·蓬莪茂》曰："郁金入心，专治血分之病；姜黄入脾，兼治血中之气；蒁入肝，治气中之血，稍为不同。按王执中《资生经》云：执中久患心脾疼，服醒脾药反胀。用耆域所载蓬莪蒁面裹炮熟研末，以水与酒醋煎服，立愈。盖此药能破气中之血也。"此外汪昂等也认为莪术善治气中之血病。②认为乃血中之气药：其特点是主要治疗血分病证，同时又能治疗气分病证。《中药学》将莪术编写在破血消癥药中。③认为气血不分者：古代本草书中又有认为，莪术治疗气血瘀滞方面不强调偏治血或治气。由此一来，对于莪术所治疗的病变部位就有不同认识。

笔者认为，莪术所治疗的病证主要还是血分病证，为破血之品。所谓气中之血药、血中之气药，是因临床上莪术、三棱的功效相似，莪术偏治血病，三棱偏治气病，故有血中之气药、气中之血药一说。

4.治疗胃病 传统应用莪术主要是治疗肝病，取其行气破血之功。但莪术也能消积止痛，用于治疗脾胃病。临床治疗时，在辨证的基础上，因人、因病而异，适量加入莪术，无论是缓解症状，还是调节脏腑功能，疗效均可，尤其是胃胀突出时加用之，可以开胃化食，帮助消化。现代研究表明，莪术擅长治疗胃癌，并能改善症状，减轻疼痛，增进食欲，稳定病情。

5.益气 《汤液本草·卷中》云："能益气，故孙用和治气短不能接续。"对此不能理解为莪术具有补气作用。其益气在于通过疏气，使气机流畅，因血涩于气中则气不通，而莪术能疏通气机以达于阴血，血达而气乃畅，气畅而能生气，故云益气。《医述·卷十六》载："此短字，乃胃中为积所壅，舒气不长，似不能接续，非中气虚短不能接续也。"

【用药体会】笔者认为，莪术所治疗的病证主要还是血分病证。根据临床应用来看，莪术一般适用于瘀血重症。现认为莪术可用于多种癌肿，故临床将其作为常用的抗癌药物。《医学衷中参西录·医方·十全育真汤》载："三棱、莪术与参、术、芪诸药并用，大能开胃进食，又愚所屡试屡效者也。"所以笔者常将这些药配伍在一起应用，可以保护胃气，同时不伤正气。在治疗肿瘤方面，莪术乃是首选之品，如子宫肌瘤、囊肿、乳腺结节、乳腺增生，笔者常用之。

桂枝 Guì zhī《名医别录》

【本草认知】

1.解肌 《伤寒论》中，张仲景在论述桂枝汤时，有"桂枝（汤）本为解肌"之说，后人在论述桂枝时一般也将桂枝的作用说成是解肌，此处解肌实际就是解表的意思。《本草纲目·卷三十四·桂》曰："麻黄遍彻皮毛，故专于发汗而寒邪散，肺主皮毛，辛走肺也。桂枝透达营卫，故能解肌而风邪去，脾主营，肺主卫，甘走脾，辛走肺也。"故麻黄外发而祛寒，遍彻皮毛，专于发汗；桂枝上行而散表，透达营卫，功在解肌。仲景亦有桂枝解肌之说，故后人多云桂枝解肌而少云解表。

2. 温通　桂枝温通心阳作用极佳，历来将其作为治疗心阳不振之要药，若配伍炙甘草，可以缓解桂枝的温热之性而不动血。

3. 善治肩臂疼痛　若肩臂疼痛，桂枝常作为首选，效果极佳。笔者常将其与羌活、威灵仙、姜黄同用，治疗颈肩臂痛，效果良好。从临床来看，寒证选用桂枝，热证选用桑枝。

4. 调和营卫　桂枝单用，有解肌表之邪的作用，配伍白芍以后则有"调和营卫"的作用。要说明的是单用桂枝不能云其调和营卫，此乃配伍以后产生的功效，正所谓药有单用之专功，方有合群之妙用。风邪自表而入，引起恶风、头痛、发热、汗出等，即卫外功能失调，营阴不能内守，导致汗液外泄，故用桂枝祛风、解表，白芍敛阴、和营，从而达到调和营卫的作用，也就达到了无汗能发、有汗能止的作用。

5. 关于反赤石脂　"十九畏"中载"官桂善能调冷气，石脂相遇便相欺"，其中的官桂就是肉桂。桂枝与肉桂乃是同出一物，但对于赤石脂是否反桂枝古今无此记载和说明。笔者认为，既然肉桂与桂枝同出一物，那么桂枝最好不要与赤石脂同用。

6. 药材　桂枝用的是肉桂树的嫩枝。《伤寒论》中，桂枝汤所用桂枝注明要"去皮"，这里的去皮不是去掉桂枝的外皮，实际上是去掉桂枝外面的栓皮。假如桂枝去掉外皮后，就没有药用价值了。桂枝尖系桂枝的细枝梢，其气芳香，通血脉、散风寒之力较胜，为临床所喜用，故有将桂枝书写为桂枝尖者。一般认为，嫩桂枝质量较好，那么嫩桂枝哪有栓皮可去呢？根据对药材的分析，张仲景时代所用的桂枝乃是老树枝，而嫩桂枝大约是在宋代以后才开始应用的。《医学衷中参西录·桂枝解》解释："《伤寒论》用桂枝，皆注明去皮，非去枝上之皮也。古人用桂枝，惟取当年新生嫩枝，折视之内外如一，皮骨不分，若见有皮骨可辨者去之不用，故曰去皮。"

7. 走血分　桂枝能直接到达血分，治疗血分病证。所以当使用桂枝不当或剂量过大会导致鼻子出血等，这也是与麻黄的一个主要区别点。

8. 桂枝名称问题　《神农本草经》载有牡桂，后人多认为此即现代之桂枝。在古代本草书中还有箘桂、桂心等名称。《辞海》认为箘桂就是肉桂，但也有人认为是桂枝者。《伤寒论》载桂枝去皮用，但现代所用桂心用的是肉桂的加工品，所以桂心就有桂枝、肉桂两种。为了避免产生歧义，处方书写以"桂枝"为妥。

9. 化气利水　桂枝通过化气达到治疗水肿的作用，根据张仲景的经验，需与健脾利水药物同用，如五苓散。凡见水饮内停，导致小便不利，或为水肿，或为蓄水，或为水逆，或为痰饮，或为泄泻，皆可以选用，一般应少量应用。此乃取其外解太阳之表，内化膀胱之气之功。若阴虚又有水肿，略佐桂枝通阳，以阳行阴，可以达到去水之功。

【药效比较】

麻黄、桂枝　①均能发散风寒，用于外感风寒表证之恶寒、发热、头痛、身痛等证，同用作用加强，如麻黄汤。麻黄用于无汗表证，开腠理、散寒邪，对于恶寒发热、四肢疼痛，作用突出。桂枝无论有汗、无汗的表证均可使用，如桂枝汤。从发汗的力度来看，麻黄作用强，历来将麻黄作为解表第一要药，素有发汗峻剂的说法。二药同用，为辛温解表重剂。麻黄、桂枝配伍，具有协同作用，发汗作用大大加强，故有麻黄无桂枝不汗之说。但二药配伍在一起应用并非单单就是发汗，小青龙汤中就同时配伍此二药用治外寒内饮证。②均可治疗水肿，可同用。麻黄主治腰以上水肿，如越婢汤主治风水恶风、一身悉肿；桂枝主治脾肾阳虚，膀胱气利不行所致痰饮、水肿，如五苓散主治蓄水证之发热头痛、烦渴饮水、小便不利等。从治疗水肿方面来说，桂枝更多用。③均可治疗风湿痹痛。从临床来看，麻黄相对应用较少。

桂枝为治疗风湿痹痛的常用药物，尤以治上肢肩臂疼痛为效，且通行作用强，治疗颈椎病、肩周炎，其为首选。根据"以枝走肢"的中医理论，对于上肢的疼痛、麻木、肿胀、活动不利，桂枝为常用之品。麻黄、桂枝相伍，桂枝用量大于麻黄，义在通络，此乃"轻可去实"之义。

麻黄又能宣肺平喘、利水消肿，重在宣散，取其味。桂枝又能温经通脉、通阳化气，主在温通，取其性。

【用药体会】笔者一般不首选麻黄、桂枝解表，这可能与笔者所处江汉平原的地理位置有关。在具体应用中，将其同用也不单是用其发汗，而是用来治疗咳喘病证或风湿病证。①在治疗咳喘方面主要是以麻黄为主，具体使用时，一般不用生麻黄而用炙麻黄。因麻黄蜜炙后治疗咳喘作用加强，且不耗气。炙麻黄的剂量控制在10g以内。笔者有一首治疗咳喘的验方一二三四五六汤，其中就配伍有炙麻黄。②在治疗风湿病证方面，也可以将二药配伍同用，但此时应以桂枝为主，麻黄辅之。这是因为桂枝温通作用好，能促进气血的运行，有利于祛除风寒湿邪。但由于桂枝容易动血，剂量应控制在10g以内。麻黄走气分，桂枝走血分，将二药配伍外用于一些疼痛病证，具有极佳的止痛作用。

桔梗　Jié gěng《神农本草经》

【本草认知】

1. 祛痰　桔梗为祛痰要药，可治疗多种痰证，包括热痰、寒痰、湿痰、燥痰，主要用于治疗咳嗽。现代研究表明，其之所以化痰，是因为含有皂苷的原因。

2. 升提作用　桔梗有很强的升提作用，俗有"舟楫之剂"的说法，可以引导其他药物到达人体上部，临床上治疗喘证多不选用桔梗。又由于其升提，古代云其"提壶揭盖"，即下部的疾患可通过开宣肺气达到治疗目的，如大便不通、小便不利等。桔梗的升提作用与牛膝引药下行相反，但是有时又将二药配伍在一起使用，如血府逐瘀汤中就配伍有二药。临床之中可以根据升降的作用趋势，灵活选用此二药，并合理应用其剂量。由于桔梗升提，调畅气机，助脾胃清气上升，故可用于脾胃气虚泄泻，如参苓白术散中配伍有本品。

对于桔梗的升提作用，也有提出异议者，如周学海《读医随笔·卷五》云："桔梗不能升散。李东垣谓桔梗为药中舟楫，能载诸药上浮于至高之分。当时未曾分明甘、苦，而推其功用，则当属于甘者；若桔梗泄肺，是能泄至高之气，不能升气于至高也。"周学海与李东垣的观点相悖。但从临床应用桔梗的情况来看，是可用于升提的。

3.活血 《中药学》不云桔梗有活血化瘀的作用，但在古代本草书中，却有用其治疗瘀血病证的记载。如《证类本草·卷十·桔梗》载："若被打击，瘀血在肠内。久不消，时发动者。取桔梗末，熟水下刀圭。"其中，就谈到了桔梗治疗瘀血病证，并且是单用一味药。所谓打击，就是指击打、跌打、外伤所致的瘀血病证。此处所云瘀血在肠道，以一味桔梗治疗，其作用机制，一是认为桔梗具有宣通作用，故能促进瘀血的消散；二是认为桔梗本身有活血化瘀的作用，如血府逐瘀汤中就配伍有桔梗。《神农本草经·下品》有桔梗"主腹满，肠鸣悠悠"之说，即是言其具有行气作用，行气又可促进活血。对于此特点，尚待医家探讨。

4.关于下病上治 癃闭、大便不通，有可能是因为肺气不宣，导致下面不通，此时用桔梗宣通肺窍，能达到通利二便的作用，这就是下病上治之法。桔梗的这一作用很特殊，需要善于辨别真伪。

【药效比较】

1.桔梗、枳壳 ①均能止咳，常配伍同用。桔梗主升，开宣肺气；枳壳行气兼有微弱的降气作用，二者配伍，升降结合，止咳作用更好，如杏苏散、败毒散、荆防败毒散、参苏饮。桔梗治咳，又为治疗音哑、失音要药，特点是无论风寒、风热、肺虚等，均可以选用。现临床常将桔梗、枳壳作为对药使用。②均能祛痰，包括热痰、寒痰、湿痰、燥痰。由于痰是诱发咳嗽的主要因素，通过祛痰可治疗多种痰证，从而达到治疗咳嗽病证的目的。桔梗能利咽开音、消痈排脓，枳壳能行气宽中。③升降相依，桔梗主升，枳壳主降，二者升降相依，相反相成，达到协调气机的作用，用于气机不利的病证，或因为气机不利而导致的瘀血病证，取气行则血行之意。配伍同用，具有加强药物作用的特点，如血府逐瘀汤中配伍有二药。

桔梗尚能开宣肺气、利咽开音、消痈排脓。枳壳尚能行气止痛。

2. 桔梗、鱼腥草　均能排脓，用于肺痈咳吐脓血、痰稠腥臭等。现常同用于咳嗽病证。

桔梗宣肺祛痰，尤为治咳要药，尚能利咽。鱼腥草尚能清热解毒、利尿通淋。

【用药体会】咳嗽产生的原因有很多，但多与痰浊有关，故治疗咳嗽，要把握祛痰这个关键，即使患者表述无痰时，也要时时重视祛痰。笔者在应用止嗽散止咳时，虽原方中无枳壳，但一般也配伍枳壳同时应用。桔梗同时也是治疗声音嘶哑、咽喉肿痛的主要药物。

桔梗具有升举的作用，主治气机下陷的病证；牛膝具有下行的特点，主治腰膝以下的病变。二者配伍同用，升降结合，有欲降先升、欲升先降的作用，可以治疗因气机不利，瘀血阻滞所致的病证，尤对于胸中血瘀，血行不畅而导致的胸痛、头痛日久不愈，痛如针刺而有定处等有良好的效果。临床将桔梗、牛膝配伍同用，治疗气血运行不畅的病证时，须结合病变的部位以及程度来决定二药剂量的多寡。因桔梗升提作用强，若有阳亢病证者对此应慎用，但配伍具有下行作用的牛膝后，则少有此虑。

桃仁 *Táo rén*《神农本草经》

【本草认知】

1. 关于活血 桃仁活血，配伍红花后比单用的效果要好。其主要治疗某一局部瘀血证。《普济本事方·卷十·妇人诸疾·桃仁煎》记载："顷年在毗陵，有一贵人妻，患小便不通，脐腹胀不可忍，众医皆作淋治，如八正散之类，数种治皆不退，痛愈甚。予诊之曰：此血瘕也，非瞑眩药不可去。予用此药，五更初服，至日午，痛大作不可忍，遂卧，少顷下血块如拳者数枚，小便如黑汁者一二升，痛止得愈。此药治病的切，然猛烈太峻，气血虚弱者，更宜斟酌与之。"这就是讲用桃仁治疗瘀血所致小便不通证。要注意的是，桃仁药性较为猛烈，容易伤正气。

2. 关于润肠通便 根据古代本草记载，桃仁宜用于夜间大便不通，所谓"夜则便难行，阴气也，宜用桃仁"。这是因为桃仁走血分，血属阴，夜晚属阴，故云夜则便难行用桃仁。桃仁含有油脂性成分，能濡润大肠，达到通便的作用。

【药效比较】

1. 桃仁、红花 均能活血化瘀，用于血瘀经闭、痛经、产后瘀阻腹痛、癥瘕积聚、跌打损伤、痈肿疮疡等证，常配伍同用。

桃仁多用于身体某一部位的瘀血病证，尚能润肠通便、止咳平喘；红花可用于身体各个部位的瘀血病证，量小则活血止痛，量大则破血逐瘀，尤以妇科病多用，如红蓝花酒。

2. 桃仁、决明子 均富含油脂，润肠通便，用于肠燥便秘，以年老津枯，大便秘结者多用。从通便方面来说，决明子更多用。这是因为肠燥便秘患者尤以年老之人多见，决明子作用平和，又有软化血管的作用，更适合于老年人使用。二者的区别是，决明子以气分病多用，桃仁以血分病多用。

桃仁尚能活血化瘀、止咳平喘。决明子尚能清肝明目。

3. 桃仁、冬瓜仁　皆能消散内痈，用于肺痈、肠痈，常同用，如苇茎汤、大黄牡丹汤。桃仁作用较强。

桃仁活血以消痈，又能止咳平喘；冬瓜仁清热以消痈，又能清肺化痰，用于肺热咳嗽；还能利湿，用于带下、白浊。

【用药体会】笔者喜用桃仁治疗心胸部位病证，但一般不用大剂量，这是因为其有通便的作用，量大则滑肠。在治疗咳喘方面，其作用虽弱于杏仁，但亦可以选用。缪仲淳认为此药善破血，对血结、血秘、血瘀、血燥、留血、蓄血、血痛、血瘕等证，用此立通。笔者认为桃仁活血作用比较平和，力量中等。

夏枯草　Xià kū cǎo《神农本草经》

【本草认知】

1. 治病部位　夏枯草的作用部位主要在肝，对于肝经病变如瘰疬、瘿瘤多用，尤其是甲状腺部位的病变更多用。现亦用治多种肿瘤。夏枯草治疗眼疾，主要是治目珠疼痛，尤以夜甚者为佳。由于其能散结，可用治乳痈、乳癖。乳癖类似于现代医学所云乳腺增生，此病与七情病变有关，因乳房乃肝经循行部位，为宗经之所，情志不畅，郁怒于肝，导致肝气不疏，痰气凝结，阻塞乳络，聚而成癖。夏枯草散结，故而对于乳癖、乳房肿痛有效。

2. 补益肝血　《本草衍义补遗》载夏枯草"有补养血脉之功，三月四月开花，五月夏至时候复枯"。李时珍云："夏枯禀纯阳之气，补厥阴血脉。"《本草通玄·卷上·草部》亦云夏枯草"补养厥阴血脉"。以上诸家均认为夏枯草有补血之功，但从临床上来看，一般不将夏枯草作为补血药使用。

3. 治疗眼疾　《本草纲目·卷四·眼目》曰："夏枯草：补养厥阴血脉，故治目痛如神。"《本草纲目·卷十五·夏枯草》载："黎居士《易简方》，夏枯草治目疼，用砂糖水浸一夜用，取其能解内热，缓肝火也。"楼全善《医学纲目·卷十三·目疾门·目赤肿痛》云："夏枯草治目珠疼，至夜则疼甚者，神效。或用苦寒眼药点上，反疼甚者，亦神效。盖目珠者，连目本，目本又名目系，属厥阴之经也。夜甚，及用苦寒点之反甚者，夜与寒亦阴故也。丹溪云：夏枯草有补养厥阴血脉之功……治厥阴目疼如神者，以阳治阴也。予周师目珠疼，及连眉棱骨痛，并头半边肿痛，遇夜则作，用黄连膏子点上，则反大疼，诸药不效。灸厥阴、少阳则疼随止，半月又发。又灸又止者月余，遂以夏枯草二两，香附二两，甘草四钱，同为细末，每服一钱五分，用茶清调服下咽，则疼减大半，至四五日良愈。"这就解释了夏枯草治疗目珠疼痛的机制，以其能清肝热之故也。目前治疗目珠疼痛，夏枯草乃是首选之品。

4. 安神　本草书中载有夏枯草治疗失眠、健忘者，由此认为其有安神作用。有认为若配伍半夏以后则安神作用更好。《重庆堂随笔·卷下·夏枯草》云："散结之中，兼有和阳养阴之功，失血后不寐者，服之即寐。"此说可供临床参考用药。笔者认为，若肝阳偏亢兼有眩晕之失眠，可以选用之；若痰热阻遏中焦之失眠，与半夏同用有一定作用。但从应用来看，以其治疗失眠并不多用。

5. 平肝　夏枯草平肝作用良好，用于肝阳上亢所致头昏、头痛。简单的方法是将夏枯草煮水后饮服或以开水泡之代茶饮。此法也可以治疗疖、痈、瘰疬、眼疾，尤其是对肝阳上亢型高血压较为有效。夏枯草全花经蒸馏可得芳香蒸馏液，称夏枯草露，可作清凉祛暑饮料，据载"王老吉"用的就是夏枯草；若以其煎液熬成膏汁，称夏枯草膏，可治疗瘿瘤、瘰疬；也可制成颗粒冲剂，服用更为方便。高血压患者每天早晚各以温开水送服1匙夏枯草膏剂，能使血压持续稳定于正常范围。若因高血压所致头昏眼花者，可以夏枯草做枕头使用。

6. 治疗瘰疬　《神农本草经·下品》记载夏枯草治疗"瘰疬，

鼠瘘"。瘰疬相当于现代医学所说的颈部淋巴结核，鼠瘘则指颈、腋部之窦道破溃难敛者，与感染结核杆菌有关。根据文献记载，夏枯草早在2000多年以前，就是治疗结核病的主药了。后世均认为此药乃是治瘰疬要药，现也治疗肺结核和其他部位的结核病。

7. 食用　夏枯草作为食物已有千余年历史。《本草衍义·卷十二》云："初生嫩时，作菜食之，须浸洗，淘去苦水，治瘰疬鼠瘘。"《本草纲目·卷十五·夏枯草》介绍："嫩苗瀹（yuè，煮之义）过，浸去苦味，油盐拌之可食。"明代姚可成汇辑的《食物本草·卷十七·隰草类》也指出："嫩苗瀹过，浸去苦味，油盐拌之，以作菹茹，极佳美。""极佳美"3个字表明夏枯草作为菜蔬食用在当时是十分受欢迎的。

【药效比较】

夏枯草、菊花　均能清肝热，用于肝热目赤肿痛、视物昏花、迎风流泪，可以同用。清肝热作用以夏枯草强，但明目方面以菊花作用强，菊花乃是清肝明目的要药。二药区别的要点是，夏枯草以眼珠疼痛为常用，菊花以视物昏花为常用。

夏枯草清热散结消肿作用好。菊花尚能清热解毒、疏散风热、平抑肝阳。

【用药体会】 夏枯草清热散结，乃是治疗瘰疬、痰核的常用药物，为治甲状腺疾病必用之药，单独应用即有效果，临床有夏枯草膏。由于此药能散结，所以治疗乳腺增生，常选用此药。因乳房乃肝经循行部位，若情志不畅，郁怒伤肝，致痰气凝滞，阻塞乳络，聚结成核，使用此药，比较合拍。笔者习惯大剂量使用。对于甲状腺疾病，常将夏枯草、猫爪草配伍同用，散结作用增强。

柴胡　Chái hú《神农本草经》

【本草认知】

1. 退热　柴胡退热作用好，既可用于表证发热，又可用于邪在少阳发热，即寒热往来。有的中药书中将此作用说成是"和解少阳"或"和解退热"。对此有人认为不妥，这是因为在治疗少阳之热时需要配伍黄芩同用，以柴胡清表热，黄芩清里热，方能解少阳之邪。如小柴胡汤主治"寒热往来，胸胁苦满、心烦喜呕"，方中即配伍有此二药。少阳为三阳之枢，一旦邪犯少阳，则枢机不利，疏泄失调而症见寒热往来、胸胁苦满、不欲饮食、心烦喜呕、口苦、咽干、目眩。柴胡辛散苦泄，芳香升散，疏泄透表，长于疏解半表半里之邪，为治疗少阳病之要药。不过从临床来看，和解少阳应是柴胡与黄芩配伍后的作用。《药品化义·卷十一》云："所谓内热用黄芩，外热用柴胡，为和解要剂。"至于柴胡退热的特点，有认为除退表热、少阳之热外，还可退弛张热、间歇热。由于其退少阳热，故用于疟疾发热，李东垣、张锡纯均认为其为治疗疟疾主药。

《本草纲目·卷十三·柴胡》载："按庞元英《谈薮》云：张知阁久病疟，热时如火，年余骨立。医用茸、附诸药，热益甚。召医官孙琳诊之。琳投小柴胡汤一帖，热减十之九，三服脱然。琳曰：此名劳疟，热从髓出，加以刚剂，气血愈亏，安得不瘦？盖热有在皮肤、在脏腑、在骨髓，非柴胡不可。若得银柴胡，只需一服；南方者力减，故三服乃效也。观此则得用药之妙矣。"

2. 劫肝阴　叶天士《幼科要略·三时伏气外感篇·疟》云："若幼科庸俗，但以小柴胡去参，或香薷、葛根之属。不知柴胡劫肝阴，葛根竭胃汁，致变屡矣。"《临证指南医案·卷十·幼科要略·疟》亦如此记载。由于叶天士当时在医界的巨大影响力，故柴胡劫肝阴之说迅速传开。现多认为柴胡不劫肝阴，肝阴虚证仍可以选用柴胡。

3. **用法** 柴胡主要分北柴胡、南柴胡。北柴胡和解退热功效较著,处方上单写柴胡,即付给北柴胡;加工成方制品中的柴胡,也以北柴胡为主。南柴胡亦称红柴胡。一般认为,南柴胡偏于疏肝解郁。

4. **疏肝解郁** 柴胡能条达肝气而疏肝解郁,用于肝气郁结、胸胁胀痛或头痛、月经不调、痛经等证。柴胡配伍香附、川芎、枳壳等,可增强行气疏肝之效,用于肝气郁结,不得疏泄而引起瘀血阻滞,胁肋疼痛。根据古代经验,柴胡多配伍白芍同用,如逍遥散、四逆散、柴胡疏肝散。取柴胡疏肝时,剂量不能太大。

5. **消食通便** 柴胡主升,对此并无异议。《神农本草经·上品》谓柴胡:"主心腹,去肠胃中结气,饮食积聚,寒热邪气,推陈致新。"此处所谓推陈致新,是说其有疏通肠胃的功能,虽未明言其通便,但有人认为柴胡有消食通便的作用。《伤寒论》230条谓:"阳明病,胁下硬满。不大便而呕,舌上白苔者,可与小柴胡汤。上焦得通,津液得下,胃气因和,身濈然而汗出,解也。"成无己为本条作了注解:"阳明病,腹满,不大便,舌上苔黄者,为邪热入腑,可下;若胁下鞭满,虽不大便而呕,舌上白苔者,为邪未入腑,在表里之间,与小柴胡汤以和解之。"(《注解伤寒论·卷五·辨阳明病脉证并治》)其机制是使上焦通,硬满开,津液下,大便行,胃和则身和,汗出而病解。因此,小柴胡汤所主之便秘,绝非燥屎内结,乃是三焦气机不行,津液无以下输所致"不大便"。小柴胡汤能枢转少阳,疏通三焦,俾气机调畅,津液得下,而大便自通矣。若用柴胡一药通热结津干之燥屎,则并不正确。《名医别录·上品》谓其治:"大肠停积水胀。"《药性论》云:"主下气消食。"《医学启源·卷下》云:"治心下痞,胸膈中痛。"《本草正·山草类》云:"凡溏泄脾薄者,当慎用之。"《本草求真·卷三》云:"兼之性滑善通,凡溏泄大便者,当善用之。"徐大椿《神农本草经百种录·上品·柴胡》云:"去肠胃中结气，轻扬之体，能疏肠胃之滞气。饮食积聚，疏肠胃之滞物。寒热邪气，祛经络之外邪。推陈致新。""柴胡，肠胃之药也。"以上皆说明柴胡具有消食通便的作用。现代药理研究亦证明，柴胡能加强消化功能，促进胃排空。但《中药学》中并无柴胡消食之说。录此供临床参考用药。

6. 剂量不同，作用不同　张仲景应用柴胡，有大、中、小三种剂量。大剂量柴胡用至八两，如小柴胡汤、大柴胡汤、柴胡桂枝干姜汤、柴胡去半夏栝楼根汤；中等剂量用四两，如柴胡桂枝汤、柴胡加龙骨牡蛎汤，柴胡加芒硝汤用二两十六铢，也属于中等剂量；小剂量柴胡剂量不一，如鳖甲煎丸用柴胡六分，而四逆散中柴胡和其他药物等份，方后云各十分，但作为散剂，捣筛后白饮和服方寸匕，可知分量极小，用量应该不会超过鳖甲煎丸。小柴胡汤为少阳病主方，其中主药柴胡用至半斤。虽汉制与现代不同，但与麻、桂、芍、姜等比较，几多至三倍，可知柴胡重用有大功效。小剂量则长于升散或引经，中剂量用以疏肝解郁。如遇发热患者，上述剂量难以奏效，一般需用 20~30g。若高热不退，还可加大剂量。

【药效比较】

柴胡、薄荷　①均能疏肝解郁，用于肝气郁结，不得疏泄，引起瘀血阻滞，胁肋疼痛，常同用，如逍遥散。根据古代经验，柴胡一般配伍白芍同用，如四逆散、柴胡疏肝散。若取柴胡疏肝时，剂量不能太大。薄荷的疏肝作用很好，能内透筋骨，外达肌表，宣通脏腑，贯串经络，若少用之，亦善调和内伤，治肝气胆火郁结作痛，为疏肝要药。从临床来看，取疏肝解郁作用时，柴胡较薄荷要多用一些。②均能解表退热，治疗外感表证。柴胡退热作用好，既可用于表证发热，又可用于邪在少阳发热，即寒热往来。薄荷退热主要是通过发汗，使邪气从外而解，发汗作用强，以风热表证多用。薄荷发散作用优于柴胡。

柴胡尚能升举阳气。薄荷尚能芳香化湿、透疹、利咽。

【用药体会】对于柴胡的使用，有认为重用则不发汗而消面唇肿，笔者以为此说不妥。颜面部肿多属热邪，柴胡升提作用尤强，取火郁发之不宜用柴胡，而应用升麻、牛蒡子等清热解毒之品，且此二药不宜量大。即使治疗其他疾病，对柴胡的量也应把握好，尤其是肝阳上亢者更不可妄用。

柴胡功擅发表退热，对于外感发热有良好的效果，并且用量较大。南柴胡偏于疏肝解郁，北柴胡偏于解表退热、升阳。笔者在临床中亦喜用柴胡治疗多种肝病，未见有伤阴之害，不可囿于柴胡劫肝阴而不敢使用。柴胡现主要用治实热病证，但在古代也用于虚热病证，需同用鳖甲以制柴胡。

党参　Dǎng shēn《增订本草备要》

【本草认知】

1. 出处　7版《中药学》载，党参最早记载于《增订本草备要》。《本草纲目》中的上党参并非现代所云的党参。

2. 作用　党参的补气作用弱于人参、西洋参，但因为价格便宜，货源充足，古方中的人参现一般多以其代之。若用人参大补元气，则不能以党参替代。

3. 上党参　《本草图经·卷四》曰："相传欲试上党参者，当使二人同走，一与人参含之，一不与，度走三五里许，其不含人参者，必大喘，含者气息自如者，其人参乃真也。"《本草纲目·卷十二·人参》也如此记载。这里的上党参并不是现代所云的党参，而是人参。李时珍曰："上党，今潞州也。民以人参为地方害，不复采取，今所用者皆是辽参。"根据现代论证，上党原产人参，后因安史之乱导致上党人参绝种。现只有东北产人参。清代以前的本草书中，临床所使用的多是人参，从清代汪昂《增订本草备要》记载党参以后，方剂中使用的人参多以党参代之。所以在补气方面，一般情况下多用党参。但由于党参致胖，所以笔者常改用太子参。

　　4. 炮制　①湿炒：先将大米打湿，用锅铲从锅底向上平铺一层，待米受热冒烟的时候加党参厚片，轻轻翻炒，注意不要翻动大米，相当于隔湿米炒、隔着锅巴炒。待党参焦黄，大米焦黄或者老黄时，撤火，出锅，过筛，摊晾，备用。②干炒：将大米放在锅内加热，待米底冒烟时加入党参片，拌匀共同翻炒至党参焦黄，大米焦黄或者老黄时出锅，摊晾，过筛，备用。大米、党参量为 2：8。炒黄了的大米一般作为家禽饲料。米炒党参口感好，嚼之甜而不腻，具有补中益气、生津止渴、健脾和胃之功，可用于治疗面色萎黄、食欲不振、久泻、脱肛等症。③蜜炙：取炼蜜用适量开水稀释后，与党参片拌匀，闷透，置热炒药锅内，用文火加热，不断翻炒至黄棕色，不沾手时取出，放凉。蜜炙党参主要是增强补中益气、润燥养阴的功效。

　　【药效比较】

　　人参、党参　均能补脾肺气、益气生津，用于脾气虚之倦怠乏力、精神萎靡、食少便溏；亦用于肺气虚之津伤口渴、消渴、血虚及气虚邪实之证。人参乃补气要药，作用远胜于党参。二者兼有补血之功。

　　人参大补元气，用于元气亏虚所致重证，又能生津止渴、安神益智。党参作用缓和，药力薄弱，古方治轻证和慢性疾患偏于气虚者，可用党参加大用量代替人参，而急证、重证仍以人参为宜。党参不具有人参益气救脱之功，凡元气虚脱之证，应以人参急救虚脱，不能以党参代替。

　　【用药体会】在多年的临床实践中，笔者发现，党参若使用时间过长、过久，或量大，会导致身体发胖，因此对于体胖者或想要身体苗条者，不轻易选用此药，但如果想长胖者可以选用。临床中见到大量患者因服中药而长胖者，仔细考察所用之中药，多含有党参。若需补气，可用太子参代之，太子参不会导致身体发胖。尤其是现代儿童，胖儿较多，使用党参更应注意。使用党参，剂量不宜太大。临床需要补气时以生晒参较好，生晒参不会使人长胖，且补气力量强于党参，患者容易接受。若需要长胖者，常以党参配伍枸杞子泡水服，效果良好。笔者体会，对于年轻女性，一般也不要轻易选用党参补气，以免增胖。

射干 Shè gān《神农本草经》

【本草认知】

1. 利咽 射干利咽作用极好，常与板蓝根、牛蒡子等同用。《本草纲目·卷十七·射干》云："降实火，利大肠，治疟母。""射干能降火，故古方治喉痹咽痛为要药。"现临床主要用治咽喉不利、肿痛、喑哑。

2. 活血 《名医别录·下品》载："主治老血在心肝脾间。"《药性论》云："通女人月闭，治疰气，消瘀血。"《日华子本草·草部》云："消痰，破癥结。"以上皆是指射干具有活血作用，但《中药学》中并无射干活血的记载。此外，还有本草书籍告诫孕妇不能使用射干，故临床不可滥用。

3. 名称读音 射，读 shè，又读 yè。《说文·矢部》载："射，弓弩发于身而中于远也。"《古代汉语字典》中，射有两种读音，作名词时应为 yè，如古官名"仆射（yè）"，掌兵事；作动词时则应读射（shè），如射箭等。射干为药物，故读射（yè）干。《本草图经·卷八》也谓："而陶（弘景）以夜音为疑，且古字音呼固多想通，若汉官仆射主，射而亦音夜。"《证类本草·卷十》《本草品汇精要·卷十三》都提到为射（yè）干。据分析，此物在夏秋之中抽茎，强硬而长，如射（yè）人执竿，因名射（yè）干。《本草蒙筌》也持此说法，《古代汉语字典》对射干的注音为射（yè）干，而今世人皆读为射（shè）干。到底是读 yè 或是读 shè，尚待讨论。

【药效比较】

1. 射干、麻黄 均能治疗咳喘病证,可以配伍使用,如射干麻黄汤。二者作用机制不同,麻黄宣肺以止咳喘,主要用于外感风寒,肺气不宣之咳喘;射干消痰以止咳喘,主要用于痰涎壅盛之咳喘病证。二药宣降配伍,正好符合肺能宣能降的特点。

射干尚能清热解毒。麻黄尚能利水消肿,散寒通滞。

2. 射干、牛蒡子 均能清热解毒、利咽,用于咽喉肿痛、喉痹。

射干专于降泄,善于消痰,以治痰热壅盛之咽喉肿痛为宜;牛蒡子能宣能降,能清能透,以治风热外袭之咽喉肿痛为宜。牛蒡子尚能发散风热,润肠通便。

【用药体会】射干乃是治疗咽喉肿痛的要药,配伍玄参、板蓝根则作用加强。笔者尤喜将三药配伍同用以治疗咽喉肿痛。

徐长卿 Xú cháng qīng《神农本草经》

【本草认知】

1. 治疗部位 徐长卿所治疗的部位广泛,尤对腰痛作用佳。如因努力闪挫所致腰部疼痛不能转折、任物,日久酿成劳损之证,以徐长卿单用即有效,也可配伍于复方中应用。

2. 药名 徐长卿有特异的芳香气味,也称逍遥竹、遥竹逍。徐长卿、天麻在《神农本草经·上品》中都有"鬼督邮"之别名,为避免混乱用药,现临床不用"鬼督邮"一名,而以徐长卿作为正名。

3. 止痛 徐长卿的止痛作用很好,对于多种疼痛、多个部位疼痛均有良好的效果,可用于治疗风湿痹痛、腰痛、牙痛、胃痛、经期腹痛、跌打损伤、毒蛇咬伤等。4版《中药学》教材中,将徐长卿编在麻醉止痛药一章中,后来《中药学》取消了麻醉止痛这一章节。从5版《中药学》以后不再载徐长卿这味药。

从临床来看，徐长卿的确具有麻醉止痛作用，单用即有效。临床上因古人讲细辛有毒，用量不能大，故若需用细辛者，可以徐长卿代之。笔者在临床上遇疼痛病证，将徐长卿作为首选之药。

4. **药材** 《本草纲目》所用徐长卿为根，《中药大辞典》载用"根、根茎或带根全草"，《中国药典》云用"干燥根和根茎"，4版《中药学》云徐长卿的药材为全草。现以《中国药典》之说为准。

5. **止痒** 徐长卿治疗瘾疹，效果确切。瘾疹多系风热搏于营分所致，严重者丘疹遍体，瘙痒不止，而徐长卿具有祛风镇静止痒之效，为治瘙痒佳品。既可入煎剂，又可作丸散剂。一般多以其配伍蛇床子、苦参、白鲜皮各30g，煎水温洗，止痒效果明显。亦可用其治疗湿疹。现认为徐长卿有抗过敏作用，可入煎剂，也可做外洗剂，止痒效果较为明显。

6. **治疗水土不服** 《神农本草经·上品》称徐长卿主"疫疾、邪恶气"，即指其具有辟秽作用。治疗水土不服，乘坐车船导致烦闷、头痛、欲吐者，可以选用。《肘后备急方·卷一·治尸注鬼注方第七》云："车前子、车下李根皮、石长生、徐长卿各数两，分等。粗捣，作方囊，贮半合，系衣带及头。若注船，下暴惨，以和此共带之，又临入船，刻取此船，自烧作屑，以水服之。"现单用徐长卿捣碎以布囊系于衣带上，可免晕车、晕船之苦。也可煎服治登山呕吐、晕车晕船。若内服可配乌梅同用。水土不服实际上是一种过敏反应，现认为徐长卿具有抗过敏的作用，以此药作为治疗过敏性疾病的常用药物。

7. **其他作用** 徐长卿治病范围很广，除上述病证外，也用于慢性气管炎、腹水、水肿、痢疾、肠炎等。也有用单味徐长卿研末治疗神经衰弱，可制成丸剂、散剂、胶囊服用。

《本草纲目·卷十三·徐长卿》曰："上古辟瘟疫有徐长卿散，良效，今人不知用此。"根据古代应用来看，徐长卿可以治疗秽浊之气引起的疾病，即具有预防传染病的作用。所谓治疗蛊毒，主要指的是毒虫引起的疾病。徐长卿具有解蛇毒的作用，若被毒蛇咬伤后，可将其配伍半边莲各适量共捣烂，敷于创口周围，轻者每日换药1次，重者2次，同时用徐长卿、半边莲等大剂量煎服。徐长卿也用于被其他昆虫所伤而导致的疼痛病证。若脘腹疼痛可用其配伍他药煎服。所以谚语云"虫蛇伤、脘腹痛，徐长卿，效果佳"。

【药效比较】

寻骨风、徐长卿　均能祛风止痛，用于风湿痹痛、关节不利，止痛作用较好。

寻骨风善搜寻筋骨间风湿，以风湿日久多用。徐长卿止痛作用好，为止痛要药，广泛用于风湿痹痛、腰痛、脘腹痛、损伤疼痛、牙痛等，尚能止痒。现临床以徐长卿多用。

【用药体会】徐长卿治疗部位广泛，笔者体会，尤对腰痛作用佳。一般认为徐长卿主要治疗实证腰痛，而杜仲主要是治疗虚证腰痛，若同时应用，效果更好。徐长卿因止痛作用好，对于其他部位的疼痛也常选用。

凌霄花　Líng xiāo huā《神农本草经》

【本草认知】

1.凉血　凌霄花凉血、祛风、止痒的效果很好，尤其是对于血热又兼有皮肤瘙痒的病证，有良好的效果。通过临床实践，凌霄花配伍紫草以后凉血作用加强，也可以配伍赤芍、茜草同用。若血热风盛所致的周身痒症，可单用凌霄花水煎服，或用散剂以酒调服。用其治疗皮肤湿癣，也有效果。李时珍云其："行血分，能去血中伏火，故主产乳崩漏诸疾及血热生风之证也。"凌霄花主要治疗因为血热所致的皮肤病，如瘙痒、痤疮、扁平疣等。

2.破血　凌霄花活血祛瘀，主治月经不调、经闭，为妇科常用药物；也可以治疗癥瘕、产后乳肿。有书籍记载此药功效时云其破血，但凌霄花的活血作用并不强，临床上一般不将其作为破血药看待。《本草纲目·卷十八·紫葳》曰："凌霄花及根，甘酸而寒，茎叶带苦，手足厥阴经药也。行血分，能去血中伏火，故主产乳崩漏诸疾，及血热生风之证也。"根据李时珍对其作用的认知，凌霄花应该是治疗妇科疾病的常用药物。《本草求真》也认为其为女科必用之药。

3. 安胎　《神农本草经·中品》记载凌霄花具有"养胎"一说，对此，后人有不同的看法。有认为此养胎当是堕胎之误，其本身是活血药物，而活血药是不能养胎的，故不能用于妊娠者；但也有认为瘀祛则正安，孕妇可以使用，或者因瘀久不受孕者，用凌霄花祛瘀后可促使受孕，这样也可以解释养胎之说。对此，笔者认为中药有多种，何必非要用凌霄花来养胎呢？

【药效比较】

凌霄花、月季花　均能活血化瘀，用于瘀血阻滞之跌打损伤、月经不调、经闭、痛经诸证。月季花善治经痛、经闭，长于开郁调经、消肿止痛。凌霄花善治癥瘕、疟母，长于活血化瘀，如鳖甲煎丸即配伍有本品。对于妇科疾患，二者可以配伍同用。凌霄花尤善治疗皮肤病变。

【用药体会】凌霄花的凉血作用很好，尤对于血热又兼有皮肤瘙痒的病证，此药不可缺。笔者认为此药乃是治疗血热瘙痒的要药，临床中将其作为首选之品，配伍紫草后作用更好，尤其是当皮肤上有瘀斑、色素沉着时，二药同用效果更好。因能祛色素沉着，故亦有美白作用。

高良姜　Gāo liáng jiāng《名医别录》

【本草认知】

1. 作用　高良姜的温里作用很好，主治胃寒证。凡胃寒凝滞，高良姜为首选之品。《本草汇言·卷二》云："高良姜，祛寒湿，温脾胃之药也。……若老人脾肾虚寒，泄泻自利，妇人心胃暴痛，因气怒、因寒痰者，此药辛热纯阳，除一切沉寒痼冷，功与桂、附同等。"从临床使用来看，此药对于胃寒重证具有很好的治疗效果，也可以用红豆蔻代替使用。高良姜以色红棕、香气浓、味正者为佳。其气香，味辛辣，可用于制作印度香，同时良姜粉为"五香粉"原料之一。

2. 红豆蔻　红豆蔻与高良姜同出一物，一为果实，一为根茎，二者作用相似。《本草纲目·卷十四·高良姜》曰："红豆蔻，李东垣脾胃药中常用之，亦取其辛热芳香，能醒脾温肺、散寒燥湿、消食之功尔。若脾肺素有伏火者，切不宜用。"临床上红豆蔻、高良姜可以互相代用。若属于虚寒病证，用红豆蔻；若寒湿重者，用高良姜。

【药效比较】

1. **高良姜、干姜**　均能温中、散寒、止痛，用于中焦虚寒证，如脘腹冷痛、呕吐、腹痛泄泻，或肝寒犯胃所致呕吐清水、口淡不渴，作用颇为显著。二药常同用，如二姜丸。

高良姜偏散胃寒，主治脘腹冷痛、呕逆之证，温中作用似干姜而强于干姜。干姜偏散脾寒，主治腹痛、泄泻之证，又能回阳救逆，温肺化饮。《本草求真·卷四》云良姜："同姜、附则能入胃散寒；同香附则能除寒祛郁。若伤暑泄泻，实热腹痛切忌。此虽与干姜性同，但干姜经炮经制，则能以去内寒，此则辛散之极，故能以辟外寒之气也。"这是讲高良姜治疗的部位较干姜要浅一些。

2. **高良姜、生姜**　均能温中、散寒、止呕，用于胃中虚寒呕吐。生姜为治疗呕吐要药。

高良姜散胃寒作用好。生姜辛重于温，偏于走表，散风寒而解表。

3. **红豆蔻、草豆蔻**　均能温中止呕、行气止痛，用于虚寒呕吐、饮酒过度致呕吐和气滞脘腹冷痛。

草豆蔻芳香温燥，长于燥湿行气，用于气机不畅，湿浊不化之脘腹痞满、食少等。红豆蔻解酒毒，用于饮酒过度所致呕吐。红豆蔻温中作用类于高良姜。红豆蔻、草豆蔻、白豆蔻、肉豆蔻四种豆蔻中，以红豆蔻温燥之性最强，其次是草豆蔻。

【用药体会】高良姜温胃散寒作用好，凡胃寒凝滞，高良姜为首选之品。如良附丸就是将其与香附同用，治疗胃痛。先师熊魁梧治疗胃寒病证一般首选此药，笔者受老师影响，只要见到呕吐清水者必用此药。临床尚可以用红豆蔻代用之。红豆蔻治胃寒功同高良姜，以体虚多用。

拳参　Quán shēn《本草图经》

【本草认知】

1. 药名　拳参为蓼科植物拳参的干燥根茎，又名紫参（7 版《中药学》）。紫参载于《神农本草经·中品》，云："治心腹积聚，寒热邪气。通九窍，利大小便。"《金匮要略·肺痿肺痈咳嗽上气病》第 9 条言："脉沉者，泽漆汤主之。"方中即有紫参，但《备急千金要方》将其作为"紫菀"，是以不能断定是否为紫参。《金匮要略·呕吐哕下利病》第 46 条云："下利肺痛，紫参汤主之。"方中以紫参配伍甘草同用。其所云"肺痛"，有疑为"腹痛"，由于有此争议，故后世怀疑此方非仲景方。依据《神农本草经·中品》主治"心腹积聚""利大小便"之说，认为其乃肝脏血分之药，用治肿块病证。由于丹参也具有这类功效，且作用更显著，所以紫参就渐少使用了。拳参的药材形态与白蚤休（七叶一枝花）相似，而颜色偏暗红，故称拳参为紫参、红蚤休。

2. 作用　拳参的作用类似于白蚤休。拳参能祛风止痉，可用于内风病证，但作用并不强。由于其"利大小便"，故可以治疗下痢、湿热带下、肝病。在书写处方时，可用红蚤休一名。此药较七叶一枝花（白蚤休）在解毒方面少用，但抗癌方面多用。其可用于多种癌症，如肺癌、肝癌、胃癌等。用治食管癌，能使胸腹胀闷、吞咽困难等症状消失，癌肿缩小。

3. 治疗抽搐　7版《中药学》记载拳参作用时，云其"镇肝"，欠妥。由于通常所云镇肝是指质重的矿物、介壳类药材，拳参乃是植物药，不能"镇肝"。拳参虽可以治疗惊痫抽搐，但是因其具有祛风之功，而非"镇肝息风"。

【药效比较】

拳参、白蚤休　①均能清热解毒，用于痈肿疮毒、瘰疬、毒蛇咬伤。白蚤休解毒作用强于拳参，尤善疗痈疽疔疮。②均能活血止痛，用于瘀血病证，现多用于癌症。③均能止痉，用于惊风抽搐证，白蚤休多用。

二药药材相似，作用相似，只是颜色不同，白蚤休颜色偏白，拳参（紫参、红蚤休）颜色偏暗。拳参别名重楼、草河车。为了便于区别，可以根据《神农本草经》所载之名，将七叶一枝花用作蚤休或白蚤休的名称。

拳参亦能凉血止血、利湿，以治疗里热所致之痢疾、腹泻为其特长。

【用药体会】拳参较白蚤休少用，临床可以作为白蚤休的代用品。笔者治疗痤疮时常选用此药，是因其能清热解毒之故。同时笔者体会，白蚤休、红蚤休同用，清热解毒效果更好一些。由于红蚤休药价较白蚤休便宜，笔者多选用之。

益母草　Yì mǔ cǎo《神农本草经》

【本草认知】

1. 药材　益母草为唇形科植物益母草的地上部分。全国大部分地区均产。通常在夏季茎叶茂盛，花未开或初开时采摘。其种子也入药，名茺蔚子。茎叶可食，味道清香爽口。益母草历来作为治疗妇科疾病的要药，主治诸如月经不调、痛经、产后诸病等，有治妇科经产要药之谓。益母草活血作用并不强，一般对于血瘀病证，不作为首选。在古代还有用刚长出的嫩益母草，称为童子益母草，并认为此药有微弱的补血作用，但现代临床极少使用童子益母草。益母草、香附为治疗妇科疾病的常用药，二者有气血之分，气分病用香附，血分病用益母草。

2.利水消肿　益母草能利水消肿，治疗肾炎水肿效果良好，还可消除蛋白尿。其主要是通过活血化瘀，增加肾脏的血流量，改善血液的浓、黏、凝、集状态，从而消除炎症和尿蛋白，恢复肾脏功能。具体方法是以益母草水煎，一般需连用 20~30 天。谚语云："服了益母草，肾炎水肿就能消。"治疗慢性肾功能不全，也可用益母草配伍当归、泽兰、丹参、赤芍、川芎同用。若病程长，瘀血重者加用穿山甲、路路通、鸡血藤，以水煎服。临床体会，益母草利水作用并不强，需用较大剂量方能见效。

3.消风止痒　《神农本草经·上品》有益母草"治瘾疹痒，可作浴汤"的记载。中医认为治风先治血，益母草消风止痒，以其能入血行血之故也。风疹之疾，初起当侧重宣肺，风气去，痒遂止。若久之致郁结不解，则痒疹此起彼伏，令人奇痒难忍，宗久病多瘀之旨，可选用益母草内服或煎水外洗，以益母草化瘀而止痒。

4.降压作用　现认为益母草有降压作用，主要适用于肝阳偏亢之高血压。《中医内科杂病证治新义》之天麻钩藤饮（天麻、钩藤、生石决明、山栀、黄芩、川牛膝、杜仲、益母草、桑寄生、夜交藤、朱茯神）有平肝阳、降血压之作用。一般方书在解析此方时，多曰取益母草活血，降逆下行之功，使肝木柔顺，妄动之风阳得以平复，而实际上此方中的益母草本身就具有降压作用。在使用中，用量应加大，药效始著。

5.茺蔚子　茺蔚子为益母草的种子，最早记载于《神农本草经·上品》。临床上治疗肝热引起的目暗不明、视物昏花可以选用；治疗妇科月经不调、痛经，可以之代用益母草。茺蔚子在明目方面主要是用于肝热、血瘀病证，若非肝热一般不选用此药。

【药效比较】

1. 益母草、茺蔚子　二药同出一物，均能活血化瘀、调经止痛，用于妇女月经不调、经闭、痛经、产后恶露不尽、瘀滞腹痛以及跌打损伤、瘀血作痛等证。

益母草为地上部分的全草，在活血方面，用于妇人胎前产后、月经诸病，皆有良效，故有益母之称，其乃妇科经产要药。此外，还能利水消肿、清热解毒。茺蔚子为益母草的种子，能凉肝明目，用于肝热目赤肿痛或目生翳膜等证。二药的区别是，益母草治疗经产疾病，主治实证；茺蔚子主治实中夹虚证。

2. 益母草、半枝莲　①均能清热解毒，用于疗疮肿毒，作用均不强。半枝莲尚用于咽喉疼痛、肺痈、癌肿、毒蛇咬伤，其寒性较益母草稍甚，治疗热毒疮肿较益母草常用，尤为治疗肿瘤之常用药。②均能活血化瘀，用于跌打损伤，作用不强。③均能利尿消肿，治疗水肿、小便不利，但作用不强，多作为辅助药物使用。

益母草主要用于妇科疾病。半枝莲现多作抗癌药物使用。

【用药体会】益母草活血作用并不强，《本草汇言·卷三》云："益母草，行血养血，行血而不伤新血，养血而不滞瘀血，诚为血家之圣药也。"其偏于治疗妇科疾患。又因其能利水，故为治疗肾炎水肿常用之品，若肾炎而尿中有蛋白，常配伍黄芪、玉米须同用。对于血瘀水肿，尤其是肝硬化腹水，在辨证的前提下，用之有良好的效果。笔者尤喜将益母草、香附配伍同用，治疗月经不调病证。

益智仁　Yì zhì rén《本草拾遗》

【本草认知】

1. 治口多涎唾及口臭　其暖脾胃而和中、助肾阳而固下，用治脾肾虚寒等证。益智仁善于温脾摄涎唾，乃是治疗口多涎唾的要药，亦能治疗口臭，配伍佩兰效果更好。

2. 治疗磨牙　笔者体会，益智仁是治疗磨牙的主药。睡梦中磨牙虽不是严重的疾病，但也会引起身体不适，如果长期磨牙，可能会对舌头有害，益智仁对此作用较好。从临床实际来看，磨牙与肾的关系密切，故在治疗时一定要顾护肾。

3. 治疗尿频　在治疗小便频数方面，益智仁尤多用于肾虚寒不能固摄诸证，如《妇人良方》之缩泉丸、《丹溪心法》之萆薢分清饮。古代本草认为益智仁配伍乌药后，治小便频数效果更好。《得配本草·卷二》载益智仁"得茯神、远志、甘草，治赤浊；配乌药、山药，治溲数；配厚朴、姜、枣，治白浊、腹满；同山药，补脾胃"。根据临床应用来看，严洁等人的认识是正确的。

【药效比较】

1. 补骨脂、益智仁　①均能补肾壮阳，用于肾阳虚所致遗精、阳痿、遗尿、尿频、白浊。补骨脂的温肾壮阳作用强，主治肾阳虚重证，但同时又会助火伤阴。治疗性功能方面的疾病，其作用弱于淫羊藿。由于补骨脂具有补肾作用，也用于耳聋、牙痛，因肾开窍于耳，齿为骨之余是也。益智仁作用的部位主要在脾肾，以治疗脾病为主。②均能固精缩尿，用治肾阳不足之遗精滑精、遗尿尿频。补骨脂通过补益肾虚而缩尿。益智仁在治疗小便频数方面，尤多用于肾虚寒不能固摄诸证。③均能温脾止泻，用于脾肾阳虚所致泄泻不止等证，常相须为用。

补骨脂偏于补肾助阳，为治肾虚腰痛及阳痿要药，偏治肾虚泄泻；益智仁偏于温脾固涩，用于口多涎唾，偏治脾虚泄泻。

2. 益智仁、乌药　①均能缩尿，用于肾气不足，膀胱虚冷，不能约束水液导致的小便频数或遗尿。②均能温暖下焦，益智仁温肾纳气、暖脾缩尿；乌药温肾散寒、缩尿止遗，常同用，如缩泉丸。二药配伍，通过温暖下焦，治疗小便频数无度、白浊，如萆薢分清饮。在温肾方面，二药力度不强，笔者多同时配伍其余温肾缩尿之品，如菟丝子、沙苑子、桑螵蛸等，以加强作用。

益智仁以温补脾肾为主；乌药以行气为主。

3. 益智仁、佩兰　均为治疗口多涎唾的常用药物。流涎与脾的关系最为密切。佩兰芳香化湿，益智仁温脾摄唾，二药常配伍同用。

益智仁温暖脾肾。佩兰芳香化湿，解暑。

【用药体会】益智仁暖脾胃而和中，助肾阳而固下，用治脾肾虚寒，尤善于温脾摄涎唾，乃是治疗涎唾多的要药。口多涎唾因脾虚不能摄涎所致，必无口干、口苦的现象。治人多唾，重在治脾。笔者临床体会，治疗涎唾多或者口臭，选用益智仁、佩兰效果良好。二药均为治疗涎唾增多证的要药，益智仁所治乃脾胃虚寒证，以口唾清涎、胃中冷痛为其特征；佩兰所治乃脾胃湿浊证，以口甘多涎、胃中满闷、伴恶心呕吐等为其特征。如属脾胃湿热引起的口涎自流，常伴随有唇赤、口苦、苔黄等证，宜用栀子、黄芩等品，不可用辛温之益智仁。

浙贝母　Zhè bèi mǔ《本草图经》

【本草认知】

1. 作用　浙贝母的止咳作用较川贝母要弱一些，在止咳方面也不及川贝母多用，但此药的散结作用却很好，如消瘰丸（贝母、玄参、牡蛎）中一般多用浙贝母。从药性来看，浙贝母的苦寒之性较川贝母要强。

2. 出处　浙贝母到底最先出自何书，有如下记载。①6版《中药学》《中华临床中药学》、张廷模主编的《临床中药学》云出自《本草正》。②《中药大辞典》云出自《药材学》。③7版《中药学》云出自《轩岐救正论》。《轩岐救正论》为明朝末年肖京所著，年代较晚，考该书虽有贝母名称，但并未分川贝、浙贝，亦无关于对于贝母作用的认知，所以云贝母出自该书不妥。

考《本草图经·卷六》云："根有瓣子，黄白色，如聚贝子，故名贝母。"但也没有分浙贝母、川贝母。因此贝母到底出于何书目前仍有争议。不过从《本草图经·卷六》的记载来看，其"治恶疮""臂痹"，当为浙贝母。传统所云贝母，指的是川贝母。

【药效比较】

川贝母、浙贝母 ①均能清肺止咳。川贝母止咳作用很好，乃止咳要药，如百合固金汤即以川贝母为宜。虽然治疗热咳是其主要的特点，但也可用于其他原因所致的咳嗽。在止咳化痰润肺方面，无论痰多、痰少均可选用。因其药性和缓，气味不浓，故小儿与年老体弱患者久服亦不伤胃。川贝母研末冲服，效果更好一些。浙贝母止咳作用较川贝母要弱一些，可用于外感风热，痰火郁结之咳嗽、痰黄稠等，如桑杏汤。②均能散结消肿。浙贝母散结作用很好，消瘰丸中一般多用浙贝母。从药性来看，浙贝母的苦寒之性较川贝母要强，其清火散结之力亦强于川贝母。另有一种土贝母，与川贝母、浙贝母不同，能清热解毒、消肿散结，主要用于疮疡肿毒、痰核瘰疬，但无止咳化痰之功，不可代用川贝母、浙贝母。

川贝母、浙贝母功效基本相同。二者区别在于，川贝母以甘味为主，性偏于润，肺热燥咳、虚劳咳嗽用之为宜；浙贝母以苦味为主，性偏于泄，风热犯肺或痰热郁肺之咳嗽用之为宜。至于散结消肿之功，川、浙二贝共有，但以浙贝为胜。

【用药体会】浙贝母乃是化痰散结的要药，为治疗瘰疬、瘿瘤的要药。根据其散结的特点，现常用其治疗肿瘤病证。临床治疗癌肿，笔者尤喜选用浙贝。

海马 Hǎi mǎ《本草拾遗》

【本草认知】

1. **药材** 海马的形状非常有趣，身长只有 4~30cm，头部弯曲与体近直角，嘴呈尖尖的管形，是最不像鱼的鱼类，其有马形的头，蜻蜓的眼，虾样的身子，象鼻一般的尾巴，集马、虾、象三种动物的特征于一身。海马的雌雄鉴别很简单，雄海马有腹囊，俗称育儿袋，而雌海马没有腹囊。作药用以雄海马为佳。另有一种海蛆，又名小海马，形状与海马相似而较小。

2. 作用　海马强身健体的作用很好，对于多种虚损病证均具有良好的效果。根据临床使用来看，此药对于肾阳虚效果尤好。民间有"南方海马，北方人参""北有人参王，南有海马宝"之说，意思是说海马可以与人参相媲美。有意思的是"海马雌雄成对"（李时珍语），过去中医开处方时所用剂量单位也写为"对"，不过现代多用"g"者。

海马的温肾作用较蛇床子、淫羊藿弱，但比蛤蚧强。李时珍认为海马的作用与蛤蚧相似。现认为，海马性温，壮阳作用好，而蛤蚧为性平之药，故海马治疗虚损病证效果更胜一筹。海马偏治肾阳虚证，蛤蚧偏治肺肾两虚之咳喘证。《本经逢原·卷四·海马》认为："阳虚多用之，可代蛤蚧之功也。"

3. 治疗难产　海马有温肾助阳、兴奋强壮的作用，不仅能增强性欲，治阳痿不举、女子宫冷不孕；而且也能用于治疗老人及衰弱者之衰惫乏力，服之能振奋精神。对于妇女临产阵缩微弱者，有增强阵缩而催生之功，故孕妇禁用。《本草拾遗·卷六》载海马能主妇人难产，曰："妇人难产，带之于身，神验。"若妇女子宫阵缩无力而难产，古方用海马 1 个，研末饮服，也可以水煎，兑黄酒温服。

《本草纲目·卷四十四·海马》曰："徐表《南方异物志》云：海中有鱼，状如马头，其喙垂下，或黄或黑。海人捕得，不以啖食，暴干熇（hè 火势炽盛貌）之，以备产患。"这里也是讲将海马晒干后用来治疗难产。谚语云："妇人难产勿慌张，难产自有好药方，小小海马赛仙丹，儿女生下母安康。"

【药效比较】

海马、鹿茸　均能补肾壮阳，用于肾阳亏虚所致腰膝酸痛、阳痿早泄，以及肾关不固所致夜尿频繁、遗精滑精等证。

鹿茸温补肾阳作用强，能强壮筋骨、固冲止带、温补托毒。海马能调气活血，用于气滞血瘀病证。

【用药体会】海马一般是泡酒或研末入散剂服用。此药温补肾阳，笔者喜用其泡酒，尤宜于年老之人使用。也因此药壮阳作用较强，笔者认为年轻人尽量少用为好。

海藻　Hǎi zǎo《神农本草经》

【本草认知】

1. 散结作用　临床上多用海藻散结，治疗体内赘生物，如瘰疬、瘿瘤等。若单纯性甲状腺肿大，过去多选用海藻、昆布。现代研究认为，由甲状腺功能亢进导致的甲状腺肿大，并非缺碘所致，用了昆布、海藻后，反而会使病情出现反复。故对于非缺碘性甲状腺肿大，不提倡使用海藻、昆布。

2. 关于反甘草　十八反中有海藻反甘草之说，但古代的本草书中有将海藻与甘草同用者，现也不断有报道将海藻与甘草同用；也有认为为了安全起见，还是以不用为好，以免因其他原因导致不适而说不清。

3. 利水　海藻具有微弱的利水作用，古代许多本草书籍均有记载，但并不作为临床常用之药。

【用药体会】海藻主要是用于治疗体内的赘生物，临床常用。笔者对于一些癌肿常用此药。海藻消痰，主要用于肺以外所停留之痰，也就是说主要是治疗广义之痰，但多只作为辅助药物使用。

海金沙　　Hǎi jīn shā《嘉佑本草》

【本草认知】

1. 治淋　海金沙用于多种淋证，如热淋、砂淋、血淋、膏淋等。因其善通利水道，并解诸热毒，故尤以石淋为佳。可用其研末服。取其治疗下部淋证，有釜底抽薪之意。现将海金沙作为治疗尿道结石的首选药物。由于结石会导致疼痛，所以又云其为治诸淋要药。临床治疗尿路结石，一般首选"三金"，即鸡内金、金钱草、海金沙，将此三药配伍于其他药中，能达到排石的目的。通淋就有利尿的作用，所以海金沙也可以治疗水肿。

2. 止泻　海金沙能利尿，使水湿从前阴排出，据此可用于腹泻。此乃通过利小便以实大便，分清别浊，达到止泻之功。但临床多不作为首选药物。

3. 用量　有文献报道患者一次服海金沙 150g（煎服）后，不久即出现舌麻、恶心、头晕、畏寒、尿频等严重不适症状。所以海金沙单次剂量不宜太大。

【药效比较】

海金沙、滑石　均能清热通淋，用于多种淋证，但以治疗石淋为主。

海金沙通淋止痛作用强。滑石能清热解暑，用于暑热烦渴，外用具有吸附水湿的作用。

【用药体会】海金沙为治疗石淋要药，现主要用其治疗泌尿道结石。因通淋作用好，所以止痛作用佳。笔者使用此药治疗尿路结石时，常配伍石韦同用，因结石在下排时，容易损伤血管而导致出血，而石韦除通淋外还具有止血作用，二者同用效果更好。但海金沙药材呈粉状，入煎剂需要包煎，所以笔者更多喜用石韦。

海桐皮　Hǎi tóng pí《海药本草》

【本草认知】

1. 用法　古代常用海桐皮浸酒使用。《本草图经·卷十一》载："古方多用浸酒治风蹶。南唐筠州刺史王绍颜撰《续传信方》著其法云：顷年予在姑熟之日，得腰膝痛不可忍。医以肾脏风毒攻刺诸药莫疗。因览《传信方》，备有此验。立修制一剂，便减五分，步履便轻，故录之耳。海桐皮二两，牛膝、芎䓖、羌活、地骨皮、五加皮各一两，甘草半两，薏苡仁二两，生地黄十两，八物净洗，焙干，细锉，生地黄以芦刀子切，用绵一两都包裹，入无灰酒二斗浸，冬二七日，夏一七日，候熟，空心食后，日、早、午、晚卧时，时一杯，长令醺醺。合时不用添减，禁毒食。"这是讲将海桐皮等浸酒内服可以治疗"风蹶"。所谓风蹶，是指外界风、寒、湿气侵入体内，逆行于上所致的疾病。《史记·扁鹊仓公列传》载："济北王病，召臣意诊其脉，曰：'风蹶胸满。'即为药酒，尽三石，病已。"

2. 配伍　海桐皮治疗风湿痹证，下肢肿满疼重、百节拘挛、肢体麻木，常与五加皮、牛膝等同用；治疥癣瘙痒，与蛇床子等药同用，为末，以腊猪脂调搽之；治脚转筋不能伸举，宜与当归、熟地、牛膝、山茱萸等同用。

【药效比较】

海桐皮、海风藤　均能祛除风湿、通达经络，用于风寒湿痹，肢节疼痛、筋脉拘挛、屈伸不利。二者作用平和，多只作辅助药物使用。

海桐皮以治风湿热痹为宜，也可用于腰背疼痛、四肢麻木、头昏目眩、牙痛、痢疾。其杀虫止痒，可治疥癣、湿疹、湿毒。可煎水外洗。治风虫牙痛，可用海桐皮煎水漱口。海风藤通络止痛，用于跌打损伤之瘀肿疼痛，也可用于风湿痹痛，偏治寒痹。

【**用药体会**】笔者体会，将海桐皮外用，对于风湿痹痛效果也很好，可配伍麻黄、桂枝等同用。由于海桐皮又能止痒，所以将其煎水外用，对于皮肤瘙痒也有效果。根据笔者的个人体会，海桐皮内服可治疗痹证，外用可治疗伤损疼痛、骨质增生，效果明显。用其煎水浸泡、熏洗，可明显消肿退胀，改善患者关节僵硬，使关节功能恢复正常，同时又能防止皮肤瘙痒。

海螵蛸　Hǎi piāo xiāo《神农本草经》

【本草认知】

1.**药名**　海螵蛸又名乌贼骨、墨鱼骨。《中国药典》以海螵蛸作为正名，而古代本草书中多用"乌贼骨"作为正名。

2.**作用**　海螵蛸具有良好的收敛作用，可收敛止血、涩精止带、收湿敛疮，汗、血、尿、经、便、带诸证均可用其治疗。尤其是在治疗妇科疾病方面效果显著，早在《素问·腹中论》中就已记载，用乌贼骨蘆茹丸治疗血枯经闭。《神农本草经·中品》也指出乌贼骨能够治疗"血闭"，多认为是取其补益肝血的作用，也有认为是通过收敛作用达到敛新血而治经闭的目的。此外，因其收敛，对于胃、十二指肠溃疡，出血，穿孔也为常用之品。从临床使用来看，海螵蛸与白及粉等量混合，用于溃疡病出血，效果良好。海螵蛸也可用于哮喘、下肢溃疡、出血病证。其外用于皮肤、黏膜，因有吸湿性，能使皮肤干燥，防止细菌生长。

【药效比较】

1.**海螵蛸、桑螵蛸**　均具涩味，能收敛固涩、固精止遗，用于肾虚精关不固之遗精、滑精、早泄、遗尿、尿频等证。

海螵蛸收敛固涩，广泛用于肺胃出血、久泻、白带过多，亦可用于崩漏证，如固冲汤，外伤出血亦可用；又能敛疮，用于疮疡多脓，疮口久不愈合；尚能制酸止痛，用于胃脘疼痛、泛酸。桑螵蛸能补肾助阳，用于尿频、小便失禁，尤多用于小儿遗尿证，如桑螵蛸散，乃治疗遗尿要药；还可用于肾虚阳痿，但力量不强，只作为辅助药物使用。桑螵蛸以男子虚损，肾虚阳痿，梦中失精、遗溺白浊多用。

2. 海螵蛸、五倍子　①均能收敛止血，用于出血证，以妇科出血病证多用。海螵蛸更多用。②均能收湿敛疮，用于湿疮流水，可外用；亦治带下。③均能固精，用于遗精滑精。

海螵蛸止血范围广，广泛用于肺胃出血、崩漏下血、创伤出血，制酸止痛是其专长；五倍子收敛作用广，广泛用于肺虚久咳、久泻久痢、自汗盗汗，降火解毒是其专长。

【用药体会】海螵蛸收敛作用范围广，可用于治疗带下、遗精、滑精、湿疮、湿疹、多种出血证、疮疡不敛等。在制酸止痛方面，其虽类似于瓦楞子，但笔者更喜用瓦楞子，主要是因为海螵蛸具有收敛的特性，有敛邪之弊。

浮小麦　Fú xiǎo mài《本草蒙筌》

【本草认知】

作用　浮小麦的作用主要是止汗，对于多种汗证均可使用，但作用并不强。浮小麦止汗作用与麻黄根基本相似，但浮小麦具有补虚的特点，所以对于虚汗病证用之更多。同时浮小麦也具有类似于小麦的作用，对于阴血亏虚病证可以选用。其实小麦也具有止汗的作用，只是不及浮小麦的作用强。

【药效比较】

1. 浮小麦、麻黄根　均能固表止汗，用于自汗、盗汗、产后虚汗等证，常相须为用，以增强疗效。麻黄根乃止汗专药，作用强于浮小麦。浮小麦在止汗方面，作用较平和，可以大剂量使用。二者比较，笔者更喜用浮小麦。

麻黄根功专止汗，无补益之功。浮小麦又可益气除热。

2. 小麦、浮小麦　同出一物，均能益气除热，用于体虚所致乏力、体倦、虚热等。

小麦为成熟果实，养心安神，用于精神抑郁、悲伤啼哭或喜笑无常、手足痉挛等脏躁证，如甘麦大枣汤；浮小麦为小麦的干燥瘪瘦果实，固表止汗。小麦偏于补养，浮小麦专于止汗。

【用药体会】浮小麦最大的特点是治疗汗证，包括自汗、盗汗，需要大剂量使用。因其具有补虚的作用，因此也用于一些虚损病证。因现代药房多只备浮小麦，而少备小麦，所以若需用小麦者，也可以浮小麦代替小麦使用。笔者喜将浮小麦用于虚热病证。

桑叶 Sāng yè《神农本草经》

【本草认知】

1. 治感冒 桑叶质轻，疏散风热，用于治疗风热感冒，常与菊花相须为用，如桑菊饮。因价格便宜，货源充足，为临床常用之品。桑叶还能清肺润燥，用于燥热伤肺，咳嗽咽干之证，常与石膏、麦冬等同用，如清燥救肺汤。其作用不强，由于能治疗感冒，故认为能发汗。

2. 凉血止血 本草书籍中记载，桑叶凉血止血，用治出血病证。其实桑叶的止血作用很弱，只宜于肺热极轻之证，故一般不说其止血。

3. 止汗 桑叶首载于《神农本草经·中品·桑根白皮》下，云："叶主除寒热出汗。"这是讲桑叶能止汗。由于古代文献不加标点，不同断句会出现不同的解释。若将其断为"叶主除寒热，出汗"，即是讲桑叶能发汗。由于有此截然不同的认识，历来对于桑叶是发汗抑或是止汗一直存在争议。

朱震亨云："青桑第二叶，焙干为末，空心，米饮调服，最止盗汗。"（《丹溪心法·卷三·盗汗》）清·张志聪《本草崇原·卷上》云："《本经》盖谓桑叶主治能除寒热，并除出汗也。"此皆言桑叶止汗。《医说·卷五·桑叶止汗》亦载："严州山寺有一游僧，形体羸瘦，饮食甚少，每夜就枕，遍身汗出，迨旦，衣服皆透湿。如此二十年，无复可疗，唯待尽耳。监寺僧曰：吾有药绝验，为汝治之。三日，宿疾顿愈。遂并授以方。乃单用桑叶一味，乘露采摘，控焙干，碾为末，二钱。空腹温米饮调。或值桑落干者亦堪用，但力不如新者。按：本草亦记载桑叶止汗，其说可证。"这是说有一僧人，每夜汗出，已经二十年了，后单用一味桑叶研末用米饮调服而愈。

临床可用桑叶治疗汗出证，无论自汗、盗汗，均可选用。在具体应用时，须量大。清·陈士铎《石室秘录·卷六·热症门》载："产妇产半月，忽然大汗如雨，口渴舌干，发热而躁，有似伤寒症者，死症也。若作伤寒治之，无不死矣。此乃内水干枯，无血以养心阳，气无阴不化，乃发汗亡阳而身热耳。故口虽渴而不欲饮水，舌虽干而苔又滑甚，心躁而不至发狂，此所以异于伤寒之外症也。此时急用人参二两，当归二两，黄芪二两，桑叶三十片，北五味一钱，麦冬五钱，水煎服，方名收汗丹。参、归、黄芪大补其气血，麦冬、五味清中有涩，佐桑叶止汗，实有神功。盖此等虚汗，非补不止，而非涩亦不收也。故一剂而汗止，二剂而汗收，起死回生，非此方之谓乎。"这也是讲桑叶具有止汗作用。以上皆经验之谈，若遇大汗，或可以效法。

那么桑叶到底是止汗药还是发汗药呢？笔者认为以桑叶发汗来说，作用不强；以桑叶止汗来说，尚有争议，笔者曾试用其止汗，作用不显。

4.治疗头晕　桑叶对于肝阳上亢所致头晕目眩、肝肾不足所致视物昏花均有作用，对老年患者头晕耳鸣、肢体麻木亦有效，还可用于体虚致眩晕者。

5.美容　桑叶有良好的美容作用，特别是对面部的痤疮、黄褐斑疗效较好。笔者常将其配伍菊花、薏苡仁、香附、木贼等药同用，治疗痤疮。

6. 安胎 《本草新编·卷四》云："桑叶之功，更佳于桑皮，最善补骨中之髓，添肾中之精，止身中之汗，填脑明目，活血生津，种子安胎，调和血脉，通利关节，止霍乱吐泻，除风湿寒痹，消水肿脚浮。老男人可以扶衰却老，老妇人可以还少生儿。""老人男女之不能生子者，制桑叶为方，使老男年过八八之数、老女年过七七之数者，服之尚可得子，始知桑叶之妙，为诸补真阴者之所不及。所用桑叶，必须头次为妙，采后再生者，功力减半矣。"前代医家也有用桑叶、竹茹、丝瓜络等治疗胎动不安者。其药性清轻灵动，可供临床参考用药。

7. 外洗明目 取桑叶煎水洗眼，具有明目的作用。治目疾，还可配伍灯心草、红枣、明矾、猪苦胆、白蜜等同用。

【药效比较】

桑叶、菊花 ①均能解表，治疗外感风热表证，或温病初起所致发热、微恶风寒、咳嗽、头痛、咽喉肿痛，常同用，如桑菊饮。桑叶质轻，为临床常用之品，对于燥热伤肺，咳嗽咽干之证，也可选用，如清燥救肺汤。由于能治疗感冒，故认为能发汗。桑叶解表作用强于菊花。②均能平肝，以菊花作用强。③均能清肝明目，用于风热上攻或肝火上炎所致的目赤肿痛，以及肝肾精血不足所致目暗昏花等证。

桑叶能润肺。菊花能清热解毒。

【用药体会】以桑叶治疗脱发、白发，无论是内服或外用均有很好的疗效，此认识在《千金要方》等书中早有记载。尤其是将桑叶煎水外洗，见效很快。笔者尤喜将桑叶煎水洗头，患者反应效果很好。对于胡须脱落、眉毛脱落也有疗效。因桑叶作用平和，临床可以适当加大剂量使用。

桑枝　Sāng zhī《本草图经》

【本草认知】

1. 祛风湿　桑枝祛风湿作用平和，主要用于体弱病证。其以枝走肢，主要治疗上肢病证。笔者用桑枝治疗痹证时，剂量较大，以30g以上为好。

2. 利水　桑枝利水作用很弱，古代医家也极少用其利水，这是因为桑枝主要是治疗上肢病变，偏于走上之故。若风湿兼有水肿可以选用。

3. 治咳　《本草纲目·卷三十六·桑》载："赵潜《养疴漫笔》云：越州一学录少年苦嗽，百药不效。或令用南向柔桑条一束。每条寸折纳锅中，以水五碗，煎至一碗，盛瓦器中，渴即饮之。服一月而愈。"这是说用桑枝可以治疗咳嗽。现临床以其治疗咳嗽较少应用。

【药效比较】

1. 桑枝、桂枝　均能祛风湿、通经络，善走上肢，用于风湿痹痛、肩臂肢节疼痛等证。

桂枝温通经脉，温燥之性强，止痛作用强于桑枝，以治风寒湿痹为宜，但易伤阴血。桑枝无论寒痹、热痹均可运用。

2. 桑枝、防己　①均能祛除风湿，治疗风湿痹痛。桑枝尤多用于上肢风湿痹痛。②均能利水消肿，治疗水肿病证。桑枝作用平和。防己利水作用强，但苦寒之性太重，容易伤正气。

【用药体会】桑枝祛风湿作用平和，主要用于体弱病证。根据以枝走肢之说，主要是治疗颈部、上肢病证，如颈椎病。笔者用桑枝治疗痹证时，剂量较大，以30g以上为好，量小作用不佳。在治疗颈椎疾病时，若寒证则用桂枝，热证则用桑枝，有时也同时应用。桑枝善走上，但又能利水而走下，所以桑枝的特点是能上能下。

桑白皮　Sāng bái pí《神农本草经》

【本草认知】

1. 消肿　根据中医对于药材的认识，桑白皮利水消肿，以皮达皮，擅长治疗皮肤水肿，现用其治疗肾炎水肿。因其消肿，治疗肺热喘息咳嗽，效果很好。

2. 降压　现认为，桑白皮具有降压作用，可以用治高血压，但需与夏枯草、天麻等降压药物配伍同用，方能达到治疗效果。其降压作用虽然缓慢，但较持久。另外，有认为桑白皮能凉血止血，但从临床来看，一般较少使用。

【药效比较】

1. 桑白皮、麻黄　①均能平喘，治疗咳嗽喘息，可以配伍同用，如华盖散。麻黄主要是用于外感致喘，桑白皮主要用于内伤致喘。②均能利水消肿，治疗水肿。但具体使用方面有区别，麻黄主治腰以上水肿、风水水肿，如越婢汤；桑白皮主治皮肤水肿，有以皮达皮之效，如五皮散。

桑白皮乃泻肺之品。麻黄乃宣肺之品，又能解表散寒。

2. 桑白皮、地骨皮　均能清肺热、止咳，用于肺热咳嗽。桑白皮亦用于肺热喘息。

桑白皮还能泻肺中水气，治水肿胀满、尿少、面目肌肤浮肿。地骨皮还能凉血除蒸，治阴虚之骨蒸潮热、盗汗、咯血、衄血、内热消渴等。

【用药体会】
笔者在临床上常用桑白皮煎水外洗头部，具有防止头发脱落的作用，也具有很好的去头皮屑的作用，一般初次应用就有效果，若连续应用效果更加明显。洗头后不再用清水清洗，同时也不要用任何洗发露洗头。此法尤其是对于脂溢性脱发效果明显。笔者治疗脱发就常选用此药，其能促使新发生长，且无副作用。后来笔者在《备急千金要方》中检索到孙思邈就有此用法（见《备急千金要方·卷十三·头面风第八》），原文为"治脉极虚寒，鬓发堕落，令发润泽沐，头汤方。桑根白皮，切，三升，以水五升淹渍，煮五六沸，去滓洗沐发，数数为之，自不复落"。桑白皮还能降低血压，治疗高血压。其降压作用虽然缓慢，但较持久。古方中亦载，治蜂螫、蜈蚣咬伤，可用桑白皮汁外搽。

桑寄生　Sāng jì shēng《神农本草经》

【本草认知】

1. 药材　桑寄生为寄生植物，药用带叶茎枝，除了寄生于桑树外，也使用寄生于其他树木者，一般认为寄生于桑树上的要好一些，故名。据传是鸟雀叼衔一些树果停歇在桑树上啄吃，其中的一些种子黏落在桑枝或伤陷处，后来，这些种子就直接吸取桑树的养分生长。

近几十年，国内养蚕区普遍推广良种桑，树矮、干细、枝多、叶大，欲得桑寄生更为不易。是以目前市售桑寄生药材，多为槲寄生，商品统称"杂寄生"，处方名均作"桑寄生"。《本草蒙筌·卷四·桑根白皮》云桑寄生："外科散疮疡，追风湿，却背强腰痛笃疾；女科安胎孕，下乳汁，止崩中漏血沉疴。健筋骨，充肌肤，愈金疮，益血脉。长须长发，坚齿坚牙。"此即对桑寄生的作用进行了很好的总结。

2. 祛风湿　古人认为桑为木之精，桑寄生"得桑之余气而生"，除风湿多用，如独活寄生汤。桑寄生为比较平和的祛风湿药物，一般在使用时剂量要大，才能达到治疗效果。从临床来看，配伍五加皮后作用加强。由于此药同时兼有补益作用，对于虚损病证较多用，故为祛风湿、补肝肾良药。其祛风湿作用，略同于桑枝，但桑枝多用于四肢痹痛，而桑寄生多用于腰腿痛。此外，桑寄生还可用于虚人久痹及痿证之两足痿软无力。

3.补肝肾 桑寄生感桑之精气而生，长于补肝肾、祛风湿、通调血脉，其气平和，不寒不热。桑寄生能益血，兼能祛风湿，故亦疗痹，可治腰痛及小儿背强。其补益肝肾作用不强，多作辅助药物使用。通过补益肝肾达到安胎作用。《神农本草经疏·卷十二·桑上寄生》载："肾气足则齿坚而须眉长，血盛则胎自安。"故桑寄生能安胎。《神农本草经·上品》亦载桑寄生能"安胎"，《本经逢原·卷三》称其"为安胎圣药"。如《医学衷中参西录》之寿胎丸即含桑寄生，可用于习惯性流产的预防与治疗。

4.降血压 桑寄生有降血压的作用，治高血压，可将其研为细末，装入纱布袋中，每日用 30~50g，滚开水浸泡，代茶饮；也可以配伍其他降压药物同用，如菊花、天麻、杜仲、钩藤、夏枯草、葛根等。因其降压，用治眩晕有效。

【药效比较】

1.五加皮、桑寄生 ①均能祛风湿，用于风湿痹痛同时又兼有肝肾不足的病证。从止痛作用来看，五加皮作用强于桑寄生。桑寄生为比较平和的祛风湿药物，一般在使用时剂量要大，配伍五加皮后作用加强。由于此药同时兼有补益作用，对于虚损病证较多用，故为祛风湿、补肝肾良药。②均能补益肝肾，用于肝肾不足的病证。那么二药到底是补什么呢？笔者认为五加皮补益阳气，但又不直云补阳，所以五加皮是一味在功效上比较特殊的药物。因其偏于补阳，故老年人更多应用。谚语云："两脚不会移，只要五加皮。"《本草经疏·卷十二·桑上寄生》认为桑寄生能补益肝肾精血。

五加皮尚能利水消肿。桑寄生尚能养血安胎。

2.桑寄生、秦艽 均能祛除风湿，用于风湿痹痛，作用平和。桑寄生更多用于下肢风湿痹痛。

桑寄生既能扶正，又能祛邪，以肝肾不足兼有风湿痹痛者为宜；秦艽祛风湿，尤以年老体弱者用之为宜，如独活寄生汤。秦艽作用稍强于桑寄生，还能退虚热、退黄疸。

【用药体会】在使用桑寄生、桑枝时，因药性平和，需要大剂量使用才能显示作用，笔者一般多用30g以上。真正的桑寄生较少见，《本经逢原·卷三》云："真者绝不易得，故古方此味之下有云，如无，以续断代之，于此可以想象其功用也。"著名的"三痹汤"即独活寄生汤去桑寄生，加黄芪、续断，便是例证。《本草蒙筌·卷四》也认为"惟桑寄生最难得"；"川续断与桑寄生，气味略异，主治颇同，不得寄生即加续断"。这就告诉人们，若无桑寄生者可以续断代替之。

桑螵蛸 Sāng piāo xiāo《神农本草经》

【本草认知】

1. 收敛作用 桑螵蛸主要用于肾虚所致的遗精、滑精、小便频数、失禁及小儿遗尿等证，尤为治疗遗尿的要药。临床上治疗遗尿病证，首选桑螵蛸、鸡内金。《本经逢原·卷四》认为："桑螵蛸，肝肾命门药也。功专收涩，故男子虚损，肾虚阳痿，梦中失精，遗溺白浊方多用之。"桑螵蛸治疗小便白浊，效果也很好。总的说来，桑螵蛸长于收涩补肾。

2. 助阳 《神农本草经》记载桑螵蛸可以治疗"阴痿"，即现代所说阳痿。临床上，其虽可用于肾阳不足所致性功能低下，如遗精、早泄、阳痿等证，但作用不强，多只作为辅助药物使用。

3. 用法 若小儿遗尿，肾气不固，体质虚弱，可取桑螵蛸焙黄，研为细末，以开水泡服。老人尿频，取桑螵蛸研末泡水服即可。若遇到咽喉骨鲠，可用桑螵蛸以醋煎，呷之。

4. 治疗尿浊 桑螵蛸是治疗小便浑浊的妙药，《神农本草经·上品》载其具有"通五淋，利小便水道"的作用。《本草衍义·卷十七》载："邻家有一男子，小便日数十次，如稠米泔，色亦白，心神恍惚，瘦瘁，食减，以女劳得之。令服此桑螵蛸散，未终一剂而愈。安神魂，定心志，治健忘、小便数，补心气。桑螵蛸、远志、龙骨、菖蒲、人参、茯神、当归，龟甲醋炙，以上各一两，为末。夜卧，人参汤调下二钱。如无桑上者，即用余者，仍须以炙桑白皮佐之。量多少，可也。盖桑白皮行水，意以接螵蛸就肾经。""治男女虚损，益精，阴痿，梦失精，遗溺，疝瘕，小便白浊，肾衰，不可阙也。"现临床亦有报道用桑螵蛸治小便浑浊，效果良好。

【药效比较】

桑螵蛸、沙苑子　①均能补肾固精，且不燥不烈，用于肾阳亏虚，肾气不固之遗精滑泄、白带过多。②均能补肾助阳，用于肾虚阳痿，但作用不强，多只作辅助药物使用。

桑螵蛸尚能收敛固精。沙苑子尚能养肝明目。

【用药体会】桑螵蛸有两个重要作用，一是治疗遗尿的要药；二是治疗小便浑浊的妙药。治疗小便浑浊除应用缩泉丸、萆薢分清饮外，也可用桑螵蛸、荜澄茄。笔者尤喜用其治疗遗尿和小便浑浊。

十一画

黄芩　Huáng qín《神农本草经》

【本草认知】

1.药名　黄芩有条芩、子芩、枯芩、片芩之分。①枯芩（片芩）：为生长年久的宿根，中空而枯，体轻主浮，善清上焦肺火，主治肺热咳嗽、痰黄。②子芩（条芩）：为生长年少的子根，体实而坚，质重主降，善泻大肠湿热，主治湿热泻痢、腹痛。《本草求真·卷六·泻火》云："枯而大者，轻飘上升以清肺，肺清则痰自理矣。实而细者，沉重下降以利便，便利则肠澼自去。"《长沙药解·卷二·黄芩》曰："清上用枯者，清下用实者。"枯芩和子芩因疗效不同应分开入药，但现代药房并未将两者分开，不符合传统药用。③酒黄芩：取黄芩片喷淋黄酒，拌匀，用文火微炒，取出，晾干。每黄芩100斤，用黄酒10~15斤。④炒黄芩：取黄芩片用文火炒至表面微焦为度，取出，放凉。常用于下焦有热，胎动不安等。炒用可减其寒性，以免苦寒伐胃，素体脾虚胃弱者，也可酌情用之。⑤黄芩炭：取黄芩片用武火炒至表面焦褐色、边缘带黑色为度，喷淋清水，取出，晒干，偏于止血。民间有"黄芩无假，阿魏无真"的说法，是因黄芩为一味非常普通的药，价格也比较便宜，人们不会去造假，买黄芩也就不会买到假货，故云黄芩价廉物美。

2.清热　黄芩具有很好的清泻肺热的作用，同时清热解毒作用也很强，只要应用得当，可药到病除。《本草纲目·卷十三·黄芩》载："予年二十时，因感冒咳嗽既久，且犯戒，遂病骨蒸发热，肤如火燎，每日吐痰碗许，暑月烦渴，寝食几废，六脉浮洪。遍服柴胡、麦门冬、荆沥诸药，月余益剧，皆以为必死矣。先君偶思李东垣治肺热如火燎，烦躁引饮而昼盛者，气分热也。宜一味黄芩汤，以泻肺经气分之火。遂按方用片芩一两，水二盅，煎一盅，顿服。次日身热尽退，而痰嗽皆愈。药中肯綮，如鼓应桴，医中之妙，有如此哉。"这是讲李时珍之父李言闻单用一味黄芩"泻肺经气分之火"，治愈了李时珍的肺热病证。李时珍由此对于本草产生了浓厚的兴趣，著成《本草纲目》这样闻名世界的科学巨著。

从临床来看，单用黄芩清热就有效果。古方中将其一味单用命名为清金散。金元时期医家张元素《医学启源·卷下·药类法象》将黄芩的功效总结为："其用有九：泻肺经热一也；夏月须用二也；去诸热三也；上焦及皮肤风热风湿四也；妇人产后，养阴（注：此说欠妥）退阳五也；利胸中气六也；消膈上痰七也；除上焦及脾诸湿八也；安胎九也。"临床可据此应用。

3. 止血　黄芩并非直接入血分，而是通过清除气分之热，使热邪不过盛而达到止血作用，故有黄芩止血之说，实际上这是一种间接作用，并非黄芩直接止血。因此云黄芩清热止血而不云凉血止血。黄连、黄柏也有此特点。

4. 止呕　黄芩的止呕作用很好，尤以治胆热呕吐为宜。如小柴胡汤中黄芩配伍柴胡，其适应证中就有呕吐一证。中药书籍多无黄芩止呕的记载，但临床上凡胆热呕吐，宜首选黄芩。

【药效比较】

黄芩、柴胡　①均治疗少阳病证。少阳病之寒热往来是邪气既不在表，又不在里所表现的一种特殊的发热形式。柴胡散表热，黄芩清里热，二者配伍，一散一清，恰入少阳，以清半表半里之邪，如小柴胡汤即如此配伍。此方寒热并用，升降协调，外可祛邪，内可运转枢机，从而达到和解少阳之功，若单用其中之一，则不具备和解作用。柴胡、黄芩同用，有"和解少阳"或"和解退热"之功，这是配伍以后所产生的作用。《药品化义·卷十一》云："所谓内热用黄芩，外热用柴胡，为和解要剂。"大柴胡汤亦将二药配伍同用。由于柴胡退少阳热的特点，故还可用于疟疾发热。二药同用后配伍散寒之品也用于风寒感冒，如柴葛解肌汤。②均治疗疟疾，二者同用，可透达膜原、泄热清脾，治疗胸膈痞满、疟疾、口苦嗌干，如柴胡达原饮、清脾饮。

黄芩尚能清热燥湿、泻火解毒、清泻肺热、安胎。柴胡尚能解表退热、疏肝解郁。

【用药体会】笔者认为黄芩清胆热，具有良好的止呕作用，主要是治疗肝胆疾病所致病证。其与黄连止呕的区别是，黄连主要治疗胃热呕吐。笔者在临床中凡见到肝胆疾患所致呕吐者，选用黄芩而不用黄连。黄芩清肺热作用好，由于鼻病与肺关系密切，故治疗鼻病多选用黄芩。

黄芪　Huáng qí《神农本草经》

【本草认知】

1. 补气　黄芪的主要作用是补气升提，用于气虚下陷的病证。从升举的力量看，其作用要强于人参，但补气方面却不及人参强。根据临床应用来看，人参补气侧重于脏腑气虚，所以气虚者多选用人参；而黄芪主要是补益卫表之气，故肌表不固所致自汗、盗汗为首选。黄芪通过补气可达到升提、固表、托毒、利水等功效。

黄芪生品长于固表、托疮、利水，蜜炙长于补中益气，麸炒长于益气健脾。一般治疗或保健中使用的黄芪多指生黄芪。黄芪具有滋补强身的作用，也就是能提高机体的抗病能力，用来治疗和预防疾病。黄芪不仅可入药，还可作为滋补食品，用于泡酒、做菜、煨汤、调味、去腥。常服黄芪可令人精神焕发，体质增强，荣颜润肤，延年益寿。

2. 治疗中风　中风可导致半身不遂、口眼歪斜，从年龄来看，"凡人年逾四旬，气衰者，多有此疾"（《医学发明·卷九》）。本病"半身不遂，亏损元气，是其本元……实因气亏得半身不遂，以致跌仆"（《医林改错·半身不遂本源》）。王清任根据中风元气亏虚，气不帅血，血滞瘀阻的病机，以黄芪为主药，创制了补阳还五汤治疗脑中风引起的半身不遂，临床疗效好。方中重用黄芪大补元气以治其本，虽方名冠以补阳二字，但实际上是补气为主，配桃仁、红花等小量活血药以治其标。临床用补阳还五汤时，无论治疗缺血性还是出血性中风，均应用于恢复期阳亢风动已平，确属气虚血瘀证候者。因大量黄芪有甘温助热之弊，急性期正气未虚或阴虚阳亢或风火痰湿邪盛者应禁用。

3. 健脾　7版《中药学》记载黄芪具有"健脾"之功，在5版《中药学》中则无健脾之说。黄芪之所以治疗脾虚病证，并非取其健脾，乃是取其补中益气之功。

4. 治疗汗证　黄芪既有很好的补益脾肺之气的功效，又能外达肌表肌肉，固护卫阳，充实表分，固表止汗，故可用于多种虚证所致津液外泄之汗证，尤以脾肺气虚及表虚自汗为宜。《神农本草经·上品》记载黄芪主"大风"，这是用其治疗无汗证的理论依据。黄芪实治肌表衰弱，故有汗能止，无汗能发。若因体虚汗出，可将黄芪与防风、麻黄根、浮小麦等配伍，此亦是治疗体虚感冒的良药。经常容易感冒的人，出汗过多，是表虚不固所致，可用黄芪泡水饮服。如玉屏风散（黄芪、防风、白术）就可以用来治疗经常性感冒，现亦用于一些过敏性疾病。民间治疗自汗，常用黄芪15~30g、红枣15g，煎汤，每日服2次。根据临床应用来看，治肌表不固所致自汗、盗汗，黄芪为首选。古方如牡蛎散、当归六黄汤、芪附汤均用黄芪止汗。《医学衷中参西录·黄芪解》载：张锡纯治疗沧州一女，年二十余，胸胁满闷，心悸，动则自汗，其家适有预购黄芪一包，用一两煎汤服之，服后果愈。此外，产后多汗，可用黄芪30g、益母草30g，煎汤服有效。

5. 治疗水肿　黄芪补气，擅长治疗气虚兼有水肿者，如慢性肾病患者，用黄芪有很好的效果。现代研究表明，其具有消除蛋白尿的作用。若全身性的浮肿，或虽无明显的浮肿，但肌肉松软、体型肥胖，犹如浮肿貌，且自觉身体沉重、活动不灵活、关节重痛者，可用黄芪补气利水。黄芪所治疗的水肿，主要为全身性浮肿，但以下肢水肿效果明显。其对气虚水肿，有标本兼治之效。治脾气虚弱，水湿失运之水肿、小便不利，黄芪常与白术、茯苓等同用。若脾肾阳虚之水肿，也可用生黄芪与桂枝、白术等配伍，共奏补脾益肾、利水消肿之功。

《冷庐医话·卷四·肿》中载：王某夏秋间忽患肿胀病，自顶至踵，气喘声嘶，二便不通，危在旦夕，求医于海宁许珊林。许氏用生黄芪四两（120g），糯米一酒盅（30g），煮粥一大碗，令患者用小匙频频送服。药后喘平便通，继而全身肿消而愈。王某是因为体虚导致水肿，故以黄芪治之。

6. 治疗消渴　黄芪以补气见长，使气旺阳升，以促进津液的生成与输布，从而达到生津止渴之效，可用治消渴。治脾虚不能布津之消渴，多与天花粉、葛根等同用，如玉液汤（《医学衷中参西录·医方》）；治消渴内热不明显者，多与生地、山药等同用，如滋膵饮（《医学衷中参西录·医方》）；治气津两伤之消渴证，可与人参、葛根等配伍，如玉泉丸（《杂病源流犀烛·卷十七·治消瘅诸药要品及方》）。现代研究表明，黄芪的有效成分黄芪多糖具有双向调节血糖的作用。

7. 托毒排脓　黄芪排脓，用于痈疡中期，因正虚不能托毒外透以致脓成难溃，毒亦难泄者。《本草汇言·卷一》谓："又阴疮不能起发，阳气虚而不溃者，黄芪可以托脓毒。"《外科正宗·卷一》之透脓散、《外科证治全生集·医方》之代刀散、《医宗金鉴·卷六十三》之托里透脓汤等均取其扶正祛邪、托里透脓，治痈疽气血亏损之证。疮疡将溃之时，皆重用黄芪补气，因气旺方可托毒排脓。

黄芪还可用于疮疡溃后期，由于气血皆虚而见脓液清稀、疮口久溃不敛等证，可使气充血实，促进溃处生肌收敛。《神农本草经·上品》指出黄芪主治"痈疽久败疮"。《本草汇言·卷一》云：

"痈疡之证，脓血内溃，阳气虚而不愈者，黄芪可以生肌肉。"《外科精要·卷下·论痈疽割伤第四十四》之内补黄芪丸，以及黄芪六一散均重用黄芪，治疗疮疡溃破后，气血亏损，其疮数年不愈者。正如汪昂云："炙用补中，益元气，温三焦，壮脾胃……生血生肌……排脓内托，疮痈圣药。"（《本草备要·卷一》）

8. 外用　《旧唐书·卷二百一》载："许胤宗，常州义兴人也。初事陈，为新蔡王外兵参军。时柳太后病风不言，名医治皆不愈，脉益沉而噤。胤宗曰：'口不可下药，宜以汤气熏之。令药入腠理，周理即差。'乃造黄耆防风汤数十斛，置于床下，气如烟雾，其夜便得语。由是超拜义兴太守。陈亡入隋，历尚药奉御。武德初，累授散骑侍郎。时关中多骨蒸病，得之必死，递相连染，诸医无能疗者。胤宗每疗，无不愈。"这是讲唐朝柳太后病后，诸医不能治，而许胤宗将黄芪防风汤置于床下，采用熏蒸的方法，当天晚上就能讲话。这种方法对于身体虚弱或拒绝服药的人来说，可以采用。

9. 关于活血　《名医别录·中品》载黄芪"逐五脏间恶血"，表明黄芪具有活血祛瘀的作用。张仲景应用黄芪，既取其补气又取其活血，如黄芪桂枝五物汤、桂枝加黄芪汤等。《本经逢原·卷一》载其"通调血脉，流行经络，可无拟于壅滞也"。王清任在补阳还五汤中大剂量使用黄芪以补气活血。然对于黄芪的活血之功，目前尚有争议。黄芪补气，气为血之帅，气行则血行，气虚则血运无力，故补气可促进气血运行。因此，又认为黄芪桂枝五物汤治血痹之肢体麻木，蠲痹汤治疗上肢风湿痹痛，补阳还五汤治疗中风后遗症，均是通过补气而达到活血的作用。《中药学》中无黄芪活血的记载。对于黄芪是否有活血作用，医家可见仁见智，灵活取舍。

【药效比较】

人参、黄芪　均能补气，用于气虚病证，常同用。凡气虚所致倦怠无力、身体虚衰、久泄脱肛等证，皆可同用，如十全大补汤、归脾汤、补中益气汤、举元煎。张锡纯指出黄芪："能补气，兼能升气，善治胸中大气下陷。"（《医学衷中参西录·黄芪解》）黄芪的主要作用是补气升提，用于气虚下陷的病证。从升举的力量看，其作用要强于人参，但补气方面却不及人参强。根据临床应用来看，人参补气侧重于脏腑气虚，所以气虚者多选用人参，而黄芪主要是补益卫表之气，治肌表不固所致自汗、盗汗为首选。故虚损重证用人参，表虚肌表不固用黄芪。

人参作用较强，被誉为补气第一要药，又具有益气救脱、安神益智、补气助阳之功。黄芪长于补气升阳、益卫固表、托疮生肌、利水退肿。

【用药体会】一般情况下，黄芪用9~30g，但在某些特殊情况下，黄芪可以大剂量使用，如补阳还五汤即是；也可以先用少量，一般从15~30g开始，逐渐加大剂量。笔者认为治疗崩漏应该大剂量使用黄芪。黄芪有很好的补益脾肺之气的功效，能外达肌表肌肉，固护卫阳，充实表分，固表止汗，故可用于多种虚证所致的津液外泄之汗证，尤以脾肺气虚及表虚自汗为宜，其特点是有汗能止，无汗能发，需重用。经常容易感冒，或出汗过多，是表虚不固所致，可用黄芪泡水饮服。

黄连　Huáng lián《神农本草经》

【本草认知】

1. 治疗部位　黄连主要作用部位是心、胃。黄连、黄芩均可以治疗呕吐，区别在于，黄连主治胃热呕吐，黄芩主治胆热呕吐。古代本草书中亦有认为黄连清肝经实火、写肺经火热者。如《本草图经·卷五》云："今医家洗眼汤，以当归、芍药、黄连等份停，细切，以雪水或甜水煎浓汁，乘热洗，冷即再温洗，甚益眼目，但是风毒、赤目、花翳等，皆可用之。其说云：凡眼目之病，皆以血脉凝滞使然，故以行血药合黄连治之，血得热即行，故乘热洗之，用者无不神效。"

2. 治疗痢疾　《本草图经·卷五》云："古方以黄连为治痢之最。《胡洽方》载九盏汤，主下痢，不问冷热、赤白、谷滞、休息、久下，悉主之。"《本草纲目·卷十三·黄连》云："盖治痢惟宜辛苦寒药，辛能发散开通郁结，苦能燥湿，寒能胜热，使气宣平而已。诸苦寒药多泄，惟黄连、黄柏性冷而燥，能降火去湿，而止泻痢，故治痢以之为君。""黄连治目及痢为要药。"对于湿热痢疾，黄连一般为首选，并多与木香同用，取黄连治痢，木香调气则后重自除。其实早在《神农本草经·上品》就有记载黄连治疗痢疾，云主"肠澼，腹痛，下利"，这里所说的"澼"是指垢腻黏滑似涕似脓的液体，因自肠排出，故称肠澼，实际就是痢疾。黄芩、黄连、黄柏三药均能治疗痢疾，但以黄连作用好。

3. 关于苦味　黄连的苦是出了名的，虽苦，却是一味治疗热病的良药，所以有良药苦口利于病之说。在民间常用黄连的苦来形容一些生活的事情，如"哑巴吃黄连，有苦说不出。""黄连木刻图章，刻苦。""不吃黄连，不知药苦"等。

中医认为苦味具有清泄的作用，所以黄连主要清心胃之热。此药清热作用强于黄芩，但苦味也强于黄芩。

4. 剂量　黄连大苦大寒，不能久用。《神农本草经·上品》云："久服，令人不忘。"《神农本草经疏·卷七·黄连》中解释为："久服令人不忘者，心家无火则清，清则明，故不忘。禅家习定多饮苦茗，亦此义尔。"这种观点并不妥当，因为黄连久用必伤元气。《本草通玄·卷上·草部》云黄连："大苦大寒，行隆冬肃杀之令，譬如圣世不废刑威，虽不得已而后敢用。若概施之，则暴虐甚而德意，穷民不堪命矣。喜用寒凉者，尚其戒诸。"《本草蒙筌·卷二·草部》云黄连："苦先入心，火必就燥。黄连苦燥，乃入心经。虽云泻心实，泻脾脏为子能令母实，实则泻其子也。但久服之，反从火化，愈觉发热，不知有寒。故其功效惟初病气实热盛者，服之最良，而久病气虚发热，服之又反助其火也。"这是说黄连虽然可以清热，但当久用或量大，反而有伤阴之虑。所以大苦大寒的黄连，是不能久服的，久服必定伤及阳气，非但不能令人不忘，反而会损害身体。小剂量黄连为苦味健胃药，内服可引起唾液、胃液分泌，增进食欲。

5. 预防胎毒　《汤液本草·卷下》载："海藏（即王好古）祖方，令终身不发斑疮：煎黄连一口，儿生未出声时，灌之大应。已出声灌之，斑虽发，亦轻。"这是讲初生的婴儿生下之后，马上灌一点黄连水，以后就不患或少患疮疡病证。此方可供临床参考使用。也可将黄连煎水浴之，主要还是取其解毒之效。临床也有用微量牛黄者。

6. 洗眼的用法　《肘后备急方·卷六·治目赤痛暗昧刺诸病方第四十三》记载："刘禹锡云，有崔承元者，因官治一死罪囚出活之。因后数年，以病自致死。一旦崔为内障所苦，丧明，逾年后，半夜叹息。独坐时，闻阶除间悉窣（注：指细小的声音）之声。崔问为谁，曰：是昔所蒙活者囚，今故报恩至此。遂以此方告讫而没，崔根据此合服，不数月眼复明，因传此方于世。又方，今翳家洗眼汤。以当归、芍药、黄连等份，停细，以雪水，或甜水，煎浓汁。乘热洗，冷即再温洗。甚益眼目，但是风毒，赤目，花翳等皆可用之。其说云，凡眼目之病，皆以血脉凝滞使然，故以行血药，合黄连治之。血得热即行，故乘热洗之。用者无不神效。"这段记载虽带有神秘色彩，但用黄连洗眼能复明却是可信的。因黄连可以清热泻火，若眼睛红肿热痛，可以取一块豆腐置碗中，将黄连放豆腐中间，隔水蒸豆腐，取碗中之水洗眼，可以达到清热解毒、明目的作用。

【药效比较】

1. 黄连、细辛　二药药性相反，但配伍应用，有相反相成之妙，可以治疗口舌生疮、牙龈肿痛。李时珍对此有独特见解，《本草纲目·卷十三·黄连》记载："治口疮，用黄连、细辛。皆是一冷一热，一阴一阳，寒因热用，热因寒用，君臣相佐，阴阳相济，最得制方之妙，所以有成功而无偏胜之害也。"《本草纲目·卷十三·细辛》载："口舌生疮：细辛、黄连等份，为末掺之，漱涎甚效，名兼金散。"这是取细辛升散走上，祛风止痛，取黄连清热解毒、清泻心胃之火，同时细辛引黄连直达病所，达到泻火解毒、止痛之功。此二药在用量上比较特殊，由于黄连大苦，而细辛用量不过钱，所以剂量均不宜过大。若将细辛与其他药物配伍于方剂中可以适当加大剂量。

黄连还能清热解毒、泻火燥湿。细辛还能解表、散寒止痛、温肺化饮、宣通鼻窍。

2. 黄连、芦根　①均能清胃止呕，用于胃热呕吐。黄连作用强，乃是止呕常药；芦根多作为辅助药物使用。在止呕方面，芦根味甘，患者容易接受，所以笔者喜用此药。黄连作用虽好，实在是太苦，若非湿热重者多不选用。②均能清热泻火，用于火热病证。黄连用于火热毒盛的病证，芦根泻火作用不及黄连强。

黄连又能清热燥湿、泻火解毒、清心除烦，尤善清心热；芦根又能生津止渴、透疹、清肺排脓、利尿，尤善清肺热。

【用药体会】笔者认为，黄连主治胃热呕吐，黄芩主治胆热呕吐。黄连大苦大寒，不能久用，否则必伤元气，且味苦，患者也不太愿意接受。黄连虽然可以清热，但当久用或量大，反而有伤阴之虑。《本草纲目·卷十三·黄连》举例说："我明荆端王素多火病，医令服金花丸，乃芩、连、栀、柏四味，饵至数年，其火愈炽，遂至内障丧明。观此则寒苦之药，不但使人不能长生，久则气增偏胜，速夭之由矣。当以《素问》之言为法。"笔者临床使用黄连一般剂量控制在6g左右，过量太苦，且易伤阴。

黄柏　Huáng bò《神农本草经》

【本草认知】

1. 治疗部位　黄柏主要作用部位在下焦，然历代本草书中均载其可以治疗多种脏腑热证，如《神农本草经·上品》云："治五脏肠胃中结气热，黄疸肠痔，治泄痢，女子漏下赤白，阴阳蚀疮。"所以，若其他脏腑有热也是可以灵活选用的。临床上黄芩、黄连、黄柏可以互相代替使用。《本草纲目·卷十二·知母》曰："肾苦燥，宜食辛以润之；肺苦逆，宜食苦以泻之。知母之辛苦寒凉，下则润肾燥而滋阴，上则清肺金而泻火，乃二经气分药也。黄柏则是肾经血分药，故二药必相须而行，昔人譬之虾与水母，必相依附。"这就是说黄柏、知母配伍应用则泻火作用增强。若下焦小便不通，属于湿热者，可以黄柏和知母清利湿热、泻火，祛除壅闭之证。

2. 坚阴　黄柏长于泻肾火，据此又认为有坚阴作用。所谓坚阴，指的是清泻肾中虚火，使虚火不伤阴，阴液得以保存，亦即泻火存阴。取黄柏坚阴时，常与知母配伍同用，这是黄柏的一个特殊用法。通常讲苦能坚阴也是指的黄柏、知母。《本草纲目·卷三十五·檗木》曰："古书言知母佐黄柏，滋阴降火，有金水相生之义。"二者配伍以后作用加强。若使用黄柏不当，苦燥反可伤阴耗液，因此在治疗阴虚发热时，临床常将黄柏、知母同用，如知柏地黄丸。

3. 关于入血分　李时珍云黄柏"是肾经血分药"，其实黄柏主要还是清气分热邪之品，虽可以治疗血分病证，但临床不以黄柏作为常用或首选之药。

4. 治痿　李东垣认为黄柏是治疗痿证的要药。从临床来看，黄柏主要是治疗湿热痿证，并且常与苍术配伍同用。若非湿热者，不用黄柏。临床将黄柏配伍紫苏亦有效。《珍珠囊》认为紫苏能治"诸痿厥，腰膝无力"。

【药效比较】

1. 黄芩、黄连、黄柏　①均能泻火解毒，治疗热毒疮疡，常同用以增强作用，如黄连解毒汤。此作用以黄连作用最强。临床黄连、黄芩更多用，如普济消毒饮、清瘟败毒饮。三者通过泻火，可以达到止汗的作用，如当归六黄丸就配伍有三药。黄芩善清泻肺热，临床可单用一味黄芩即清金散。黄连主要作用部位是心、胃，所以又云具有清心除烦、清胃止呕的作用，其清热作用强于黄芩，苦味也强于黄芩。黄柏主要作用部位在下焦。②均能清热燥湿。所谓燥湿是指用苦味药治疗湿邪为患的病证。三药均苦寒，可用于治疗实火、湿热病证，如当归龙荟丸。燥湿作用以黄连作用强。《本草纲目·卷十三·黄连》曰："黄连治目及痢为要药。"对于湿热痢疾，黄连一般为首选，并多与木香同用，如香连丸。黄柏治痢多协同黄连同用。

黄芩清泻肺热、清热安胎，善治上焦热邪；黄连苦寒之性尤胜，清胃止呕、清心除烦，善治中焦热邪；黄柏清泻肾火、退热除蒸，善治下焦病证。在清热方面，黄连作用强，黄芩次之，黄柏又次。

2. 黄柏、知母　①均能清退虚热，用于虚热，骨蒸劳热。②均能清泻肾火，用于肾经虚火所致遗精、五心烦热、潮热盗汗，同用以增强疗效，如滋肾丸、知柏地黄丸、大补阴丸、虎潜丸。此作用一般也可说成坚阴。知母能泻又能滋阴，使泻不伤阴，清热又能降火，侧重清肺、胃、肾之热。黄柏取以泻为补之意，使火去不复伤阴，非有滋阴补肾之功。古代本草形容黄柏无知母，犹水母之无虾。二者对于肾经虚火，同用相得益彰。③均能治疗实热病证，用于实热所致高热不退、烦躁。知母常与石膏配伍以加强作用，如白虎汤。黄柏则常与黄连、黄芩同用以清热，如黄连解毒汤。

黄柏尚能燥湿、解毒。知母尚能滋阴润燥，其上清肺热，中清胃热，下泻肾火。

【用药体会】黄柏主要是治疗下部湿热病证，并且常与苍术配伍同用。若非湿热者，不用黄柏。治疗痿证，亦可常配紫苏同用，因紫苏能治诸痿厥，腰膝无力。在使用时，黄柏的量要重，紫苏的量要轻。黄柏解毒作用虽不及黄连、黄芩强，但治疗下部湿热病证为其所长。笔者尤喜将其外用治下部湿热证。

黄精 Huáng jīng《名医别录》

【本草认知】

1. 补虚 黄精历来被认为是延年益寿的妙品，本草书中对于黄精的评价非常高。如《名医别录·上品》认为其"主补中益气，除风湿，安五脏，久服轻身，延年不饥"。《日华子本草·草部》云："补五劳七伤，助筋骨，止饥，耐寒暑，益脾胃，润心肺。"甚至有认为黄精可"驻颜断谷"。黄精的作用与山药非常相似，主要是补益气阴，但黄精补益作用较强，所以在古代的一些延年益寿方中，多选用黄精。

华佗有3位有名的徒弟，即吴普、樊阿、李当之。《三国志》记载，樊阿从华佗处"求可食益于人者，佗授以漆叶青黏散"，其中青黏，即是黄精。《本草图经·卷四》云："又《博物志》云：天老谓黄帝曰：太阳之草，名黄精，饵之可以长生。世传华佗漆叶青黏散云：青黏是黄精之正叶者，书传不载，未审的否。"此段在《本草纲目·卷十二·葳蕤》亦载。可见黄精在作为补益药使用历史悠久。历代本草书中多记载黄精具有久服轻身、延年不饥、补诸虚、驻颜断谷之说。作为益寿延年之品，也可以将黄精浸酒后饮服。

黄精性平和，作用缓慢，可作久服滋补之品，无大补温燥之弊。《本草纲目·卷十二·黄精》载："使五脏调良，肌肉充盛，骨髓坚强，其力增倍，多年不老，颜色鲜明，发白更黑，齿落更生。"现临床将其作为补益妙品，既可以泡酒，也可以做膏剂、丸剂使用。据《神仙传·卷九》记载，尹轨"博学五经，尤明天文理气、河洛谶纬，无不精微。晚乃奉道，常服黄精，日三合，年数百岁而颜色美少"，后到南阳太和山升仙去矣。此虽传说，但言及黄精，可见古人早就知道黄精滋补作用良好。

《医说·卷八·服饵并药忌·服黄精》记载："脂川有士人虐所使婢，婢乃逃入山中。久之，见野草枝叶可爱，即拔取根食之，甚美。自是常食，久而遂不饥，轻健。夜息大树下，闻草中动，以为虎，惧而上树避之，及晓下平地，其身欻（xū）然然凌空而去，自一峰之顶，若飞鸟焉。数岁，其家人采薪见人，告其主，使捕之，不得。一日遇绝壁下，以网三面围之，俄而腾其山顶，其主异之，或曰：此婢安有仙骨？不过服灵药食。遂以酒馔五味香美置往来之路，观其食否？果来食，食讫遂不能远去，就擒之。具述其故，指所食之草，即黄精也。"这是讲黄精具有轻身充饥、延年益寿之功。

2. 杀虫　黄精具有"下三尸虫"的作用，即可杀寄生虫。治疗蛲虫病，取黄精 30g，加冰糖 50g，炖服有效。将黄精熬膏后用，还可以治疗肺结核。治疗癣疾，可以用黄精以 95% 酒精浸 1~2 天，蒸馏去大部分酒精，使浓缩，加 3 倍水，沉淀，取其滤液，蒸去其余酒精，浓缩至稀糊状，即成为黄精粗制液，使用时直接搽涂患处，每日 2 次。一般对手癣、足癣都有一定疗效。也可以直接用高度白酒或食醋浸泡后外搽。

3. 炮制　黄精最早记载于《名医别录·上品》，其炮制方法在雷敩所著的《雷公炮炙论·上卷》已有记载，曰："凡采得，以溪水洗净后，蒸，从巳至子，刀薄片，曝干用。"此炮制方法为单蒸法。《食疗本草·卷二》对其炮制加工云："饵黄精，能老不饥。其法：可取瓮（wèng 一种盛水或酒等的陶器）子去底，釜上安置令得，所盛黄精令满，密盖，蒸之。令气溜，即曝之。第二遍蒸之亦如此。九蒸九曝……蒸之若生，则剌人咽喉。"该方法将黄精的炮制方法作了进一步的完善。

宋代对黄精的炮制除沿用唐代的炮制方法外，还有以黄精采收和加工细切或"细挫阴干捣末"的用法，并增加了用黄精汁加酒或者与蔓荆子九蒸九曝的新炮制方法。《本草纲目》中黄精的炮制方法则是沿承了前人之法，而李中立《本草原始》则采用了孟诜之法。明代龚廷贤《鲁府禁方·卷二·鬚髮（fà）》中，创新了与黑豆共制和酒蒸之法，如"黄精四两，黑豆二升，同煮熟，去豆，忌铁器"。在其编著的另一著作《寿世保元》中采用了黄精酒蒸的方法。往后的众多医书，其中包括缪希雍《炮炙大法》均沿袭前法。黄精蒸制的原始意图是去除"刺人咽喉"的不良反应，蒸晒干是使黄精增强补养滋肾的作用。至清末，对于黄精的炮制有单蒸、重蒸、清蒸、酒蒸、九蒸久曝、加辅料蒸制、煮制、用黑豆制等方法。其炮制方法多达十余种，但以蒸煮法为主。一般制后补益作用加强。

2020年版《中国药典》载黄精的炮制方法为：①黄精："除去杂质，洗净，略润，切厚片，干燥。"②酒黄精："取净黄精，照酒炖法或酒蒸法炖透或蒸透，稍晾，切厚片，干燥。每100kg黄精，用黄酒20kg。本品呈不规则的厚片。表面棕褐色至黑色，有光泽，中心棕色至浅褐色，可见筋脉小点。质较柔软，味甜，微有酒香气。"

4. 润燥　黄精的润燥作用尤佳，可以将黄精浓煎后略加食醋外搽，用于秋冬季口唇干燥、手足皲裂、手脱皮、手起水疱、手足出汗、脚裂口等病证。笔者在临床常用此法，效果很好。

5. 降糖　临床将黄精、苍术配伍可以降血糖。《玉楸药解·卷一》云："黄精滋润醇浓，善补脾精，不生胃气，未能益燥，但可助湿，上动胃逆，浊气充塞，故多服头痛，湿旺者不宜。"苍术燥性可以防黄精助湿，二药相伍，补脾胃之精、润心肺之燥、健脾以防助湿，尤宜于治疗消渴兼有脾虚夹湿之证。

【药效比较】

黄精、山药　二药作用非常相似，能补气养阴，为平补肺、脾、肾三脏之药。其一，用于肺虚之咳嗽、气短多汗；其二，用于脾胃虚弱之食欲不振、口渴；其三，用于肾虚精亏；其四，用于消渴病。山药补肺长于治肺虚久咳，补脾长于治脾虚便溏或泄泻，补肾长于治肾虚尿频或遗精；黄精润肺长于治肺虚燥咳，补脾长于治脾虚体倦，补肾长于疗肾虚精亏，益阴润燥作用胜于山药。

山药补脾，气虚便溏多用；黄精补脾，阴虚便溏多用。山药长于补脾，黄精长于滋肾。从补益作用来看，黄精作用强。

【用药体会】 古代本草对于黄精的评价很高，认为其乃是延年益寿的妙品。此药作内服药使用，有很好的强壮作用。制作药酒时，笔者常常选用此药，因其口感好，且补益作用明确。同时笔者根据《本草纲目·卷十二·黄精》中黄精"下三尸虫"的记载，发现此药用于皮肤疾患也有很好的疗效，将其外用可以治疗诸如手脱皮、起水疱、脚癣、脚痒等。将黄精以水浓煎后，加入食醋，待水温降低后，将手或脚浸泡其内，每次 20~30 分钟，出水后，手或脚不揩干，而用生猪油在局部外搽，连用几次效果明显。在熬制膏方时，加用黄精，出膏率升高。

萆薢　Bì xiè《神农本草经》

【本草认知】

1. 治湿浊　萆薢善治下部湿浊病证，主治男子白浊、茎中作痛，女子白带过多，现主要是用其治疗膏淋，即小便浑浊、疼痛。据此特点，还可用其治疗各种性病属湿热者。古人将萆薢与土茯苓、菝葜等归为一类。《本草纲目·卷十八·萆薢》曰："萆薢、菝葜、土茯苓三物，形虽不同，而主治之功不相远……溺多白浊，皆是湿气下流，萆薢能治阳明之湿而固下焦，故能去浊分清。"凡下焦湿浊、小便频数、白浊如膏，萆薢为首选之药，故认为其为治疗膏淋要药。

2. **祛风湿** 萆薢治湿最长，治风次之，治寒则尤次，如李时珍、李士材、周岩等均认为萆薢之功，长于祛湿，故能治疗风湿痹证。从临床使用来看，并不将其作为主药使用。若风寒湿三气痹着日久，邪气留恋，以湿邪为主者可以选用。

3. **药性** 《神农本草经·中品》云萆薢："味苦平。生山谷治腰背痛，强骨节，风寒湿，周痹，恶疮不瘳，热气。"《药性论》云治："冷风顽痹，腰脚瘫缓不遂，手足惊掣，主男子腰痛，久冷，肾间有膀胱宿水。"《滇南本草》云："治风寒湿气，经络、腰膝疼痛，遍身顽麻，利膀胱水道，赤白便浊。"以上对于萆薢的药性到底是平性、温性抑或是寒性出现了分歧。按照《神农本草经》所云为平性，而按照《药性论》《滇南本草》所云治"冷风""久冷""风寒"，则当为温性。从现代对于萆薢作用的认知来看，应该是平性而偏于微寒之品，这是因其善治膏淋之故。

4. **补益** 《神农本草经》云萆薢"治腰背痛强骨节风寒湿周痹"。对于上文在断句方面有争议：①断为"治腰背痛，强骨节，风寒湿周痹"，这是说萆薢具有强壮筋骨关节的作用，也就是说可以治疗虚损病证。②断为"治腰背痛强，骨节风寒湿周痹"，这是说可以治疗腰背疼痛，尤宜于僵硬不柔，强（jiàng）直不和的病证。二者由于断句不同，意义也就不同。根据临床使用萆薢的特点，其不作为补虚药物使用。

5. **药材** 粉萆薢切片表面黄白色、平坦细腻，有粉性及不规则的黄色筋脉花纹，对光照视，极为显著，其质坚实有弹性、易折断，无臭，味甘淡，以身干、色黄白、片大而薄、有弹性、整齐不碎者为佳。绵萆薢切片表面浅黄白色、粗糙有筋脉，其质柔软，易折断，味微苦，以身干、片厚薄均匀者佳。

6. **治杨梅疮** 《本草新编·卷四》载萆薢"能消杨梅疮毒"，杨梅疮毒即梅毒。从萆薢的药材来源来看，其与土茯苓乃是同科属植物，而土茯苓是治疗杨梅疮毒的要药，故萆薢也是可以治疗此病的，均需重用方能达到效果。二者配伍同用，增强作用。因祛湿，故也可治疗皮肤湿疹。

【药效比较】

1. **萆薢、土茯苓** 均能清利湿热，用于湿盛之淋浊、湿热疮毒，以及杨梅疮毒等。

土茯苓尤善解梅毒，常用于皮肤病。萆薢利湿而分清别浊，常用治膏淋、带下，又能祛风除湿。

2. **瞿麦、萆薢** 均能清热利水通淋，用于湿热下注之小便不利、淋沥涩痛。

瞿麦沉降滑利，通小便除五淋而导热，善治因湿热所致的多种淋证，尤宜于治淋证热重于湿者；亦能破血通经，走血分而破血。萆薢利湿而分清别浊，善治膏淋，用于小便不利、浑浊、淋沥以及白带过多；亦能祛风除痹，以下肢病变多用。

【用药体会】临床使用萆薢、土茯苓时，笔者多大剂量应用，因量小难以达到治疗目的。治疗前阴病变之小便浑浊，二者配伍应用，作用更好。若临床见小便浑浊，笔者将萆薢作为首选之药使用。

菟丝子　Tù sī zǐ《神农本草经》

【本草认知】

1. **补益作用** 菟丝子的作用主要是补益肝、脾、肾，以补肾为主，又略有助阳之效。一般称此药为平补之品，所以久服也不会给身体造成不良反应。《本草汇言·卷六》载菟丝子："但补而不峻，温而不燥，故入肾经，虚可以补，实可以利，寒可以温，热可以凉，湿可以燥，燥可以润。非若黄柏、知母，苦寒而不温，有泻肾经之气；非若肉桂、益智，辛热而不凉，有动肾经之燥；非若苁蓉、锁阳，甘咸而滞气，有生肾经之湿者比也。如汉人集《神农本草》称为续绝伤，益气力，明目精，皆由补肾养肝，温理脾胃之征验也。"在此，倪朱谟将菟丝子的作用进行了很好的表述。正因其温而不燥，所以也能治疗肾虚不孕。现认为，菟丝子既为补肝、脾、肾三脏常用药，又为阴阳双补之要药。

2. 丰胸　有认为菟丝子具有丰胸的作用，笔者在临床中将其配伍沙苑子、僵蚕之后，发现的确具有丰胸作用。应用时僵蚕剂量要大一些。现认为，菟丝子有调节女性内分泌系统的作用，在黄体功能兴盛期能直接或间接作用于卵巢，提高和支持它的功能。

3. 关于补血　菟丝子历来作为补阳之品，用于肾阳虚之轻证者，但也有认为"菟丝子，乃补血之要品。精血相生，菟丝子填精益髓，故能生血"（《神农本草经贯通》）。临床一般不将其作为补血药使用，如用其治疗肝肾精血不足证，只云补益肝肾，并不直接云其补血。

4. 美白　《神农本草经·上品》曰菟丝子："续绝伤，补不足，益气力，肥健，去面皯。"皯，指面色枯焦黝黑。也就是说菟丝子具有美白的作用。《神农本草经百种录·上品》载："凡药性有专长，此在可解不可解之间，虽圣人亦必试验而后知之。如菟丝子之去面皯，亦其一端也。以其辛散耶？则辛散之药甚多；以其滑泽耶？则滑泽之物亦甚多。何以它药皆不能去，而独菟丝能之？"这段话即讲到菟丝子具有美容作用。徐灵胎云："盖物之生，各得天地一偏之气，故其性自有相制之理。但显于形质气味者，可以推测而知，其深藏于性中者，不可以常理求也。故古人有单方及秘方，往往以一二种药治一病而得奇中。及视其方，皆不若经方之必有经络奇偶配合之道，而效反神速者，皆得其药之专能也。药中如此者极多，可以类推。"按徐灵胎的观点，菟丝子的美白功效属专病专药，不可以常理求也。临床治疗面皯，可以选用菟丝子。其理论源于《神农本草经》，发挥源于徐灵胎。

5. 用法　《神农本草经·上品》曰："汁，去面皯。"按说能有汁者，非生品不可，但菟丝子煎煮后似乎也可看作是"汁"。另外，其"去面皯"是内服还是外敷，《神农本草经》并未注明。笔者的临床体会是，内服、外敷兼用。根据体质辨证选用适当方药，加入菟丝子15g，煎服，另用菟丝子打粉，与面膜粉混匀后，调敷面部，每日睡前1次。需要说明一点，菟丝子如小米粒，临床以内服为主。

【用药体会】 菟丝子尤宜于中、老年人，多用于肝肾亏虚所致阳痿遗精、遗尿尿频、夜尿频多、尿后余沥不尽，及妇女白带过多、质地清稀等证，单用即有效。菟丝子是一味比较温和的药物，在古代的方书中多将其作为益寿之品。笔者尤喜用其治疗肝肾虚损病证。治40岁以上男性患者，可在处方中加用菟丝子、沙苑子，具有强壮作用，又不至于温补太过。笔者体会，二药配伍应用较单用的效果要好。

从中药的特点来看，许多带有"子"字的药物均有明目的特点，如车前子、决明子、覆盆子、女贞子、枸杞子、茺蔚子、青葙子、沙苑子、菟丝子、楮实子等。

菊花　　*Jú huā*《神农本草经》

【本草认知】

1. 品种　《本草纲目·卷十五·菊》指出："菊之品凡百种，宿根自生，茎叶花色，品品不同。"菊花的品种非常多，而入药者主要分为2类，即白菊花、黄菊花。菊花虽经霜露，但叶枯不落，花槁不零，味兼甘苦，性秉中和。黄菊花偏于治疗外感风热，白菊花偏于治疗肝热目赤。通常所云菊花指的是白菊花，但也可以用黄菊花代用。有"黄菊泡茶把热散，白菊明目又平肝"的说法。菊花品种最著名的是四大名菊，即杭菊、亳菊、滁菊、怀菊。①杭菊，主产于浙江杭嘉湖平原，朵大瓣宽、白色或黄白色，中心黄色，气清香，味甘微苦。杭白菊肉质肥厚，味道清醇甘美，特别适合泡茶饮用，与枸杞同服可增强养肝明目的作用。杭黄菊善于疏风清热，常用于风热感冒，头痛目赤、咽喉疼痛等。②亳菊，主产于安徽亳州，阴干入药。其气清香，花大、苞厚、花朵较松，容易散瓣是亳菊的重要特点之一。亳菊以疏风散热、解暑明目见长。夏季将亳菊与大米一起煮成粥，可预防中暑。③滁菊，主产于安徽滁州，是菊花中花瓣最为紧密的一种。其多为头花，朵大、色粉白，花心较大、黄色，不散瓣，无枝叶。滁菊偏于平肝阳，常用于肝阳上亢所致的头晕目眩等症。治高血压中医辨证属肝阳上亢者，可将滁菊、决明子泡水代茶饮。《日华子本草·草部》载菊花"作枕明目"，即头痛眩晕、目赤肿痛等属肝阳上亢者可使用滁菊做成的药枕。④怀菊，主产于河南北部新乡一带（古称怀庆府），为四大怀药（怀菊花、怀地黄、怀牛膝、怀山药）之一，同滁菊功效相似，也擅长平肝明目。需要注意的是现临床上已有服用怀菊出现过敏的报道，因此饮用本品时一旦出现皮疹等过敏反应，应立即停服。⑤贡菊，主产于黄山歙县，又名徽菊，花头圆形，花瓣密、白色，花蒂绿色，花蕊小、淡黄色，均匀，不散朵。贡菊以清肝明目、清热解毒见长，主治眼部疾患。

2. 明目　菊花历来有治眼疾要药之称，芳香不燥烈，多用治头风头眩、眼睛疲劳、目赤泪出、视物昏花、头痛耳鸣、风热感冒、咽喉肿痛、疮毒等病证。中医认为诸风掉眩，皆属肝木，肝开窍于目，菊花疏散风热，入肝经，清肝明目，故治眼疾将菊花作为首选。在临床中，将菊花单独泡水服，即有一定的效果。菊花治目赤肿痛，无论属于肝火或风热引起者，均可应用。若肝阳上亢证，亦可将菊花做枕头。在使用之前，先将菊花密闭放在蒸笼蒸2个小时，将可能带有的虫卵杀死，晾干，装入枕头用。也可以配伍其他药物如桑叶、决明子等同用。

3. 眩晕要药　菊花清肝热、抑肝阳，可用于肝阳上亢所致眩晕；还可疏散风热，用于风火所致头晕目眩。故认为菊花是治疗眩晕的要药。

4.解毒　《神农本草经·上品》谓菊花苦平，"主风，头眩肿痛，目欲脱，泪出，皮肤死肌，恶风，湿痹"等病证，《日华子本草·草部》言其主"心烦，胸膈壅闷并痛毒"，《本草纲目拾遗·卷七》言其"解酒毒，疗肿"。从临床效果看，本品略有宣散作用，以清热解毒为主，不过其解毒作用并不强。亦有每年夏至把菊花和小麦研成灰，用来防治蠹虫者。

5.饮用　菊花既可当茶饮，也可泡酒饮。在夏季，用菊花泡水当茶饮，具有清热解暑作用，可防治痱子、疮疡。

【药效比较】

菊花、蔓荆子　①均能疏散风热，用于外感风热或温邪犯肺所致发热、咳嗽、头昏、头痛，常同用，如菊花茶调散。②均能清热明目，用于目赤肿痛、目暗不明。

菊花能平抑肝阳、清热解毒，为明目要药。蔓荆子明目作用类似于菊花，但力量较弱。

【用药体会】菊花既作药用，也作食用，可代茶饮，又可泡酒饮。在夏季用菊花泡水当茶饮，可清热解暑，防治痱子、疮疡。菊花最大的特点是清肝明目，为治目疾要药，凡视力障碍将其作为首选。一般剂量可以适当大些。若头痛眩晕、目赤肿痛等属肝阳上亢者可使用菊花做药枕，具有缓解头痛的作用。菊花芳香不燥烈，主治头风头眩、眼睛疲劳、目赤泪出、视物昏花、头痛耳鸣、咽喉肿痛、疮毒痈疡等病症。

野菊花　Yě jú huā《本草拾遗》

【本草认知】

1.药材　野菊花花色艳黄，香气悠长浓厚，沁人心脾，闻之神清气爽。药材以色黄、无梗、完整、体轻、芳香、花未全开、味苦而有清凉感者为佳。若花完全开放、散瓣、有花梗、吸潮、色暗，则质次。

2. 作用　野菊花清热解毒作用强于菊花，但味道较菊花苦。若热毒证者，小儿一般用菊花，成人则用野菊花。野菊花清肝火作用较菊花强。在治疗眼睛疾病方面，既可以作为内服药物使用，也可以将其煎水后外洗。谚语云："眼痛不要怕，只要一把野菊花。"若眼睛因热毒引起疼痛，可用鲜野菊花及叶 30~60g，水煎频服，并外洗或捣烂外敷患处。

3. 破血　野菊花最早记载于《本草拾遗·卷三》，名苦薏，云其具有破血作用。《本草纲目·卷十五·野菊》则记载野菊花"治痈肿疔毒，瘰疬眼瘜"。从临床来看，李时珍的记载是对的。

【药效比较】

菊花、野菊花　①均能清热解毒，用于各种热毒病证，如疮疡、咽喉肿痛。野菊花长于解毒消痈，用于热毒疮痈、疔毒肿痛，为治外科痈肿要药，如五味消毒饮，作用强于菊花。"真菊延龄，野菊泄人"，意思是说，菊花可以延年益寿，而野菊花味苦泻火，偏于治疗实热之证。②均能清泻肝热，用于肝热目赤肿痛、头痛眩晕。菊花对于实证、虚证均可以使用，尤宜于视物昏花病证；而野菊花因泻火作用强，主要用于实证。

菊花辛散，长于清热疏风，上焦头目风热证多用之；野菊花长于解毒消痈，为治痈肿疮毒要药。

【用药体会】笔者在临床上尤其喜将菊花、野菊花配伍同用治疗面部痤疮、扁平疣，可加强作用。野菊花的苦味较重，使用剂量不宜过大。

蛇床子　Shé chuáng zǐ《神农本草经》

【本草认知】

1. 止痒　蛇床子杀虫止痒作用非常好，用于治疗阴部瘙痒、湿疹、湿疮、湿毒、湿痒，具有良好的效果。单用煎水外洗阴部即可快速止痒。若以其配伍苦参、百部等同用，效果更佳。其治疗皮肤瘙痒，外用为首选。也可用其杀子孓。

2. 壮阳作用　蛇床子能够祛妇人阴部冷感，治男子阳痿，延长动情期、缩短动情间期。《名医别录·上品》云："温中下气，令妇人子脏热，男子阴强，久服好颜色，令人有子。"这就是说其具有壮阳作用。《药性论》云："大益阳事。"《本经逢原·卷二》谓蛇床子"不独助男子壮火，且能散妇人郁抑，非妙达《本经》经义，不能得从治之法也"。用治肾阳虚伴腰膝酸软、头晕目眩、精神萎靡、舌淡苔白，临床效果良好。若妇女宫冷不孕、肾虚带下、腰膝酸软、腹部冷痛、经量少或闭经，或淋漓不净、带下清稀、性欲淡漠、神疲纳呆、夜尿多、大便溏，用之效果显著。若肾虚腰部酸软空痛、喜按喜揉，也可选用蛇床子。

3. 平喘作用　蛇床子祛痰，能缓解患者哮喘症状，使肺部哮鸣音明显减少或消失，改善肺部通气功能，故可治疗哮喘。

【药效比较】

1. 蛇床子、地肤子　均能止痒，用于湿疮、湿疹、阴痒、带下、皮肤瘙痒。蛇床子杀虫止痒作用强，尤适用于阴部瘙痒，如阴道滴虫、阴囊湿疹所致病变。现也用蛇床子治外阴白斑。

蛇床子尚能散寒燥湿、温肾壮阳。地肤子尚能清热利湿。

2. 蛇床子、苦参　均能燥湿杀虫、祛风止痒，用于阴部瘙痒、湿疹、湿疮、疥癣。二药常同用，外用效果尤好。

蛇床子又能温肾壮阳，用治寒湿带下、湿痹腰痛，重在治肾病；苦参又能清热利尿，用治湿热带下、黄疸泻痢，重在治膀胱病变。

3. 蛇床子、硫黄　①外用均能杀虫止痒。硫黄主治疥疮，多制成油膏应用；蛇床子以煎水外洗为佳。②内服均能温肾壮阳，用于肾虚阳痿。

蛇床子温肾，善治宫冷不孕。硫黄助阳通便，可治虚冷便秘，但极少使用。

【用药体会】笔者常将蛇床子、苦参配伍，外用于阴部瘙痒、湿疹、湿疮、疥癣。蛇床子补肾阳，笔者亦喜用其治疗不育不孕症。现代本草书籍载蛇床子有毒，但笔者临床应用此药并未见不良反应。

银柴胡　Yín chái hú《本草纲目》

【本草认知】

1. 退虚热　银柴胡清热，专清虚热，可配伍青蒿同用。《本草纲目拾遗·卷三》引周一士语云："凡热在骨髓者，非银柴胡莫疗。"赵学敏云："治虚劳肌热，骨蒸劳疟，热从髓出，小儿五疳羸热。"也就是说银柴胡乃是治疗虚热要药。

2. 退疳热　《本草便读·山草类》认为："银柴别有一种，从来注《本草》者，皆言其能治小儿疳热，大人痨热，大抵有入肝胆凉血之功。性味与柴胡相似……其质坚，其色白，无解表之性。"由于疳热多有四肢消瘦、腹大如鼓、嗜食异物等，所以在使用时一般要配伍消积药物同用。

【药效比较】

银柴胡、柴胡　均能清热，性寒凉，用于发热病证，但途径不同。银柴胡走血分，为清退虚热常用之品；柴胡入气分，配伍黄芩同用和解退热，主要退实热。若用柴胡同鳖血炒亦能退虚热，但现代临床少用。银柴胡主降，柴胡主升。

银柴胡退虚热、除疳热，其凉血而无升散之性，退热而不苦泄，理阴而不升腾，为退虚热专药。柴胡轻清升散，尚能升阳举陷、发散风热、疏肝解郁。

【用药体会】银柴胡主要是清退虚热，也治小儿疳热、大人痨热，配伍地骨皮后作用加强。笔者喜将二药同用。

猪苓 Zhū líng《神农本草经》

【本草认知】

1. 损肾气　《本草衍义·卷十四》云:"猪苓,行水之功多,久服必损肾气,昏人目。"又因其利尿,故一般剂量不宜过大。

2. 抗肿瘤　现代研究认为,猪苓具有抗肿瘤作用,可提高免疫功能,主要是因其含有多糖。但从临床使用来看,其入煎剂,极少用于抗癌。

【药效比较】

茯苓、猪苓　均能利尿渗湿,用于水肿、小便不利、淋浊、泄泻、便溏、带下等证。临床上常配合应用,增强利尿功效,如猪苓汤、五苓散。猪苓利尿作用强于茯苓,如《长沙药解·卷四》云:"猪苓渗利泻水,较之茯苓更捷。"

茯苓尚能宁心安神、健脾补中。猪苓纯为利尿之品。

【用药体会】猪苓利水作用较茯苓、泽泻、薏苡仁要强,因有利水容易伤阴损肾气之说,故肾虚者一般不用。若水肿较甚,用之较为合适,但使用剂量一般不宜太大。对于水肿病证,笔者多喜用之。

猫爪草 Māo zhǎo cǎo《中药材手册》

【本草认知】

1. 治疗肿瘤　猫爪草主要用于治疗肿瘤疾患,如肺癌、甲状腺瘤、乳腺癌、子宫肌瘤等。因作用好,人们形容犹如猫爪抓去病邪一样。现将其作为常用的抗癌消瘤之品。

2. 毒性　猫爪草使用时间不长,有认为其有毒,但根据现代临床使用情况来看,此药无毒,使用安全。有报道将猫爪草20g、夏枯草30g洗净,稍浸泡,猪瘦肉500g洗净,共与生姜炖后，调入适量的食盐食用，用治瘰疬、肺结核者。也就是说，尚可以当作食疗来使用。

3. 外用　猫爪草除以块根入药外，外用也可以全草入药。一般用作引赤发疱或敷穴位，可治疗多种疾病，如局部疼痛、风湿性关节炎等。若外敷部位起疱后，将其刺破、流水，缓解疼痛更快一些。

【药效比较】

猫爪草、浙贝母　均能化痰散结，用于瘰疬、瘿瘤、肿块等，现多用于肺结核、淋巴结结核、淋巴结炎、咽喉炎。二药配伍，作用增强。

猫爪草解毒消肿，外用于疔疮等，临床多用鲜品捣敷患处，但外用可能会导致发疱。浙贝母清热化痰，用于风热咳嗽及痰热郁肺之咳嗽。从化痰作用来说，猫爪草主要用于广义之痰，浙贝母用治狭义之痰，即呼吸道之痰。

【用药体会】猫爪草有抗肿瘤作用，笔者治疗多种癌肿、乳腺增生时，常选用此药。其对于癌肿生长有一定的抑制作用，一般使用剂量在 20g 左右。凡属痰核之类病变，配伍此药，效果良好。笔者临床体会，若配伍夏枯草后，散结作用加强。

麻黄　Má huáng《神农本草经》

【本草认知】

1. 发汗作用　《本草通玄·卷上·草部》称："麻黄轻可去实，为发表第一药。"明·张景岳《本草正·隰草类》称麻黄为"伤寒阴证家第一要药"。麻黄作为解表第一要药，其发汗作用强于一般的解表药，素有发汗峻剂之称。尤其是与桂枝配伍以后发汗力量更强，这是一种协同作用，也是相须配伍所产生的效应。石膏能制约麻黄发汗的效果，故麻黄发汗作用的强弱，可用石膏来调节。如越婢汤主治"恶风，一身悉肿，脉浮，不渴，续自汗出，无大热"，症见汗出而肿，故用石膏，且石膏量大于麻黄，则麻黄发汗力很弱。一般在需要发汗的时候，石膏的量不宜过大。《本草崇原·卷中》称："植麻黄之地，冬不积雪。"突出了其温热的特色。

2. 去节 《伤寒论》麻黄汤中麻黄后有"去节"的记载。古代应用麻黄时多去节，认为麻黄的节有止汗的作用。张锡纯《医学衷中参西录·麻黄解》认为："麻黄带节发汗之力稍弱，去节则发汗力较强。"现代研究认为，其节与节间部分的化学成分、作用，均无质的差异，加之节所占比例甚小，不再强调去节入药，故现在临床一般是不去节的。笔者亦认为麻黄可不去节。

3. 先煎 张仲景应用麻黄汤时载"先煮麻黄，减二升"，即先将麻黄煎后再与他药煎。从临床来看，现一般并不先煎，因为其有效成分的溶出，并不需要先煎、久煎才能达到效果。

4. 去上沫 麻黄汤要去上沫，据认为是因为麻黄上沫令人烦。其实在煎药时，上沫中有许多灰尘，去之是可取的，故在煎药时以去沫为好。先煎也可以去上沫。

5. 平喘 麻黄主治喘证，为减缓其发散多将其炙用，也可捣绒用。用麻黄治疗喘咳，常配伍杏仁同用。麻黄宣通肺气，杏仁降气化痰，二药合用，一宣一降，可复肺气宣降之权，增强平喘止咳的效果，所以临床上有"麻黄以杏仁为臂助"的说法。麻黄汤主治"头痛发热，身疼腰痛，骨节疼痛，恶风，无汗而喘者"（《伤寒论》35 条），射干麻黄汤主治"咳而上气，喉中水鸡声"，厚朴麻黄汤亦治疗咳喘，防己黄芪汤条下载"喘满加麻黄半两"。故麻黄主要作用为平喘。从平喘来说，偏治寒证，但配伍石膏后又可治疗热证。如麻杏甘石汤，去性取用，即以石膏的寒性抑制麻黄的温性，只取麻黄的平喘作用。

6. 治疗黄疸 以麻黄治疗黄疸首见于《伤寒论》263 条："伤寒瘀热在里，身必黄，麻黄连轺赤小豆汤主之。"麻黄非利疸退黄之品，因可外彻皮毛，内调水道，使湿浊之邪从汗与小便而出，故可酌情选用。但从临床来看，因麻黄性温，治疗黄疸应慎重用之。

7. 治水 《备急千金要方·卷二十一·水肿》曰："治水者，腰以下肿当利小便，腰以上肿当发汗，即愈。"麻黄为发汗峻剂，归肺、膀胱经，既可发汗解腰以上水肿，又可利尿解腰以下水肿，治一身悉肿。麻黄还可解表，尤宜于治疗水肿兼有表证者，如越婢汤。

8. 剂量 麻黄的用量很难统一，《中药学》约定为 2~10g，《中国药典》约定为 2~9g，有人认为成人不能超过 15g，但有人则用量大大超过 15g。麻黄用量与其配伍、煎服法、患者体质、用药季节等均有关系。麻黄用量过大或误用，易引起心悸、失眠、烦躁、气促、汗出、震颤及心绞痛发作、血压升高等，严重中毒时可引起视物不清、瞳孔散大、昏迷、呼吸及排尿困难、惊厥等，甚至会导致患者死于呼吸衰竭和心室纤颤。麻黄的中毒量为 30~45g。但久煎可减轻不良反应。血压高者、心功能不全者慎用。

9. 治疗多唾与好睡 《名医别录·中品》载麻黄"止好唾"，意思是说，如果唾液多的话，可用麻黄来治疗。《本草纲目》中亦载麻黄"止好唾"，但并未对治疗"好唾"进行解释。现有医家认为这里的"唾"当为"睡"，即麻黄乃是"治好睡"，因麻黄有兴奋作用，这是说得通的。对于麻黄是治疗"好睡"抑或是"好唾"，中医存有争议。

笔者认为，二者均说得通，麻黄治疗多唾，也治疗多睡。临床上选用麻黄治疗多唾、多睡，均有效果。有认为"止好睡"，即发散其阳，动摇其体，如治疗重症肌无力时除大补元气外，加入麻黄可以兴奋神经，亦能防止"好睡"。笔者经验，时时吐涎末，唾液多，用麻黄也是可以的。

10. 治疗痛证 《伤寒论》中，以麻黄治疗伤寒表实证之头身疼痛；《金匮要略》中，以麻黄治疗因寒湿郁阻经脉所致的多种杂病。如麻黄加术汤治疗"湿家身烦疼"，麻黄杏仁薏苡甘草汤治疗"病者一身尽疼，发热，日晡所剧者"，乌头汤治疗寒湿历节，以上方剂都应用了麻黄。根据张仲景的用药经验，治疗风湿痹痛、头痛、腰痛等多种疼痛，可将麻黄与白芍配伍应用，既可以加强止痛作用，又可以防止大剂量麻黄过于温散而伤阴。

11. 治耳鸣　临床治疗耳鸣、耳闭、耳聋，多从肝肾入手，乃因肾开窍于耳、肝肾同源之故。但也有通过宣肺治疗此病者。笔者治疗此病，常在辨证论治的基础上加用麻黄3g（不宜量大），通过宣肺能收到较好效果。

12. 陈麻黄　麻黄发汗作用强，若使用不当，极易耗气伤正，导致亡阳。麻黄经陈放之后变得醇和，发汗而不易伤正，不会出现过汗之象。另外，麻黄中的麻黄碱有兴奋中枢作用，存置一两年后，兴奋神经中枢的作用也会降低。所以选用陈麻黄可降低副作用。

【药效比较】

麻黄、麻黄根　同出一物，因其入药部位不同，功效截然不同。麻黄性散，能发汗解表、宣肺平喘、利水消肿，总以宣散为功；麻黄根以固表止汗见长，主治多种虚汗证，专于止汗。

【用药体会】麻黄乃发汗第一要药，但需要配伍桂枝同用作用才增强。笔者多用蜜炙麻黄，这样可以减缓其辛散之性。根据张仲景的用法，也可用五味子、白芍来抑制其辛散。笔者认为，葶苈子的泻肺特性可以缓解麻黄的辛散，笔者的经验方一二三四五六汤就是将炙麻黄与葶苈子配伍同用的。若身体疼痛，笔者常将麻黄外用，止痛效果很好。

麻黄根　Má huáng gēn《本草经集注》

【本草认知】

1. 用法　麻黄根的主要作用就是止汗，对于多种汗证均可以选用，包括自汗、盗汗。麻黄作为内服药一般使用剂量不大，但麻黄根却可以大剂量使用。若手足汗多，可以用麻黄根、明矾各10g，水煎后浸泡，每次 20 分钟。

2. 固表止汗　麻黄根乃止汗要药，性味甘平。对于麻黄根的止汗机制，古代本草中有云味涩者，如《本草正·隰草类》云"味甘，平，微苦，微涩"，但这只是附会之说，不能作为说理依据。对于麻黄根的止汗机制，李时珍表述得非常清楚，《本草纲目·卷十五·麻黄》云："其性能行周身肌表，故能引诸药外至卫分而固腠理也。"这就是说，麻黄根非收敛止汗也。

《神农本草经读·卷三·麻黄》中认为："根节古云止汗，是引止汗之药，以达于表而速效，非麻黄根节自能止汗，旧解多误。"陈修园的解释与现代对麻黄根作用的认识大相径庭，多不从其说。

李时珍认为麻黄发汗力强，却无法控制，《本草纲目·卷十五·麻黄》曰："麻黄发汗之气，快不能御，而根节止汗效如影响，物理之妙，不可测度如此。自汗有风湿、伤风、风温、气虚、血虚、脾虚、阴虚、胃热、痰饮、中暑、亡阳、柔痓诸证，皆可随证加而用之。当归六黄汤加麻黄根，治盗汗尤捷。盖其性能行周身肌表，故能引诸药外至卫分而固腠理也。"

《本草正义·卷三·麻黄根》认为："麻黄发汗，而其根专于止汗，昔人每谓为物理之奇异。不知麻黄轻扬，故走表而发汗，其根则深入土中，自不能同其升发之性。况苗则轻扬，根则重坠，一升一降，理有固然。然正惟其同是一本，则轻扬走表之性犹存，所以能从表分而收其散越，敛其轻浮，以还归于里。是固根收束之本性，则不特不能发汗，而并能使外发之汗敛而不出，此则麻黄根所以有止汗之功力，投之辄效者也。凡止汗如糯稻根、瘪桃干、小麦、枣仁之类，皆取其坚凝定静之意，以收散失之气，其旨皆同。夫岂麻黄与根，同出一本，而其性顾乃背道相驰耶？防风发汗，其根止汗，亦是此义。"张山雷是从植物生长特点出发，解释了麻黄止汗机理。

【药效比较】

麻黄根、白术　均能固表止汗，用于自汗、盗汗，可配伍同用。麻黄根乃是止汗专药。白术通过补气而止汗，又能益气健脾、燥湿利水、安胎。

【用药体会】麻黄根乃止汗要药，对于麻黄根的止汗机制，有认为"收敛止汗"（5版《中药学》），有认为"敛肺止汗"（6版《中药学》），但古代本草并不云其收敛。《本草纲目·卷十五·麻黄》载麻黄根，未提其收敛，所附方8首，亦只说其止汗，未云其收敛。那么麻黄根是否有收敛作用呢？笔者认为，麻黄根甘平，不具酸涩味，言其收敛，有悖于药性理论。对于麻黄根的止汗机制，李时珍表述得非常清楚，"其性能行周身肌表，故能引诸药外至卫分而固腠理"。这就是说，麻黄根止汗，实际上是固护肌表，防止汗液外泄，乃固表止汗，非收敛止汗也。所以笔者认为临床使用麻黄根，不必顾忌其收敛。

鹿茸　Lù róng《神农本草经》

【本草认知】

1. 药材　当雄鹿长出的新角尚未骨化时，取鹿茸在沸水中略为烫过，晾干，再烫再晾，至积血排尽为度，后用刀或玻璃刮掉茸毛，再用火慢慢烧燎，边燎边刮，最后用清水刷洗茸皮至干净，横切薄片，研细粉用。鹿茸体轻，质硬而脆，气微腥，味咸，以粗壮、挺圆、顶端丰满、毛细柔软、皮色红棕、有油润光泽者为佳。

2. 作用　鹿茸的壮阳作用很强，主要是用于肾阳虚重证。其可滋补全身，是良好的全身强壮药，能振奋和提高机体功能。对于身体虚弱或久病之后的患者，鹿茸有极好的保健作用，不仅能促进病体康复，还可以起到强壮身体、抵抗衰老的作用。

【药效比较】

鹿茸、附子　均能温肾壮阳，用于肾阳虚所致阳痿、腰膝冷痛、畏寒肢冷、小便频数等，乃温暖肾阳要药。尤以鹿茸力峻。二者同用增强补益、壮阳作用。

鹿茸尚能强壮筋骨、固冲止带、温补托毒。附子尚能散寒止痛、回阳救逆。

【用药体会】

鹿茸可以入散剂、丸剂、酒剂，笔者认为，以入酒剂的作用最好。除了泡酒，鹿茸还可以和食物一起炖服。也可取 1~2 片鹿茸片直接放入口中，慢慢嚼碎吞下，这样有利于有效成分的吸收。鹿茸乃是大补之品，通常以空腹服用为宜，服用后尽可能少喝茶。鹿茸温燥，不宜一次性服用过多，以免伤阴。

旋覆花　Xuán fù huā《神农本草经》

【本草认知】

1. 主沉降　旋覆花药用其花，根据药性理论，一般花类药物质地轻，主升浮，也就是能治疗上部的病证，但旋覆花不但不主升浮，反主沉降，用于气机上逆的病证，如胃气上逆所致的呕吐、嗳气、呃逆，肺气上逆所致的咳嗽、喘气等证，故有"诸花皆升，唯旋覆花独降"的说法。

临床上也并非上部病证都不选用旋覆花。李东垣《兰室秘藏·卷中·头痛门》说："凡头痛皆以风药治之者，总其大体而言之也。高巅之上，惟风可到。"但有时治疗头痛却要选用性降的药物。旋覆花主沉降，气降则浊降，故可用于清窍壅滞之头痛。

2. 止呕作用　中医认为，胃气以下降为顺。旋覆花为治疗多种呕吐的常用药，早在《伤寒论》中就用其治疗呕吐病证，作用很好，尤以痰浊呕吐更多用。旋覆花多配伍代赭石同用，可加强作用。但由于代赭石乃矿物药，质重沉降，煎出来的汤液颜色不美观，故不及植物药应用多。因此，临床一般常用旋覆花配伍半夏、陈皮等同用，降逆止呕作用良好。

3. 通血脉　《名医别录·下品》记载旋覆花具有"通血脉，益色泽"的作用，《日华子本草·草部》亦载其"通血脉"。由于痰滞经络，可导致血行不畅，滞于肝络则胁痛，上攻则头目昏眩，此时可选用旋覆花，临床常与香附配伍同用，如香附旋覆花汤（生香附、旋覆花、苏子霜、广皮、半夏、茯苓、薏苡仁）。

4. 关于行水　《神农本草经·下品》载旋覆花具有"除水"的作用，后又有行痰水的说法，《中药学》亦载其"行水"的作用。行水的概念不清，其不同于利水，也就是不能治疗水肿。旋覆花乃是化痰之药，不同于茯苓、泽泻等利水之药，所以旋覆花除水，并非其能利尿，乃是消痰之功，即消痰水。故在表述旋覆花这个作用特点时，笔者用了"消除痰水"的术语来表述。

【药效比较】

旋覆花、半夏　①均能祛痰，用于痰饮壅肺所致的咳嗽、胸膈痞满等证。旋覆花下气消痰，用于痰多胶黏、咯出不爽，及胸腹水饮、胁痛胀满等，其沉降作用较强。半夏燥湿化痰、消痞散结，外用散结消肿，乃治疗湿痰要药。②均能降逆止呕，用于胃气上逆所致呕吐、噫气等，常同用，如旋覆代赭汤。半夏化痰止呕作用较多用。

【用药体会】旋覆花主治胸胁胀满不适，尤以伏饮停留，唾如胶漆，心胁痰水病证多用，为消痰饮之常用药。现用其治疗胸膜炎、胸腔积液。根据古代医家的用药经验，多配伍香附同用。在治疗呃逆方面，则多配伍半夏同用。因其主降，可以用治梅核气，即咽中有异物感，似有痰核黏滞，咽之不下，咯之不出。

淫羊藿　Yín yáng huò《神农本草经》

【本草认知】

1. 壮阳作用　淫羊藿具有很好的壮阳作用，主治性功能低下的病证，为补益虚阳的要药，治疗阳痿，其为首选。淫羊藿的名称不太文雅，故书写处方名的时候，也用仙灵脾。现有认为，将淫羊藿或肉苁蓉与大剂量生地配伍同用，可以平衡阴阳，提高机体免疫力，类似于激素样作用，对于慢性肾炎蛋白尿、面神经瘫痪急性期以及哮喘，可以提高疗效。

2. 止咳平喘　淫羊藿具有治疗咳嗽气喘的作用，以治肾虚病证为妥，若外寒、肺热等均不宜使用。

【用药体会】淫羊藿可治疗咳嗽气喘，笔者多将其用于肾虚病证。此药对于加强肾功能具有良好的作用，尤其是阳痿者应用较佳，临床配伍巴戟天后补肾作用增强。对于风湿病痛，尤其是伴有下肢怕冷时，笔者常将淫羊藿作为首选。

密蒙花　Mì méng huā《开宝本草》

【本草认知】

1. 作用　密蒙花明目作用强于谷精草，清肝热作用也较谷精草稍强，二者同用，作用加强。密蒙花与菊花临床作用也相似，但不及菊花多用。

2. 补血　古代本草认为，密蒙花有微弱的补血作用。在虚损程度不是很重的情况下，如肝血虚，视物昏花，可以选用。

【药效比较】

密蒙花、青葙子　均能清泻肝热、退翳明目，用于肝热目赤肿痛、羞明多泪，肝虚视物昏花、眼生翳膜等。青葙子清肝热作用强于密蒙花，但密蒙花多用，主要是因为青葙子有扩瞳作用。

密蒙花消肿祛翳，作用平和，对肝经实热、虚火皆宜；青葙子清肝火力强，专泻肝经实火，只清无补。

【用药体会】笔者喜用密蒙花，而少用青葙子。临床中密蒙花配伍枸杞子则明目作用增强，二者清补兼施，有清肝、补肝、明目之效，可用于肝血虚有热所致的目昏、视物不清。

续断 Xù duàn《神农本草经》

【本草认知】

1. **续筋** 续断之"续"，有"三续"之意，即接续、嗣续、连续。①接续者，接续筋骨血脉也，主要是治疗跌打损伤。②嗣续者，保胎接代也，可治妇科疾病。通过补益肝肾可达到安胎作用的有续断、桑寄生、杜仲、菟丝子，可以治疗肝肾虚损造成的胎动不安、月经过多或崩漏。③连续者，延年葆春之义也。《本草汇言·卷三》云续断："补续血脉之药也。""大抵所断之血脉，非此不续，所伤之筋骨，非此不养，所滞之关节，非此不利，所损之胎孕，非此不安，久服常服，能益气力，有补伤生血之效，补而不滞，行而不泄，故女科、外科取用恒多也。"因此有续断为伤科要药之说。治疗跌打损伤，其为首选之品。《本草求真·卷二》云："实疏通气血筋骨第一药也。"续断的特点是其气温和，气味俱厚，兼入气血，宣行百脉，通利关节，凡经络筋骨血脉诸病，无不主之，而通痹起痿，尤为其长。所谓"脱骨折榫（sǔn）不可怕，上山就把续断挖"，就是讲用其治疗跌打损伤。临床治疗跌打损伤的药物很多，但以续断最为常用，究其原因，既有疗效好，又有价格便宜、货源充足的因素在内。

2. **补益** 续断补而不滞，行而不猛，可疏通诸脉。其补益作用并不强，临床若取其补虚多同时配伍杜仲、五加皮等补益肝肾之品，极少单独将其作为补益药使用。

3. **祛风湿** 在有些中药书籍中，将续断编在祛风湿药中，但此药祛风湿作用不强，不宜作为祛风湿的主药使用。在临床应用当中，选用续断祛风湿时，剂量可以适当大些。

4. 止血与治痢　续断既可用于妇科出血，也可用于外伤出血，还用治后阴出血的病证。《本草纲目·卷十五·续断》曰："宋张叔潜秘书，知剑州时，其阁下病血痢。一医用平胃散一两，入川续断末二钱半，每服二钱，水煎服即愈。绍兴壬子，会稽时行痢疾。叔潜之子以方传人，往往有验。小儿痢服之效。"现临床治疗痢疾并不首选续断。但治多个部位出血病证时，可以考虑续断。

【药效比较】

1. 杜仲、续断、桑寄生　①均能补益肝肾、强壮筋骨，用于肝肾不足所致的腰膝酸痛、关节不利、筋骨无力。②均能安胎止漏，用于妇人冲任不固，肝肾亏虚所致胎动不安、胎漏下血等证，如寿胎丸中即配伍有续断、桑寄生。

杜仲补助肾阳，用于肾阳虚所致腰痛膝软、筋骨无力、阳痿，尤为治疗腰痛要药。其补益作用较续断、桑寄生为优。续断通利血脉、续筋接骨，用于跌打损伤，筋伤骨折、瘀肿疼痛，及金疮等，为外伤科常用品。桑寄生药性平和，能祛风湿，以肝肾不足之风湿痹痛多用，如独活寄生汤；兼有养血之效，尤以痹痛日久伤及精血，不能润养筋骨之痿弱证用之最宜。杜仲为腰痛要药，续断为伤科要药，桑寄生为祛风湿常用药。

2. 续断、骨碎补　①均能补益肝肾，用于肝肾不足之腰酸腿软。骨碎补作用较弱，临床可以配伍同用以加强作用。②均能活血疗伤，用于跌打损伤，瘀滞肿痛，为治疗跌打损伤常用药。

续断有伤科要药之说，亦为安胎良药。骨碎补主治骨节病变，为外伤常用药，但作用并不强，现常用于治疗骨质疏松、骨质增生。因补肾又能治疗耳鸣耳聋、牙痛、久泻。

【用药体会】续断是性质比较平和的补益肝肾之药，略有活血作用，同时又能止血。一般而言，孕妇是不宜使用活血药的，但根据临床使用来看，张锡纯的寿胎丸（菟丝子、桑寄生、续断、阿胶）中配伍有本品，故活血的续断也可以安胎，是比较特殊的药材。笔者认为，续断配伍杜仲以后，补益作用加强，尤其是在治疗腰腿疼痛方面，同用效果更好。在剂量上，一般杜仲的量稍大一些更好。治疗跌打损伤也是将续断作为首选之品的。

十二画

琥珀　　Hǔ pò《名医别录》

【本草认知】

1.安神　琥珀安神，主要用于突然受惊吓以后所导致的失眠病证，此乃其与其他药物在安神方面的主要区别点。若非突然受惊吓所致失眠者，则用之较少。

2.用法　琥珀以冲服效果为佳，若入煎剂效果反而差，这是因为其药材为树脂化石之故。其不宜直接见火，否则会燃烧。

【药效比较】

1.琥珀、血竭　①均能活血散瘀止痛，用于跌打损伤之瘀血肿痛，亦用于血滞经闭、痛经、产后瘀阻腹痛、癥瘕，以及瘀血阻滞之心腹刺痛。琥珀化心经之瘀则镇惊安神，化肝经之瘀则活血止痛，化膀胱之瘀则利尿通淋。②均能止血生肌，用于外伤出血、溃疡不敛，常研末外敷。血竭较琥珀常用。血竭外用止血作用较琥珀为好，乃止血要药，对于疮疡久溃不敛者作用极佳。琥珀可用于血淋。

琥珀尚能镇静安神。

2.琥珀、茯苓　①均能安神，用于心神不安之心悸怔忡。琥珀作用好，主要是用于突受惊吓以后所导致的失眠病证。茯苓虽能安神，但不及茯神作用强。②均能利尿消肿，用于小便不利、水肿，作用平和。

琥珀入血分而止血，化瘀通淋，以治膀胱湿热淋证、血淋为宜；茯苓入气分，能补脾，甘淡渗湿，以治脾虚水肿为宜，亦能健脾补中。

【用药体会】琥珀的通淋作用主要是治疗血淋，对于精浊亦有较好的治疗作用。现主要用于泌尿道结石、前列腺炎。以冲服

效果为佳。

款冬花　Kuǎn dōng huā《神农本草经》

【本草认知】

1. 治疗咳嗽　款冬花煎剂有显著镇咳作用，但不持久。其温而不热，辛而不燥，甘而不滞，为润肺化痰止嗽之良药，凡一切咳嗽属于肺病者，皆可施用，尤以肺虚久嗽、肺寒痰多之咳嗽最为适宜，但肺热痨嗽、咯血等亦可常用。取其止咳，多蜜炙用，以增强润肺止咳作用。所谓蜜炙就是将蜂蜜先炼去水分，再加药物一起拌炒，使蜂蜜黏附在药物上，冷却后即可。从使用来看，蜜炙款冬花与蜜炙紫菀同用，止咳化痰作用加强。

2. 治疗惊痫　《神农本草经·中品》载款冬花能够治疗"诸惊痫"，但在后代的文献中却少有用其治疗惊痫的。有人说是因为肺藏魄，具有宣发肃降功能，其功能失司，则为惊痫，这未免有些牵强附会，并不能让人信服。笔者认为，款冬花并不能治疗惊痫，《神农本草经·中品》虽有所论，但此作用尚待探求。

3. 治喘　《神农本草经·中品》载款冬花能够治疗"咳逆上气善喘"，这里就包括治疗咳嗽和喘气。用款冬花治疗咳嗽并无异议，但治疗喘证效果并不好。虽《金匮要略·肺痿肺痈咳嗽上气病》射干麻黄汤中配伍有款冬花，但实际上此方用款冬花主要不在平喘，而在止咳。在后世的一些方剂里面也有用其治疗喘息的，但多不是作为重点之药。所以在治喘方面，临床并不将其作为主要药物和首选药物。

【药效比较】

1. 紫菀、款冬花　均能止咳，温而不热，辛而不燥，甘而不滞，不伤阴，不助阳，不论外感、内伤、新久、寒热、虚实，皆可施用。二者性质平和，为润肺化痰止嗽之良药。以炙用为佳，配伍后作用增强，如射干麻黄汤中就同时配伍有二药以祛痰下气止咳。

紫菀长于开泄肺郁，亦用于风邪外袭，肺气壅塞之咳嗽痰多证，重在祛痰。款冬花尤以肺虚久嗽证多用，重在止咳。

2. 款冬花、百部　均能润肺止咳，用于多种咳嗽，无论外感、内伤、新咳、久嗽，皆可用之。同用增强作用，多炙用。

款冬花尚能化痰，可用于痰多咳嗽。百部尚能杀虫灭虱，用于肠道寄生虫以及滴虫、虱子及疥癣。

【用药体会】款冬花为常用止咳之品，以炙用为佳，配伍紫菀后止咳作用更好。因药性平和，对于体弱、小儿病患者用之较多。

葛根　Gě gēn《神农本草经》

【本草认知】

1. 作用部位　葛根主要作用部位在颈部，对于项强头痛有良好的效果。按照现代用法，其对于脑血管疾病有很好的作用，可以扩张血管，降低血压。根据张仲景的用法，葛根善治项强，故对颈椎病变者常用。在辨证用药的基础上，加葛根可提高疗效。此外，葛根有较强的缓解肌肉痉挛的作用。

2. 解酒毒　古代本草记载，葛根具有解酒毒的作用，若饮酒过度导致酒精中毒，可以应用葛根。但以葛花作用强于葛根。根据古代医家的经验，在未饮酒之前，适当服用葛根以及葛花，又有预防酒醉的作用。李时珍有一经验方，未饮酒之前，将绿豆、小豆、葛根各等份，研末，服 1~2 匙，可令人不醉。

3. 解肌　凡能透散肌表之邪，解除因肌表闭郁而致肌热、无汗或者有汗者，可以称为解肌。葛根为解表药，可用于风热表证。在《伤寒论·卷三》中由于葛根汤主治风寒伤及太阳经病证，也可以治疗风寒表证，因此寒、热表证均可应用。其能祛肌肉之邪，开发腠理而出汗。古云葛根能解肌，实际上就是解表的意思。

4. **活血** 对于葛根的活血作用,《本草拾遗·卷八》云:"生者破血,合疮,堕胎。"《日华子本草·草部》也说"排脓破血"。据此,葛根活血与治疗疮疡有关。现代研究认为,葛根能够扩张动脉血管,改善外周血管阻力,用于心脑血管疾病。此可以作为应用葛根的理论依据。

5. **治疗消渴** 葛根能散阳明温病热邪,故主消渴、身大热,热壅胸膈之证。从传统对葛根的认识来看,其主治阳明经病证,而阳明胃所主热证消渴应属中焦,故葛根应该主治中消证。葛根本身具有生津止渴之功,也擅长治疗上消病证。

6. **美容养颜** 葛根善治面黑,现代研究认为,其能改善微循环,主治忧思所致面色黧黑不泽。大豆中含有异黄酮,经常喝豆浆可滋养肌肤。而经研究发现葛根中的异黄酮含量要高于大豆,常食葛粉能促进皮肤白皙、光润、细腻。同时中医认为,若药物颜色为白色者,多有美容作用。综上,葛根可以用来美容。

7. **丰乳** 有认为葛根具有一定的丰胸功效,因其内含植物雌激素,不仅具有使乳腺丰满坚挺和乳房组织重构的作用,而且对子宫、卵巢和皮肤也有作用。野葛根中的异黄酮成分,不仅具有有效的抗乳腺癌作用,而且还有预防心血管疾病的功能。夏季宜喝葛根粥,或经常食用葛根,对身体健康有益。

8. **升阳** 胃气以下降为顺,指的是降胃中的浊气。葛根具有升举胃中阳气的作用。要注意的是,此处所谓胃阳指的是胃中的清阳,这也是与柴胡升阳的一个重要区别点。升清可以降浊,使胃气和降,这就是《神农本草经·中品》所云主"呕吐"的机制。

9. **生津** 葛根具有生津之功,可以用来治疗诸如口干、口渴、消渴。但有学者认为此生津应为"升津",即葛根能鼓舞胃气,升发清阳,阳升阴起,阴津得以上承,从而达到治消渴、濡润经脉作用,并认为温热伤津或阴虚火旺之证,不可盲目选用葛根。笔者认为葛根应是生津之品,至于升津,目前并不被人们所认同。生津与养阴不同，虽均可用治口干口渴、消渴，但葛根生津不养阴，而生地、玄参、麦冬养阴又生津。

10. 起阴气 《神农本草经·中品》云葛根："味甘，平。生川谷，治消渴，身大热，呕吐，诸痹。起阴气，解诸毒。"自《神农本草经·中品》提出葛根"起阴气"以来，关于"起阴气"的内涵很多医家均有注解。有云"升阳""升发脾胃清阳之气"者（《本草正义·卷六》）；有云"提气"者（《本草新编·卷三》）；有说"升津液"者（《本草问答·卷上》）；有言"生气升腾，故起阴气"者（《神农本草经疏·卷八》）；有云"起阴气"即"曳脾阴"者（《本经疏证·卷六·葛根》）。

结合葛根的临床应用，起阴气之功，是指葛根对人体所产生的功效。从具体的过程看，起阴气应理解为葛根可以将阴液化生为阴、气，也可以理解为升阳。葛根通过"起阴气"的作用，升腾外散，从而治疗消渴、身大热、呕吐、下利等。但因葛根不能直接滋阴，故而阴液亏虚时应当配伍滋阴养液之品，不能单独应用，否则有"竭胃汁之虞"。起阴气应理解为升布阴液，使营血、津液等水谷精微物质布散。

11. 解毒 现临床一般不说葛根解毒，但《神农本草经·中品》记载其可"解诸毒"，而古代不少本草书中又记载其能解菜毒、药毒等。可供临床参考用药。

【药效比较】

葛根、升麻 ①均能透发麻疹，用于麻疹透发不畅，如升麻葛根汤、宣毒发表汤。从透疹作用来看，升麻作用强，而葛根却多用，主要是因为麻疹容易伤阴、伤津，而葛根具有生津止渴作用。②均能解表，用于风热感冒，发热、头痛，但退热不作为首选。升麻退热作用较差，在发表解热剂中，仅作辅助药物使用。葛根在解表方面可以治疗风热或风寒病证，如葛根汤。③均能升举阳气。升麻升阳力强，多用治气虚下陷，食少便溏、久泻脱肛、胃下垂、肾下垂、子宫脱垂等脏器脱垂，如补中益气汤；葛根升阳，主治泻痢。

葛根尚能生津止渴。升麻尚能清热解毒。

【用药体会】葛根乃是治疗项背强痛的要药，现代医学所说的颈椎疾病常表现为项强，因此将葛根作为首选之品。又由于其有扩张血管的作用，所以也为高血压者常用之药。因为《神农本草经·中品》中记载其能治疗诸痹，所以上半身的风湿疼痛兼有热象者也可以应用。因能生津，亦多用于津伤口渴病证，与天花粉配伍应用作用增强。

葶苈子　Tíng lì zǐ《神农本草经》

【本草认知】

1. 泻肺　《金匮要略·痰饮咳喘病脉证》载："支饮不得息，葶苈大枣泻肺汤主之。"可见葶苈子是治疗饮邪阻于胸膈，痰涎壅塞，肺气不利，胸闷喘咳、呼吸困难的要药。临床应用中，其与大枣配伍同用，既能达到泻肺作用，又能防止葶苈子的作用太强伤正气。从使用情况来看，此药对于咳喘痰多，痰涎壅盛者效果很好。

2. 所治病变部位　张仲景用葶苈子主要在于泻肺，故配伍大枣后命名为葶苈大枣泻肺汤。《神农本草经百种录·下品》云："葶苈滑润而香，专泻肺气，肺如水源，故能泻肺，即能泻水。凡积聚寒热从水气来者，此药主之。大黄之泻从中焦始，葶苈之泻从上焦始，故《伤寒论》中承气汤用大黄，而陷胸汤用葶苈也。"徐灵胎也认为其主要是泻肺。但从临床来看，也是可以泻腹部水肿的，如《金匮要略》中载："腹满，口舌干燥，此肠间有水气，己椒苈黄丸主之。"方中即选用了葶苈子。所以葶苈子主治的病变部位在肺、肠。

3. 强心　心脏衰竭可见心慌气短、动则加剧、自汗、困倦乏力等。研究发现，葶苈子有强心作用，能使心肌收缩加强，心率减慢，还可增加心脏输出量，降低静脉压。因此，风心病、肺心病等并发心力衰竭者均可用之。水饮病证，治以葶苈大枣泻肺汤为主，随症加味，能使临床症状和心脏衰竭较快地缓解或消失，稳定病情。

4. 利水 葶苈子上可泻肺，下可利水，可用于水气不行之水肿胀满，尤其善治胸腹积水。如治心胸水饮之大陷胸丸、治腹部水肿之己椒苈黄丸，均取葶苈子泻水以治胸腹部水饮病证。

5. 药材 葶苈子有苦葶苈、甜葶苈之分，均能泻肺平喘、利水消肿，用于肺气壅滞之痰饮喘满、不得平卧、胸腹积水，以及二便不利等，主要用于实证。苦葶苈降泄力强，泻肺行水力猛，既能泻肺也能伤胃，临证多以大枣辅之，如葶苈大枣泻肺汤。甜葶苈降泄力缓，泻肺消肿之力较苦葶苈稍逊。《汤液本草·卷中》谓葶苈："苦、甜二味，主治同，仲景用苦，余方或有用甜者，或有不言甜、苦者，大抵苦则下泄，甜则少缓，量病虚实用之，不可不审，本草虽云治同，甜、苦二味，安得不异。"比较概括地说明了苦、甜葶苈的区别。古代本草记载葶苈子泻水作用强，用量不宜大。但根据笔者体会，此药即使稍大剂量，一般 20g，也未偾事。

【药效比较】

1. 葶苈子、麻黄 ①均能平喘，用于喘证。葶苈子泻肺平喘，用于痰涎壅盛之喘证；麻黄宣肺平喘，用于肺气壅遏之喘证。笔者更喜用葶苈子治疗喘证。②均能利水消肿，用于水肿、小便不利。

葶苈子用于胸腹积水。麻黄用于风水水肿，尚能发散表邪、散寒通滞。

2. 葶苈子、椒目 ①均能利水消肿，用于水肿胀满，可同用，如己椒苈黄丸。葶苈子作用强。②均能平喘，用于痰饮喘咳。葶苈子寒性较重，作用更强。

葶苈子以平喘为主，主治肺部病变；椒目为花椒的种子，以消肿为主，主治膀胱病变，如疏凿饮子中配伍有本品。

3. 桑白皮、葶苈子　①均能泻肺平喘，但作用机制稍有不同。葶苈子为治疗饮邪阻于胸膈，痰涎稠浊、胸闷喘咳、呼吸困难的要药；桑白皮药性较缓，长于清肺热、降肺火，多用于肺热咳喘、痰黄。②均能利水消肿，治疗水肿，但作用部位稍有不同。桑白皮以皮达皮，主治皮肤水肿，如五皮饮；葶苈子则长于泻胸腹积水，用于胸腔积液、腹水，利水作用强于桑白皮。

桑白皮力缓，清肺热、降肺火，主治肺热证，又治皮肤水肿；葶苈子力峻，泻水气、除痰涎，主治肺实证，又治胸腹积水。

【用药体会】《本草求真·卷五》曰："葶苈辛、苦、大寒，性急不减硝黄，大泻肺中水气膹急，下行膀胱，故凡积聚癥结，伏留热气，水肿痰壅，嗽喘、经闭、便塞至极等证（诸证皆就水气停肺而言），无不当用此调。"这是说葶苈子的作用很强，药性不亚于芒硝、大黄。《本草纲目·卷十六·葶苈》载："杲曰：葶苈大降气，与辛酸同用以导肿气。本草十剂云：泄可去闭，葶苈、大黄之属。此二味皆大苦寒，一泄血闭，一泄气闭。盖葶苈之苦寒，气味俱厚，不减大黄，又性过于诸药，以泄阳分肺中之闭，亦能泄大便，为体轻象阳故也。"所以自李杲之后，很少有人用葶苈子治疗痰饮咳喘，再加上黄宫绣的记载，就更加少用了。其实葶苈子祛除痰饮作用极佳，尤其是对于老年性咳喘效果好。

笔者体会，凡治疗咳喘，葶苈子应作为首选，剂量一般为15g。治胸腹积水，如胸腔积液、渗出性胸膜炎、肝硬化腹水，其为治疗要药。临床用葶苈子也并不一定要配伍大枣同用，只有在体虚的情况下才配伍大枣，可防止损伤正气。因葶苈子泻肺，能除痰，其治疗鼾症效果也很好。

萹蓄　Biǎn xù《神农本草经》

【本草认知】

1.利尿　萹蓄的利尿作用比较平和，可治湿热淋证、黄疸、湿疹。

2.杀虫　《神农本草经·下品》记载，萹蓄具有"杀三虫"的作用。所谓三虫是指多种寄生虫，包括肠道、皮肤等部位的寄生虫。但从临床来看，萹蓄主要用治皮肤瘙痒，即杀皮肤寄生虫。相对而言，用其治疗肠道寄生虫者很少。《本草纲目·卷十六·萹蓄》引《海上歌》谚语云："心头急痛不能当，我有仙人海上方。萹蓄醋煎通口咽，管教时刻便安康。"讲的是用萹蓄煎汤治疗肠道蛔虫病。

【药效比较】

瞿麦、萹蓄　均能清热利水通淋，用于湿热下注之小便不利、淋沥涩痛，同用加强作用，如八正散。若治石淋，常与金钱草、滑石等配伍；治血淋，与石韦、小蓟等配伍。

瞿麦沉降而滑利，其作用强于萹蓄，特点是通心经走血分而破血，通小便除五淋而导热，治淋证热重于湿者多用；萹蓄通淋作用不及瞿麦强，特点是内服利尿通淋，外洗杀虫止痒，治淋证以湿热并重者多用。

【用药体会】萹蓄主要作用是通淋，用治湿热淋证。若小便淋沥不尽、疼痛、自觉解不尽，将其作为常用之药。笔者使用此药，认为以小便湿热作用较好。因其能杀虫，故对于皮肤瘙痒效果也很好。

紫苏 Zǐ sū《名医别录》

【本草认知】

1. **止呕** 紫苏乃临床常用解表之品，主要是因其作用较为平和。其止呕作用弱，故一般中药书籍均不另说紫苏止呕，而将此作用概括于宽中行气中。但临床对于紫苏的止呕作用不可忽视，如黄连苏叶汤就用其止呕。

2. **解毒** 作为食物，鲜苏叶是煮鱼、蟹、虾、螺的调味佳品，如常见的紫苏炒田螺、紫苏炒泥鳅、紫苏煮螃蟹等都是美味佳肴。以紫苏调味，一则可辟腥调味，二则芳香醒脾开胃，三则可解其毒，即防治食入这类食物引起的恶心呕吐、腹痛腹泻、皮疹等。

3. **止血** 古代本草书中记载紫苏止血，如宋代《履巉（chán）岩本草》记载其"止金疮出血"。但现临床极少用其止血。笔者认为，紫苏主要还是治疗气分病证，而不是治疗血分病证。

4. **处方名** 紫苏的叶片称为紫苏叶，偏于发散，走上；紫苏的茎称为紫苏梗，偏于行气、宽中、安胎，走中；若以整个地上部分入药，则称为紫苏，因此通常所云紫苏应该包括紫苏叶、紫苏梗的功效在内。

5. **治疗口臭** 紫苏具有芳香味，有香口除臭的作用。临床治口臭，或出气臭秽，可以配伍白豆蔻、藿香等香口除臭之品同用。

【药效比较】

紫苏、香薷 ①均能解表，治疗外感表证发热恶寒、头痛身痛。二者气味芳香，入于脾胃能化湿和中，夏季若感受湿浊出现既有外感表证，又有湿浊内犯时可以选用之。紫苏虽能发汗，但作用不强，较麻黄、桂枝作用平和。香薷在解表方面多限于夏季使用。②均能止呕，治疗湿浊阻滞所致恶心、呕吐病证。香薷重在祛除湿浊；紫苏主要通过行气，使脾胃气机舒缓流畅，从而达到止呕的目的。紫苏常与黄连同用。

紫苏尚能解鱼蟹毒、安胎。香薷尚能化湿解暑、利水消肿。

【用药体会】紫苏可用于风寒表证，为常用解表之药。虽行气宽中，但力量并不强。取其行气时，笔者喜用紫苏梗。民间有"身有小寒，喝点苏汤"的说法。当偶感风寒时，可用紫苏叶、红糖煎水饮，也可配伍生姜同用。紫苏止呕作用弱，现中药书籍均不载其止呕。然笔者认为，紫苏具有直接止呕的作用。

紫草　Zǐ cǎo《神农本草经》

【本草认知】

1.**颜色**　紫草药用其根，颜色为紫红色，和茜草的颜色相似，但紫草颜色更深。因紫草的红色乃是脂溶性，而蜡烛是油脂做的，故寺庙中红色蜡烛多为紫草色。紫草有软紫草之谓，其皮部紫，质软而疏松，成条状的鳞片常十几层重重相叠，且容易剥离。

2.**治疗麻疹**　紫草善走血分，对于热入血分之证，作用很好。其可透疹，一般是治疗麻疹紫黑，又兼有大便秘结者。根据其治疗紫黑皮疹的特点，若皮肤表现为紫暗者亦可使用。紫草能清热解毒，治疗疹毒，可与牛蒡子等同用。据此也用于多种皮肤病证。

3.**治疗水火烫伤**　紫草治疗水火烫伤的效果很好，单用即有效。从选用药物来看，可配伍大黄、地榆、虎杖等同用。

4.**活血作用**　紫草凉血作用很好，特点是凉血不峻、活血不妄，对于血热病证尤其是兼有皮肤病变者，此药常用。其活血、凉血作用不强，与丹皮、赤芍相似，但较二药少用。根据使用来看，其主要是治疗皮肤病。

【药效比较】

紫草、牛蒡子　①均能清热解毒，但适应证不同。紫草用于血热毒盛、水火烫伤、疮痈久溃不收口；牛蒡子用于热毒疮疡，但作用不强。②均能透疹，治疗麻疹透发不畅。牛蒡子透散作用强于紫草。紫草常与赤芍、蝉蜕等同用，如紫草快斑汤。③均能通导大便。牛蒡子因种子含有油脂，能濡运大肠，治疗肠燥便秘；紫草有滑肠作用，用治大便秘结。

紫草入血分，以凉血为功；牛蒡子入气分，以疏散为用。

【用药体会】紫草凉血，能消斑疹。笔者认为，其对消除面部色素沉着也有一定疗效，尤其是对于痤疮后留下的痘印可以选用。笔者对于皮肤病变如颜色较深、暗斑，常选用之。通过多年临床，发现此药消除老年斑有很好的效果。临床配伍凌霄花，作用更好。

紫菀　Zǐ wǎn《神农本草经》

【本草认知】

1. 止咳　紫菀化痰止咳，不温燥、不滋腻、不伤阴、不助阳，为常用之品。以炙用为佳。作用不强，多配伍款冬花同用，可增强作用，如止嗽散。笔者认为，其虽止咳化痰力不强，但润肺作用较好，所以当燥咳、痰少，而又不伴随喘的情况下，使用紫菀比较合适。除糖尿病者外，多采用炙用者。

2. 通便　《本草汇言·卷四·隰草类下》引《名医别录》语云，以其治疗"大便不通"（注：查原书，未见此记载），这是说紫菀有通便的作用。这大概与其能治疗咳嗽有关，由于肺与大肠相表里，通过治肺可达到通便的目的，若非肺的病变不宜选用。《药品化义·卷六》云："紫菀味甘而带苦，性凉而体润……因其体润，善能滋肾，盖肾主二便，以此润大便燥结……宣通壅涩，大有神功。"

明·俞弁所著《续医说·卷二》"古今名医·史载之"载:"宋蔡元长苦大便秘,国医用药俱不能通利,盖元长不肯服大黄故也。时史载之未知名,往谒之,阍者龃龉,久之乃得见,既而诊脉,史欲出奇,曰:请求二十文钱。元长问:何为?曰:欲市紫菀耳。史遂以紫菀末之而进,须臾,大便遂通。元长惊异,询其故。曰:大肠,肺之传送,今之秘结无他,以肺气浊耳,紫菀能清肺气,是以通也。自此医名大著。元长深敬服之。"

这是说宋代权奸蔡京苦于便秘,请国医多人治疗均无效,蔡某又不愿服大黄通下,更使国医束手无策。史载之当时名气并不大,前去诊病,切脉后,嘱以二十文钱购买紫菀研末冲服,一会儿大便遂通。元长(即蔡京)惊异,问其原因。史载之说:大肠乃肺之传道,今之秘结无其他原因,是因为肺气浊耳,紫菀能肃肺气,是以能通大肠。自此名声大振,蔡京也深感佩服。所以当大便不通时要考虑从肺治,因为肺与大肠相表里。用紫菀通大便现临床较少使用,此案例可以开拓用药思路,录之,供临床参考。

3.利尿 《备急千金要方·卷二十一·淋闭》载:"治妇人卒不得小便方,杏仁二七枚熬末,服之立下。又方,紫菀末,井华水服三指撮,立通。血出,四五度服之。"孙思邈将紫菀研末服用,能通利小便。《本草从新·卷三》云:"又能通利小肠。"《本草备要·卷一》载:"《本草汇》云:苦能达下,辛可益金,故吐血保肺,收为上剂。虽入至高,善于达下,使气化及于州都,小便自利,人所不知。李士材曰:辛而不燥,润而不寒,补而不滞,诚金玉君子,非多用独用,不能速效。州都,膀胱也。"吴仪洛、汪昂均认为紫菀利尿,李士材则认为需要多用才能达到效果。然《中药学》未载紫菀利尿。上述诸说,可供临床参考。

【药效比较】

1.紫菀、百部 均能润肺止咳,治疗多种咳嗽、咳痰咳血,同用加强作用,如止嗽散。百部更多应用。百部甘润力强,紫菀苦降祛痰，二药配伍后，润肺又不妨碍祛痰。百部为治肺痨咳嗽咳血要药，尚能杀虫灭虱。

2. 紫菀、瓜蒌　均能润肺、止咳、化痰，用于肺燥咳嗽、痰多。

紫菀宜于咳嗽咯血，兼治血病，作用平和。瓜蒌长于祛痰浊，宜于痰热咳嗽；又能宽胸散结，用于胸痹、结胸。

【用药体会】笔者认为，以紫菀止咳关键在于润肺，因其止咳化痰作用不强，但润肺作用较好。从药材来看，其柔软正符合其作用特点。所以当燥咳、痰少，而又不伴随喘的情况下，使用紫菀比较合适，多炙用。关于用紫菀通便，有建议大剂量使用方有效。

紫苏子　Zǐ sū zǐ《名医别录》

【本草认知】

1. 止咳　苏子的止咳作用并不强，也不及杏仁多用，但也是较常用的止咳之品。临床也常用其平喘，主要用于寒性病证，经配伍也可用于热性病证。如苏子降气汤中应用此药，即取其止咳平喘之功。内伤咳喘用苏子，外感咳嗽用苏叶。

2. 祛痰　苏子可祛痰，配伍莱菔子、白芥子后，作用加强，常同用，如三子养亲汤。三药相比较而言，苏子祛痰作用要平和一些。

3. 紫苏类药材的应用区别　紫苏类药材包括苏叶、苏梗和苏子，均辛，温。①苏叶，亦称紫苏叶，具芳香味，能发散风寒、解鱼蟹毒，用于外感风寒之恶寒发热、无汗兼有咳嗽、痰多者，如杏苏散；也用于鱼蟹中毒所致的腹胀、腹痛。苏叶以发散风寒见长，但较麻黄、桂枝的力量弱，可用于老人、小儿以及体弱感受风寒者，如香苏饮。②苏梗，亦称紫苏梗，能行气宽中、理气安胎，用于脾胃气滞，胸闷不舒、恶心呕吐；也用于气滞所致胎气上逆、胎动不安、妊娠恶阻等证。苏梗理气作用较枳壳、香附更平和。一般将苏叶、苏梗合称紫苏，紫苏散寒气、宽中气、安胎气、化痰气。③苏子，又名紫苏子，质润，能下气消痰平喘、润肠通便。苏子有黑、白两种，黑者气香力厚，白者气较淡薄。苏叶主升散，疏肺气而散表邪；苏梗主横行，宽中气而利胸膈；苏子主降泄，利肺气而润肠燥。

【药效比较】

1.苏子、牛蒡子　①均富含油脂，能润滑大肠，用于肠燥便秘，同用加强作用。苏子的作用较强。②均能止咳，治疗咳嗽病证。一般痰多者选用苏子，外感咳嗽者选用牛蒡子。

苏子咳喘兼治，而牛蒡子多限于咳嗽。牛蒡子又能疏散风热、清热解毒。

2.杏仁、苏子　①均能止咳平喘，用于咳嗽、喘息，常配伍同用以加强作用，如华盖散。②均能润肠通便，用于肠燥便秘。杏仁多用。

杏仁可治疗多种咳喘，其润肠作用亦较好，较苏子多用。苏子以降气为主，温性较杏仁强，以祛痰浊为优。

【用药体会】根据应用来看，苏子治疗内伤咳嗽，以痰多者常用。笔者认为，三子养亲汤中三药同用作用很好，单用作用不强。苏子虽能降气，但降气作用不强。如苏子降气汤虽有降气作用，但笔者认为是方中的其他药物发挥降气之功，如厚朴、当归、橘皮等。

紫花地丁　Zǐ huā dì dīng《本草纲目》

【本草认知】

1.作用　紫花地丁最早记载于《本草纲目·卷十六·紫花地丁》中，别名野堇菜，多年生草本，无地上茎，叶多数，花紫堇色或淡紫色，稀呈白色。李时珍认为其主治"一切痈疽发背，疔肿瘰疬，无名肿毒恶疮"，在治疗疔毒方面，效果尤为突出。鲜紫花地丁既可以捣汁内服，也可以捣烂外敷，还可以与其他清热解毒药如蒲公英、金银花、连翘等合用。疮疡痈疖疔毒多为热毒所致，治以清热解毒，用紫花地丁内服、外用均可，所以有"犁头草，犁头草，砸碎一敷疮就好，罐头尖，罐头尖，治毒疔，胜神仙；紫花地丁犁头草，疮毒痈肿都能消"的说法。紫花地丁还可以用治药物中毒，谚语云："误服断肠草，快吃犁头草，疮毒伴热证，功效奇又好。"断肠草的学名为雷公藤，又名钩吻，有剧毒，若误服断肠草可用紫花地丁来解。根据紫花地丁解毒的作用，也能用于毒蛇咬伤，可用鲜品捣汁内服，亦可配雄黄少许，捣烂外敷。

2.入血分　从临床使用来看，紫花地丁偏入血分，能凉血，治疗血分病证。所以若气分病证用蒲公英，血分病证用紫花地丁。

3.食用　紫花地丁还可食用，将采来的紫花地丁用沸水焯一下，换清水浸泡，无论是炒食、做汤或煮菜粥都可以。但应注意，紫花地丁性寒，不宜食用过多，特别是素有脾胃虚寒的患者不要食用，以免引发胃痛、腹胀、腹泻等不良反应。

【药效比较】

蒲公英、紫花地丁　均能清热解毒、消痈散结，用治热毒疮疡、咽痛，为治疮痈肿痛的要药，单用即可取效，鲜品疗效更佳。二药配伍应用效果更好，如五味消毒饮。

蒲公英消痈散结，尤长于治疗乳痈，为治乳痈要药，内服、外用均可。其又能清利湿热、清肝明目，入气分，以治疗痈疮为主；紫花地丁凉血消肿，兼能解蛇毒，入血分，以治疗疔毒为主。

【用药体会】紫花地丁乃是常用的清热解毒之品，对于热毒病证，疮疡肿毒作用佳，临床配伍蒲公英，效果更好。凡痤疮、丹毒、疔疽，笔者一般多用之。临床使用剂量相对较大。

锁阳　Suǒ yáng《本草衍义补遗》

【本草认知】

1. 抗衰　锁阳，又名不老药，长于沙漠戈壁，为肉质寄生草本植物锁阳的肉质茎。春季采收。锁阳补阳作用平和，可补肾、益精血、润燥养筋，善治萎弱，临床主治尿频、便秘、阳痿、早泄、腰膝酸软、失眠、脱发、疲乏无力、畏寒怕冷、宫冷带下、女子不孕、男子不育等，为补肾益精、延缓衰老的重要药物。

2. 补阴　《本草求真·卷二》云："本与苁蓉同为一类，甘咸性温，润燥养筋。凡阴气虚损，精气衰败，大便燥结，治可用此以啖，并代苁蓉煮粥弥佳。"这里将锁阳与肉苁蓉的作用进行了比较，认为锁阳补阴。从临床使用来看，锁阳可用于阴阳两虚的病证，但以补阳为主。此外，上述论述还表明锁阳的功能主治与肉苁蓉相近，可代肉苁蓉治疗肾阳不足，精血亏虚所致阳痿、不孕，及肠燥津枯所致便秘等证。

3. 通便　《张氏医通·卷七·大小腑门》载："丹溪治一老人，因内伤挟外感，自误发汗，脉浮数。年高误汗，必有虚证，乃与参、术、归、芪、甘草、陈皮等。自言从病不曾更衣。今虚迸痛不堪，欲用利药，朱谓非实秘，气因误汗而虚，不得充腹，无力可努。仍用前药。间与肉汁及锁阳粥，浓煎葱椒汤浸下体。下软块五六枚，脉大未敛，血气未复，又与前药，二日，小便不通，小腹满闷烦苦，仰卧则点滴而出。朱曰：补药未至。倍参、术。服二日。小便利。半月而愈。"这即是用锁阳粥治疗便秘的例证。

【药效比较】

肉苁蓉、锁阳　①均具有补益作用，能防衰老，用于肾阳虚所致阳痿、遗精、腰膝无力。历代均认为肉苁蓉是补肾抗衰老之良药，延年益寿之妙品。因作用平和，尤对于老年人病证比较适合。年迈之人，须发皆白、耳聋眼花、牙齿脱落、腰酸背驼、二便不利，这是肾亏老衰之象，用肉苁蓉则有明显的强壮和治疗作用。锁阳的作用类似于肉苁蓉。②均能润肠通便，尤其是对于年老体弱，精血亏虚病证多用。通便药物多有伤正的弊端，而二药具有补益作用，故虽然通便却并不损伤正气。二药的特点是温而不燥、补而不峻、润而不腻、滑而不泄，同用加强作用。锁阳尤以肾虚肢软、足膝软弱多用，如虎潜丸。

肉苁蓉润肠通便强于锁阳；锁阳温肾助阳胜于肉苁蓉。

【用药体会】锁阳温肾，主要治疗性功能障碍，特点是不燥、不猛、不腻、不涩，尤宜于年老体弱者应用。由于肾阳不足导致的阳痿，与精血不足关系密切。锁阳补益精血，所以笔者尤喜将其用于老年性疾患。性功能障碍是不提倡饮酒的，但若用锁阳等泡酒饮服又是可以的。

鹅不食草　É bú shí cǎo《食性本草》

【本草认知】

1. **治疗鼻病专药**　鹅不食草用治各种鼻病，效果良好，单用即可。现用治各种鼻炎（急性鼻炎、慢性单纯性鼻炎、肥厚性鼻炎、过敏性鼻炎等）。其特点是无论寒热病证均可以选用。临床见鼻塞、喷嚏频作、流涕，加用鹅不食草能明显提高临床疗效，并迅速缓解鼻病症状。

2. **剂量**　鹅不食草以常用剂量为宜，若剂量偏大，有可能导致胃痛。这是因为其味道难闻，会刺激胃部。

3. **塞鼻治眼法**　《本草纲目·卷二十·石胡荽》记载："赤眼之余翳忽生，草中鹅不食为名，塞于鼻内频频换，三日之间复旧明。"这是讲用鹅不食草塞鼻子能治疗眼睛翳膜。按照此方法，将鹅不食草塞入鼻子，并不断换药，可治疗翳膜遮睛，从而达到明目之功。所谓"三日之间复旧明"是指作用迅速。其应用方法独特。李时珍认为鹅不食草"上达头脑，而治顶痛目病，通鼻气而落息肉；内达肺经……其除翳之功，尤显神妙"。《本草纲目·卷二十·石胡荽》引用了倪维德《原机启微集》治疗目翳的方子："碧云散：治目赤肿胀，羞明昏暗，隐涩疼痛，眵泪风痒，鼻塞头痛脑酸，外翳扳睛诸病。鹅不食草晒干二钱，青黛，川芎各一钱，为细末。噙水一口，每以米许齅（xiù）入鼻内，泪出为度。"并认为"凡目中诸病，皆可用之"。还介绍了孙天仁《集效方》中一方："贴目取翳：鹅不食草捣汁熬膏一两，炉甘石火煅童便淬三次三钱，上等瓷器末一钱半，熊胆二钱，硇砂少许，为极细末，和作膏。贴在翳上，一夜取下。用黄连，黄柏煎汤洗净，看如有，再贴。"这些应用鹅不食草治疗眼疾的方法独特，可供临床参考。

4. 治疗头痛　李时珍认为鹅不食草能"上达头脑，而治顶痛目病"，临床可以与川芎、蔓荆子等配伍同用。但因其有耗气之弊，又应适当配伍补益正气之品同用。

【药效比较】

鹅不食草、辛夷　①均能发散风寒，用于外感风寒症见鼻塞、流涕、头痛者。二者力量较弱，一般风寒感冒较少选用，以兼有鼻塞者多用。②均能宣通鼻窍，用于鼻渊鼻塞、流涕、不闻香臭、头痛。治鼻塞不通属于风寒所致者，经鼻腔给药，单用有效。二药为治疗鼻病要药。

鹅不食草尚能止咳，用于寒痰咳嗽痰多，外用能治疮痈肿毒，有解毒之效，但力弱。辛夷为鼻病专药。

【用药体会】鹅不食草主治鼻病，治鼻炎、鼻窦炎，尤其是过敏性鼻炎，其为常用之药。笔者常将鹅不食草、辛夷、苍耳子、细辛、白芷五药配伍同用，以加强通鼻窍的作用，尤其是当鼻塞不通时，联合使用，较单用其中某味药作用要好。鹅不食草味道不好闻，所以使用时剂量一般不大。

滑石　Huá shí《神农本草经》

【本草认知】

1. **通利**　滑石以滑利为主，可利诸窍，其通淋作用主要是治疗石淋。滑石滑利之性较强，为治疗小便不利、水肿、结石等的常用之品，但相对于车前子而言要少用，这是因为滑石入煎剂后汤液浑浊之故。

2. **止渴**　《名医别录·上品》载滑石"止渴"。《本草蒙筌·卷八·石部》云："滑石治渴，非实能止渴也，资其利窍，渗去湿热，则脾气中和，而渴自止尔。假如天令湿淫太过，人患小便不利而渴，正宜用此以渗泄之，渴自不生。若或无湿，小便自利而渴者，则知内有燥热，燥宜滋润，苟误用服，是愈亡其津液，而渴反盛矣。"因此，滑石虽能止渴，但主要是通过利小便、清湿热实现的，并不是滑石具有直接的止渴作用。

3. **治湿疹是吸附作用**　滑石甘、淡、寒，外用可以治疗湿疹、湿疮、湿毒、痱子。对此《中药学》认为是因滑石能清热、祛湿敛疮（5版《中药学》）。然查古代本草文献，未有记载滑石具酸涩味者，谓其收敛与药性理论不符。有医家认为，此药不但不能收敛，反而能发表、利毛窍，如李时珍就认为滑石上能发表。临床虽未有用滑石发表者，但其通利之功却是滑石的主要作用。笔者认为，滑石之所以治疗湿疹、湿疮，并非收敛，实乃吸附作用。

滑石的主要功效是利水通淋，若谓滑石具有收敛作用，岂不是与利水相悖吗？从中药的作用途径分析，具有收敛作用的药物不能利水。因此，说滑石收敛，既与药性理论不符，又与其本身的主要功效不符。笔者认为，滑石的这一功效可以归纳成"吸湿"。外用具有吸附作用者还有煅石膏、海蛤粉、牡蛎粉、珍珠母粉等，这些药物均非收敛之品。本书使用了"吸附水湿"这一术语，清楚表述了并不是收敛作用而是吸附作用。

李时珍有一治脚趾缝烂方："用滑石1两，石膏（煅）半两，枯白矾少许，研掺之。"亦治阴下湿汗（见《本草纲目·卷九·滑石》）。显然这也是一种吸附作用。将滑石粉与甘草按照6：1碎成细粉，混匀，即六一散，用于暑热身倦、口渴泄泻、小便黄少，调服或包煎服；外用可治痱子刺痒，扑撒患处，有良好的作用。

【药效比较】

1.滑石、冬葵子　均能利尿通淋，用于小便不利及多种淋证，尤善治石淋。

滑石以滑利为主，可利诸窍，尚能清热解暑，外用能吸附水湿。冬葵子尚能通乳消肿、润肠通便。

2.车前子、滑石　均能清热通淋，用于热蕴下焦所致小便不利、水肿、热淋涩痛以及泄泻等，可同用，如八正散。滑石通淋作用强于车前子。

车前子偏于治疗热淋，还可渗湿止泻、清肝明目、清肺祛痰；滑石偏于治疗石淋，又能清热解暑，外用可吸附水湿。

3.滑石、泽泻　均能通利小便、清泄湿热，用于水肿胀满、小便不利、淋沥涩痛、泄泻，常配伍同用，如猪苓汤。滑石通利作用更强一些。二药也可用于其他湿热病证。

滑石滑利，通淋力强，又能清热解暑、吸附水湿。泽泻则专主下焦泻肾火。

【用药体会】滑石的主要特点就是通利，至于李时珍所云上能发表之说现多不认同。由于滑石入煎剂时汤液浑浊，而车前子与滑石的通淋作用相似，故车前子较滑石多用。滑石外用可以治疗湿疹、湿疮、湿毒、痱子。滑石治疗尿路结石作用较好，笔者尤喜用之。

十三画

蒲黄　　*Pú huáng*《神农本草经》

【本草认知】

1. **止血**　蒲黄的止血作用较广泛，既能化瘀止血，同时又因略具涩味，有收敛止血之功。因其在服用方面不及三七、茜草方便，且止血力度较二者弱，故不及二者多用。笔者更喜用三七止痛，茜草止血。

2. **通淋**　取蒲黄通淋，在临床上并不多用，而所以云其通淋者，是因为《金匮要略·消渴小便利淋病脉证并治》中载蒲灰散主治小便不利。如果小便中有血也可以选用此药，主要是因蒲黄具有止血作用。

3. **活血**　蒲黄化瘀作用不强，失笑散虽用之，但其中五灵脂活血作用强于蒲黄。从传统用药来看，治疗瘀血病证，蒲黄并不作为首选。蒲黄生用性滑，偏于活血消肿，若炒黑后性涩，功专止血。若取其活血应生用。在治疗瘀血方面，蒲黄主要是治疗胸腹部病证。现有用蒲黄治疗胃癌、肺癌、食管癌等。

4. **消瘀治舌肿**　宋·方勺《泊宅编·卷二》载："一士人沿汴东归，夜泊村步，其妻熟寐，撼之。问何事，不答。又撼之，妻惊起，视之，舌肿已满口，不能出声。急访医，得一叟负囊而至，用药糁，比晓复旧。问之，乃蒲黄一味，须真者佳。"《医说·卷四·舌肿满口》亦载。《本草纲目·卷十九·蒲黄》载："《芝隐方》云：宋度宗欲赏花，一夜忽舌肿满口。蔡御医用蒲黄、干姜末等份，干搽而愈。"这是说用蒲黄治瘀血所致舌肿胀，效果良好。李时珍认为："据此二说，则蒲黄之凉血活血可证矣。盖舌乃心之外候，而手厥阴相火乃心之臣使，得干姜是阴阳相济也。"

【药效比较】

1. 蒲黄、茜草　①均能活血化瘀，用于血瘀病证。茜草对于血瘀经闭更多用。②均能止血，用于出血病证。取蒲黄止血可以外用。

蒲黄尚能利尿通淋。茜草尚能凉血，尤宜于血热夹瘀所致的各种出血证。

2. 蒲黄、马勃　外用均可止血，可直接将药材撒在出血部位，传统以蒲黄更多用。二药入煎剂均需包煎。

蒲黄尚能活血化瘀、利尿通淋。马勃尚能清热解毒、利咽。

【用药体会】蒲黄使用历史悠久，张仲景用其治疗小便不利，现临床有用其治疗尿路结石者。笔者遵前人经验，若结石损伤尿路血管，导致出血，加用蒲黄，作用较好。

蒲公英　Pú gōng yīng《新修本草》

【本草认知】

1. 为治乳痈要药　蒲公英药用其全草，又称黄花地丁，具有良好的清热解毒作用，尤善治乳痈。中医所谓乳痈类似于西医乳腺炎一类的疾病，民间俗称奶疮，多系情绪不适，胃热熏蒸，乳汁排泄不畅，郁结而成，哺乳期妇女易罹患此病。蒲公英善消肿散结，辅以理气散结之品，可提高疗效。笔者常喜用其配伍香附、橘叶、青皮等同用。凡乳房红肿热痛，蒲公英为首选。其既可以作为内服药使用，亦可将鲜品捣烂外敷。谚语云："黄花地丁蒲公英，疮毒乳痈就是行。"

《新修本草·卷十一·蒲公草》云："妇人乳痈肿，水煮汁饮之，及封之，立消。"记载了蒲公英内服与外用，善于消痈。蒲公英外敷能解湿毒、散滞气、化热毒、消恶肿，用治恶疮、结核、疔肿。

《本草新编·卷四》云："至贱而有大功。""或问，蒲公英与金银花，同是消痈化疡之物，二物毕竟孰胜？夫蒲公英只入阳明、太阴之二经，而金银花则无经不入，蒲公英不可与金银花同论功用也。然金银花得蒲公英而其功更大。"据此，可以认为蒲公英的作用范围不及金银花广，但二者配伍可以加强作用。

2. **美容养颜**　蒲公英祛湿，能治疗面部痤疮、雀斑、色素沉着。治疗青春痘时，可与连翘、木贼同用。若皮肤老化，可以取蒲公英洗净后捣烂与适量的白开水、蜂蜜混匀涂抹于脸上，也可配伍其他药内服。

3. **食用**　蒲公英除药用外也是很好的野生蔬菜，如《本草纲目》即将其编在二十七卷的菜部中。蒲公英的食用方法很多，可生吃、炒食、做汤、焯拌，风味独特。若生吃时，将蒲公英鲜嫩茎叶洗净，沥干蘸酱，味鲜美清香且爽口；若凉拌时，将洗净的蒲公英用沸水焯 1 分钟，沥出，用冷水冲一下，佐以调味品即可食用。

4. **解毒**　《备急千金要方·卷二十五·被打第三》云："以兔公英草（即蒲公英）摘取根茎白汁，涂之，惟多涂为佳，瘥止。余以贞观五年七月十五日夜，左手中指背触着庭树，至晓遂患痛不可忍。经十日，痛日深，疮日高大，色如熟小豆色。常闻长者之论，有此治方，试复为之。手下则愈，痛亦即除，疮亦即瘥，不过十日，寻得平复。此大神效。"这是孙思邈自己的体会，其左手中指受伤，到天亮出现肿胀疼痛，痛不可忍，经 10 多天，疼痛加重，疮疡更甚，色如熟小豆色，后用蒲公英汁外涂，消肿止痛。说明蒲公英治疗热毒病证效果非常好。

【药效比较】

蒲公英、菊花　①均能清热解毒，用于各种热毒疮疡病证。蒲公英清热解毒作用更强，善治多种热毒病证。②均能清肝明目，用于肝火上炎之目赤肿痛，常配伍同用。

蒲公英强于消痈，尤善消乳痈，兼能清利湿热。菊花解毒作用不强，乃清肝明目要药，又能疏散风热。

【用药体会】现有关用蒲公英治疗胃病的报道不少，认为其具有治疗幽门螺旋杆菌的作用。以蒲公英治疗胃痛说，见于《外科证治全生集·制药·蒲公英》："炙脆存性，火酒送服，疗胃脘痛。"笔者认为，以其治疗胃病仍然要按照中医的辨证论治投药，因蒲公英性寒，对于寒证是不宜选用的。笔者曾治疗一胃炎患者，前医套用蒲公英杀幽门螺旋杆菌而连用3月，导致患者胃阳受损，诸证加重，险酿大病，故不可不慎。有认为用蒲公英治疗胃病久服而无碍，这是不对的，不可囿于"杀菌"之说。蒲公英治疗乳痈，既可作内服药使用，亦可将其鲜品捣烂外敷。又因其祛湿，能治面部痤疮、雀斑、色素沉着。治疗青春痘时，可以与连翘、木贼同用。

椿皮　　Chūn pí《新修本草》

【本草认知】

1. 药材　椿皮也称椿白皮。对于药材来源有不同记载，《中药大辞典》云药用香椿树皮或根皮的韧带部，《中国药典》《中药学》均云为臭椿（樗）的根皮或树皮，而《本草纲目·卷三十五·椿樗》则将二者合为一药记载，云"椿樗"。从目前药材应用来看，应该是指臭椿的根皮或树皮。不过临床上也用香椿树皮代之。椿皮色赤而香，樗皮色白而臭。

2. 治痢　椿皮主要是治疗湿热为患的病证，如湿热带下、痢疾、腹泻。因为苦寒之性较重，多外用，少作为内服药应用。若内服，配伍黄柏作用加强。治湿热带下，可以将椿皮煎水外洗。若阴部瘙痒，将其煎水后坐浴能达到止痒的作用。《本草衍义·卷十五》记载："洛阳一女子，年四十六七，耽饮无度，多食鱼蟹，摄理之方蔑如也。后以饮啖过常，蓄毒在脏，日夜二三十泻，大便与脓血杂下，大肠连肛门痛不堪忍。医以止血痢药不效，又以肠风药则益甚。盖肠风则有血而无脓，凡如此已半年余，气血渐弱，食渐减，肌肉渐瘦，稍服热药，则腹愈痛，血愈下。服稍凉药，即泄注，气羸，粥愈减。服温平药，则病不知。如此将期岁，医告术穷，垂命待尽。或有人教服人参散，病家亦不敢主，当谩与服之，才一服，知。二服，减。三服，脓血皆定。自此不十服，其疾遂愈。后问其方，云：治大肠风虚，饮酒过度，挟热下痢脓血，疼痛，多日不瘥。樗根白皮一两，人参一两，为末，每用二钱匕，空心以温酒调服。如不饮酒，以温米饮代。忌油腻、湿面、青菜、果子、甜物、鸡、猪、鱼腥等。"这是说某女子因过食鱼蟹，导致痢下脓血，服用多种药物均不效，生命垂危，后用樗根白皮、人参治愈。椿皮治痢乃是治久痢。

3.毒性　《本草纲目·卷三十五·椿樗》记载椿樗叶有毒，而白皮及根皮无毒。《本草拾遗·卷八》云："樗木，味苦，有小毒。"现代教材多无"有毒"的记载。即使椿皮无毒，作内服药使用时，剂量也不宜大，因其味苦涩，口感不佳。

4.炮制　椿皮的炮制方法有多种。①炒制：取椿皮丝或片置锅内，用文火加热，炒至表面呈黄色。②麸制：取麸皮撒在热锅内，加热至冒烟时，加入椿皮丝，迅速翻动，炒至微黄色。③醋制：取椿皮丝或片，加入米醋拌匀，用文火炒至表面呈黄色。④制炭：取椿皮丝，置锅内用武火炒至外呈黑色，内呈黑褐色为度。⑤蜜炙：先将蜂蜜置锅内，加热至沸，倒入椿皮丝，用文火炒至黄色，不黏手为度。炒后减缓苦寒之性及臭味。椿皮以肉厚、无粗皮、色黄白、干燥者为佳。根据临床应用来看，以生用为多。

【药效比较】

椿皮、黄柏　均能清热燥湿，用于湿热下注，带脉失约而致赤白带下者。二者均为治疗带下常用药物。

椿皮又能收敛止泻、止血、杀虫，外洗治疥癣瘙痒。黄柏炒炭也能止血，但并不多用，其以清除下焦湿热见长，又能泻火解毒、清退虚热。

【用药体会】椿皮治疗湿热病证，如带下、泻痢，以外用为主。主要是因其苦涩味较重，内服口感不佳。外用时剂量应大，方能发挥作用。用于下焦病证，以治瘙痒为特点。笔者喜将其与苦楝皮、地肤子配伍同用，外用治皮肤瘙痒。

槐花　Huái huā《日华子诸家本草》

【本草认知】

1. 食用　槐花可食，一般是在嫩时采集后食用，有一股甜味，老则味道不佳。《本草纲目·卷三十五·槐》曰："初生嫩芽，可煠熟，水淘过食，亦可作饮代茶。或采槐子种畦中，采苗食之亦良。"李时珍还认为将槐花"炒香频嚼，治失音及喉痹，又疗吐血衄血，崩中漏下"。

2. 止血部位　槐花凉血止血，偏于治疗后阴出血证。槐花的止血作用不强，常与地榆同用以加强作用。临床上治疗便血也常常选用槐角。宋代方勺《泊宅篇·卷八》记载了一则槐花止血的医案：有一位书生，舌头突然出血不止，许多医生不知何病，束手无策。医家耿隅诊后说，此病为舌衄，让患者用槐花炒熟，研为细末，敷在舌上，果然不久即愈。

3. 槐枝外用治痔疮　《本草图经·卷十》云："刘禹锡《传信方》：著硖州王及郎中，槐汤灸痔法：以槐枝浓煎汤，先洗痔，便以艾灸其上七壮，以知为度。及早充西川安抚使判官，乘骡入骆谷，及宿，有痔疾，因此大作，其状如胡瓜，贯于肠头，热如燋灰火，至驿僵仆。主邮吏云：此病某曾患来，须灸即瘥。及命所使作槐汤洗热瓜上，令用艾灸，至三、五壮，忽觉一道热气入肠中，因大转泻，先血后秽，一时至痛楚。泻后遂失胡瓜所在，登骡而驰。"这是说有人乘坐骡子过久，诱发痔疾，肛门肿大，状如胡瓜，用槐枝煎水外洗，并结合艾灸治疗后，患者大泻，肛门肿胀很快消除。现临床主要用槐花、槐角，少用槐枝。

【药效比较】

1. 地榆、槐花　均能凉血止血，用于血热妄行之出血诸证，因其性下行，故以治下部出血证为宜。地榆凉血之中兼能收涩，凡下部之血热出血，诸如便血、痔血、崩漏、血痢等皆宜；槐花无收涩之性，其止血功在大肠，故以治便血、痔血、血痢为佳，如槐花散。

地榆尚能清热解毒。槐花尚能清泻肝火。

2. 槐花、槐角　二药同出一物。①均能凉血止血，用于血热出血病证，尤以后阴出血多用。②均能清肝热，用于肝热所致头昏、头痛、眩晕等。

槐花以凉血止血见长，对于血热病证常作为首选；槐角润肠，以痔疮出血多用，如槐角丸。槐花清热下降力较强。

【用药体会】槐花可用于前后阴出血病证，但止血作用不强，多作为辅助药物使用。现临床上治疗便血常常选用槐角。

路路通　Lù lù tōng《本草纲目拾遗》

【本草认知】

1. 通经络　路路通通经络作用平和，主要治疗经脉不通所致的风湿痹痛、肢体关节疼痛。根据《本草纲目拾遗·卷六》记载，其能通十二经穴，也就是说可以通行全身任何部位，但由于其兼有下行利水作用，主要还是治疗下部病变，如腰腿痛。对于半身不遂，肢体活动不利，也可以选用。在通络方面，穿山甲的作用强，但由于穿山甲受价格因素和货源的影响，不宜多用，可以路路通大剂量来代替使用。临床也有应用路路通治疗耳鸣者，将其水煎频服即可。

2. 通利小便　路路通通利小便，可以治疗水肿。笔者体会，若风湿痹痛，兼有下肢水肿者，作用较好。《本草纲目拾遗·卷六·枫果》云:"其性大能通十二经穴,故《救生苦海》治水肿胀用之,以其能搜逐伏水也。"水伏之处,必有瘀血、滞气,所以路路通兼有行气、活血、利尿之长。笔者在临床上使用此药一般是大剂量应用。

3. 通乳　路路通通经下乳,可以治疗痛经、经闭、产后乳少等。根据临床使用情况来看,其通行的特点较平和,可以大剂量使用。

4. 止痒　路路通具有祛风之功,可通过祛风而达到止痒的作用,用于风疹瘙痒。但一般不明确提及此药通络止痒,主要是因其作用弱。临床可与地肤子、苦参等配伍,内服或外洗均可。

5. 白胶香　路路通为枫香树的果实,白胶香为枫香树的树脂,二者同源。白胶香原名枫香脂,始载于《新修本草·卷十二》。其为白色、马牙状,呈大小不一的椭圆形或球形颗粒,亦有呈块状或厚片状者,具有活血、凉血、止血、解毒、生肌、止痛功效。《本草纲目·卷三十四·枫香脂》载:"枫香、松脂皆可乱乳香,其功虽次于乳香,而亦仿佛不远。"意思是说,这3味药的作用基本相似,多外用。如治疗瘰疬、一切恶疮软疖,可用白胶香在瓷器内溶开、去渣,入蓖麻子适量研如泥,加入乳香,摊膏药贴之。若金疮断筋,则用枫香末敷之。《外科证治全生集·卷四》之小金丹就由白胶香、草乌、五灵脂、地龙、木鳖、没药、归身、乳香、麝香、墨炭组成。治年久牙痛,可用枫香脂为末,揩擦;治胃痛,可用枫香树脂研末,每次3g,温开水冲服;治鱼骨鲠咽,可用白胶香细细吞之。白胶香的作用与儿茶有相似之处。

【药效比较】

漏芦、路路通　①均能通经下乳,用于产后乳少,亦用于乳络塞滞,乳房胀痛,欲作乳痈者。②均能通经脉,用于风湿痹痛。路路通亦能用于肢体麻木拘挛、中风后半身不遂,也用于跌打损伤,瘀肿疼痛。漏芦治疗风湿痹痛少用。

漏芦尚能清热解毒，用于疮疡痈疖；路路通尚能利水消肿，用于水肿胀满、小便不利，作用较平和。

【用药体会】路路通的作用可以用"三通"来总结，即通经络、通小便、通乳汁，临床以通经络多用。笔者尤喜将其用于经络不通所致的腰腿疼痛。因为其利尿走下，笔者又常用其来减肥瘦身，凡肥胖者多喜用之。因其药性比较平和，在使用时，此药剂量可以大一些，常用 30g 以上。路路通祛风止痒，具有抗过敏作用，可治诸多变态反应性疾病，如过敏性鼻炎、接触性皮炎等。

蜈蚣　Wú gōng《神农本草经》

【本草认知】

1. 祛风　蜈蚣祛风作用强于全蝎，在治疗内风证时，主要用于症状更重者，所以有蜈蚣治疗急惊风之说。如果抽搐的频率快、来势急迫就用蜈蚣；抽搐的频率慢，就用全蝎。从临床使用来看，蜈蚣在治疗风湿痹痛方面作用很好，尤其是对于顽固性风湿痹痛，疼痛较重者，效果良好。

2. 解蛇毒　《神农本草经·下品》载蜈蚣主"啖诸蛇虫鱼毒"。治蛇咬伤，将蜈蚣研为细末，每次服 2~3g，1 天 4 次，并以消毒粗针穿刺咬伤肿胀部位，引流排毒，可使肿胀逐渐消退而痊愈。张锡纯云："其性能制蛇，故又治蛇症及蛇咬中毒。"古今均认为蜈蚣可以解蛇毒。

3. 抗癌　蜈蚣的抗癌作用也比较明显。《医学衷中参西录·蜈蚣解》载："有病噎膈者，服药无效，偶思饮酒，饮尽一壶而病愈，后视壶中有大蜈蚣一条，恍悟其病愈之由，不在酒，实在酒中有蜈蚣也。"噎膈，相当于西医的食道癌、胃癌。受此启发，将蜈蚣晒干研末，每天服 2~3 条，用治食道癌、乳腺癌、皮肤癌、鼻咽癌、结肠癌、宫颈癌、肝癌等，有一定疗效。

4. **用药物解蜈蚣毒**　蜈蚣有毒，虽有很好的医疗作用，但对其毒性也不可忽视。若被蜈蚣咬伤，其毒液会由毒钩注入人体引起损害，症见红肿刺痛、局部坏死、发热、头昏、头痛、恶心、呕吐等，严重者可致昏迷。蜈蚣的毒液为酸性，被咬后应立即用碱性溶液清洗。人乳汁治疗蜈蚣咬伤的效果很好，若轻证，可用人乳汁直接涂在咬伤部位。蜈蚣最喜吃鸡毛，诱捕蜈蚣时可将鸡毛埋在土壤松散干燥处，蜈蚣即会来觅食，可设法捕捉。但蜈蚣也最怕鸡，若听到鸡叫，甚至可将蜈蚣吓死。《西游记》中有一趣事，孙悟空西天取经，遇到蜈蚣精不能胜之，最后请来卯日星君（鸡神仙）方降伏了蜈蚣精。蜈蚣活体咬人后会中毒，甚至导致死亡，而蜈蚣死后作药用，其毒性大大降低。有一种说法，即蜈蚣死后，其腭齿中的毒素会很快氧化，变性为无毒的成分。现认为，其毒性乃是一种蛋白质，可因受到空气、温度、湿度等因素的影响，失去活性。所以做药材的蜈蚣因已经死亡，毒性并不大。现临床一般常用 1~3 条。《本草纲目·卷四十二·蜈蚣》曰："设或过剂，以蚯蚓、桑皮解之。"意思是说，若使用蜈蚣剂量过大导致中毒，可用地龙、桑皮解。在使用蜈蚣时，配用二药，较为安全。

5. **五毒俱全**　"五毒"一说见于《周礼·天官》，曰："凡疗伤，以五毒攻之。"这里的"五毒"就是五种矿物药，即石胆、丹砂、雄黄、礜石、磁石。至清代，有人认为五毒指的是蝎子、蜈蚣、蛇虺（huǐ）、蜂、虿。现代通常所云的五毒，指的是五种动物，即蛇、蜈蚣、蝎子、壁虎和蟾蜍。现所云的五毒均可作药用，也就是常说的以毒攻毒。

【药效比较】

1. **全蝎、蜈蚣**　①均能息风止痉，治疗内风证所致的惊风抽搐、中风口眼歪斜、破伤风，常同用，如止痉散。在止痉方面，全蝎力较缓，用于抽搐轻证；蜈蚣性猛，用于抽搐重证。②均能解毒散结，用于瘰疬、疮疡肿毒等证。通常所云解毒者，多为寒凉之品，而此二药均为温性，之所以云其解毒，乃是用其以毒攻毒。一般来说，所谓以毒攻毒，就是应用有毒的药物来治疗体内的毒证。临床正是应用此二药之毒，来治疗疮疡毒证。蜈蚣还可以解蛇毒。③均能通络止痛，用于风湿痹痛、头痛等。全蝎更偏于治疗顽固性头痛以及面部的疾患，如牵正散；蜈蚣更多用于风湿痹痛。

以上三个特点，均以蜈蚣作用强。蜈蚣的毒主要在头部腭齿中，全蝎的毒主要在蝎尾，均为治病的重要成分。

2. 蜈蚣、白花蛇　①均能通络止痛。蜈蚣性猛，善走窜，用于风湿顽痹，能内走脏腑，外达经络，为截风要药。白花蛇以祛风通络为主，风湿痹证更多应用。②均能祛风止痉，用于破伤风、抽搐、瘛疭、手足麻木。

蜈蚣以息风止痉为主，为治惊风、破伤风要药，又能攻毒散结；白花蛇以祛风通络为主，为治风湿顽痹、疠风要药，又能祛风止痒。

【用药体会】多年前，笔者初学中医时，曾治疗一风湿患者，服药5剂，并无疗效。乃求教于一年长中医老师，老师只建议笔者在原方中加用2条蜈蚣。5剂后患者告知，其作用甚佳。自此，笔者在治疗风湿病痛时，若风湿日久者，加用蜈蚣，多能收效。蜈蚣治顽固性风湿痹痛以疼痛较重者效果尤好。若风湿痹痛，病程短，病情轻则不宜轻易选用此药，以免引邪入络导致病情久久难愈。另外，用蜈蚣加盐浸油，取油擦小儿秃疮，疗效颇佳。以蜈蚣加茶叶同敷患处，可治瘰疬。根据张锡纯的认识，蜈蚣亦对于噎膈有效。所以现代治疗癌肿，常常加用蜈蚣，对于缓解患者疼痛、消除癌肿有一定作用。

蜂蜜　Fēng mì《神农本草经》

【本草认知】

1. 作用　蜂蜜最大的特点就是润肺止咳，临床使用止咳药物时多蜜炙用就是取此作用。若食用一些刺激性食物致胃受损，也可用其保护胃。蜂蜜能改善心脑血管功能，对肝脏有保护作用，对脂肪肝的形成有一定的抑制作用。其能迅速补充体力，消除疲劳，增强对疾病的抵抗力。蜂蜜还有杀菌作用，能治疗中度的皮肤伤害，特别是烫伤。如将蜂蜜当作皮肤伤口敷料时，细菌无法生长。

2. 用法　食用蜂蜜时用温开水冲服即可，不能用沸水冲，更不宜煎煮，因为高温会破坏有效成分，如酶等活性物质。蜂蜜中的酶失活，颜色变深，香味挥发，滋味改变，食之有不愉快的酸味。新鲜蜂蜜可直接服用，也可配成水溶液服用。

3. 美容　内服或外用蜂蜜，能有效改善营养状况，促进皮肤新陈代谢，增强皮肤的活力和抗菌力，减少色素沉着，防止皮肤干燥，使肌肤柔软、洁白、细腻，并可减少皱纹和防治粉刺等皮肤疾患，起到养颜美容的作用。综上，蜂蜜可防止皮肤衰老，消除皱纹、润肤祛斑、促使皮肤白嫩，对皮肤干燥者尤为适宜。蜂蜜里的糖是果糖和葡萄糖，在经过肠胃时可直接被吸收，不会造成沉淀。

4. 不能与葱同用　《金匮要略·果实菜谷禁忌篇》载："生葱不可共蜜食之，杀人，独颗蒜弥忌。""食糖蜜后，四日内食生葱蒜，令人心痛。"《备急千金要方·卷二十六·食治》云："食生葱即啖蜜，变作下利；食烧葱并啖蜜，壅气而死。"一直到清代均有此认识。笔者曾在湖北老年大学讲授中医食疗课，适班上有一学员告知，其有一朋友一次性食用过多蜂蜜、葱，因抢救无效而死亡，录此以示警示。蜂蜜的营养成分比较复杂，葱、蜜同食后，蜂蜜中的有机酸、酶类遇上葱中的含硫氨基酸等，会发生有害的生化反应，或产生有毒物质，刺激肠胃道而导致腹泻。生活中最好不要将二者同用。笔者仔细检索了文献，古今均认为此二味食品（也是药物）不能同时食用，应予注意。

5. **关于蜂毒**　蜜蜂含有的毒素被认为是治疗风湿病的良药。当工蜂尾部毒腺刺入人体后，会使人出现一些毒性反应。蜂毒具有抗菌、消炎、镇痛作用，能刺激血液循环，可用活蜜蜂治风湿。将活蜜蜂放在患者身上，让蜜蜂蜇伤患者，使蜜蜂所含有的毒素进入人体，虽局部会出现疼痛、肿胀，但久患风湿痹痛者能够缓解疼痛，达到治疗的目的。临床还可治疗神经炎、高血压、脉管炎、支气管哮喘。

6. **解毒**　蜂蜜解毒作用较特殊，可以解乌头之毒。当误服乌头剂量过大，导致中毒，宜服蜂蜜解毒，如《金匮要略》中的乌头煎就是将乌头与蜂蜜同煎的。在仲景方中，还有乌头汤、乌头赤石脂丸、乌头桂枝汤等，均是将乌头与蜂蜜同用，意在用蜂蜜解乌头之毒。若处方中乌头类药物（川乌、草乌、附子）使用剂量过大时，可配伍蜂蜜同用。蜂蜜解毒，也用于疮疡肿毒，可将其外用涂于创伤部位，能抑制细菌生长，促进溃疡面愈合。

7. **蜜炙**　在润肺方面，蜂蜜有独到之处，可以治疗肺燥咳嗽、咳血、声音嘶哑，尤其是治疗咳嗽、气喘时，常用蜂蜜进行炮制，即蜜炙。中药炮制中的炙法，有广义和狭义之谓。广义的炙指的是用液体对药物进行加工，如酒、醋、生姜汁等；狭义的炙，专指蜜炙。现代临床所云"炙"，指的是狭义的炙，即蜜炙。所以中药处方写炙，如炙甘草、炙麻黄等，指的是蜜炙。

8. **与蜂蜜同出一物的其他食材**　①蜂王浆：为一种乳白色的浆液。蜂王终身以蜂王浆为食，能活 5 年左右，而工蜂只吃花粉和蜜，寿命只有几十天，这说明蜂王浆是很好的营养素，能促进发育、刺激生殖能力、增强抵抗力、促进新陈代谢、提高造血机能、修复组织、调节血压、控制血糖。②蜂乳：为工蜂咽腺分泌的乳白色胶状物和蜂蜜配制成的液体。其性甘平，能滋补强壮、益肝健脾，用于病后虚弱、小儿营养不良、肝炎、高血压、风湿性关节炎、消化道溃疡等。

【药效比较】

蜂蜜、甘草　①均能补中、缓急止痛，用于脾气虚弱之脘腹挛急疼痛。②均能解毒，蜂蜜能解乌头之毒，外用对疮疡肿毒有效；甘草则用于热毒疮疡、咽喉肿痛和药食中毒。③均能润燥止咳，用于虚劳咳嗽日久、气短乏力、咽燥痰少者。蜂蜜尤多作为炮炙止咳药的辅料，或作为润肺止咳类丸剂或膏剂的赋型剂。甘草用于寒热虚实多种咳喘，有痰、无痰者均宜。

蜂蜜又能润肠通便，用于肠燥便秘者，可单用冲服。甘草补气，亦能调和药性，用于缓和和协调药物的烈性或峻猛之性。

【用药体会】蜂蜜具有促进伤口愈合的作用，可用于皮肤创伤、溃疡、炎症、烧烫伤、冻伤等。外用蜂蜜可使皮肤细腻、光滑，消除面部皱纹，恢复皮肤弹性。蜂蜜含有多种酶和矿物质，可以增强人体抗病能力、缓解神经紧张、促进睡眠、抗疲劳，并有扩张冠状动脉和营养心肌的作用，能改善心肌功能，对血压有调节作用。对此，笔者常针对上述情况，让患者多食用蜂蜜。

十四画

蔓荆子　Màn jīng zǐ《神农本草经》

【本草认知】

1. **专主升浮**　蔓荆子乃植物种子，根据药性理论，种子类药材应主沉降，但蔓荆子反而主升浮，故有诸子皆降，唯蔓荆子独升的说法。一般认为其以治疗头目疾患为主，也兼能治疗耳鼻疾患。《本草汇言·卷十》云蔓荆子："主头面诸风疾之药也。"

2. **治疗头痛**　李东垣认为："头痛加蔓荆子。"（见《内外伤辨惑论·卷中·四时用药加减法》）《本草新编·卷四》认为："蔓荆子止头痛圣药，凡有风邪在头面者，俱可用，而吾子又以为不可频用，谓其功而不补也。""蔓荆子佐补药中，以治头痛尤效，因其体轻力薄，藉之易于上升也，倘单恃一味，欲取胜于顷刻，则不能也。"这是说蔓荆子作用虽好，但力量并不强，不能在短期内就收到明显效果。在疏散风热药中，强调具有止痛作用的主要是蔓荆子。

3. **治疗感冒**　蔓荆子具有升浮的特点，能解表，清利头目。风热感冒虽可以选用但力量很弱，只作辅助药物。其清利头目，能治疗目赤肿痛、目昏多泪、耳鸣耳聋等。蔓荆子的作用与菊花相似，但不及菊花多用。

【药效比较】

1. **蔓荆子、藁本**　①均能解表，治疗外感表证，但性质上有区别。藁本性温，治疗风寒表证，但解表作用不强，少用；蔓荆子性寒，用于风热表证，作用平和，如《医学心悟·卷二》之加味香苏散即配伍本品治疗四时感冒。通过祛风，二者均可治风湿痹痛，但作用弱。解表方面蔓荆子稍多用。②均能治疗头痛，藁本擅长于治疗巅顶头痛，蔓荆子擅长于治疗太阳穴头痛。如蔓荆子散（《太平圣惠方》）配伍蔓荆子、藁本等，既取其疏散风热，又取其治疗头痛，不过作用较平和。③均能祛风湿，藁本作用稍强于蔓荆子。

蔓荆子性微寒，能清利头目。藁本性温燥，善于治疗巅顶部位疾患。

2. 蔓荆子、白芷　均能发散表邪，治外感头痛。蔓荆子辛苦微寒，主治风热头痛，但作用较弱；白芷辛温散寒，主治风寒头痛。

蔓荆子疏散风热、清利头目，偏治太阳穴部位疼痛；白芷发散风寒、宣通鼻窍、燥湿止带、消肿排脓，偏治前额眉棱骨痛。

【用药体会】蔓荆子治疗头痛，一般单用效果并不明显，根据古代经验，配伍沙参以后止痛作用加强。一般种子类药材多主沉降，而蔓荆子因质轻上行，偏治上部头沉昏闷疾患。根据赵学敏《串雅内编·卷一》"治头痛"方介绍，笔者治疗头痛，多将蔓荆子与川芎、沙参、细辛配伍同用，尤以太阳穴头痛效果最好。

槟榔　Bīng láng《名医别录》

【本草认知】

1. 特点　《本草纲目·卷三十一·槟榔》曰："岭南人以槟榔代茶御瘴，其功有四：一曰醒能使之醉，盖食之久，则熏然颊赤，若饮酒然，苏东坡所谓'红潮登颊醉槟榔'也。二曰醉能使之醒，盖酒后嚼之，则宽气下痰，余醒顿解，朱晦庵所谓'槟榔收得为祛痰'也。三曰饥能使之饱。四曰饱能使之饥，盖空腹食之，则充然气盛如饱；饱后食之，则饮食快然易消。"由此看来，槟榔的作用很特别，具有醒能使之醉，醉能使之醒，饥能使之饱，饱能使之饥的作用特点。生活中，吃多、吃少、吃饱、吃好要掌握好分寸，才有益于身体健康。若作为药物使用，就要注意其正确应用。槟榔质体沉重，善行有形之积滞，其行气以消积，降气以利水，破气以导滞，消积以杀虫，理痰以截疟。

2. 食用　槟榔同时也是食品，但不宜多食。从环境卫生的观点看，因嗜食者乱吐槟榔汁，有碍观瞻及环境卫生；从医学的观点看，嚼食槟榔对人体有百害而无一利；从健康的角度来看，食用槟榔容易形成牙结石，也容易造成牙根周围发炎，浮肿、疼痛，并使结石越结越厚实，使得牙龈受损，红肿、化脓，牙根外露，产生牙周病变，症见张口困难、疼痛、麻木感、口腔黏膜变白及溃疡。现代研究表明，槟榔所含槟榔素和槟榔碱具有潜在的致癌性，故不提倡嚼食槟榔。

3. 杀虫　《本草经集注·草木中品》载槟榔"杀三虫，去伏尸，治寸白"，三虫就是多种寄生虫，寸白虫就是绦虫。这是说槟榔为治疗寄生虫的要药。槟榔的杀虫作用，既有直接的杀灭作用，也因其性下坠，能逐虫下行，也就是通过将寄生虫排出体外，达到治疗作用。《本草纲目·卷三十·槟榔》记载"岭南人以槟榔代茶御瘴"，指的是槟榔能防治疟疾发作。事实上，槟榔用来治疗疟疾自古就有。

《夷坚志·甲志第十四》记载："蔡定夫戡之子康，积苦寸白虫为孽，医者使之碾槟榔细末，取石榴根东引者，煎汤调服之。先炙肥猪肉一大脔，置口内，咽咀其津膏，而勿食。云此虫惟月三日以前，其头向上，可用药攻打。余日则头向下，纵有药皆无益。虫闻肉香，起呷唼之意，故空群争赴之，觉胸间如万箭攻钻，是其候也。然后饮前药。蔡悉如其戒，不两刻，腹中鸣雷，急奏厕，虫下如倾，命仆以竿挑拨，皆联成串，几长数丈。尚蠕蠕能动，举而抛于溪流，宿患顿愈。此方亦记载杨氏集验中。蔡游临安，为钱仲本说，欲广其传以济后人云。"

这是说蔡某为寸白虫（绦虫）所苦，医生让其先把一大块肥猪肉放在口内，吞咽其津膏，但不吃下去，虫闻肉香，争相向上欲食。患者感觉胸间如万箭攻钻，此时用槟榔研末，取石榴根煎汤调服，一会儿，腹中鸣雷，急忙上厕所，虫子都排出来了，病即痊愈。

【药效比较】

1. 槟榔、莱菔子　均能行气、消积、除胀，主下行，用于食积不化之脘腹胀痛，或腹痛腹泻、泻而不畅。二者作用强，而尤以下腹部气胀为优，配伍后作用更佳。莱菔子在消食方面较槟榔用之更多。

槟榔行气，也用于食积气滞所致腹胀便秘，或泻痢后重、泻而不畅，以导滞为功，导肠垢，缓通便。此外，尚能驱虫、利水消肿、截疟。莱菔子行气，以降气为功，降肺气，主消痰，用于喘息，尚能降气化痰。

2. 槟榔、木香　①均能行气，槟榔行气作用较强。从部位来说，槟榔所治疗的部位要偏下一些，这是因为槟榔主沉降。木香香气浓，善走脾胃。从临床来看，木香也善治肝胆病变，如胁痛、口苦、黄疸，以及大肠病证，如痢疾。也有认为木香统治一身上下内外诸气者。现临床用木香治疗全身各种气滞病证。其治病部位较槟榔要广。②均能治疗痢疾，可以配伍同用，取调气则后重自除之意。如木香槟榔丸，主治积滞内停，脘腹胀满疼痛、下痢赤白、里急后重或大便秘结。临床上治疗痢疾多要同时配伍行气之品，故二药常用。

槟榔尚能利水消肿、截疟。

3. 槟榔、川楝子　①均能杀虫，用于多种肠道寄生虫病证。槟榔以驱杀绦虫最优，川楝子以驱杀蛔虫为主。川楝子外用可治疗癣疮，而癣疮和蛔虫病证都属于"虫"的范畴，故川楝子的杀虫作用较广。②均能行气止痛，用于气滞腹痛，槟榔作用较强。槟榔偏于治疗肠胃气滞，川楝子偏于治疗肝郁气滞。

槟榔因其性温，用于寒性气滞，偏于肠胃气滞，又能利水消肿、消积、截疟；川楝子因其性寒，用于热性气滞，偏治肝胃气滞，又能疗癣疾。

4. 槟榔、大腹皮　同出一物。①均能利水消肿，用于水肿、小便不利。大腹皮主治腹部水肿，槟榔主治腰以下水肿。②均能行气，治疗气滞病证。槟榔行气作用强于大腹皮。

槟榔为槟榔树的成熟种子，能消积导滞、杀虫，可用于多种肠道寄生虫，尤善驱杀绦虫，亦截疟；大腹皮为槟榔果实之果皮，能宽中除胀，用于湿阻气滞所致脘腹胀闷及水气外溢于皮肤之水肿、脚气等，尤宜于大腹部水肿。其质轻，专行无形之滞气，行气宽中。

【用药体会】槟榔具有很好的行气作用。笔者体会，对于下腹部气胀，想矢气而不能者，槟榔效果尤佳，临床配伍莱菔子作用更好，笔者常将二药同用以达到消胀之功。《本草蒙筌·卷四》云槟榔："久服则损真气，多服则泻至高之气，较诸枳壳、青皮，此尤甚也。"此说是对的。笔者认为，槟榔行气作用强，所以临床使用槟榔一般量不宜太大。

酸枣仁　Suān zǎo rén《神农本草经》

【本草认知】

1. 安神　酸枣仁乃是安神要药，早在《金匮要略》中即已使用，如酸枣仁汤主治虚劳虚烦不得眠。在安神药中，从力度来讲，以朱砂力量最强，但由于朱砂有毒，在临床上并不多用，而安神作用好，无副作用者当属酸枣仁。此药可以单味大剂量使用，一般无副作用。

2. 补益作用　酸枣仁具有补虚的作用，主要是治疗血虚病证。这是因为酸枣仁汤的主治病证就是由肝血虚所致，且从酸枣仁的颜色来看，也是符合补血之说的。笔者认为，酸枣仁补益作用比较强，对于血虚、阴虚病证均可以选用。在古方中也用于气虚病证，如天王补心丹中就配伍有本品。

3. 生用　酸枣仁有生用和炒用的区别，据古代本草书记载，二者的作用不同。如《本草纲目·卷三十六·酸枣》记载:"熟用疗胆虚不得眠、烦渴虚汗之证,生用疗胆热好眠。"意思是说,炒枣仁具有安神作用,而生枣仁则治疗好眠多睡的病证。但现代研究表明,二者均具有安神作用。因为酸枣仁的表面有一层薄皮,为了使有效成分充分地煎煮出来,一般将其炒后应用。但在炒制过程中,不能将其炒的太过,否则也会影响疗效。也有认为酸枣肉治多眠,酸枣仁治失眠,但酸枣肉并不入药。

4. 治癫狂 《医方考·卷五·癫狂门》引《灵苑方》之朱砂酸枣仁乳香散,载:"辰砂(光明有墙壁者一两),酸枣仁(半两,微炒),乳香(光莹者,半两),癫疾失心者,将此三物为末,都作一服,温酒调下。善饮者以醉为度,勿令吐。服药讫,便安置床枕令卧。病浅者,半日至一日觉。病深者,三、二日觉。令人潜伺之,不可惊触使觉,待其自醒,则神魂定矣。万一惊寤,不可复治。唐相国寺僧允惠,患癫疾失心,经半年,遍服名医药不效。僧俗兄潘氏家富,召孙思邈疗之。孙曰:今夜睡着,明后日便愈也。潘曰:但告投药,报恩不忘。孙曰:有咸物,但与师吃,待渴却来道。夜分,僧果渴。孙至,遂求温酒一角,调药一服与之。有顷,再索酒,与之半角。其僧遂睡两昼夜乃觉,人事如故。潘谢孙,问其治法。孙曰:众人能安神矣,而不能使神昏得睡,此乃《灵苑方》中朱砂酸枣仁乳香散也,人不能用耳。又正肃吴公少时,心病,服此一剂,五日方寤,遂瘥。"这是讲孙思邈治疗癫疾的妙方妙法。宋代许叔微所著《普济本事方·卷二》中加了一味人参,名宁志膏,共为细末,炼蜜为丸,以薄荷汤服下,并云"亲旧多传去,服之皆验"。后来这一治癫狂法,就沿用下来了。这里实际就是通过安神而达到治疗目的的。

【用药体会】酸枣仁是治失眠的要药。患有失眠的患者可以用酸枣仁 5~10g,加白糖研和,每晚入睡前温开水调服,具有明显的治疗效果。《中国药典》及教科书所云酸枣仁的每日剂量为

10~15g。笔者则认为凡是使用酸枣仁安神，入煎剂应该大剂量应用，通常应在30g以上，大剂量可以用到50~80g，或更大量，若量小则不能达到预期效果。此药性质平和，安全无副作用。治疗失眠，笔者将其作为首选之品。过去认为酸枣仁生用可催醒，熟用（即炒用）可催眠。现认为不论生用还是熟用，都有催眠作用。在安神药中，以酸枣仁安神作用最常用。

磁石 Cí shí《神农本草经》

【本草认知】

1.**药材** 磁石入药以吸铁作用强者为佳，俗称灵磁石；吸铁作用不强者，俗称呆磁石，作用较差。磁铁能吸铁，通常称为"吸铁石"。古代称为"慈石"，因为碰到铁就吸住，慈石取铁，如慈母之招子。宋《大观本草》《政和本草》作磁石。现用"磁石"之名。

2.**安神** 磁石的安神作用不及朱砂强。《日华子本草·金石部》云"除烦躁"，《本草从新·卷五》云治"恐怯怔忡"。磁石安神，常用于眩晕、头痛、心悸怔忡、失眠、惊痫、惊恐。其安神镇静，故可宁心定志，现用于心动过速。在安神方面，一般不将此药作为主药，因矿物药容易伤脾胃。磁朱丸中配伍神曲即为防磁石损伤脾胃。

3.**聪耳明目** 《本草衍义·卷五·磁石》谓："肾虚耳聋、目昏者皆用之。"李时珍称"明目聪耳"。磁石的聪耳明目很特殊，在中药中，一般只说此药能聪耳明目。①聪耳：现用于突发性耳聋、药物中毒性耳聋，如耳聋左慈丸以其配伍柴胡、六味地黄丸治疗阴亏眩晕和耳鸣耳聋。治疗耳鸣耳聋，磁石为要药。②明目：现用于白内障、视网膜或视神经病变。相对而言，在明目方面用之较少。

【药效比较】

朱砂、磁石　均属重镇之品，能镇惊安神，用于心神不宁之惊悸、怔忡、健忘、失眠、多梦、癫痫等证，可以同用，如磁朱丸。朱砂镇心安神作用广泛，用于各种神志不安证，如治心火上炎所致烦热、怔忡、心悸失眠之朱砂安神丸；治热邪炽盛所致高热神昏之安宫牛黄丸、紫雪丹；治心血不足所致心悸、健忘、口舌生疮之天王补心丹。朱砂为治疗心经热盛所致失眠的要药。

朱砂能清热解毒、防腐。磁石能平肝潜阳、纳气平喘。

【用药体会】笔者认为，磁石虽是安神之品，但临床磁石安神并不多用，主要是因矿物药对胃有刺激，不及植物药物平稳。由于磁石的聪耳明目作用比较特殊，若耳病将其作为常用之品。传统认为磁石乃是治疗耳鸣、耳聋的必用之品，而耳鸣、耳聋产生的原因有实证、虚证之分，磁石对此均可以选用。

蝉蜕　Chán tuì《名医别录》

【本草认知】

1.开音作用极佳　蝉蜕为治疗声音嘶哑的要药。从传统用药来看，其对于金实不鸣、金破不鸣均有良效。

2.退翳明目　现代出版的中药书籍均记载蝉蜕具有"明目退翳"的作用，但仔细推敲，此功效术语并不妥当，因为只有退翳才能明目，明目是结果，退翳是手段，若云明目退翳，显然是将结果先现，与实际并不符合，故应该说成"退翳明目"才恰当。

3.药用部位　传统使用蝉蜕，多去掉头足。但临床上一般是不去头足的，一是去头足比较麻烦，二是并不能明显提高疗效。

4.止咳　蝉蜕能止咳嗽，特别是治喉痒之咳，有迅速止痒而止咳的作用，无论风寒、风热皆可用之。凡咳时有喉痒，以蝉蜕10g，单味煎汤服甚效，亦可配伍其他药物同用。笔者临床凡见咽喉痒，将蝉蜕作为首选之品。

5. 治疗阴肿　《本草纲目·卷四十一·蚱蝉》云蝉蜕可治"阴肿"。若肝经郁滞，水湿停积，发为水疝，可用蝉蜕 30g 水煎，局部热敷。所谓水疝，是指阴囊积水水肿之病证，因水湿之气下注，或感受风寒湿邪而发，症见阴囊部肿胀疼痛、阴汗时出，或见阴囊部肿大光亮如水晶状、不红不热，或有瘙痒感、破溃伤流黄水，或于小腹部按之而有水声。相当于西医睾丸鞘膜积液、阴囊水肿等病。

6. 利小便　张锡纯认为蝉蜕"又善利小便"，现临床常用于急性肾炎；若与苏叶、益母草同用，可治慢性肾炎，对减少尿蛋白有一定的作用。治血管性水肿，可以蝉蜕为主作内服剂。

7. 其他作用　蝉蜕祛风，用治小儿中风、口眼歪斜。用蝉蜕、白面等份，研细，以醋调为糊，如患左斜，右边涂之；右斜，左边涂之。蝉蜕是治小儿夜啼的要药，若婴儿夜啼，烦闹而无器质性或感染性疾病者，用蝉蜕 15~20g，水煎加糖，睡前喂服，即可安然入眠。结合现代研究认识，其主治夜啼，乃是安神作用，所以现临床上有用蝉蜕治疗失眠多梦者。

8. 蝉花　在自然界里，说到虫和植物结合而成的中药材，人们会想到冬虫夏草，实际上，蝉花也是这样一味药材。二者均为外形具有动物和植物形态特征的奇妙生物。蝉花俗称大虫草，属于虫生真菌，是蝉的幼虫在羽化前被虫草菌感染、寄生，当气候环境适宜时，吸收虫体的营养转化成菌丝体，最终虫体被菌丝体完全占具而只剩下一个躯壳。万物复苏时节，菌丝体渐从顶端分枝发芽，形似花朵，故而称为蝉花。蝉花始出自宋代《证类本草》。《本草纲目·卷四十一·蚱蝉》记载其主治惊痫、夜啼、心悸。蝉花的历史记载比冬虫夏草早 800 年，但天然的蝉花非常稀少，故不被人们所熟悉。蝉花甘寒，具有明目、止痉的作用，适用于飞蚊症、白内障、目赤肿痛、视力模糊、小儿惊风、夜啼。现认为其能提高免疫力、降血脂、降血糖、降血压、明目、改善睡眠、抗疲劳、抗肿瘤、抗辐射等。蝉花可以煮水当茶喝，简单有效，也可与肉类产品炖吃，或用来泡药酒喝，或将蝉花磨成粉，装进胶囊服用。蝉花功效除与蝉蜕相同外，还具有增强人体免疫力、滋补强壮、解除疲劳、抗肿瘤等作用，与冬虫夏草作用相似。蝉花为寒性，冬虫夏草属温性，故有体寒用虫草，体热用蝉花的说法。蝉花可以作为冬虫夏草的代用品，同样可以达到滋补养生的作用。

【药效比较】

薄荷、牛蒡子、蝉蜕 ①均能疏散风热，用于外感风热所致发热恶寒、头痛身痛，可配伍同用，如竹叶柳蒡汤（《先醒斋医学广笔记·卷三》）、银翘散。从作用来看，薄荷力量强，牛蒡子次之，蝉蜕力量弱。临床以牛蒡子多用，主要与其具有清热解毒作用有关。薄荷为香气浓郁之药，且轻清走上，善治人体上部湿浊病证，如甘露消毒丹即配伍有本品。牛蒡子辛苦而寒，主要有透发与清泄两种功效，其透发的力量较弱，并无明显的发汗作用，故用于外感风热或透发麻疹时，须与薄荷等同用，方能收到透发之效。②均能透疹，用于痧疹初起，伴随鼻塞流涕、咽喉肿痛等，并且多同时使用，如竹叶柳蒡汤。同样以薄荷作用强，牛蒡子次之，蝉蜕作用弱。《本草经疏·卷九》认为牛蒡子"为散风，除热，解毒之要药"；"用以治瘾疹，痘疮，尤获奇验"。③均能止痒，三药止痒的机制主要是祛风，治疗外有风邪的病证，可以配伍同用。《医学衷中参西录·蝉蜕解》，曰："蝉蜕，无气味，性微凉。能发汗，善解外感风热，为温病初得之要药。又善托瘾疹外出，有皮以达皮之力，故又为治瘾疹要药。与蛇蜕并用，善治周身癫癣瘙痒。"张锡纯认为蝉蜕以皮达皮，乃是治疗瘾疹瘙痒的要药。此说是有道理的。薄荷、牛蒡子善治因风邪引起的瘙痒病证。④均能利咽，用于咽喉肿痛，尤以牛蒡子作用为佳。

薄荷又能疏肝解郁，重在解表；牛蒡子又能清热解毒、润肠通便，重在解毒；蝉蜕又能祛风止痉、退翳明目、亮音，重在解痉。

【**用药体会**】蝉蜕具有良好的祛风止痒作用，皮肤瘙痒常选用之。其治咽痒效果明显，一般将其作为首选之药。现代研究表明，蝉蜕具有抗过敏的作用，一些过敏性疾病常选用之。蝉蜕气味平和，轻清灵透，不必囿于治疗"风热"二字，对风寒、风热外感皆可应用。其乃止咳要药，特别是喉痒之咳，有迅速止喉痒而止咳的作用，但化痰之功较弱。蝉蜕为治疗声音嘶哑的要药，个人体会，若配伍石菖蒲后作用更好，这是因为石菖蒲具有开九窍的作用。由于蝉蜕能开音，所以亦为治疗咽喉肿痛之品。

十五画

墨旱莲　Mò hàn lián《新修本草》

【本草认知】

1.止血作用　《本草纲目·卷十六·鳢肠》以鳢肠为正名。由于血见黑则止，所以出血病证常用之。旱莲草可以治疗多种出血证，但止血力度不强，只宜作为辅助药物使用。从止血的部位来看，其可以治疗多部位的出血，如咳血、鼻衄、尿血、崩漏等。笔者认为，旱莲草入血分作用弱，因此在表述中也可云其清热止血。

2.治头痛　古代本草记载可用墨旱莲治疗偏正头痛。如《本草纲目·卷十六·鳢肠》载："鳢肠草汁滴鼻中。"《神农本草经疏·卷九·鳢肠》云："鼻窍通气于脑，故以膏点鼻中使脑中热散，无邪剥蚀则脑自益之矣。"故头痛可以选用旱莲草汁滴鼻。

3.治白发　旱莲草在中医美容古方中使用频率极高，被认为是乌须黑发、生长毛发的要药。《本草纲目·卷十六·鳢肠》说其能"乌髭发，益肾阴"。《神农本草经疏·卷九·鳢肠》有"古今变白之草，当以兹为胜"之说，即缪希雍认为在本草中，旱莲草是能使白发变黑的最佳药物。

【药效比较】

墨旱莲、女贞子　①均能滋养肝肾，用于肝肾不足之眩晕耳鸣、目眩、咽干鼻燥、腰膝酸痛、月经量多、须发早白等，多配伍同用。一般情况下，旱莲草在农历的夏至采集，女贞子在农历的冬至采集。二药同用，具有补益虚损、明目亮睛、调养肝肾、滋阴止血的作用。二者补而不滞，补中兼清，为清补之品。女贞子作用稍强于旱莲草。《本草纲目·卷三十六·女贞》载："世传《女贞丹方》云，女贞实即冬青树子，去梗叶，酒浸一日夜，布袋擦去皮，晒干为末。待旱莲草出多，取数石捣汁熬浓，和丸梧子大。每夜酒送百丸。不旬日间，膂力加倍，老者即不夜起。又能变白发为黑色，强腰膝，起阴气。"这就是后来的二至丸。《方剂学》说二至丸出自汪昂的《医方集解》，其实并不准确，其组成实为出自《本草纲目·卷三十六·女贞》。②均能乌发，用于须发早白，如二至丸即具有此作用。现代中药书籍均将女贞子、墨旱莲编在补阴药中，但不直接说其具有补阴作用，而多云具有补益肝肾之功，这是因为其补阴力不强。

女贞子还能明目，用于阴虚所致视物昏花、目暗不明等。旱莲草还能凉血止血，用于内热所致的多种出血证，内服、外用均可。

【用药体会】临床可单用旱莲草内服，或与其他中药配伍制成汤剂、散剂、丸剂、膏剂，也可以将新鲜的旱莲草洗净，用温开水浸泡片刻后捣烂取汁，加少量红糖，用开水冲服。治眉毛脱落，可用新鲜旱莲草捣烂绞汁，涂在两侧的眉弓骨部位，并用手指沾药汁反复揩擦，以使药力渗透到眉毛的皮下。笔者认为旱莲草补益作用平和，配伍女贞子后作用加强，因此临床多同时应用。在熬制膏滋时，加用墨旱莲之后，出膏率提高，笔者常常加用之。现临床多用于阴虚阳亢之精液不液化证。

稻芽 Dào yá《名医别录》

【本草认知】

1.药名　谷芽有两种，南方用的是稻谷经发芽制成的，《本草纲目·卷二十五·糵米》云："稻糵一名谷芽。"而北方用的是粟谷经发芽而成的，李时珍云："粟糵一名粟芽。"《本草汇言·卷十四》载："糵米：粟芽、谷芽、麦芽三种统称。"并分别记载了粟芽、谷芽、麦芽，其谷芽指的是稻谷芽。为了区别使用，现将稻谷芽称为稻芽，而将粟米发芽制成的称为粟谷芽。南方用的谷芽多是稻谷芽，北方用的多是粟谷芽。现代有些中药书籍分别云稻芽、谷芽，显然这样一来就将谷芽限定为粟谷芽，与《本草纲目》《本草汇言》所载产生冲突了。稻谷芽生用偏于和中，炒用偏于消食。临床无论内伤或外感所致脾胃健运不及，脏腑功能低下，均可配伍应用，单用即能增进食欲。若大病久病之后胃气受伤，食纳不香者也可灵活随症应用。

2. 回乳　本草书籍记载谷芽具有回乳之效，《中药学》则无此记载。笔者认为，对于授乳期的妇女最好不用谷芽，以免致乳汁分泌过少。

【药效比较】

麦芽、稻芽　均能消食和中、健胃，主治米面薯芋类食滞证及脾虚食少等，临床常相须为用，俗称二芽。从作用来说，麦芽消食健胃力稍强，善消面类食积，即帮助淀粉类食物消化；稻芽善消谷食，力和缓，以和为消而不伤胃气。

麦芽尚能疏肝回乳消胀。谷芽消食作用较麦芽少用，如"炒三仙"中用麦芽而不用谷芽。"炒三仙"或"焦三仙"用的是神曲、麦芽、山楂。

【用药体会】稻芽消食作用不强，较麦芽、山楂平和，不伤胃气。笔者认为，此药是消食药中最平和者。临床多与麦芽同用。稻芽只宜微炒，否则会破坏了所含的酶，影响疗效。

僵蚕　Jiāng cán《神农本草经》

【本草认知】

1. 祛风　僵蚕的作用和蝉蜕很相似，二者常配伍同用。其所主治的病证就是"风"，包括外风、内风。风乃百病之长，若感受风邪，常易出现咽干、喉痒、声嘶、频咳、喷嚏，此时选用僵蚕、蝉蜕较为适合。现认为，二者均能解除支气管痉挛，进而达到镇咳作用。

2. 治疗惊痫夜啼　《神农本草经·中品》认为僵蚕治"小儿惊痫夜啼"。①治小儿惊风：僵蚕对惊风、搐搦、癫痫夹有痰热者尤为适宜。若治急慢惊风，僵蚕作用佳。②治小儿夜啼：《本草思辨录·卷四》云："味辛气温而性燥，故治湿胜之风痰，而不治燥热之风痰……小儿惊痫夜啼，是肝热生风，又为痰湿所痼而阳不得伸，是以入夜弥甚。僵蚕劫痰湿而散肝风，故主之。"治疗夜啼，一般配伍蝉蜕、钩藤同用。

3. 抗过敏　肺开窍于鼻，肺气平和，卫气固密，则鼻窍灵敏。僵蚕入肺经，祛风，具有抗过敏的作用，对于过敏性鼻炎所导致的鼻内痒、连续喷嚏、鼻腔流出大量清水样鼻涕、鼻塞、嗅觉减退，以及伴随的眼睛痒、流泪、气道痒、喉咙痛、哮喘等有效，特别是对于季节性过敏性鼻炎可选用之。笔者临证多将其配伍仙鹤草、防风、乌梅等具有抗过敏作用的药物同用。

4. 治疗阳痿　临床应用僵蚕可以治疗阳痿，虽古代文献无此记载，但现认为这可能与其通络而能改善局部血液循环有关。雄蚕蛾在古代文献中记载是可以治疗阳痿的。如《名医别录·中品》云原蚕蛾："主益精气，强阴道，交接不倦，亦止精。"《本草纲目·卷三十九·原蚕》曰："壮阳事，止泄精。""蚕蛾性淫，出茧即媾，至于枯槁乃已，故强阴益精用之。"因此临床用雄蚕蛾治疗阳痿已有悠久的历史，现用僵蚕治疗阳痿也是可取的。

5. 治头痛　白僵蚕研粉，用温开水送服，1 次 6g 左右，1 日 2 次，连服 1 周。一般连服 5 天症状可消失，且不易复发。因僵蚕是解痉、通络、化痰要药，对多种慢性头痛均有效。单味白僵蚕治头风早有记载，如《本草纲目·卷三十九·蚕》载："偏正头风，并夹脑风，连两太阳穴痛：《圣惠方》用白僵蚕为末，葱茶调服方寸匕。"以葱白、绿茶煎水调服，是利用葱白上通阳气、茶叶解毒降火，从而更能达到祛风、化痰、止痛的效果，同时葱、茶水可制约白僵蚕的腥味。李时珍曰："卒然头痛，白僵蚕为末，每用熟水下二钱，立瘥。"故头痛可以选用僵蚕。

6. 治哮喘　僵蚕有化痰作用，若痰多出现过敏性哮喘，可用僵蚕粉与适量蜂蜜搅拌均匀，放锅中翻炒，成固态，每日早晚各1次，每次服用3~4g。僵蚕粉解痉定喘、化痰止咳，对轻、中度哮喘均有较好的缓解作用。

7. 美白　《神农本草经·中品》载白僵蚕"减黑䵟，令人面色好"。《本草纲目·卷三十九·蚕》引《太平圣惠方》载："面上黑䵟，白僵蚕末，水和搽之。"《普济方·卷五十一·面门》云："令人面色好方，白僵蚕、黑牵牛、细辛各等份，上为末。如澡豆用之洗面。"白僵蚕有营养皮肤和美容作用，在古代许多本草书中均有记载。僵蚕美白靓肤、祛斑、消除色素沉着、去粉刺，主治面色䵟、无光泽。现代研究表明，僵蚕所含蛋白质有刺激上皮脂腺，调节性激素分泌的作用。因而对激素分泌失调引起的黄褐斑有效。此外，还能消除老年斑，这是因其能促使皮肤细胞新生，改善皮肤微循环，从而可以增白防晒，消除色素沉着，保持皮肤弹性。可以白僵蚕粉，用清水调成糊状，每晚用此敷脸，有祛除黄褐斑、老年斑、晒斑的功效。白僵蚕还能消瘢痕，《名医别录·中品》载"灭诸疮瘢痕"，《药性论》云"治疮灭痕"。

8. 防中毒　本草书中记载僵蚕无毒，现报道服用僵蚕有中毒的可能。其中毒原因大致有：①劣质僵蚕。②变质僵蚕。③伪品僵蚕，多为地蚕。④炮制不当。⑤所含成分异常。应采取的对策有：①严格控制剂量，尤其是单用内服应予以注意。②防止人为因素，如炮制应规范化。③防止过敏因素。

【药效比较】

1. 僵蚕、蝉蜕　①均能祛风止痉，治疗惊风、惊厥，可以同用，如五虎追风散（蝉蜕、天南星、天麻、全虫、僵蚕）。僵蚕的作用和蝉蜕很相似，常配伍同用。②均为治疗小儿夜啼的要药。婴儿夜啼、烦闹而无器质性或感染性疾病者，可以同用。用蝉蜕15~20g，水煎加糖，睡前喂服，即可安然入眠。

僵蚕尚能祛风通络、化痰散结。蝉蜕尚能利咽开音、退翳明目。

2. 白蒺藜、白僵蚕　①均能疏散风热，用于风热头痛、目赤。二者作用均不强，僵蚕稍多用。白蒺藜还可用于风热上攻之目赤翳障。②均能祛风止痒，用于风疹瘙痒，可以配伍同用。白蒺藜亦用于白癜风。

白蒺藜尚能平降肝阳、祛风明目。白僵蚕尚能息风止痉、化痰散结。

【用药体会】笔者认为僵蚕具有美白作用，可以单用或配伍同用，验之于临床，确有效果。在内服方中加用僵蚕效果良好，亦可以将其研末后纳入胶囊内服。僵蚕也可外用，将生鸡蛋置于45°左右白酒中，7天后取出，取蛋黄与白僵蚕粉调后，外敷于瘢痕处，可以消除局部瘢痕。本校一学生因刀伤致前臂留下伤痕，不敢穿短袖衣服，笔者在授课中将此方法介绍给患者试用后发现局部不仔细观察，难以发现伤痕。现代药理研究表明，白僵蚕有较好的降血糖作用，可用于糖尿病。现有认为僵蚕抗凝作用强，有血小板减少、凝血机制障碍或出血倾向的患者慎用。僵蚕祛风作用不及蜈蚣、全蝎强。

熟地黄　Shú dì huáng《本草图经》

【本草认知】

1. 药材　熟地为玄参科植物地黄的根茎，是生地黄加黄酒后多次拌蒸至内外色黑、油润，或直接蒸至黑润而成，晒干，切片用。蒸制后的熟地黄，药性由寒转温，味由苦转甜，功能由清转补，质厚味浓，滋补作用加强，大补精血、阴液，为补血要药。一般来说，通过炮制改变药性的主要有生地制成熟地，天南星制成胆南星。

2. 补血　熟地具有良好的补血作用，尤对于血虚、肝肾精血不足者为宜，补血作用强于白芍药。一般而言，除胶类药（阿胶、龟甲胶等）、动物药补血作用佳外，植物药中补血强者首推熟地。有认为熟地配伍鹿角胶后补血作用增强。治疗体虚的要方三才汤，用的是天冬、熟地、人参，简称"天、地、人"，将其煎水内服，或者熬成膏剂使用，可以治疗气血阴阳亏虚病证。熟地黄补血，人参补气，二者同用（两仪膏），阴阳相配，气血双补，可治精气大亏、精不化气者。

现诸多中药书籍均记载熟地具有"填精益髓"之效，这实际上是熟地通过补益肝肾而衍生出来的功效。笔者认为，此术语意思不清，并且现代中药书籍中唯有此药云填精益髓，故本书在药物功效表述中未采用此术语。

3.炒炭　熟地炒炭可以止血，用于出血病证，尤宜于血虚又有出血病证者。若不炒炭则不宜云止血。

【药效比较】

1.鲜地黄、生地黄、熟地黄　同出一物，均能养阴生津，用治阴虚津亏诸证，如盗汗、口干舌燥、消渴。

鲜地黄甘苦大寒，滋阴之力虽弱，但长于清热凉血、泻火除烦，多用于血热邪盛，阴虚津亏证；生地黄（干地黄）甘寒质润，凉血之力稍逊，但长于养心肾之阴，故血热阴伤及阴虚发热者宜用；熟地黄性味甘温，入肝肾而功专养血滋阴，凡真阴不足，精髓亏虚者，皆可用之。

2.当归、熟地黄　均能补血，用于血虚证，如面色萎黄、心悸、月经不调等，可以配伍同用，如四物汤。熟地补血作用强于当归。

当归又能活血，善于调经止痛、润肠通便、止咳平喘。熟地滋阴之力较强，善于滋养肝肾，用于血虚阴亏之证，尤以肾阴亏虚多用。

3.熟地、鹿茸　均能补益精血，用于精血不足，筋骨无力之头晕、耳鸣、精神疲乏、腰酸疼痛等证，可同用。

鹿茸温性较熟地为甚，为补阳要药，凡肾阳虚所致畏寒肢冷、阳痿早泄，以及冲任不固之宫冷不孕、崩漏不止、带下过多皆为所宜。鹿茸亦能托疮生肌。熟地甘味较鹿茸为甚，为补血要药，凡血虚所致面色萎黄、头晕眼花、心悸失眠、月经不调、须发早白皆为其宜。二药补益作用强，可以同用泡酒饮服。

4. 熟地、麻黄　二药作用不同，但配伍同用，可以散阴疽，治疗阴疽流注、脱疽、痰核、鹤膝风、瘰结，如阳和汤。方中取熟地温补营血，麻黄开腠理以达表，解阴寒痰凝而散寒通滞。熟地、麻黄组方，麻黄得熟地则通络而不发表，熟地得麻黄则补血而不滋腻。临床可根据这种用药的特点将性质相反者同用。

【用药体会】根据《本草纲目·卷十六·地黄》记载，熟地是将生地经过多次蒸晒后，由甘寒之品转为甘微温之药。熟地滋腻，容易损伤脾胃，导致运化功能失常，出现食欲不振、脘腹不适等。虽明代张景岳、清代陈士铎对于熟地黄的用法另有认识，但使用时，应在剂量上进行控制，以免导致不适。临床可以配伍砂仁同用，以防止滋腻碍脾。笔者在临床上使用熟地一般不用大剂量。

十六画

薤白　Xiè bái《神农本草经》

【本草认知】

1.为胸痹要药　薤白乃是治疗胸痹的要药，单用即可有效，配伍瓜蒌作用更好。张仲景治疗胸痹首选的药物就是薤白，其组方有瓜蒌薤白白酒汤、瓜蒌薤白半夏汤、枳实薤白桂枝汤。由于薤白具有很浓的大蒜味道，在使用时一般剂量不宜太大。今人将薤白的功效总结为通阳泄浊开胸痹，利窍滑肠散结气。

2.治疗痢疾、腹泻　以薤白治疗痢疾，源于《伤寒论》四逆散中的加减法，曰："泄利下重者，先以水五升，煮薤白三升，煮取三升，去滓，以散三方寸匕内汤中，煮取一升半。"后人据此用薤白治疗痢疾。《汤液本草·卷下·薤白》云："下重者，气滞也，四逆散加此，以泄气滞。"因薤白乃是行气之品，调气则后重自除，乃选用之。从临床来看，以薤白治疗痢疾并不多用，主要是因为气味的问题。薤白止泻的作用也比较好，治疗腹泻，可用薤白适量，煮粥食用。

【药效比较】

1.薤白、桂枝　均能温通心阳，用于胸痹、胸闷、短气等，配伍同用增强作用，如枳实薤白桂枝汤。

薤白只入气分，乃治疗胸痹要药，能行气导滞。桂枝亦入血分，通阳的范围广，也用治风湿痹痛、痛经、水肿、痰饮证，还能解表散寒、温通经脉。

2.薤白、葱白　均能通阳。葱白通阳取散寒之功，用于阴盛格阳于外之腹泻、脉微、厥冷，亦用于膀胱气化失司所致小便不通或腹部冷痛等，如白通汤；薤白通阳取行气之功，用于寒痰湿浊凝滞胸中，阳气不能宣通所致胸闷作痛之胸痹，如瓜蒌薤白白酒汤。

薤白还能行气导滞、散结，为治胸痹要药。葱白还能解表散寒。

3. 山慈菇、薤白　均能散结，但适应证不同。山慈菇主要是用其抗癌，而薤白主要是治疗胸痹。二药均可作为食物应用。如有癌症家族史的人应多吃慈菇，而胸痹患者应多吃薤白（薤头）。

山慈菇还能清热解毒。薤白还能行气导滞、通阳。

【用药体会】笔者认为，治疗胸痹在辨证论治的情况下，将《金匮要略》中治疗胸痹的方剂同用较之单用效果要好。这些方剂包括瓜蒌薤白白酒汤、瓜蒌薤白半夏汤、枳实薤白桂枝汤、茯苓杏仁甘草汤、橘枳姜汤。经多年应用体会，上述某单一方子效果并不理想，但诸方同用，效果确切。薤白由于具有较为浓厚的大蒜气味，患者不太容易接受，因此临床可以将薤白做食品食用。

薏苡仁　Yì yǐ rén《神农本草经》

【本草认知】

1. 食用　薏苡仁既作药用，也作食用，为禾本科植物薏苡的种仁。《神农本草经》将其列为上品，并认为其"久服，轻身益气"，可用治脾虚食少纳差、小便不利、水肿、脚气、泄泻、淋证、带下过多、肺痈咳唾脓痰、肠痈、风湿痹痛、四肢拘挛等。薏苡仁作用平和，属于寒而不泄、淡而不燥、补而不滞、利而不克，至和至美之品。其渗湿不耗真气，为治疗脾虚良药。在食用方面，可以大剂量应用，主要是因为作用平和之故。若从治病效果来说，一般剂量要大并坚持应用。

薏苡仁不容易煮熟，而过度烹煮又会破坏效果，所以煮之前最好先用水浸泡 3 小时以上。薏苡仁热量不高，却有饱腹感，是极富营养，又能清除体内毒素的膳食。薏苡仁以表面有光泽、颗粒饱满坚硬者质量较好，如果一捏就碎或掉渣掉粉者，质量较一般。新鲜薏苡仁气味清香，如闻着有苦腥味，多是陈年薏苡仁。

2.美容 薏苡仁作为食品，营养价值高，常吃可以补充因食精米而失去的营养素，并能使皮肤白皙，具有美白作用。临床体会，将薏苡仁、香附、板蓝根、木贼同用，美白效果更明显。长期食用薏苡仁，可以达到滋润肌肤、养颜美容的作用，对年轻人面部的青春痘，有很好的治疗效果；也可以保持皮肤光泽细腻，减少皱纹，消除色素斑点，对皮肤粗糙、雀斑、痤疮、老年斑、妊娠斑、蝴蝶斑、扁平疣、皮肤脱屑、皲裂等都有良好的效果。薏苡仁还可营养头发，防止脱发，并使头发光滑柔软。

3.抗癌 近年来临床证明，薏苡仁具有抗癌作用，可以抑制癌细胞成长。实践表明，薏苡仁对胃癌、宫颈癌有一定的防治作用。将薏苡仁、野菱（带壳切开）煮后食用，可抑制癌细胞进一步发展。另外，对于阑尾炎、关节炎、脚气病皆可使用。

4.治疗赘疣 赘疣是发生于皮肤的赘生物，多散布在手脚、颈脖等暴露部位。薏苡仁能抗病毒，对于赘疣有一定的治疗作用，临床配伍板蓝根为佳。因薏苡仁乃是食品，可以将其煮粥食用，坚持应用方能见效；也可将其研细粉，用温开水调敷患处，一般要求连续应用1周以上。薏苡仁治疣效果好，为药食兼具、作用平和、安全无副作用的良药。

5.使用剂量 薏苡仁既是药物，也是食物，因此从临床使用来看，一般剂量要大才能达到治疗效果。笔者通常使用在30g以上。

【药效比较】

1.茯苓、薏苡仁 ①均能健脾，治疗脾虚病证，如食少、纳差、消化不良等，常同用，如参苓白术散。从作用来说，茯苓作用要强于薏苡仁。二药均为治疗脾虚良药。②均能治泄泻，机制是"治泻不利小便，非其治也"，也就是使小便通过前阴排出，而使后阴的水湿减少，此作用也称为"开支河"，即所谓利小便，实大便。这也是参苓白术散之所以能够治疗泄泻的原因之一。③均能利水，因作用平和而云渗湿，可以治疗小便不利、水肿、脚气、淋证、带下过多。薏苡仁作用平和，一般剂量要大并坚持应用，才能达到治疗效果。《神农本草经》认为其"久服，轻身益气"。脾虚水肿可以用薏苡仁食疗。④均能美白，用于皮肤晦暗、蝴蝶斑、皮肤粗糙者。二者配合同用效果更好。

茯苓尚能宁心安神。薏苡仁尚能舒筋除痹、清热排脓。

2. 土茯苓、薏苡仁　均能利湿，用于湿热小便不利、湿痹、湿毒病证。二者作用平和，均可以大剂量使用。

土茯苓清热解毒，用于痈疮红肿溃烂，又能通利关节，解汞毒，为治梅毒要药。薏苡仁健脾补中，用于脾虚湿盛之泄泻；又能舒筋除痹，用于筋脉挛急疼痛者；还能清热排脓，用于肺痈、肠痈等证。

【用药体会】薏苡仁健脾作用好，药食兼用。笔者认为，此药具有美容作用，凡面部黑斑、无光泽、晦暗，均可以选用。现认为其能抗病毒、抗肿瘤，也用于肿瘤患者的治疗。笔者使用此药，每次最少30g以上，大剂量可以用到100g以上。如果有痰的情况下，使用薏苡仁会收到明显效果。这是因为痰多则湿盛，祛除湿邪可减少痰的生成。《本草正·谷部》认为薏苡仁："其功力甚缓，用为佐使，宜倍。"《本草述·卷十四》也云薏苡仁："除湿而不如二术助燥，清热而不如芩、连辈损阴，益气而不如参、术辈犹滋湿热，诚为益中气要药。然其味淡，其力缓，如不合群以济，厚集以投，冀其奏的然之效也，能乎哉？"薏苡仁以健脾、除湿为功，且除湿排毒之力胜于健脾。使用薏苡仁需要大剂量，若量小则达不到治疗效果，有明显的量效关系。

薄荷　Bò he《新修本草》

【本草认知】

1. 发汗　薄荷具有较为浓厚的芳香味，发汗作用很强，在使用时一般不将其作为治疗感冒的首选药物。在解表药中，性凉者以薄荷发散力量最强，性温者以麻黄发散作用最强。

2. 芳香化湿　薄荷为香气浓郁之药，且轻清走上，善于治疗人体上部湿浊病证。《医学衷中参西录·薄荷解》云："一切霍乱痧症，亦为要药。"《中药学》以及其他中药书籍均不明确提及薄荷芳香化湿，但实际上薄荷的化湿作用很强。

3. 清利头目与清肝明目　《中药学》中记载薄荷有清利头目的作用。清利头目与清肝明目不同。所谓清利头目是因为外感风热之后，影响头目，自觉头脑不清晰，头痛头昏，往往伴随有外感病证，病变部位在肺。薄荷轻扬升浮，芳香通窍，尤善治头面部疾患。《本草备要·卷一》云："搜肝气而抑肺盛，消散风热，清利头目。"故凡风热上攻导致头痛、目赤、多泪，风热壅盛导致咽喉肿痛，均可以选用薄荷。所谓清肝明目是针对肝经病变，主要表现是头晕、视物昏花、头痛、目赤肿痛，病变的部位在肝。清利头目重在发散，重在治肺，所以外感病证可以选用薄荷发汗，因治上焦如羽，非轻不举。清肝明目重在明目，重在治肝。二者机制并不相同，不可混淆。

4. 疏肝　薄荷的疏肝作用很好。《医学衷中参西录·薄荷解》云："薄荷味辛，气清郁香窜，性平。""其力能内透筋骨，外达肌表，宣通脏腑，贯串经络，服之能透发凉汗，为温病宜汗解者之要药。若少用之，亦善调和内伤，治肝气胆火郁结作疼，或肝风内动，忽然痫痉瘛疭，头疼、目疼、鼻渊、鼻塞、齿疼、咽喉肿疼，肢体拘挛作疼，一切风火郁热之疾，皆能治之。"临床将薄荷作为疏肝要药，与柴胡配伍以后作用加强。清代陈士铎《本草新编·卷三》云："薄荷，不特善解风邪，尤善解忧郁，用香附以解郁，不若用薄荷解郁更神也。""夫薄荷入肝胆之经，善解半表半里之邪，较柴胡更为轻清。"这是认为薄荷疏肝解郁较香附、柴胡更佳。不过，使用薄荷剂量不能太大。从临床来看，香附、柴胡较薄荷还是要多用一些。临床上取疏肝解郁作用时，薄荷、柴胡多同时应用，如逍遥散。

5. 食用　薄荷营养丰富，春、夏季均可采其嫩茎叶食用，炒食或用开水烫后凉拌，清香可口，尤其是夏季用其嫩叶和其他果蔬榨汁饮用，是祛暑化浊的佳品。夏季的薄荷茶也别具风味，先用开水泡茶，然后倒去茶叶，在热水中加入鲜嫩的薄荷叶，再加开水，泡几分钟后，加入白糖即可。茶水口味辛凉，清爽透心，还可治内热、外感、头痛目眩等病证。薄荷清暑化浊，食用观赏两不误。当患有湿邪病证，或外感表证时可以食用薄荷。

6. 用量　薄荷发汗力量强，若发汗过甚，易伤正气。因此笔者体会，此药在使用时剂量不能过大，且用药时间也不宜太长。

7. 药引　在治疗肝经病变时，常常将薄荷作为引经药，使药物能更快地达到治疗效果。如逍遥散即取其疏达，以更好地发挥疏肝解郁的作用。

8. 使猫呈醉酒状　《本草衍义·卷十九》云："猫食之即醉，物相感尔。"明·朱橚《救荒本草·卷下》亦如此记载。《本草纲目·卷十四·薄荷》曰："戴原礼氏治猫咬，取其汁涂之有效，盖取其相制也。"并引用陆农师所云："薄荷，猫之酒也。犬、虎之酒也。"有一种说法，人若被猫狗抓伤或咬伤了，可取新鲜薄荷叶捣烂涂之。

【药效比较】

薄荷、荆芥　①均能解表，常同用于外感表证，如银翘散、防风通圣散。二药芳香升浮，轻扬疏散，上行头面，均能疏风止痛，治疗偏正头痛、巅顶头痛，如川芎茶调散。薄荷疏散作用强。②均能透疹，治疗麻疹透发不畅的病证，常配伍同用，如竹叶柳蒡汤。薄荷透疹力量强。一般而言，透疹之品以寒凉药物为多，如薄荷、牛蒡子、蝉蜕、升麻、葛根、紫草等，而只有荆芥、胡荽偏温。

薄荷还能疏肝解郁、清利头目、利咽。荆芥还能消疮，炒炭能止血。

【用药体会】解表药中，温性发汗药以麻黄为甚，而寒性发汗药以薄荷为甚，其发汗作用远胜于桑叶、菊花。故外感风热，发热无汗者可以选用。若发汗过甚，易伤正气。笔者临床体会，使用薄荷时用药时间不宜太长，且剂量不能过大，一般控制在 6g 以内。薄荷走气分，荆芥炒炭止血，可走血分。用薄荷无论是取其何种功效，剂量均应予以限制，而荆芥则可以适当放大剂量。笔者认为，薄荷具有良好的芳香化湿的作用，可以治疗暑热、吐泻病证，如鸡苏散，但现代中药书籍多不载此功效。

十七画

藁本　　Gǎo běn《神农本草经》

【本草认知】

1. 治疗巅顶头痛要药　藁本升散，善达巅顶，故历来将其作为治疗巅顶头痛的要药。《本草汇言·卷二》载其"上通巅顶，下达肠胃"。有认为这是因其"升阳"，但笔者认为这不能说成是升阳，因为具有上行作用的药物很多，不能将具有治疗外感病证的作用都理解为升阳。张元素云藁本："此太阳经风药，治寒气郁结于本经，治头痛、脑痛、齿痛……太阳头痛必用之药……顶巅痛，非此不能治。"（《医学启源·药类法象·藁本》）此所云"顶巅（即巅顶）痛，非此不能治"，即说明藁本主治部位位于巅顶，而临床使用的确如此，故将其视为治巅顶头痛要药。临床极少将其作为解表药使用。除倪朱谟所云"下达肠胃"外，临床也有用其治疗小便不利者，取下病上治的特点。

2. 治疗风湿　藁本治疗风湿痹痛的作用并不强，一般不将其作为主药，虽然在古方中有用其治疗风湿病证者，但多只作辅助药物使用。

3. 治疗下部病证　《本草汇言·卷二·藁本》云藁本："升阳而发散风湿，上通巅顶，下达肠胃之药也。其气辛香雄烈，能清上焦之邪，辟雾露之气，故治风头痛，寒气犯脑，以连齿痛。又能利下焦之湿，消阴瘴之气，故兼治妇人阴中作痛，腹中急疾，疝瘕淋带，及老人风客于胃，久利不止。大抵辛温升散，祛风寒湿气于巨阳之经为专功，若利下焦寒湿之证，必兼下行之药为善。"《本经逢原·卷二·芳草》云："今人只知藁本为治巅顶头脑之药，而《本经》治妇人疝瘕，腹中急，阴中寒等证，皆太阳经寒湿为病，亦属客邪内犯之候，故用藁本祛风除湿，则中外之疾皆瘳，岂特除风头痛而已哉。"《本草求真·卷三》云："书言能治胃风泄泻。"综上，藁本不仅仅是治疗上部的巅顶疼痛，同时也可以治疗下部的妇人阴中作痛、淋带、久利、泄泻等。所以藁本的特点是主治上部病证，但对于下部病证也可以选用。藁本乃风药，走上，以祛风之法而治下，可以效法。

【药效比较】

羌活、藁本　①均能解表散寒，治疗外感表证所致恶寒发热、无汗、头痛项强、肢体酸楚疼痛，可配伍同用，如九味羌活汤。羌活作用强，藁本用治外感表证较少应用。②均能止痛，但治疗头痛的部位有区别。羌活主治太阳经头痛，一般认为其偏治头痛如裂；藁本偏治厥阴经疼痛，也就是巅顶部位的头痛。③均能祛除风湿，治疗风湿痹痛，如羌活胜湿汤即配伍有二药。羌活为常用祛风湿药物，善治上半身风湿痹痛，作用强。藁本相对而言较少使用。

【用药体会】笔者喜用羌活、藁本治疗上半身病变，临床体会，藁本作用不及羌活强。藁本善治巅顶部位头痛，有"头痛之圣药"之谓，并有引药上行直达颅脑的特点，故头部病证常选用之。至于用其治疗下部病证，相对而言使用较少。

十八画

覆盆子　Fù pén zǐ《名医别录》

【本草认知】

1. 作用　覆盆子味酸收敛，但作用不是很强，临床多作为辅助药物使用。根据临床应用来看，其主要是治疗前阴的病变，以男性病证用之较多。

2. 乌发　《名医别录·上品》记载覆盆子"令发不白"，《本草从新·卷五》的载"美颜色，乌须发"。覆盆子乌发与其具有补益肝肾的作用有关，若治疗头发异常可选用之。笔者临床体会，其乌发作用不强，单用效果差。

3. 治疗不育症　五子衍宗丸中即用覆盆子治疗不育不孕症。现代研究表明，覆盆子可调整子宫肌肉的松紧度，增加骨盆的力量，且滋补强身，能帮助子宫恢复并促进乳汁分泌。又因为其具有助阳的作用，所以对于不育症乃是常用之品。

4. 治眼疾　《医说·卷四·眼疾·治烂缘眼》载："潭州宗室赵太尉家乳母，苦烂缘风眼近二十年。有卖药老妪过门，云：此眼有虫，其细如丝，色赤而长，久则滋生不已，吾能谈笑除之。入山取药，晚下当为治疗。赵使仆阴尾之，见妪沿道掇丛蔓木叶，以手挼碎，送口中咀嚼，而留汁滓于小竹筒内。俄复还，索皂纱蒙乳母眼，取笔画双眸于纱上，然后滴药汁，渍眼下缘。转肹（xī）间，虫从纱中出，其数十七，状如先所云。数日再至。下缘肉干如常人。复用前法滴上缘，又得虫十数。家人大喜，后传与医者上官彦诚，遍呼邻仄村妇病此者验试，无不立差。其药乃覆盆子叶一味，著于《本草》，陈藏器云：治眼暗不见物，冷泪浸淫不止，及青盲等。取此草日曝干，捣令极烂，薄绵裹之，以男子所饮乳汁浸，如人行八九里久。用点目中，即仰卧，不过三四日，视物如少年，但禁酒、面、油。盖治眼妙品也。"此即是说可用覆盆子治疗眼疾。现临床常用其治疗肝肾不足，目暗不明者。

【药效比较】

覆盆子、枸杞子　①均能养肝明目，用于肝肾不足的病证。枸杞子乃是明目要药，而覆盆子作用较弱。②均能补肾，用于肾虚病证。二者通过补肾可以治疗不育不孕症，常同用，如五子衍宗丸。

覆盆子有收敛作用，对于精关不固者多用。枸杞子补益作用强，可以补益阴阳气血。

【用药体会】覆盆子起阳治痿、固精摄溺，其强肾而无燥热之偏，固精而无凝涩之害。此药虽收敛，但收涩作用并不强。有的本草书中记载其能益精气，治劳倦虚劳等证。因能使精气充足，故可使发不白，食之能有子，五子衍宗丸即配伍之。覆盆子补肾作用不强，多只作辅助药物使用，配伍补肾之品后作用增强。此外，覆盆子也可以食用。

瞿麦　Qú mài《神农本草经》

【本草认知】

1. 作用　瞿麦利尿通淋作用较强，一般治疗湿热淋证较重者。从临床应用来看，配伍萹蓄以后作用加强。

2. 活血　瞿麦具有活血作用，从本草书中记载来看，作用较强。但临床上极少用瞿麦治疗瘀血病证，主要是因其苦寒。

【用药体会】笔者认为瞿麦利尿通淋作用强于石韦、萹蓄、地肤子。临床验证，瞿麦的穗部利尿作用比茎部效果好，故利尿时常选用瞿麦穗。从古代本草对其认识来看，大多认为其力猛，走血分破血，所以只用于湿热淋证较重者。若非淋证而小便艰涩难出者，笔者并不常用此药。

十九画

藿香　Huò xiāng《名医别录》

【本草认知】

1. **作用**　藿就是豆类的叶，叶片比较粗糙，因有明显的香味，故名。藿香芳香而不猛烈，温煦而不燥热，善理中州湿浊，祛除阴霾湿邪，醒脾快胃，为治湿困脾阳，怠倦无力、舌苔浊垢者最捷之药。若湿浊阻滞，伤及脾土清阳之气，吐泻交作，其可助中州清气，化湿辟秽，振动清阳，为暑湿时令妙品。藿香的化湿作用较佳，为治湿浊为患病证首选之药，尤其是中焦湿浊病证更为多用。

2. **治疗水土不服**　《本草述·卷八》云藿香治"山岚瘴气，不服水土，寒热作疟"。其香气浓郁，能化湿浊辟秽而解时疫，尤对于人们到异地而引起的水土不服，如恶心呕吐、腹痛泄泻、疲倦乏力、食欲不振等有良好的效果。临床一般是用藿香正气散内服。藿香乃是治疗水土不服的要药。

3. **除口臭**　藿香芳香，香口除臭，可用于湿浊内阻引起的口臭。临床可将藿香洗净，煎汤，时时噙漱。藿香以两广所产者为佳，广藿香气浓郁，品质最佳，醒脾辟秽作用尤胜。因香气浓，含挥发性成分，故藿香不宜久煎。

4. **解暑**　《中药学》中多云藿香具有解暑作用，对此有不同的看法。暑乃阳邪，其本性是热性，那么解暑实际就是解暑热。从单味药物来说，藿香药性偏温，一般多说成微温之品，用温性的药物来解暑热，在理论上说不过去。那么藿香治疗暑证该如何解释呢？由于暑多夹湿，而湿乃阴邪，藿香实际上是解暑湿，也可以说成解阴暑。所以，对于藿香此作用，有认为云解表较妥。此特点与香薷相似。

【药效比较】

1. **藿香、香薷**　①均能解表，用于外感暑湿所致发热恶寒，可以同用。香薷发汗之力强于藿香，尤善治疗暑月形寒饮冷，脘腹痞闷吐泻等证。②均能芳香化湿，用于湿阻中焦之恶心呕吐、腹泻等证，对于既有外感风寒，又有内湿困阻中焦者较宜。藿香芳香而不烈，悦脾而能快气宽中，为治疗脾胃湿浊吐逆最要之药。

藿香长于止呕。香薷尚能利水消肿。

2. **藿香、紫苏**　①均能解表，治疗外感表证，尤以治疗外感兼有湿阻者为宜，又常同用，如藿香正气散。紫苏解表作用强于藿香。②均能和中行气、止呕，治疗脾胃气滞病证。紫苏行气作用较强，藿香止呕作用较强。藿香化湿醒脾为优，乃芳香化湿要药。取行气，一般多用藿香梗。藿香梗、紫苏梗各较其叶理气宽中方面多用。

藿香尚能芳香化湿。紫苏尚能解鱼蟹毒。另外，藿香梗、紫苏梗、薄荷梗、荷叶梗均能芳香化湿、疏散外邪，然四药之叶发散作用均强于其梗。四药之梗还能理气宽中，用于脘腹胀满。薄荷梗、荷叶梗性偏凉，薄荷梗芳香化湿及理气宽胸作用均强于荷叶梗；紫苏梗、藿香梗性偏温，因紫苏走表，故紫苏梗亦能走表，藿香梗重于走里。

【用药体会】藿香芳香，能香口除臭，若因为湿浊内阻引起的口臭，可以选用。治口臭，可以选用藿香、佩兰、砂仁、白豆蔻、厚朴花、木香适量，泡水饮或煎服。临床以广藿香香气浓郁，品质最佳，化湿和中、解暑辟秽之力尤胜。

夏季若长期待在空调房中，很容易出现头晕头痛、咽喉疼痛、鼻塞、全身乏力、食欲不振、皮肤干燥、全身发冷、关节疼痛等症状，即所谓空调病，可服用藿香正气散（市售）。其对于常见的空调综合征、暑湿感冒、热伤风等都有很好的疗效，且同时兼具防暑解暑、防治胃肠型感冒等功能。市面上还有藿香正气丸、藿香正气水、藿香软胶囊等均治此病。

鳖甲　Biē jiǎ《神农本草经》

【本草认知】

1. **退虚热**　鳖甲为治疗虚热要药，可以治疗多种原因所致的虚热，配伍青蒿后作用更好。

2. **软坚**　鳖甲软坚散结，在治疗体内肿块方面具有突出的疗效。现用其治疗肿瘤，尤以治疗肝癌多用。

3. **平肝**　介类药材多有平肝之效，用于降血压，如牡蛎、鳖甲、龟甲、石决明、珍珠母、玳瑁。前人总结"池有龟鳖，鱼不飞腾"，即指利用龟鳖自然之性，入于药剂，以潜摄纳阳。治疗高血压，笔者喜用龟甲、鳖甲，而不太用牡蛎，主要是因为牡蛎有收敛的作用。鳖甲软坚，尤对于血管硬化作用良好。

4. **鳖甲胶**　为鳖甲熬制的胶块。其作用与鳖甲相似，但滋补作用好，补阴力强，退热除蒸效果佳。使用时不入煎剂，需烊化。以膏滋治疗肿瘤时，笔者常以鳖甲胶收膏。

【药效比较】

1. **龟甲、鳖甲**　①均能平肝潜阳，用于肝阳上亢之头痛、眩晕以及虚风内动之痉厥，如大定风珠。由于阳亢多为阴伤所致，所以二者同时也是滋阴之品。龟甲滋阴、潜阳力较强，如大补阴丸中即用龟甲。②均能滋肾，用于肾阴不足，虚火亢旺之骨蒸潮热、盗汗、遗精及肝阴不足证。二者均为血肉有情之品。从补益作用来看，龟甲作用强，主治肾虚病证，对于筋骨不健多用，如虎潜丸。龟甲还善通任脉，可用于血热所致的崩漏、月经过多等证，如固经丸。

龟甲滋阴力强，又能益肾健骨、养血补心、止血，强骨作用好，乃治肾虚骨痿要药。鳖甲清虚热力强，又能软坚散结，虚热病证多用鳖甲。《神农本草经疏·卷二十·龟甲》云："鳖甲走肝益肾以除热，龟甲通心入肾以滋阴。"

2. **鳖甲、牡蛎** ①均能滋阴潜阳，用于阴虚阳亢之头晕目眩、面红目赤、急躁易怒，可同用，如镇肝息风汤。二者通过潜阳而息风，如大定风珠、小定风珠、三甲复脉汤。②均能软坚散结，用于癥瘕、积聚、瘰疬、疟母、肝脾肿大。

鳖甲偏治癥瘕，滋阴力强，为治疗阴虚病证要药，能退热除蒸；牡蛎偏治瘰疬，能收敛固涩、制酸止痛、镇静安神。

3. **鳖甲、青蒿** 均能退虚热，用于阴虚内热或温邪伤阴所致发热、骨蒸劳热、盗汗，常同用，如青蒿鳖甲汤、秦艽鳖甲散、清骨散。有认为鳖甲入络搜邪，其滋阴退热时，需青蒿芳香清热透络，引邪外出，《温病条辨·卷三》载："青蒿不能直入阴分，有鳖甲领之入也；鳖甲不能独出阳分，有青蒿领之出也。"

【**用药体会**】鳖甲乃是退虚热要药，同时也是散结常用药，现常用于肿块、癥瘕，为肿瘤患者首选之品。使用时剂量应大，方能达到效果。治疗癥瘕肿块，笔者常以之配伍石见穿、菝葜、三棱、莪术等同用。